全国高等医药院校药学类专业第五轮规划教材

药物分析

第4版

（供药学类专业使用）

主　编　于治国
副主编　胡　爽　于　森
编　者　（以姓氏笔画为序）
于　森（沈阳药科大学）
于治国（沈阳药科大学）
王　彦（上海交通大学药学院）
李　清（沈阳药科大学）
刘国全（北京大学药学院）
邱净英（徐州医科大学）
狄　斌（中国药科大学）
张兰桐（河北医科大学）
周　漩（广东药科大学）
周婷婷（海军军医大学）
郁颖佳（复旦大学药学院）
赵云丽（沈阳药科大学）
胡　爽（山西医科大学）
徐小平（四川大学华西药学院）
曾爱国（西安交通大学药学院）

中国健康传媒集团
中国医药科技出版社

内容提要

本教材是“全国高等医药院校药学类专业第五轮规划教材”之一。全书共三篇：第一篇药物分析总论，介绍药物分析的基础知识和基本理论；第二篇药物分析各论，为本课程的重点内容，以典型的药物为线索，阐述七大类药品的结构、性质、分析方法之间的逻辑关系，以及分析方法的原理、特点和应用；第三篇药物分析专论，介绍现代分析方法与技术的新进展和应用。本教材为书网融合教材，即纸质教材有机融合电子教材、教学配套PPT课件、题库系统、数字化教学服务（在线教育、在线作业、在线考试），使教学资源更加多样化、立体化。本教材作为药学类专业本科教材，也可作为从事药物分析相关生产和科研工作人员的重要参考资料。

图书在版编目（CIP）数据

药物分析/于治国主编．—4版．—北京：中国医药科技出版社，2019.12

全国高等医药院校药学类专业第五轮规划教材

ISBN 978-7-5214-1498-1

Ⅰ.①药…　Ⅱ.①于…　Ⅲ.①药物分析-医学院校-教材　Ⅳ.①R917

中国版本图书馆CIP数据核字（2020）第000822号

美术编辑　陈君杞

版式设计　友全图文

出版　**中国健康传媒集团**｜中国医药科技出版社

地址　北京市海淀区文慧园北路甲22号

邮编　100082

电话　发行：010-62227427　邮购：010-62236938

网址　www.cmstp.com

规格　889×1194 mm $^{1}/_{16}$

印张　25 $^{1}/_{2}$

字数　572千字

初版　2006年1月第1版

版次　2019年12月第4版

印次　2022年7月第2次印刷

印刷　三河市万龙印装有限公司

经销　全国各地新华书店

书号　ISBN 978-7-5214-1498-1

定价　65.00元

数字化教材编委会

主　编　于治国

副主编　胡　爽　于　淼

编　者　（以姓氏笔画为序）

于　淼（沈阳药科大学）
于治国（沈阳药科大学）
王　彦（上海交通大学药学院）
李　清（沈阳药科大学）
邱净英（徐州医科大学）
张兰桐（河北医科大学）
周　漩（广东药科大学）
周婷婷（海军军医大学）
郁颖佳（复旦大学药学院）
赵云丽（沈阳药科大学）
胡　爽（山西医科大学）
徐小平（四川大学华西药学院）
曾爱国（西安交通大学药学院）

常务编委会

出版说明

"全国高等医药院校药学类规划教材"，于20世纪90年代启动建设，是在教育部、国家药品监督管理局的领导和指导下，由中国医药科技出版社组织中国药科大学、沈阳药科大学、北京大学药学院、复旦大学药学院、四川大学华西药学院、广东药科大学等20余所院校和医疗单位的领导和权威专家成立教材常务委员会共同规划而成。

本套教材坚持"紧密结合药学类专业培养目标以及行业对人才的需求，借鉴国内外药学教育、教学的经验和成果"的编写思路，近30年来历经四轮编写修订，逐渐完善，形成了一套行业特色鲜明、课程门类齐全、学科系统优化、内容衔接合理的高质量精品教材，深受广大师生的欢迎，其中多数教材入选普通高等教育"十一五""十二五"国家级规划教材，为药学本科教育和药学人才培养做出了积极贡献。

为进一步提升教材质量，紧跟学科发展，建设符合教育部相关教学标准和要求，以及可更好地服务于院校教学的教材，我们在广泛调研和充分论证的基础上，于2019年5月对第三轮和第四轮规划教材的品种进行整合修订，启动"全国高等医药院校药学类专业第五轮规划教材"的编写工作，本套教材共56门，主要供全国高等院校药学类、中药学类专业教学使用。

全国高等医药院校药学类专业第五轮规划教材，是在深入贯彻落实教育部高等教育教学改革精神，依据高等药学教育培养目标及满足新时期医药行业高素质技术型、复合型、创新型人才需求，紧密结合《中国药典》《药品生产质量管理规范》（GMP）、《药品经营质量管理规范》（GSP）等新版国家药品标准、法律法规和《国家执业药师资格考试大纲》进行编写，体现医药行业最新要求，更好地服务于各院校药学教学与人才培养的需要。

本套教材定位清晰、特色鲜明，主要体现在以下方面。

1.契合人才需求，体现行业要求　契合新时期药学人才需求的变化，以培养创新型、应用型人才并重为目标，适应医药行业要求，及时体现新版《中国药典》及新版GMP、新版GSP等国家标准、法规和规范以及新版《国家执业药师资格考试大纲》等行业最新要求。

2.充实完善内容，打造教材精品　专家们在上一轮教材基础上进一步优化、精炼和充实内容，坚持"三基、五性、三特定"，注重整套教材的系统科学性、学科的衔接性，精炼教材内容，突出重点，强调理论与实际需求相结合，进一步提升教材质量。

3.创新编写形式，便于学生学习　本轮教材设有"学习目标""知识拓展""重点小结""复习题"等模块，以增强教材的可读性及学生学习的主动性，提升学习效率。

4.配套增值服务，丰富教学资源　本套教材为书网融合教材，即纸质教材有机融合数字教材，配套教学资源、题库系统、数字化教学服务，使教学资源更加多样化、立体化，满足信息化教学的需求。通过“一书一码”的强关联，为读者提供免费增值服务。按教材封底的提示激活教材后，读者可通过PC、手机阅读电子教材和配套课程资源（PPT、微课、视频、图片等），并可在线进行同步练习，实时反馈答案和解析。同时，读者也可以直接扫描书中二维码，阅读与教材内容关联的课程资源（“扫码学一学”，轻松学习PPT课件；“扫码看一看”，即可浏览微课、视频等教学资源；“扫码练一练”，随时做题检测学习效果），从而丰富学习体验，使学习更便捷。

编写出版本套高质量的全国本科药学类专业规划教材，得到了药学专家的精心指导，以及全国各有关院校领导和编者的大力支持，在此一并表示衷心感谢。希望本套教材的出版，能受到广大师生的欢迎，为促进我国药学类专业教育教学改革和人才培养做出积极贡献。希望广大师生在教学中积极使用本套教材，并提出宝贵意见，以便修订完善，共同打造精品教材。

中国医药科技出版社

2019年9月

前言

药物分析是分析化学与药学相关学科交叉融合而形成的综合性应用学科，是分析化学在药学领域的衍生学科，它运用物理学、化学、生物学以及信息学等现代方法和技术，获取药物的真伪、纯度与含量等基本理化信息和与安全性、有效性相关的生物学信息，对药品的研发与生产各环节进行全面的质量监督与控制，以保障临床用药的安全与有效。

药物分析是我国高等医药院校药学类专业规定设置的一门主干专业课程，课程总体目标在于培养学生建立完整的药品质量概念，掌握药品质量控制的基本理论、基本方法和基本思路，具备药品研究、生产和质量监管过程中的基本技能。随着我国高等教育药学类专业的不断普及与拓展，各专业领域对药物分析课程的要求呈现多样化。为了适应药学教育发展的需求以及《中国药典》（2020 年版）的颁布实施，本教材在保持第 3 版编写体例的基础上，对各章的内容进行了相应的修订。《中国药典》（2020 年版）以凡例为总体要求、通则为基本规定、正文为具体要求的标准体系更加确立与完善，同时二部正文品种标准文本格式有所改变。关于药物的检查内容，按照本版药典通则分类，将一般杂质检查法修订为“限量检查法”，并将原本列为一般杂质检查法的溶液颜色检查法与溶液澄清度检查法等修订为“特性检查法”项下；关于分析方法的介绍，参照《中国药典》正文的标准格式做了较大篇幅的增删和修订，部分光谱法与色谱法的分析示例采用简略格式，编写出版了《药物分析》第 4 版。《药物分析》第 4 版建立了分层次教学的课程体系，内容共三篇：第一篇药物分析总论为课程的基本内容，适合于药学类各专业的教学要求，论述药物分析的基本理论和基本思路，着重强调药物分析的共性问题；第二篇药物分析各论为课程的重点内容，适合于药学专业各方向培养目标的教学要求，以临床常用典型药物的结构（剂型）-性质（特点）-分析方法的关系为主线，阐述药物分析的基本原理与基本方法，着重解析不同结构类别药物的分析特点；第三篇药物分析专论为课程的拓展内容，适合于药物分析专业培养目标的教学要求，主要介绍现代分析方法与技术的新进展及其在药物分析中的应用，在全面掌握本学科的基本理论、基本思路和基本方法的基础上，培养专业学生的新药研发和自主创新能力。本教材为书网融合教材，即纸质教材有机融合电子教材、教学配套 PPT 课件、题库系统、数字化教学服务（在线教育、在线作业、在线考试），使教学资源更加多样化、立体化。

本教材的编写得到了各位编者及其所在院校领导的支持和关心，在此一并表示衷心地感谢。同时，本版教材的全体编者对前 3 版编者们的辛勤工作致以深切的谢意。

由于时间仓促，加之编者水平所限，书中难免存在疏漏和欠妥之处，敬请使用本教材的广大师生和各位读者提出宝贵意见。

编　者

2019 年 9 月

目录

第二篇 药物分析各论

第三篇 药物分析专论

导　论

扫码“学一学”

学习目标

1. **掌握**　药品的定义和属性；药物分析的性质和任务。
2. **熟悉**　药品标准的定义和属性；药物分析与相关学科的关系。
3. **了解**　药物分析的发展和学习要求。

药物分析是全国普通高等教育药学类专业规定设置的一门主要专业课程，课程主要介绍药品质量研究和质量控制的基本知识与基本思路，其总体目标在于培养学生具备药品质量管理意识，掌握药品质量控制的基本理论和基本方法，为从事药品质量检验和新药研究开发工作奠定基础。

一、药品与药物分析

药物（drugs，pharmaceutical substances）系指具有医疗价值的天然产物或人工合成的化学物质，是用于预防、治疗、诊断人的疾病，有目的地调节人的生理机能并规定有适应证或者功能主治、用法和用量的物质，如中药材、中药提取物、化学合成原料药、抗生素、生化及放射性药物等。

药品（medicinal products）系指供临床应用的药物制剂（pharmaceutical preparation）和供药物制剂生产用的原料药物（active pharmaceutical ingredients，APIs），通常包括中药饮片、中药成方制剂和单方制剂，化学药物制剂，血清、疫苗、血液制品等。

综上，药物是一个抽象的概念，而药品是一个具实的概念，如药品标准涉及的是市售药用产品品种的质量与质量管理的技术规定。药品是一类关系到人类健康与生命的特殊商品，作为一种特殊的商品，药品与普通商品的最大区别就在于药品的质量不允许有“瑕疵”。为了保证用药的安全和有效，在新药的研发及药品的生产与临床使用等环节均须执行严格的科学的管理规范，并采用各种有效的技术和手段对药品进行严格的质量分析和检验，实现药品的全面质量管理。

药物分析是分析化学在药学领域中的一个重要分支学科，它是研究药物的结构（剂型）与分析方法和有关理论的科学。药物分析的对象主要是化学合成或半合成原料药物及其制剂。随着药物化学和药剂学的发展，药物分析已逐渐成为独立于分析化学的一门应用性学科。随着生命科学、环境科学、新材料科学的发展，以及生物学、信息学、计算机技术的引入，药物分析也发挥着越来越重要的作用，尤其是在新药研发以及药品生产等方面扮演着重要的角色。药物分析主要运用物理学、化学、生物学以及信息学的方法和手段研究和解决药品质量控制的项目、方法和指标限度，从而制订科学、可控的药品质量标准。因此，药物分析是一门研究与改进药品质量控制方法的“方法学科”，是药学学科的重要组成部分。

药物分析的首要任务是保证临床用药的安全和有效，在药品的研发、生产与临床使用等环节对药品进行全面与全程的质量控制与监督。为了实现药品的全面质量管理，除了药品的常规理化检验以及质量标准研究外，药物分析学科和药物分析工作者尚需深入到对药物生产过程的质量监控和对生物体内药物动力学过程进行综合评价的动态分析监控；还应追踪国际分析技术的发展前沿，改进或自主开发质量控制平台和分析方法与技术，以使我国的药品质量研究与世界同步。

二、药物分析与相关学科

药物分析既是一门应用性学科，又是一门“工具”学科。作为应用性学科，药物分析是在有机化学、生理学、药物化学等基础或专业基础学科的基础上，运用数学、分析化学的分析方法与技术，研究和探索解决药品质量问题的一般规律。通过有机化学和药物化学的学习，我们了解了药物的结构与性质、合成工艺及可能存在的杂质，进而选择适当的分析方法进行鉴别、纯度检查和含量测定。如通过有机化学和药物化学的学习，我们知道阿司匹林（乙酰水杨酸）中可能残留水杨酸（杂质）；也知道了水杨酸有游离的酚羟基，可在弱酸性下与三价铁离子反应生成紫堇色的配位化合物；还知道了阿司匹林结构中的酯键在水中加热可发生水解，结构中的羧基可与碱发生中和反应。进而，我们采用加水煮沸后，加三氯化铁试液显紫堇色鉴别阿司匹林；采用氢氧化钠中和滴定法测定其含量；采用高效液相色谱法检查游离水杨酸（杂质），并对不同剂型规定有不同的限量标准。

同时，作为“工具”学科，通过确定药物及其杂质的化学结构与理化特性；通过研究药物进入体内后的“命运”，在体内不同部位的浓度、结合状态、代谢物的结构及其浓度变化等信息，为药物的分子设计、结构修饰，药物在体内的作用机制、代谢途径，药物制剂的剂型、处方与工艺研究等药物化学、药理学和药剂学等相关学科的发展提供帮助和服务。例如，药物化学中合成药物的原料、中间体及成品的质量控制，理化性质与化学结构关系的探索；药剂学中制剂的溶出特性、药物的稳定性与生物利用度的评价；天然药物化学中天然药物成分的分离与结构鉴定；药理学中药物分子的理化性质与药理作用及药效的关系，以及药物体内生物转化的动力学特性研究等，无不与药物分析学研究有着密切的关系。

另一方面，正是由于这些相关学科的发展和相互渗透，而形成了一些新兴的边缘交叉的分支学科，如，临床药理学、生物药剂学和体内药物分析等。

三、药物分析与药品标准

药物分析的主要任务是研究与改进药品质量控制方法，建立与完善药品质量标准，并依据药品质量标准进行药品的质量分析检验。药品质量标准是对药品的质量规格和检验方法所做的技术规定，是药品质量监督检验的基础和依据，也是药品现代化生产和质量管理的重要组成部分。我国现行的国家药品标准主要为《中华人民共和国药典》（以下简称《中国药典》或 ChP）和《药品标准》。

《中国药典》是由中华人民共和国国家药典委员会编制、国家药品监督管理部门批准颁布实施，是国家监督管理药品质量的法定技术标准。《药品标准》系由国家药品监督管理部门批准颁布实施，它和《中国药典》同为国家药品标准、具有相同的法律地位。作为《中国药典》的补充，《药品标准》主要收载新修订的《中华人民共和国药品管理法》和《药品注册管理办法》颁布施行之前批准的新药标准和经规范化整理后的原地方药品标准。

《中国药典》的英文名称为 Chinese Pharmacopoeia，缩写为 ChP。新中国成立以来，我国已经先后出版了 11 版药典，即 1953、1963、1977、1985、1990、1995、2000、2005、2010、2015 和 2020 年版。

目前，世界上有数十个国家编制了国家药典。另外，尚有欧洲药品质量管理局（EDQM）编制的欧洲药典等国际性药典。

美国药典（United States Pharmacopeia，缩写 USP）与美国国家处方集（National Formulary，NF）合并出版，缩写为 USP - NF，2002 年 USP25 - NF20 起每年出版一版，自 2020 年第 43 版开始不再标注版次，版本标识改为公元纪年，现行版为 USP - NF 2022。

欧洲药典（European Pharmacopoeia，EP），目前版本为第 10 版，缩写为 EP10.0。

日本药局方（Japanese Pharmacopoeia，JP），目前为第 18 改正本（2021 年版），缩写为 JP18。

四、药物分析的进展

由于分析仪器和计算机技术的发展和进步，为药物分析的发展提供了坚实的基础。而生命科学的迅猛发展，又为药物分析提出了更新、更高的要求，推动了药物分析的进一步发展。只有高灵敏度、高选择性、高速度的分析技术和方法才能满足药物研究与临床应用中药物及其代谢物的复杂体系分析与高通量分析对药物分析方法学的更高要求。近年来，随着新型材料的不断出现和新技术的开发，无论在分析对象或分析方法上，药物分析都获得了极大的发展。在分析对象上，从化学结构或组成明确的原料药及其制剂发展到结构与组成不甚明了的天然药物及其制剂和体内生物样本都在其分析范围。在分析技术与方法上，从单纯的分析化学到分析化学与化学计量学和计算机技术相结合；从简单的化学分析、光谱分析到色谱分离分析及多种技术的联用；从单一化学结构分析到复杂混合组分分析。在数据处理上，从简单的数值运算到利用现代计算机技术进行模式识别。

药物分析的新进展主要表现在光谱、色谱及其联用技术的发展与完善，如近红外光谱、拉曼光谱、电感耦合等离子体原子发射光谱、电感耦合等离子体质谱等光谱分析法，毛细管电色谱、离子色谱、临界点色谱、超临界流体色谱等色谱分析法，分子印迹技术、整体柱与超高效液相色谱等色谱新技术，以及色谱 - 质谱、色谱 - 核磁共振联用技术在药物分析领域中的广泛应用等。同时，在高效色谱和各种波谱联用技术解决复杂混合物分析的基础上，结合原位/在线检测技术、体内在线采样技术以及计算机技术进行多维分析信号与信息的综合处理，将更加高效地解决过程分析或生物样品的定性与定量分析。

随着中药的国际化进程，人们对中药及其制剂的质量要求日益提高。对中药的质量监督与管理，除传统的中药形态鉴定与理化分析外，需要建立能够准确反映中药内在质量的新方法。中药指纹图谱与代谢组学分析法、基因组学与基因芯片技术、DNA 条形码分子鉴定技术等新方法与新技术的运用使得中药成分及生物体内复杂体系的分析得以开展，为中药药效物质基础及其配伍规律与作用机制研究提供方法学基础，对促进中药新药研究、提高中药质量控制标准、加快中药现代化与国际化进程，具有非常重要的意义。

五、药物分析课程的学习要求

药物分析课程是在完成数学、计算机科学、有机化学、分析化学、药物化学或天然药物化学等基础或专业基础课程的基础上开设的，本课程的学习也将与药理学、药剂学等相关专业课程同期进行。通过本课程的学习，以培养学生具备明确的药品质量意识和全面药品质量管理理念，能够综合运用所学并结合相关专业课程的理论知识与实践技能，探索不同形式或不同介质中药品的定性、定量分析与全面质量控制的方法与规律。在课程学习过程中，学生应掌握以下基本内容。

1. 《中国药典》的基本组成与正确使用。

2. 药品质量标准的基本内容、标准制定与修订的基本原则与基本方法。

3. 药物的鉴别、检查、含量测定的基本原理与基本方法。

4. 药物的结构、组成与理化性质及分析方法的相关性，不同存在形式与不同介质中药物分析的一般规律与基本方法。

5. 药物分析相关技术的进展与前景。

在本课程的学习过程中，要求学生掌握正确的学习方法并善于思考，在掌握药物分析学科的基本理论与基本知识的同时，更应重视实践技能和科研素养的培养与强化，同时加强创新意识与能力的自我开发与培养。努力将自身培养为不仅能够运用所学知识与技能开展常规药品质量监督与管理的药物分析工作者，还能够追踪国际分析技术的发展前沿、改进或自主开发质量控制平台和分析方法与技术的应用型人才，参与我国新药研发从仿制为主向创新为主的历史性转变，以使我国的药品质量研究与世界同步。

六、药物分析的主要参考资料

在药物分析这门课程的学习中，药物分析学习或工作者需要参考很多资料，主要包括以下几项。

1. 主要参考书目 包括：《中国药典》（2020 年版），《药物分析》（杭太俊，第 9 版）；《体内药物分析》（赵云丽，第 4 版）。

2. 主要期刊

（1）中文期刊 包括药物分析杂志、分析化学、分析实验室、药学学报、色谱、中国药学杂志、中国中药杂志、中国医药工业杂志、中国医院药学杂志、中草药、中药材。

（2）外文期刊 包括 *Journal of Pharmaceutical Analysis Journal of Pharmaceutical and Biomedical Analysis*，*Analytical and Bioanalytical Chemistry*，*Analytical Biochemistry*，*Analytical Chemistry*，*Biomedical Chromatography*，*Journal of Chromatography A.*，*Journal of Chromatography B.*。

3. 主要数据库

（1）中文数据库 万方数据库（数字化期刊子系统），CNKI 数据库，维普期刊数据库。

（2）外文数据库 PubMed，Elsevier Science Direct On Site（SDOS），Wiley Interscience，Springer Link。

4. 主要外国药典 USP－NF 2022、EP10.0、JP18 等。

扫码“练一练”

重点小结

药物：系指用于预防、治疗、诊断人的疾病，有目的地调节人的生理机能并规定有适应证或者功能主治、用法和用量的物质。

药品：系指可供药用的产品，包括供临床应用的制剂产品和供制剂生产的原料药物。

药物分析：运用物理学、化学、生物学以及信息学的方法和手段研究和解决药品质量控制问题的方法学科。其任务是保证临床用药的安全和有效，研究和制定药品质量标准，并在药品的研发、生产与临床使用等环节进行全面与全程的质量控制与监督。

药品质量标准：亦称为药品标准，是对药品的质量规格和检验方法所做的技术规定，是药品质量监督检验的基础和依据。我国现行的国家药品标准主要包括《中国药典》和《药品标准》，二者具有相同的法律地位。

《中国药典》：中华人民共和国成立以来，已经先后出版了11版《中国药典》，即1953、1963、1977、1985、1990、1995、2000、2005、2010、2015和2020年版。

主要国家药典及其缩写与版本：《美国药典》（USP 2022或USP－NF 2022）、《欧洲药典》（EP10.0）、日本药局方（JP18）。

（于治国）

第一篇

药物分析总论

本篇为药物分析的基础知识部分，是药物分析的核心内容，是药学类各专业必修的药学基本知识部分。本篇将介绍以下四方面的内容。

1. 药品标准与药典的基本内容。

2. 药品质量管理与监督的相关机构与规范。

3. 药品质量检验相关内容。①药品质量检验的基本程序。②药品分析检验中分析样品的制备方法与要求。③药物质量检验内容与数据处理：性状的定义及物理常数测定的意义与测定法；鉴别的本质与常用方法；检查的范畴，药物中杂质的定义、来源、常用检查方法与原理及一般杂质检查法；含量测定方法的基本原理与特点及相关计算；药品检验分析数据处理的基本规律与一般要求。

4. 药品质量研究与标准制定的相关内容。包括：药品质量研究、稳定性试验、质量标准分析方法验证及质量标准制定的原则与示例。

通过本篇的学习，培养学生具备强烈的质量观念，掌握药物分析的基本理论与基本方法，为从事药学相关专业工作奠定药物分析基础知识与技能。

本篇适用于本科药学类各专业学生学习，并为药学相关专业学生继续学习药物分析各论奠定基础。

第一章　药品标准与药典

学习目标

1. **掌握**　我国药品标准体系；药品标准常用术语的概念与要求。
2. **熟悉**　《中国药典》的组成；药典凡例、通用技术要求与品种正文的主要内容。
3. **了解**　《中国药典》的进展；主要国外药典的基本内容。

药品是一种特殊的商品，它的质量直接影响到药品的安全性和有效性，关系到使用者的身体健康和生命安全。由于设备条件、生产工艺和技术水平的差异及生产条件的非预期改变，可导致不同企业或同企业不同批次生产的同品种药品的质量差异；以及药品的运输和贮藏环境的差异，亦将直接影响到临床使用药品的质量。为了确保药品的质量，保证用药的安全和有效，各个国家对药品均有强制执行的、统一的质量监督标准，即药品质量标准。药品质量标准是国家对药品质量的规格及检验方法所做的技术规定，是药品的生产与监督管理部门共同遵循的法定依据。在药品质量标准中，对能够达到控制药品质量要求的技术指标均规定有一定的限度范围，如药品中共存的杂质限量和主成分的含量限度等。只有符合标准的药品才是合格的药品。质量标准中同时也规定了技术指标的检验方法，检验时应按照药品质量标准规定的方法进行。法定的药品质量标准具有法律的效力，不符合药品质量标准的药品为伪药或劣药，生产和销售伪药或劣药，均是违法行为。在本章中，将讨论我国的药品标准体系，以及中国药典和国外药典概况，并详细讨论药品标准中使用的一些专业术语，为后续关于药品标准制定与质量分析章节的展开奠定基础。

第一节　国家药品标准体系

扫码“学一学”

《中华人民共和国药品管理法》，简称《药品管理法》，于1984年9月20日由中华人民共和国第六届全国人民代表大会常务委员会第七次会议通过，2001年2月28日第九届全国人民代表大会常务委员会第二十次会议修订，2001年12月1日实施，并于2015年4月24日第十二届全国人民代表大会常务委员会第十四次会议修正，并于2019年8月26日第十三届全国人民代表大会常务委员会第十二次会议第二次修订。本法第二十八条明确规定：药品应当符合国家药品标准。经国务院药品监督管理部门核准的药品质量标准高于国家药品质量标准的，按照经核准的药品质量标准执行；没有国家药品质量标准的，应当符合经核准的药品质量标准。国务院药品监督管理部门颁布的《中华人民共和国药典》和药品标准为国家药品标准。国务院药品监督管理部门会同国务院卫生健康主管部门组织药典委员会，负责国家药品标准的制定和修订。

一、国家药品标准

（一）中国药典

《中华人民共和国药典》，简称《中国药典》，是国家监督管理药品质量的法定技术标准。《中国药典》概况将在本章第二节中介绍。

（二）药品标准

《药品标准》作为《中国药典》的补充，与《中国药典》同属于国家药品标准，也是由国家药典委员会负责制定和修订，并由国务院药品监督管理部门颁布实施。《药品标准》收载的品种主要是监测期已满的新药注册标准或新药转正标准，以及经整理提高的部分原地方药品标准（地标升国标）品种。其中，经过临床应用证明疗效确切、质量稳定可控的品种将逐步收载于《中国药典》。

1. 药品注册标准　经国家食品药品监督管理局局务会审议通过，自 2007 年 10 月 1 日起施行的《药品注册管理办法》第一百三十六条规定：国家药品标准，是指国家食品药品监督管理局颁布的《中国药典》、药品注册标准和其他药品标准。新修订的《药品注册管理办法》（2020 年 7 月 1 日起施行）第八条规定：药品应当符合国家药品标准和经国家药品监督管理局核准的药品质量标准。经国家药品监督管理局核准的药品质量标准，为药品注册标准。

综上，新修订的《药品注册管理办法》施行之前由国家药品监督管理局颁布的药品注册标准为国家药品标准，施行之后经国家药品监督管理局核准的药品注册标准不再具有国家药品标准的法律地位。

2. 新药转正标准　在《药品注册管理办法》实施之前，新药完成临床试验后获批试生产，在试生产期间执行的药品标准称“暂行药品标准”。该标准系在新药临床试验期间，对原“临床研究用药品质量标准”进一步完善后制定的，该暂行标准执行两年后，如果药品质量稳定、可控，该药转为正式生产，相应的“暂行药品标准”转为“试行药品标准”。该试行标准执行两年后，如果药品质量仍然稳定、可控，经国务院药品监督管理部门批准“试行药品标准”转正为国家“药品标准”，即新药转正标准。

二、企业药品标准

（一）临床研究用药品标准

根据《中华人民共和国药品管理法》第二十九条的规定，新药必须经国务院药品监督管理部门的批准后方可进行临床试验。为了保证临床试验者的安全和试验结论的可靠，还需由新药研制单位制定并由药品监督管理部门批准一个临时性的质量标准，即“临床研究用药品质量标准”。该标准仅在临床试验期间有效，并且仅供注册申请单位与临床试验单位用。

（二）药品注册标准与放行规程

由药品生产企业依据药品注册标准制定的药品出厂放行规程，通常称为企业内控标准。

1. 药品注册标准　根据《药品注册管理办法》第八条规定，药品应当符合国家药品标准和药品注册标准。药品注册标准应当符合《中国药典》通用技术要求，不得低于《中国药典》的规定。药品注册标准虽然不再属于国家药品标准，但仍是法定标准。药品注册标准各检验项目的限度是依据药品质量研究与标准制定 CTD 文件设定的货架标准制定的。

2. 药品放行规程　《中华人民共和国药品管理法》第四十七条规定：药品生产企业应当建立药品出厂放行规程，明确出厂放行的标准、条件。符合标准、条件的，经质量受权人签字后方可放行。药品出厂放行规程仅在本企业的管理上有约束力，属于非法定标准。各项标准、条件不低于药品注册标准，其制定依据是药品质量研究与标准制定 CTD 文件中设定的放行标准。

扫码“学一学”

第二节　中国药典概况

一、《中国药典》简史

1949 年 10 月 1 日中华人民共和国成立后，《中国药典》先后颁布了 11 版，依次为：

1953、1963、1977、1985、1990、1995、2000、2005、2010、2015、2020年版。

1953 年版（第一版） 该版药典仅一部，共收载品种531种，其中化学药215种，植物药与油脂类65种，动物药13种，抗生素2种，生物制品25种，各类制剂211种。1957年出版《中国药典》1953年版增补本。

1963 年版（第二版） 该版药典弥补第一版《中国药典》未收载中药的缺陷，药典分一、二两部，各有凡例、正文和有关的附录。药典正文共收载品种1310种，其中：一部收载中药材和中药成方制剂共643种，二部收载化学药品667种。此外，一部记载药品的“功能与主治”，二部增加了药品的“作用与用途”。

1977 年版（第三版） 1977年颁布了我国第三版药典。该版药典仍分为一、二两部，共收载品种1925种。其中，一部收载中草药（包括少数民族药材）、中草药提取物、植物油脂、单味药制剂及成方制剂（包括少数民族药成方）共1152种，其中收载了相当数量的地方习用品种；二部收载化学药品、生物制品等773种。

1985 年版（第四版） 该版药典共收载品种1489种。其中，一部删除了上版收载的某些安全性与有效性不能得到保障的地方习用品种，共收载中药材、植物油脂、单味制剂及成方制剂共713种，二部收载化学药品、生物制品等776种。1988年10月，第一部英文版《中国药典》1985年版正式出版，同年还出版了药典二部注释选编。

1985年7月1日《中华人民共和国药品管理法》颁布实施，该法规定“药品必须符合国家药品标准或者省、自治区、直辖市药品标准”。明确“国务院卫生行政部门颁布的《中华人民共和国药典》和药品标准为国家药品标准”。“国务院卫生行政部门的药典委员会，负责组织国家药品标准的制定和修订”。进一步确定了药品标准的法定性质和药典委员会的任务。

1990 年版（第五版） 该版药典收载品种共计1751种。其中，一部收载784种，二部收载化学药品、生物制品等967种。本版药典对药品名称作了适当修订，并增列过渡性副名。药典二部品种项下规定的“作用与用途”和“用法与用量”，分别改为“类别”和“剂量”，另组织编著《临床用药须知》一书，以指导临床用药。有关品种的红外光吸收图谱，收入《药品红外光谱集》另行出版，该版药典附录内不再刊印。

1995 年版（第六版） 该版药典收载品种共计2375种。其中，一部收载920种，二部收载包括化学药、抗生素、生化药、放射性药品、生物制品及辅料共1455种。二部药品外文名称改用英文名，取消拉丁名；中文名称只收载药品法定通用名称，不再列副名。另出版了《中国药典》1990年版英文版，以及二部注释和一部注释选编、《药品红外光谱集》（第一卷）、《临床用药须知》（第二版）、《中药彩色图集》《中药薄层色谱彩色图集》及《中国药品通用名称》等药典配套工具书。

1993年5月21日卫生部决定将药典委员会常设机构从中国药品生物制品检定所分离出来，作为卫生部的直属单位。

2000 年版（第七版） 该版药典共收载品种2691种。一部收载992种，二部收载1699种。附录作了较大幅度的改进和提高，二部附录中首次收载了药品标准分析方法验证要求等六项指导原则。为了严谨起见，将“剂量”“注意”项内容移至《临床用药须知》。同时出版了《中国药典》1995年版英文版、《中国药品通用名称》（1998年增补本）、《药品红外光谱集》（第二卷）及《临床用药须知》（第三版）等。

2005 年版（第八版） 该版药典将原《中国生物制品规程》列为药典三部，共收载品种3217种。其中，一部收载1146种，二部收载1970种，三部收载101种。一、二、三部共同采用的附录分别在各部中予以收载，并进行了协调统一。

该版药典对药品的安全性问题更加重视。药典一部增加了有害元素测定法和中药注射剂安全性检查法应用指导原则；药典二部增加了药品杂质分析指导原则，残留溶剂测定法中引入国际协调组织（ICH）已在国际间协调统一的有关残留溶剂的限度要求。该版药典结合我国医药工业的现状和临床用药的实际情况，将原《澄明度检查细则和判断标准》修订为“可见异物检查法”，以加强注射剂等药品的用药安全。

2010 年版（第九版） 该版药典新增了药用辅料的总体要求。与历版药典比较，收载品种明显增加，共收载品种 4567 种。其中，药典一部收载品种 2165 种；药典二部收载品种 2271 种，其中包括药用辅料 132 种（正文品种第二部分）；药典三部收载品种 131 种。另编著出版了《药品红外光谱集》（第 4 卷），《临床用药须知》（中药材和饮片第 1 版，中成药第 2 版，化学药品第 5 版），《中药材显微鉴别彩色图鉴》及《中药材薄层色谱彩色图集》（第 1 册、第 2 册）。

该版药典中现代分析技术的应用得到进一步扩大，除在附录中增加收载成熟的新技术方法外，在正文品种中进一步扩大了对新技术的应用；为适应药品监督管理的需要，附录中新增了药用辅料总体要求，填补了附录Ⅱ的空白；中药明确入药者均为饮片；积极引入 ICH 在药品杂质控制等方面的要求和限度。此外，该版药典也体现了对野生资源保护与中药可持续发展的理念，不再收载濒危野生药材；积极倡导绿色环保标准，如在高氯酸非水溶液滴定测定中尽可能避免醋酸汞试液的使用。

2015 年版（第十版） 本版药典将上版药典二部正文品种第二部分收载的药用辅料单独成卷组成药典四部的正文品种，并将上版药典各部的附录整合为通则，收载于药典四部。药典的编制体例进一步完善，品种的收载和修订进一步扩大，共收载品种 5608 种。其中，一部收载品种 2598 种，二部收载品种 2603 种，三部收载品种 137 种、新增生物制品通则 1 个、生物制品总论 3 个，四部收载通则总数 317 个、药用辅料 270 种。该版药典首次收载“国家药品标准物质制备”、“药包材通用要求”及“药用玻璃材料和容器”等指导原则，初步完成了药典标准体系的建设，确定了以凡例为基本原则、各论为标准主体、通则为基本要求的标准体系，形成了涵盖原料药及其制剂、药用辅料、药包材、标准物质等更加全面、系统、规范的药典标准体系。

2020 年版（第十一版） 本版药典进一步完善标准体系建设，在适度增加药品品种收载的基础上，扩大药用辅料标准的收载，同时逐步完善标准淘汰机制，共收载品种 5911 种。其中一部中药收载 2711 种，二部化学药收载 2712 种，三部生物制品收载 153 种，四部收载通用技术要求 361 个、药用辅料 335 种。通用技术要求中，新增相关检测方法及其他通则 35 个、指导原则 12 个，另有生物制品通则 2 个、总论 4 个。新增通则 4000 药包材检测方法 16 个，包括玻璃类 4 个、橡胶类 2 个、物理性能 7 个和生物性能 3 个，初步形成药包材的药典框架体系。（本教材以下提及《中国药典》、ChP，均指 2020 年版。）

本版药典加强了通用性技术要求与指导原则体系建设，体现药品质量源于设计、有赖于全过程质量控制保障理念；进一步扩大了先进、成熟检测技术的应用，整体提升质量控制要求，使《中国药典》的引领作用和技术导向作用进一步体现。

二、《中国药典》的组成

《中国药典》（2020 年版）为中华人民共和国成立后的第 11 版药典。2020 年 4 月 9 日，第 11 届药典委员会执行委员会审议通过了药典（草案），经国家药品监督管理局会同国家卫生健康委员会批准颁布，于 2020 年 12 月 30 日起施行。本版药典共分一部、二部、三部和四部。一部收载药材及饮片、植物油脂和提取物、成方制剂和单味制剂等；二部收载化学药品、抗生素、生化药品以及放射性药品等；三部收载生物制品；四部收载通用技术要求和药用辅料。

本节以药典二部为例，阐述《中国药典》的组成内容。在此先给出阿司匹林的标准，作为示例。

阿司匹林 Asipilin

Aspirin

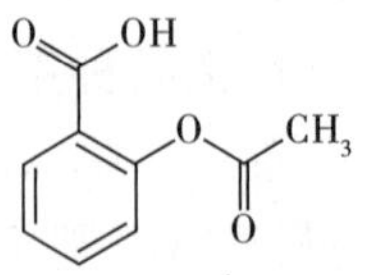

$C_9H_8O_4$　180.16

本品为2-(乙酰氧基)苯甲酸。按干燥品计算，含$C_9H_8O_4$不得少于99.5%。

【性状】 本品为白色结晶或结晶性粉末；无臭或微带醋酸臭；遇湿气即缓缓水解。

本品在乙醇中易溶，在三氯甲烷或乙醚中溶解，在水或无水乙醚中微溶；在氢氧化钠溶液或碳酸钠溶液中溶解，但同时分解。

【鉴别】（1）取本品约0.1g，加水10ml，煮沸，放冷，加三氯化铁试液1滴，即显紫堇色。

（2）取本品约0.5g，加碳酸钠试液10ml，煮沸2分钟后，放冷，加过量的稀硫酸，即析出白色沉淀，并发生醋酸的臭气。

（3）本品的红外光吸收图谱应与对照的图谱（光谱集5图）一致。

【检查】溶液的澄清度　取本品0.50g，加温热至约45℃的碳酸钠试液10ml溶解后，溶液应澄清。

游离水杨酸　照高效液相色谱法（通则0512）测定。临用新制。

溶剂　1%冰醋酸的甲醇溶液。

供试品溶液　取本品约0.1g，精密称定，置10ml量瓶中，加溶剂适量，振摇使溶解并稀释至刻度，摇匀。

对照品溶液　取水杨酸对照品约10mg，精密称定，置100ml量瓶中，加溶剂适量使溶解并稀释至刻度，摇匀，精密量取5ml，置50ml量瓶中，用1%冰醋酸的甲醇溶液稀释至刻度，摇匀。

色谱条件　用十八烷基硅烷键合硅胶为填充剂；以乙腈-四氢呋喃-冰醋酸-水（20∶5∶5∶70）为流动相；检测波长为303nm；进样体积10μl。

系统适用性要求　理论板数按水杨酸峰计算不低于5000，阿司匹林峰与水杨酸峰之间的分离度应符合要求。

测定法　精密量取供试品溶液与对照品溶液，分别注入液相色谱仪，记录色谱图。

限度　供试品溶液色谱图中如有与水杨酸峰保留时间一致的色谱峰，按外标法以峰面积计算，不得过0.1%。

易炭化物　取本品0.5g，依法检查（通则0842），与对照液（取比色用氯化钴液0.25ml、比色用重铬酸钾液0.25ml、比色用硫酸铜液0.40ml，加水使成5ml）比较，不得更深。

有关物质　照高效液相色谱法（通则0512）测定。

溶剂　1%冰醋酸的甲醇溶液。

供试品溶液　取本品约0.1g，置10ml量瓶中，加溶剂适量，振摇使溶解并稀释至刻度，摇匀。

对照溶液　精密量取供试品溶液1ml，置200ml量瓶中，用溶剂稀释至刻度，摇匀。

水杨酸对照品溶液　见游离水杨酸项下的对照品溶液。

灵敏度溶液　精密量取对照溶液1ml，置10ml量瓶中，用溶剂稀释至刻度，摇匀。

色谱条件　用十八烷基硅烷键合硅胶为填充剂；以乙腈－四氢呋喃－冰醋酸－水（20∶5∶5∶70）为流动相A，乙腈为流动相B，按下表进行线性梯度洗脱；检测波长为276nm；进样体积10μl。

时间（分钟）	流动相A（%）	流动相B（%）
0.0	100	0
60.0	20	80

系统适用性要求　阿司匹林峰的保留时间约为8分钟，阿司匹林峰与水杨酸峰的分离度应符合要求。灵敏度溶液色谱图中主成分峰高的信噪比应大于10。

测定法　精密量取供试品溶液、对照溶液、灵敏度溶液与水杨酸对照品溶液，分别注入液相色谱仪，记录色谱图。

限度　供试品溶液色谱图中如有杂质峰，除水杨酸峰外，其他各杂质峰面积的和不得大于对照溶液主峰面积（0.5%），小于灵敏度溶液主峰面积的色谱峰忽略不计。

干燥失重　取本品，置五氧化二磷为干燥剂的干燥器中，在60℃减压干燥至恒重，减失重量不得过0.5%（通则0831）。

炽灼残渣　不得过0.1%（通则0841）。

重金属　取本品1.0g，加乙醇23ml溶解后，加醋酸盐缓冲液（pH 3.5）2ml，依法检查（通则0821第一法），含重金属不得过百万分之十。

【含量测定】取本品约0.4g，精密称定，加中性乙醇（对酚酞指示液显中性）20ml溶解后，加酚酞指示液3滴，用氢氧化钠滴定液（0.1mol/L）滴定。每1ml氢氧化钠滴定液（0.1mol/L）相当于18.02mg的$C_9H_8O_4$。

【类别】解热镇痛、非甾体抗炎药，抗血小板聚集药。

【贮藏】密封，在干燥处保存。

【制剂】（1）阿司匹林片　（2）阿司匹林肠溶片　（3）阿司匹林肠溶胶囊　（4）阿司匹林泡腾片　（5）阿司匹林栓

《中国药典》由凡例与品种正文及其引用的通用技术要求共三部分构成。上述阿司匹林标准系《中国药典》的“品种正文”部分，品种正文部分记载的内容中，从品名至性状的描述，在“凡例”中均有严格的定义与要求；而鉴别、检查、含量测定方法的基本操作与一般要求等在“通用技术要求”均有明确的规定。所以，《中国药典》的凡例、通用技术要求和品种正文三部分的内容是紧密相扣、缺一不可的。正文标准的各项内容，包括杂质的来源与检查方法的原理及含量测定方法的原理与特点等具体内容将在本书第八章中阐述。以下分别讨论《中国药典》的凡例、通用技术要求与品种正文三部分的定义与基本内容。

（一）凡例

凡例是为正确使用《中国药典》进行药品质量检定的基本原则，是对《中国药典》正文、通则及与质量检定有关的共性问题的统一规定。凡例中的有关规定具有法定约束力，对除《中国药典》以外的其他药品标准，如药品注册标准具同等效力。即，药品注册标准等其他药品标准并无各自的凡例内容，它们共同使用《中国药典》的凡例。

凡例和通用技术要求中采用“除另有规定外”这一用语，表示存在与凡例或通用技术要求有关规定不一致的情况时，则在品种正文中另作规定，并按该规定执行。

品种正文中引用的药品系指本版药典收载的品种，其质量应符合相应的规定。如本版药典收载的“阿司匹林肠溶片”标准中引用的“阿司匹林”，系指符合上述示例中各项规定的阿司匹林（原料药）品种。

正文中所涉及各项规定是针对符合《药品生产质量管理规范》(Good Manufacturing Practices，GMP)的产品而言。任何违反 GMP 或有未经批准添加物质所生产的药品，即使符合《中国药典》或按照《中国药典》没有检出其添加物质或相关杂质，亦不能认为其符合规定。

凡例是药典的重要组成部分，《中国药典》二部凡例记载分类项目有：名称及编排，项目与要求，检验方法和限度，标准品与对照品，计量，精确度，试药、试液、指示剂，动物试验、说明书、包装、标签等，总计九类三十九条。

在第九类“说明书、包装、标签”第三十七规定：直接接触药品的包装材料和容器应符合国务院药品监督管理部门有关规定，均应无毒、洁净，与内容药品应不发生化学反应，并不得影响内容药品的质量。可见，凡例是正确进行药品质量检定须遵循的准则，对《中国药典》中有关的共性问题做出了明确的规定。

（二）通用技术要求

通用技术要求包括通则和指导原则两部分。其中，通则主要收载制剂通则、其他通则、通用检测方法。通用技术要求按分类编号。药典四部收载的通用技术要求共归纳为 15 大类，分别为：0100 制剂通则、0200 其他通则、0300（未命名）、0400 光谱法、0500 色谱法、0600 物理常数测定法、0700 其他测定法、0800 限量检查法、0900 特性检查法、1000 分子生物学检查法、2000 中药其他方法、3000 生物制品相关检查方法、4000 药包材检测方法、8000 试剂与标准物质和 9000 指导原则。

每一类通则含有一项或多项内容，如“0100 制剂通则”包含有“0101 片剂”“0102 注射剂”“0103 胶囊剂”等 29 种化药制剂和 9 种中药制剂，共计三十八项；而“0300”仅含 1 项，即“0301 一般鉴别试验”。少数类别的通则含有多个亚类，如“3000 生物制品相关检查方法”包含九个亚类，分别为“3100 含量测定法”“3200 化学残留物测定法”“3300 微生物检查法”“3400 生物测定法”“3500 生物活性/效价测定法”“3600 特定生物原材料/动物”及“3700 免疫化学法”“3800”（未命名）、“3900 通则”。其中，每个亚类含有一项或多项，如“3100 含量测定法”包括：“3101 固体总量测定法”“3102 唾液酸测定法”“3130 单抗 N 糖谱测定法”共 30 项，而“3800”仅含“3801 生物制品国家标准物质目录”1 项。另外，个别类别的通则未定义亚类，直接收载多项，如“2000 中药其他方法”项下直接记载“2001 显微鉴别”“2101 膨胀度测定法”“2201 浸出物测定法”“2301 杂质检查法”“2400 注射剂有关物质检查法”等 16 项内容。

凡例中已明文规定：通用技术要求中收载的通用检测方法系各品种正文进行相同检

查项目的检测时所应采用的同一设备、程序、方法及限度等；指导原则系为执行药典、考察药品质量、起草与复核药品标准等所制定的指导性规定。即，前者为强制性规定，后者为指导性原则。

（三）品种正文

品种正文部分记载了所收载药品的质量标准。品种正文收载的药品中文名称系按照《中国药品通用名称》收载的名称及其命名原则命名，《中国药典》收载的药品中文名称均为法定名称；药品英文名称，除另有规定外，均采用国际非专利药名（international nonproprietary names，INN）。

有机药物化学名称系根据中国化学会编撰的《有机化学命名原则》命名，母体的选定与国际纯粹与应用化学联合会（International Union of Pure and Applied Chemistry，IUPAC）的命名系统一致。

药品化学结构式采用世界卫生组织（World Health Organization，WHO）推荐的“药品化学结构式书写指南”书写。

品种正文按药品中文名称首字的笔画顺序排列，同笔画数的字按起笔笔形一、丨、丿、丶、乛的顺序排列；单方制剂排在其原料药后面；复方制剂以“复”为首字集中编排；药用辅料收载于药典四部。

品种正文收载的药品标准主要涵盖药品的属性、理化指标、临床应用及贮藏条件等内容，药典各部收载的品种范围不同，正文内容略有差异。以药典二部收载的化学药品为例，根据品种和剂型的不同，按顺序可分别列有：①品名（包括中文名、汉语拼音与英文名）；②有机药物的结构式；③分子式与分子量；④来源或有机药物的化学名称；⑤含量或效价规定；⑥处方；⑦制法；⑧性状；⑨鉴别；⑩检查；⑪含量或效价测定；⑫类别；⑬规格；⑭贮藏；⑮制剂；⑯杂质信息等。

（四）索引

为方便检索，《中国药典》附有索引部分。《中国药典》（2020 年版）除了正文品种前的品名目次是按中文笔画及起笔笔形顺序排列外，在书末分别列有中文索引和英文索引，中文索引按汉语拼音首字母、英文索引按英文名称首字母，均以英文字母顺序排列。这些索引可供方便、快速地查阅药典中有关内容。

第三节　主要国外药典简介

扫码“学一学”

一、美国药典

美国药典委员会（The United States Pharmacopeia Convention）成立于 1820 年，同年 12 月 15 日出版了第一版美国药典（Pharmacopeia of the United States of America，缩写 United States Pharmacopeia，USP），同时有拉丁文版和英文版。最初美国药典只给出了治疗药物的名称以及制剂的处方。从 1880 年开始，美国药典开始收载药品的质量标准，在内容上就从单纯的处方变成了药品的法定标准。1820 年至 1942 年，美国药典每 10 年出版 1 版。1950 年至 2000 年，每 5 年出版 1 版，从 2002 年开始每年出版 1 版。

美国药学会（American Pharmaceutical Association）成立于1852 年，并于1883 年出版

了《非正式制剂的国家处方集》（The National Formulary of Unofficial Preparation）第 1 版，从 1906 年的第 4 版开始更改为《国家处方集》，即 NF。由于 USP 和 NF 在内容上经常需要交叉引用，NF 自 1896 年起又对那些尚未编入 USP 的药品提供标准规范，并成为药品最终收入 USP 的评审之地。为了减少重复，方便使用，从 1980 年起 USP 和 NF 合并为一册，即 USP20 - NF15，由美国药典委员会出版，并统一了两者的目录和索引，省去了正文中的重复部分。USP 中提供关于原料药和制剂的质量标准，关于营养补充剂和成分的质量标准在 USP 中以独立章节予以收载；NF 中提供关于辅料的质量标准。从 2000 年 USP24 - NF19 版开始，美国药典委员会在发行其印刷版的同时，还发行光盘版。2002 年 USP25 - NF20 首次发行亚洲版，并每年发行一版。2020 年第 43 版开始不再发行印刷版，只提供互联网在线版，而且每年在线发行 3 期（Issue）。美国药典现行版 USP - NF 2022，于 2021 年 12 月出版，2022 年 5 月 1 日生效。

以 USP42 - NF37 为例，该版药典共分 5 卷，各卷均含有目录、凡例、通则目录和总索引。其中，第 1 卷收载有前言和首字母 A ~ I 的 USP 药品标准正文；第 2 卷收载首字母 J - Z 的 USP 药品标准正文；第 3 卷收载食品补充剂和 NF 标准正文；第 4 卷收载有试剂、参考表格和通则——一般试验与含量测定法；第 5 卷收载通则——一般信息和食品补充剂通则。其中，一般信息收载内容主要包括一般方法、制剂通则和指导原则等。

USP - NF 主要包括凡例、正文、通则、索引等。其中凡例、正文和通则中的一般检查和含量测定具有法律效力。

1. 凡例　USP 凡例（general notices）是为解释和使用美国药典的标准、检查、含量测定和其他规格提供简单的基本指导，避免在全书中重复说明。当“凡例”与正文各论规定不一致时，使用了“除非另有规定”（unless otherwise specified）这一修饰语，则应优先考虑该各论的规定；未加以特别说明的地方，“凡例”与药典的正文各论一样具有法定约束力。

USP“凡例”分为十项，依次为药典名称和修订、法定地位与法律认可、标准的一致性、专论和通则、专论组成、测试规程和程序、检测结果、术语与定义、处方和配药及保存、包装、贮存和标识。

2. 正文　USP - NF 正文（monographs）收载品种按法定英文名称的首字母顺序排列，同一品种的原料药标准在前，制剂标准在后。正文中各药品项下的质量标准中没有性状和药物类别的描述，药物的性状和溶解度集中列于参考表格项下。

原料药质量标准的内容包括：法定名称、结构式、分子式、分子量、化学名与 CA 登记号、含量限度、包装和贮藏、USP 参比标准品、鉴别、检查、含量测定。

制剂质量标准的内容包括：法定名称、含量限度、包装和贮藏、USP 参比标准品、鉴别、检查、含量测定。

如为兽用品，在包装盒贮藏项之后，应给出标注（labeling）项，如阿司匹林丸（Aspirin Boluses）要求在标签上标注仅供兽用。

上述各项内容的顺序非固定不变，也有品种的“鉴别、检查、含量测定”列于“包装和贮藏、USP 参比标准品”之前，并将“检查”列于“含量测定”之后。例如，环丙沙星标准的内容为：名称（Ciprofloxacin）、结构式、分子式（$C_{17}H_{18}FN_3O_3$）、分子量（331.34）、化学名与 CA 登记号［85721 - 33 - 1］、含量限度（Definition）、鉴别（Identification）、含量测定（Assay）、杂质（Impurities：residue on ignition；organic impurities）、特殊检查（Specific Tests：clarity of solution；microbial enumeration tests；loss on drying；sterility tests；bacterial endotoxins test）、附加要求（Additional Requirements：packaging and storage；labeling；USP reference standards）。

3. 通则　USP 通则（general chapters）列出了各类产品和有关试验项目，各项试验项目均有具体的要求，类同于《中国药典》的通则。

通则中涉及的品种有活性原料药（APIs）、生物技术药物、辅料、活性制剂、生物制品、疫苗、血液制品、基因治疗与体细胞治疗药物、食品补充剂及医疗设备等。

以原料药为例说明通则的组成。原料药通则分为一般试验和专属试验类。一般试验项下包括性状、鉴别、杂质检查和含量测定；专属试验项下包括物理化学特性 34 项、设备 5 项与水含量测定方法等。

USP 通则为各类产品的质量控制提供了科学依据，具有重要的指导意义。

二、欧洲药典

欧洲药典（European Pharmacopoeia，EP），由欧洲药品质量管理局（European Directorate for the Quality of Medicines，EDQM）起草和出版。1977 年出版第 1 版欧洲药典，现行版第十版欧洲药典 EP10，其本版 EP10.0 于 2020 年 1 月 1 日生效，分为三卷。第 1 卷收载凡例与通则；第 2 卷与第 3 卷收载标准正文。其中，第 2 卷收载首字母 A ~ K 的品种，第 3 卷收载首字母 L ~ Z 的品种。从 2002 年的 EP4 开始，EP 的出版周期固定为每三年修订一版，每年发行 3 个增补本。因此，每一版药典共发行 1 部本版和 8 部增补本，并且每一版的本版包含上一版的所有内容。即，EP10 将发行本版 EP10.0 和 EP10.1 ~ EP10.8 共 8 部增补本。其中，EP10.0 包含 EP9.0 ~ EP9.8 的全部内容，最新版为 2022 年 4 月 1 日生效的 EP10.7（第 10 版第 7 增补）。

除人用和兽用疫苗、免疫制剂、放射性药物、天然药物等制品外，欧洲药典不收载制剂，均为原料药。人用原料药不仅数量多、覆盖面广，而且标准质量与水平也比较高，并在某些方面具有突出特点。如正文部分为法定标准，制剂通则项下的规定为指导性原则，制剂产品的质量需要符合欧洲各国的药典或药品管理当局批准的质量标准要求。正文中有关物质检查，除广泛采用 TLC、HPLC 的杂质对照品对照外，对有些原料药还附有可能产生的杂质名称和化学结构式，甚至有的品种还绘制出色谱图，可以全面直观地了解各种杂质，以利于对检出杂质的判断。在鉴别项下规定首选和次选项目，可以避免因鉴别项目设置过多造成人力物力的浪费。这些规定在其他国家药典中均少见或根本没有。

欧洲药典收载的通则，不仅包括正文中通用的检测方法，而且凡是与药品质量密切相关的项目和内容在通则中均有规定。在通则中，除了采用通用的检测方法外，收载的先进技术也比较多，如原子吸收光谱法、原子发射光谱法、质谱法、核磁共振法等，对色谱法还专门设立一项色谱分离技术通则。欧洲药典的通则是至今世界各国药典中最全面和完善的，也是最先进的。

欧洲药典虽不收载制剂，但制订的制剂通则与制剂有关的检测方法很全面，并具有一定的特点。每个制剂通则总则中包含三项内容：定义（definition）、生产（production）和检查（tests）。通则中与制剂有关的专项，根据不同内容和要求分别在三项内容中作出规定，如药品包装容器列在定义项下；非灭菌制剂微生物限度检查、非包衣片的脆碎度及抗压力的测定等设在生产项下，某些规定虽作为指导原则，但明确制造者应保证其产品符合该项要求；其他直接测定药品质量的专项，如溶出度、含量均匀度等，设在检查项下。

欧洲药典的权威性和影响力正在不断扩大，参与制订和执行欧洲药典的国家在不断增加。2007 年经欧洲 36 个国家和欧盟批准的共同制定欧洲药典协定，申请上市许可证（MA）的药品必须符合欧洲药典标准；中国药典委员会于 1994 年成为欧洲药典委员会的观察员之一。至 2009 年，欧洲药典委员会共有包括欧盟在内的 14 个成员和包括 WHO 在内的 23 个观察员；其中有 8 个欧洲国家和包括中国与美国在内的 14 个非欧洲国家。

三、日本药局方

日本药局方（Japanese Pharmacopoeia，JP）由日本药局方编辑委员会编纂，日本厚生省颁布执行。JP 第一版于 1886 年 6 月 25 日颁布，1887 年 7 月 1 日开始实施。目前 JP 最新版是 2021 年出版的第十八版（JP18），于 2021 年 7 月 1 日生效。JP18 分为两部。第一部包括凡例、原料药总则、制剂总则、一般试验法和各医药品。其中一般试验法列有化学方法、物理方法、粉末性质鉴定法、生物试验/生物化学试验/微生物试验、原料药相关试验、制剂相关试验、容器和包装材料相关试验、其他试验和标准物质/试剂/仪器设备。第二部包括凡例、生药总则、制剂总则、一般试验法和各医药品，还有指导原则、原子量表和索引。第一部和第二部中均有红外光谱附图和紫外－可见吸收光谱图。

原料药正文项下依次列出了英文名、日文名、结构式、分子量和分子式、化学名称及 CA 登记号、含量限度、性状、鉴别、物理常数、检查、含量测定、容器与贮法，少量品种列出了有效期限；制剂正文项下为英文名、日文名、含量限度、制法、性状、鉴别、检查、含量测定、容器与贮藏。

第四节　国家药品标准的常用术语

扫码“学一学”

一、项目与要求

药典对正文，即各品种标准中记载的制法、性状、鉴别、检查、含量测定、类别、制剂的规格、贮藏等项目作了具体的规定。

1. 制法　制法项下主要记载药品的重要工艺要求和质量管理要求。所有药品的生产工艺应经验证，并经国务院药品监督管理部门批准，生产过程均应符合《药品生产质量管理规范》的要求。

2. 动物组织药　来源于动物组织提取的药品，其所用动物种属要明确，所用脏器均应来自经检疫的健康动物，涉及牛源的应取自无牛海面状脑病地区的健康牛群；来自于人尿提取的药品，均应取自健康人群。上述药品均应有明确的病毒灭活工艺要求以及质量管理要求；直接用于生产的菌种、毒种、来自人和动物的细胞、DNA 重组工程菌及工程细胞，来源途径应经国务院药品监督管理部门批准并应符合国家有关的管理规范。

3. 性状　性状项下记载药品的外观、臭味、溶解度以及物理常数等，在一定程度上反映药品的质量特性。外观是对药品的色泽和外表感观的规定；溶解度是药品的一种物理性质。各品种项下选用的部分溶剂及其在该溶剂中的溶解性能，可供精制或制备溶液时参考；药典规定了常用的溶解度术语的含义以及相应的溶解度试验法（详见本书第四章第一节）。

4. 物理常数　物理常数包括相对密度、馏程、熔点、凝点、比旋度、折光率、黏度、吸收系数、碘值、皂化值和酸值等；其测定结果不仅对药品具有鉴别意义，也可反映药品的纯度，是评价药品质量的主要指标之一。

5. 鉴别　鉴别项下规定的试验方法，系根据反映该药物某些物理、化学或生物学等特性所进行的药物鉴别试验，不完全代表对该药品化学结构的确证。

6. 检查　检查项下包括反映药品的安全性与有效性的试验方法和限度、均一性与纯度等制备工艺要求等内容；对于规定中的各种杂质检查项目，系指该药品在按既定工艺进行生产和正常贮藏过程中可能含有或产生并需要控制的杂质（如残留溶剂、有关物质等）；改变生产工艺时需另考虑增修订有关项目。

供直接分装成注射用无菌粉末的原料药，应按照注射剂项下相应的要求进行检查，并应符合规定。

各类制剂，除另有规定外，均应符合各制剂通则项下有关的各项规定。

7. 含量测定　含量测定项下规定的试验方法，用于测定原料及制剂中有效成分的含量，一般可采用化学、仪器或生物测定方法。

8. 类别　类别系按药品的主要作用与主要用途或学科的归属划分，不排除在临床实践的基础上作其他类别药物使用。

9. 制剂的规格　制剂的规格，系指每一支、片或其他每一个单位制剂中含有主药的重量（或效价）或含量（%）或装量。如片剂规格为0.5g，系指每一片含主药0.5g；注射液项下，如为“1ml∶10mg”，系指每一支装量1ml、含有主药10mg；对于列有处方或标有浓度的制剂，也可同时规定装量规格，如氯化钠注射液［含氯化钠（NaCl）应为0.850%～0.950%（g/ml）］的规格有：2ml∶18mg、50ml∶0.45g、250ml∶2.25g、1000ml∶9g等共计11种规格。

10. 贮藏　贮藏项下的规定，系为避免污染和降解而对药品贮存与保管的基本要求，以下列名词术语表示。

“遮光”系指用不透光的容器包装，例如棕色容器或黑纸包裹的无色透明、半透明容器；

“避光”系指避免日光直射；

“密闭”系指将容器密闭，以防止灰尘及异物进入；

“密封”系指将容器密封以防止风华、吸潮、挥发或异物进入；

“熔封或严封”系指将容器熔封或用适宜的材料严封，以防止空气与水分的侵入并防止污染；

“阴凉处”系指不超过20℃；

“凉暗处”系指避光并不超过20℃；

“冷处”系指2～10℃；

“常温”系指10～30℃。

除另有规定外，贮藏项下未规定贮藏温度的一般系指常温。

11. 原料药和辅料　制剂中使用的原料药和辅料，均应符合本版药典的规定；本版药典未收载者，必须制定符合药用要求的标准，并需经国务院药品监督管理部门批准。

同一原料药用于不同制剂（特别是给药途径不同的制剂）时，需根据临床用药要求制定相应的质量控制项目。

二、检验方法和限度

采用药典规定的方法进行检验时应对方法的适用性进行确认。药典正文收载的所有品种，均应按照规定的方法进行检验；如采用其他方法，应将该方法与规定的方法做比较试验，根据试验结果掌握使用，但在仲裁时仍以现行版药典规定的方法为准。

药典中规定的各种纯度和限度数值以及制剂的重（装）量差异，系包括上限和下限两个数值本身及中间数值，规定的这些数值不论是百分数还是绝对数字，其最后一位数字均为有效位。

试验结果在运算过程中，可比规定的有效数字多保留一位，而后根据有效数字的修约规则进舍至规定有效位。计算所得的最后数值或测定读数值均可按修约规则进舍至规定的有效位，取此数值与标准中规定的限度数值比较，以判断是否符合规定的限度。

原料药的含量（%），除另有注明者外，均按重量计。如规定上限为100%以上时，系指用药典规定的分析方法测定时可能达到的数值，它为药典规定的限度或允许偏差，并非真实含有量；如未规定上限，系指不超过101.0%。

制剂的含量限度范围，系根据主药含量的多少、测定方法误差、生产过程不可避免偏差和贮存期间可能产生降解的可接受程度而制定的，生产中应按标示量100%投料。如已知某一成分在生产或贮存期间含量会降低，生产时可适当增加投料量，以保证在有效期内含量能符合规定。

三、标准品与对照品

标准品与对照品系指用于鉴别、检查、含量测定的标准物质。标准品系指用于生物检定或效价测定的标准物质，其特性量值一般按效价单位（或μg）计；对照品系指采用理化方法进行鉴别、检查或含量测定时所用的标准物质，其特性量值一般按纯度（%）计。

标准品与对照品的建立或变更批号，应与国际标准品或原批号标准品或对照品进行对比，并经过协作标定。然后按照国家药品标准物质相应的工作程序进行技术审定，确认其质量能够满足既定用途后方可使用。

标准品与对照品均应附有使用说明书，一般标明批号、特性量值、用途、使用方法、贮藏条件和装量等。

四、计量

试验用的计量仪器均应符合国务院质量技术监督部门的规定。

药典采用的法定计量单位有长度、体积、质（重）量、物质的量、压力、温度、动力黏度、运动黏度、波数、密度和放射性活度，并规定了单位符号。

药典使用的滴定液和试液的浓度，以mol/L（摩尔/升）表示者，其浓度要求精密标定的滴定液用“XXX滴定液（YYYmol/L）”表示；作其他用途不需精密标定其浓度时，用“YYY mol/L XXX溶液”表示，以示区别。

有关温度描述，一般以下列名词术语表示。

水浴温度：除另有规定外，均指98～100℃

热水：系指70～80℃

微温或温水：系指40～50℃

室温（常温）：系指10～30℃

冷水：系指2～10℃

冰浴：系指约0℃

放冷：系指放冷至室温

表示物质纯度的百分比用“%”表示，系指重量的比例。如药典规定：阿司匹林，按干燥品计算，含$C_9H_8O_4$不得少于99.5%，系指阿司匹林100g中含$C_9H_8O_4$不得少于99.5g；但表示溶液浓度的百分比（%），除另有规定外，系指溶液100ml中含有溶质若干克，如“1%冰醋酸甲醇溶液”系指冰醋酸的甲醇溶液100ml中含有冰醋酸（$C_2H_4O_2$）1g；而乙醇的百分比（%），系指在20℃时容量的比例（ml/ml）。此外，根据需要可采用其他符号表示溶液的浓度，如“%（ml/g）”表示溶液100g中含有溶质若干毫升。

缩写“ppm”表示百万分比，缩写“ppb”表示10亿分比，二者均系指重量或体积的比例。

液体的滴，系在20℃时，以1.0ml水为20滴进行换算。

溶液后标示的“（1→10）”等符号，系指固体溶质1.0g或液体溶质1.0ml加溶剂使成10ml的溶液；未指明用何种溶剂时，均系指水溶液；两种或两种以上液体的混合物，名称间用半字线“-”隔开，其后括号内表示的“:”符号，系指各液体混合时的体积（重量）比例。

乙醇未指明浓度时，均系指95%（ml/ml）的乙醇。

计算分子量以及换算因子等使用的原子量均按最新国际原子量表推荐的原子量。

药典所用的药筛，选用国家标准的R40/3系列，分等如表1-1所示。

表1-1　中国药典所用的药筛分等表

筛号	筛孔内径（μm，平均值）	目号
一号筛	2000±70	10目
二号筛	850±29	24目
三号筛	355±13	50目
四号筛	250±9.9	65目
五号筛	180±7.6	80目
六号筛	150±6.6	100目
七号筛	125±5.8	120目
八号筛	90±4.6	150目
九号筛	75±4.1	200目

五、精确度

药典规定取样量的准确度和试验的精密度如下。

试验中供试品与试药等“称重”或“量取”的量，均以阿拉伯数字表示，其精确度可根据数值的有效位数来确定，如称取“0.1g”，系指称取重量可为0.06～0.14g；称取“2g”，系指称取重量可为1.5～2.5g；称取“2.0g”，系指称取重量可为1.95～2.05g；称取“2.00g”，系指称取重量可为1.995～2.005g。

“精密称定”系指称取重量应准确至所取重量的千分之一；“称定”系指称取重量应准确至所取重量的百分之一；“精密量取”系指量取体积的准确度应符合国家标准中对该体积

移液管的精密度要求；“量取”系指可用量筒或按照量取体积的有效位数选用量具。取用量为“约”若干时，系指取用量不得超过规定量的 ±10%。如前文阿司匹林标准中含量测定项下规定“取本品约0.4g，精密称定”，系指称取本品的重量应为0.36～0.44g范围内的任一数值且称量准确度应至0.4g的千分之一，即0.4mg。通常用感量为0.0001g（0.1mg）的分析天平称取，有效称样范围为0.3601～0.4399g，如0.3678g。

恒重，除另有规定外，系指供试品连续两次干燥或炽灼后称重的差异在0.3mg以下的重量；干燥至恒重的第二次及以后各次称重均应在规定条件下连续干燥1小时后进行；炽灼至恒重的第二次称重应在继续炽灼30分钟后进行。

试验中规定“按干燥品（或无水物，或无溶剂）计算”时，除另有规定外，应取未经干燥（或未去水，或未去溶剂）的供试品进行试验，并将计算中的取用量按检查项下测得的干燥失重（或水分，或溶剂）扣除。

试验中的“空白试验”，系指在不加供试品或以等量溶剂替代供试液的情况下，按同法操作所得的结果；含量测定中的“并将滴定的结果用空白试验校正”，系指按供试品所耗滴定液的量（ml）与空白试验中所耗滴定液的量（ml）之差进行计算。

试验时的温度，未注明者，系指在室温下进行；温度高低对试验结果有显著影响者，除另有规定外，应为25℃ ±2℃。

六、试药、试液、指示剂

试验用的试药，除另有规定外，均应根据通则试药项下的规定，选用不同等级并符合国家标准或国务院有关行政主管部门规定的试剂标准。试液、缓冲液、指示剂与指示液、滴定液等，均应符合通则的规定或按照通则的规定制备。

试验用水，除另有规定外，均系指纯化水。酸碱度检查所用的水，均系指新沸并放冷至室温的水。

酸碱度试验时，如未指明用何种指示剂，均系指石蕊试纸。

扫码“练一练”

重点小结

1. 药品标准与中国药典

国家药品标准体系
- 国家药品标准
  - 中国药典
    - 组成：一部（中药）、二部（化药）、三部（生物制品）、四部（通则与药用辅料）
    - 内容：凡例、通则、正文品种
  - 药品标准
    - 药品注册标准：新药、仿制药、进口药品注册标准
    - 新药转正标准：暂行、试行、转正标准
- 企业药品标准
  - 临床研究用药品标准
  - 药品注册标准与放行规程
    - 药品注册标准——货柜标准
    - 药品放行规程——放行标准

2. 主要国外药典 美国药典、欧洲药典、日本药局方。

3. 药品标准常用术语

国家药品标准常用术语

- 项目与要求
  - 药典正文 — 名称、性状、鉴别、检查、含量测定、类别、制剂规格、贮藏等规定
  - 贮藏规定
    - 遮光、避光、密闭、密封、严封或熔封
    - 阴凉处、凉暗处、冷处、常温、室温
- 方法和限度
  - 原料药的含量与限度范围
  - 制剂的含量与限度范围
- 对照品与标准品
- 计量
  - 浓度与纯度
  - 温度 — 水浴、热水、微温或温水、室温、冷水、冰浴、放冷
  - 药筛
- 精确度
  - 称重或量取
  - 精密称定或精密量取
  - 恒重、按干燥品计算、空白试验
- 试药、试液、指示剂

（郁颖佳）

第二章 药品质量管理与监督

学习目标

1. **掌握** 药品质量管理国际协调组织（ICH）与管理规范（GLP、GMP、GCP、GSP）的基本概念、内容与任务。

2. **熟悉** 药品质量管理与药品质量监督的技术要求及标准操作规程（SOP）的有关内容；药品质量监督管理的意义；药品检验的基本程序。

3. **了解** 药品质量监督管理的行政机构和技术机构及其主要职责与工作性质。

扫码"学一学"

第一节 药品质量管理国际协调组织与管理规范

一、国际人用药品注册技术协调会

为了加强对药品的严格管理，必须对药品的研制、开发、生产、销售、进口等进行审批，形成了药品的注册制度。但是不同国家对药品注册要求各不相同，这不仅不利于患者在药品的安全性、有效性和质量方面得到科学的保证及国际技术和贸易交流，同时也造成制药工业和科研、生产部门人力、物力的浪费，不利于人类医药事业的发展。因此，在1990年由欧盟、美国和日本三方的政府药品注册部门和制药行业协会发起的国际人用药品注册技术要求协调会（The International Conference on Harmonization of Technical Requirements for Registration of Pharmaceuticals for Human Use，ICH）应运而生。

ICH是由欧盟、美国和日本三方成员国发起，并由三方成员国的药品管理当局和三方成员国的制药企业管理机构为主要成员所组成。六个参加单位分别为：欧盟（European Union，EU），欧洲制药工业协会联合会（European Federation of Pharmaceutical Industries Associations，EFPIA），美国食品与药品管理局（US Food and Drug Administration，FDA），美国药物研究和生产联合会（Pharmaceutical Research and Manufacturers of America，PRMA），日本厚生劳动省（Ministry of Health，Labour and Welfare，MHW）和日本制药工业协会（Japan Pharmaceutical Manufacturers Association，JPMA）。ICH在2015年10月23日召开大会宣布对ICH进行改革，并更名为The International Council on Harmonization of Technical Requirements for Registration of Pharmaceuticals for Human Use，如今ICH再次更名为The International Council for Harmonization of Technical Requirements for Pharmaceuticals for Human Use（译为：国际人用药品注册技术协调会）。大会之后，ICH先后吸纳了加拿大卫生保健局（Canadian health protection branch，HPB）、瑞士医药管理局（Swiss Medic）、巴西国家卫生监督局（ANVISA）、韩国食品药品管理局（原韩国食品药品安全部，Ministry of Food and Drug Safety，MFDS）等4国监管机构，以及国际仿制药和生物类似药协会（IGBA）、世界自我药疗工业协会（WSMI）和生物技术创新组织（BIO）等3个行业协会参与其中。中国国家药品监督管理局（NMPA）于2017年6月19日正式成为ICH全球第8个监管机构成员，并于

2018年6月7日，在日本神户举行的2018年第一次大会上，当选为ICH管理委员会成员。此外，世界卫生组织（World health organization，WHO）和印度、俄罗斯、澳大利亚等个国家和地区的监管机构，以及国际制药工业协会联合会（International federation of pharmaceutical manufacturers associations，IFPMA）等12个行业协会作为观察员。ICH秘书处设在日内瓦IFPMA总部，至今召开了10次国际性大会，涉及药品的质量、安全、有效等三方面的协调工作并完成了相关文件的制定。

根据ICH指导原则与我国的药品技术评价、质量风险管理等，提出药品生产监管理念“质量源于设计（Quality by Design，QbD）”，在药品研制开发中的应用等。

（一）ICH的组建目的

ICH的组建是为了寻求解决国际间存在的不统一的规定和认识，通过协调逐步取得一致，为药品的研发与审批上市制定一个统一的国际性指导标准，以保证新药的安全性、有效性和质量可控性，体现保护公共健康的管理责任。ICH组建的主要目的包括以下几个方面。

（1）统一药品注册技术要求　对三方成员国之间人用药品注册技术要求通过国际协调取得一致。

（2）提升新药研发质量　对新药研究、开发技术标准进行改进与革新，以期提高研究质量。

（3）降低新药研发成本　节约人力、动物、物资等资源，缩短研究开发周期，节约经费开支。

（4）提高新药研发效率　提高新药的研究、开发、注册、上市等环节的工作效率，为控制疾病提供更多更好的新药。

（二）ICH的协调内容

1. ICH协调的专题内容　共分4个类别，分别介绍如下。

（1）安全性（safety）　包括药理试验、毒理试验、药代试验和毒代试验等内容，通过协调取得共识后制定的文件以“S”标识，现已制定S1～S11共15个文件。其中，S1共有S1A、S1B、S1C三个文件，S3和S7各2个文件。

（2）质量（quality）　包括稳定性试验、分析方法验证、杂质研究、质量标准、原料药GMP等内容，文件以“Q”标识，现已制定Q1～Q12共26个文件。其中，有多个编码包含数个文件，举例如下。

Q1A（R2）Stability Testing of New Drug Substances and Products（新药原料和制剂的稳定性试验）

Q2（R1）Validation of Analytical Procedures：Text and Methodology（分析方法验证——报告和方法，Q2A和Q2B的合并）

Q3A（R2）Impurities in New Drug Substances（新药原料中的杂质）；Q3B（R2）Impurities in New Drug Products（新制剂中的杂质）

Q6A Specifications：Test Procedures and Acceptance Criteria for New Drug Substances and New Drug Products：Chemical Substances（质量标准——化学药物新药原料和制剂的检验方法与限度标准）

Q7 Good Manufacturing Practice Guide for Active Pharmaceutical Ingredients（原料药GMP）。

（3）有效性（efficacy）　包括临床试验中的设计、研究、安全与报告、GCP等内容，文件以“E”标识，现已制定E1～E18共23个文件。其中，E2有6个文件，E3和E7各有2个文件。

（4）综合学科（multidisciplinary） 包括术语、管理通讯等内容，如药品注册申请通用技术资料（common technical document，CTD）的格式要求。文件以“M”标识，现已制定M1～M10共13个文件，其中M4有4个文件。

2. ICH的职责

（1）促进制药企业与管理当局的对话与合作 对在欧盟、美国和日本产品注册技术要求存在的不同点，创造注册部门与制药部门对话的场所，以便更及时将新药推向市场，使患者得到及时治疗。

（2）监测和更新已协调一致的文件 使在最大程度上相互接受ICH成员国的研究、开发数据。

（3）研究和制定需要协调的技术文件 随着新技术进展和新治疗方法应用，选择一些课题及时协调，以避免今后的技术文件产生分歧。

（4）推动新技术、新方法的应用 以新技术、新方法替代现有文件的技术和方法，在不影响安全性的前提下，节省受试患者、动物和其他资源。

（5）鼓励已协调技术文件的分发、交流和应用 以达到共同标准的贯彻。

（三）ICH的国际影响

ICH自1990建立以来，通过国际协调，使各成员国之间在多方面达成共识，所制定的文件进入具体实施阶段。药品注册文件的统一格式、原料药的GMP标准以及质量控制实验的具体指导原则等，在世界范围内引起广泛关注和高度重视。WHO和IFPMA每次均派观察员参加ICH会议，我国药品监督管理局（NMPA）自2018年6月19日起作为ICH机构成员参加会议，许多非成员国的药品管理机构也派观察员参加会议，使得协调成果很快推广到ICH成员国以外国家，并得到国际上的认可。如今，全球范围的多中心临床试验，尤其是多国多中心临床试验基本以ICH和WHO的各项指导原则为标准。

目前，在减少新药产品的开发及技术材料申报过程中的重复性工作方面取得显著的成就。主要是促进了制药企业与当局的对话和合作；三方成员国之间通过国际协调对药品注册取得了一致的技术要求；公布了59个论题的ICH指导原则；减少了三方成员国之间的重复研究，缩短了新药研究开发的时间，减少了实验动物数量，节约了研究费用；改进和规范了实验技术方法；加强了成员国之间的合作关系；对非成员国产生了积极的影响，在世界范围内得到广泛关注。

当前，我国的GLP、GCP等各项新药研究的指导原则，是根据我国国情并参照WHO和ICH的指导原则制订的，使我国的新药研发逐步与国际接轨并达到国际水平。

（四）ICH的工作目标

ICH将继续为了公众健康的利益而工作，主要目标是保证以有效和经济的方式开发安全、有效的新药，以使新药及改进的产品尽快用于患者。重点分为以下两类：①关于新论题的工作，包括由于科学技术的进步以及材料申报有关活动引起的对现有指导原则的修订及特定的题目；②监督现有指导原则的执行，以保证到目前为止已获得的协调的成就得到维护，并通过考查现有ICH指导原则的发展、说明及合理应用来扩大这一成就。

监督和指导现有指导原则的贯彻实施，建立一套程序对指导原则的贯彻、教育及普及工作进行监督并采取行动；召开有关ICH指导原则的研讨会；根据来自使用者的反馈做出决定，以完善或改进的指导思想对现有指导原则的条文进行考查。

为普及和分享协调已取得的工作成就，ICH鼓励非ICH成员接受并合理采用这些指导原则；将ICH的观念与本国或本地区的管理体系相结合，将促进全球用于产品注册的技术要求的协调工作，并促使实现新药及改进产品尽快用于患者这一目标。

二、药品非临床研究质量管理规范

药品非临床研究系指为评价药品安全性，在实验室条件下，用实验系统进行的各种毒性试验，包括单次给药的毒性试验、反复给药的毒性试验、生殖毒性试验、遗传毒性试验、致癌试验、局部毒性试验、免疫原性试验、依赖性试验、毒代动力学试验及与评价药品安全性有关的其他试验。

1993年12月国家科学技术委员会发布《药品非临床研究质量管理规定（试行)》，2003年8月，国家药品监督管理局在此基础上制定并颁布了《药品非临床研究质量管理规范》(Good Laboratory Practice for Non－clinical Laboratory Studies或Non－clinical Good Laboratory Practice，GLP)，共计9章45条。这是我国新药研究与开发走向科学化、规范化和国际化的重大举措。

GLP是一套以质量（quality)、可信性（reliability）和完整性（integrity）为基础的标准体系，关注的是非临床研究的过程和条件，是就实验室研究从计划、执行、监督、记录到归档和报告等一系列管理而制定的法规性文件，主要是针对医药、农药、食品添加剂、化妆品、兽药等进行的安全性评价实验而制定的规范。

（一）GLP的制订与认证

为了确保新药研究与开发的安全性，便于和国际新药研究与管理接轨，提高药物非临床研究的质量，确保实验资料的真实性、完整性和可靠性，保障人民用药安全，根据《中华人民共和国药品管理法》，制定本规范。

制定GLP的主要目的是严格控制化学品安全性评价试验的各个环节，即严格控制可能影响实验结果准确性的各种主、客观因素，降低试验误差，确保实验结果的真实性。

GLP认证是指国家食品药品监督管理局为监督药品非临床安全性评价研究机构执行GLP，而对其组织管理体系、人员、实验设施、仪器设备、研究项目的运行与管理等进行的检查和资格的综合评价。

GLP认证的目的：①提高药品非临床研究的质量；②确保实验资料的真实性、完整性和可靠性；③确保人民用药安全；④最大限度地避免人为因素产生的错误和误差，尽可能在实验阶段早期发现并加以修正。

（二）GLP的适用范围

GLP是药物非临床研究中的一项规范，各国都以此作为质量管理的依据，设点建立符合GLP要求的实验室。本规范适用于为申请药品注册而进行的非临床研究。药物非临床安全性评价研究机构必须遵循本规范。

三、药品生产质量管理规范

药品生产质量管理规范（Good Practice in the Manufacturing and Quality Control of Drugs，

Good manufacturing practices，GMP）。GMP 是在药品生产过程中实施质量管理，保证生产合格药品的一整套系统的科学管理规范。实施 GMP 是制药企业确保和提高药品质量的重要措施，也是与国际标准接轨，使医药产品进入国际市场的先决条件。因此可以说，实施 GMP 标准是药品生产企业生存和发展的基础，通过 GMP 认证是产品通向世界的准入证。

在质量源于设计的原则下，基于对产品和工艺的科学理解而制定的新的药品质量评估体系——cGMP（Current good manufacture practices），即动态药品生产管理规范，也译为现行药品生产管理规范。cGMP 着重于对生产过程本身的科学理解而不是传统的条款符合，因而导致 21 世纪美国 FDA 审评重点的变更。

（一）制订 GMP 的目的

GMP 是人类社会科学技术进步和管理科学发展的必然产物，是为确保药品生产质量的管理需求而产生的，是由重大药物灾难作为催生剂而诞生。1998 年国家药品监督管理局成立后，组建了药品认证管理中心，并于 1999 年 6 月 18 日颁布了《药品生产质量管理规范（1998 年修订）》，自同年 8 月 1 日起实施；2010 年 10 月 19 日，经中华人民共和国卫生部部务会议审议通过《药品生产质量管理规范（2010 年修订）》，自 2011 年 3 月 1 日起实施，共计 14 章 313 条。

制订和实施 GMP 的主要目的是为了保护消费者的利益，保证人们用药安全、有效；同时，GMP 也是药品在规定的质量下持续生产的保证体系。另外，实施 GMP 是政府和法律赋予制药行业的责任。

（二）GMP 的适用范围

GMP 是药品生产和质量管理的基本准则，适用于药品制剂生产的全过程、原料药生产中影响成品质量的关键工序。大力推行 GMP 是为了最大限度地避免药品生产过程中的污染和交叉污染，降低各种差错的发生，是提高药品质量的重要措施。

GMP 是一套适用于制药、食品等行业的强制性标准，要求企业在机构与人员、厂房与设备、人员与培训、生产与质量、卫生、空气和水的纯化、管理与文件、产品销售与回收、投诉与不良反应报告、自检等方面都必须制订系统的、规范化的规程。简要地说，GMP 要求生产企业应具备良好的生产设备、合理的生产过程、完善的质量管理和严格的检测系统，确保最终产品的质量符合要求。

（三）GMP 与 ISO9000 的区别

（1）GMP 是国际药品生产质量管理的通用准则，ISO9000 是由国际标准化组织（ISO）颁布的关于质量管理和质量保证的标准体系。

（2）GMP 具有区域性，多数由各国结合国情制定本国的 GMP，仅适用于药品生产行业。ISO9000 质量体系是国际性的质量体系，不仅适用于生产行业，也适用于服务、经营、金融等行业，因而更具广泛性。

（3）GMP 是专用性、强制性标准，绝大多数国家或地区的 GMP 具有法律效力，它的实施具有强制性，其所规定内容不得增删。ISO9000 的推进、贯彻、实施是建立在企业自愿基础上的，可进行选择、删除或补充某些要素。

四、药物临床试验质量管理规范

药物临床试验质量管理规范（Good Clinical Practice for Pharmaceutical Products，简称

Good clinical practice，GCP），亦称良好药品临床试验与管理规范。我国于 1998 年 3 月颁布了《药品临床试验管理规范（试行）》，经国家食品药品监督管理局进一步的修订，于 2003 年 9 月 1 日起正式颁布实施；2003 年 9 月 1 日起实施；2018 年 7 月 17 日，国家市场监督管理总局发布了在参考 ICH GCP（E6R2）指导原则的基础上起草、并经广泛征求意见和吸纳国际更多临床试验相关的法规和技术指导原则形成的《药物临床试验质量管理规范（修订草案征求意见稿）》，共计 8 章 84 条。

（一）制订 GCP 的目的

临床试验（clinical trial）是指任何在人体（患者或健康志愿者）进行药物的系统性研究，以证实或揭示试验药物的作用、不良反应及（或）试验药物的吸收、分布、代谢和排泄，目的是确定试验药物的疗效与安全性。

GCP 是规范药品临床试验全过程的标准规定，其目的在于保证临床试验过程的规范，结果科学可靠，保护受试者的权益并保障其安全。根据《中华人民共和国药品管理法》《中华人民共和国药品管理法实施条例》，参照国际公认原则，制定本规范。

（二）GCP 的适用范围

药物临床试验质量管理规范适用于临床试验全过程的标准规定，包括方案设计、组织实施、监察、稽查、记录、分析总结和报告。凡进行各期临床试验、人体生物利用度或生物等效性试验，均须按本规范执行。在执行 GCP 过程中，为有效地实施和完成某一临床试验中每项工作，须拟定标准和详细的书面规程，即标准操作规程。

五、药品经营质量管理规范

药品经营质量管理规范（Good supply practice for pharmaceutical products，Good supplying practice，GSP）。GSP 一个国际通用概念，是国家对药品经营企业一种法定的监督管理形式。按照 GSP 的要求，药品经营企业必须围绕保证药品质量，从药品管理、人员、设备、购进、入库、储存、出库、销售等环节建立一套完整质量保证体系。国家药品监督管理局在 1992 年版 GSP 的基础上重新修订、于 2000 年 4 月 30 日以国家药品监督管理局令（第 20 号）发布，于 2000 年 7 月 1 日起实施；2012 年 11 月 6 日卫生部部务会议组织修订；2015 年 5 月 18 日国家食品药品监督管理总局局务会议再次修订；2016 年 6 月 30 日国家食品药品监督管理总局局务会议再一次修正、并于 2016 年 7 月 13 日以国家食品药品监督管理总局令（第 28 号）发布。修正后的《规范》分总则、药品批发的质量管理、药品零售的质量管理、附则共 4 章 184 条，自发布之日起施行。

（一）制订 GSP 的目的

为加强药品经营质量管理，保护消费者的合法权益和保证人民用药安全有效，依据《中华人民共和国药品管理法》等有关法律、法规，制定本规范。

GSP 的核心是通过严格的管理制度来约束企业的行为，对药品经营全过程进行质量控制，保证向用户提供符合标准的药品。GSP 的实施将推动我国药品流通监督管理工作稳步向前发展，对维护药品市场的正常秩序，规范企业经营行为，保障人民用药安全、有效将产生积极的作用。

（二）GSP 的适用范围

药品经营质量管理规范是药品经营质量管理的基本准则，适用于中华人民共和国境内经营药品的专营或兼营企业。药品经营企业应在药品的购进、储运和销售等环节实行质量管理，建立包括组织结构、职责制度、过程管理和设施设备等方面的质量体系，并使之有效运行。

扫码“学一学”

第二节　药品质量管理

一、药品研究质量管理

药品非临床安全性评价研究机构系指从事药物非临床研究的实验室；非临床研究系指为评价药物安全性，在实验室条件下，用实验系统进行的各种毒性试验，包括单次给药的毒性试验、反复给药的毒性试验、生殖毒性试验、遗传毒性试验、致癌试验、局部毒性试验、免疫原性试验、依赖性试验、毒代动力学试验及与评价药物安全性有关的其他试验。

实验系统系指用于毒性试验的动物、植物、微生物以及器官、组织、细胞、基因等；质量保证部门系指非临床安全性评价研究机构内履行有关非临床研究工作质量保证职能的部门。凡在中华人民共和国申请药品注册而进行的非临床研究，都应接受药品监督管理部门的监督检查。

（一）GLP 实验室要求

药品非临床安全性评价研究机构应建立完善的组织管理体系，配备机构负责人、质量保证部门负责人和相应的工作人员。

1. 实验设施

（1）根据所从事的非临床研究的需要，建立相应的实验设施。各种实验设施应保持清洁卫生，运转正常；各类设施布局应合理，防止交叉污染；环境条件及其调控应符合不同设施的要求。

（2）具备设计合理、配置适当的动物饲养设施，并能根据需要调控温度、湿度、空气洁净度、通风和照明等环境条件。实验动物设施条件应与所使用的实验动物级别相符。动物饲养设施主要包括以下 5 个方面。

①不同种属动物或不同实验系统的饲养和管理设施。

②动物的检疫和患病动物的隔离治疗设施。

③收集和处置实验废弃物的设施。

④清洗消毒设施。

⑤供试品和对照品含有挥发性、放射性或生物危害性等物质时，应设置相应的饲养设施。

（3）具备饲料、垫料、笼具及其他动物用品的存放设施。各类设施的配置应合理，防止与实验系统相互污染。易腐败变质的动物用品应有适当的保管措施。

（4）具有供试品和对照品的处置设施：①接收和贮藏供试品和对照品的设施；②供试品和对照品的配制和贮存设施。

（5）根据工作需要设立相应的实验室；使用有生物危害性的动物、微生物、放射性等材料应设立专门实验室，并应符合国家有关管理规定。

（6）具备保管实验方案、各类标本、原始记录、总结报告及有关文件档案的设施。

（7）根据工作需要配备相应的环境调控设施。

2. 仪器设备和实验材料

（1）根据研究工作的需要配备相应的仪器设备，放置地点合理，并有专人负责保管，定期进行检查、清洁保养、测试和校正，确保仪器设备的性能稳定可靠。

（2）实验室内应备有相应仪器设备保养、校正及使用方法的标准操作规程。对仪器设备的使用、检查、测试、校正及故障修理，应详细记录日期、有关情况及操作人员的姓名等。

（3）供试品和对照品的管理应符合下列要求。

①实验用的供试品和对照品，应有专人保管，有完善的接收、登记和分发的手续，供试品和对照品的批号、稳定性、含量或浓度、纯度及其他理化性质应有记录，对照品为市售商品时，可用其标签或其他标示内容。

②供试品和对照品的贮存保管条件应符合要求，贮存的容器应贴有标签，标明品名、缩写名、代号、批号、有效期和贮存条件。

③供试品和对照品在分发过程中应避免污染或变质，分发的供试品和对照品应及时贴上准确的标签，并按批号记录分发、归还的日期和数量。

④需要将供试品和对照品与介质混合时，应在给药前测定其混合的均匀性，必要时还应定期测定混合物中供试品和对照品的浓度和稳定性，混合物中任一组分有失效期的，应在容器标签上标明，两种以上组分均有失效日期的，以最早的失效日期为准。

（4）实验室的试剂和溶液等均应贴有标签，标明品名、浓度、贮存条件、配制日期及有效期等。试验中不得使用变质或过期的试剂和溶液。

（5）动物的饲料和饮水应定期检验，确保其符合营养和卫生标准。影响实验结果的污染因素应低于规定的限度，检验结果应作为原始资料保存。

（6）动物饲养室内使用的清洁剂、消毒剂及杀虫剂等，不得影响实验结果，并应详细记录其名称、浓度、使用方法及使用的时间等。

（二）标准操作规程

1. 制定与实验工作相适应的标准操作规程（standard operation practice，SOP），需要制定的标准操作规程主要包括以下方面。

（1）标准操作规程的编辑和管理。

（2）质量保证程序。

（3）供试品和对照品的接收、标识、保存、处理、配制、领用及取样分析。

（4）动物房和实验室的准备及环境因素的调控。

（5）实验设施和仪器设备的维护、保养、校正、使用和管理。

（6）计算机系统的操作和管理。

（7）实验动物的运输、检疫、编号及饲养管理。

（8）实验动物的观察记录及实验操作。

（9）各种实验样品的采集、各种指标的检查和测定等操作技术。

（10）濒死或已死亡动物的检查处理。

（11）动物的尸检、组织病理学检查。

（12）实验标本的采集、编号和检验。

（13）各种实验数据的管理和处理。

（14）工作人员的健康检查制度。

（15）动物尸体及其他废弃物的处理。

（16）需要制定标准操作规程的其他工作。

2. 标准操作规程经质量保证部门签字确认和机构负责人批准后生效。失效的标准操作规程除一份存档之外应及时销毁。

3. 标准操作规程的制定、修改、生效日期及分发、销毁情况应记录并归档。

4. 标准操作规程的存放应方便使用。研究过程中任何偏离标准操作规程的操作，都应经专题负责人批准，并加以记录。标准操作规程的改动，应经质量保证部门负责人确认，机构负责人书面批准。

二、药品生产质量管理

（一）GMP 技术要求

GMP 已成为国际上药品生产和质量管理的基本准则，是一套系统的、科学的管理制度。实施 GMP 不仅仅通过最终产品的检验来证明达到质量要求，而是在药品生产的全过程中实施科学的全面管理和严密的监控来获得预期质量。实施 GMP 可以防止生产过程中药品的污染、混药和错药。

GMP 是药品生产和质量管理的基本准则。适用于药品制剂生产的全过程、原料药生产中影响成品质量的关键工序。技术要求包括：机构与人员、设备、物料、卫生、验证、文件、生产管理、质量管理、产品销售与收回、投诉与不良反应报告和自检报告等。具体要求如下。

1. 特殊产品厂房设施与规定如下。

（1）生产青霉素类等高致敏性药品必须使用独立的厂房与设施，分装室应保持相对负压，排至室外的废气应经净化处理并符合要求，排风口应远离其他空气净化系统的进风口；生产β－内酰胺结构类药品必须使用专用设备和独立的空气净化系统，并与其他药品生产区域严格分开。

（2）避孕药品的生产厂房应与其他药品生产厂房分开，并装有独立的专用的空气净化系统。生产激素类、抗肿瘤类化学药品应避免与其他药品使用同一设备和空气净化系统；不可避免时，应采用有效的防护措施和必要的验证。放射性药品的生产、包装和储存应使用专用的、安全的设备，生产区排出的空气不应循环使用，排气中应避免含有放射性微粒，符合国家关于辐射防护的要求与规定。

（3）生产用菌毒种与非生产用菌毒种、生产用细胞与非生产用细胞、强毒与弱毒、死毒与活毒、脱毒前与脱毒后的制品和活疫苗与灭活疫苗、人血液制品、预防制品等的加工或灌装不得同时在同一生产厂房内进行，其贮存要严格分开。不同种类的活疫苗的处理及灌装应彼此分开。强毒微生物及芽孢菌制品的区域与相邻区域应保持相对负压，并有独立的空气净化系统。

（4）中药材的前处理、提取、浓缩以及动物脏器、组织的洗涤或处理等生产操作，必须与其制剂生产严格分开。中药材的蒸、炒、炙、煅等炮制操作应有良好的通风、除烟、除尘、降温设施。筛选、切片、粉碎等操作应有有效的除尘和排风设施。

（5）质量管理部门根据需要设置的检验、中药标本、留样观察以及其他各类实验室应与药品生产区分开。生物检定、微生物限度检定和放射性同位素检定要分室进行。

2. 用于生产和检验的仪器、仪表、量具和衡器等，其适用范围和精密度应符合生产和检验要求，有明显的合格标志，并定期校验。

3. 药品生产所用的物料，应符合药品标准、包装材料标准、生物制品规程或其他有关标准，不得对药品的质量产生不良影响。进口原料药应有口岸药品检验所的药品检验报告。

4. 药品生产所用的中药材，应按质量标准购入，其产地应保持相对稳定。

5. 麻醉药品、精神药品、毒性药品（包括药材）、放射性药品及易燃、易爆和其他危险品的验收、储存、保管要严格执行国家有关的规定。菌毒种的验收、储存、保管、使用、销毁应执行国家有关医学微生物菌种保管的规定。

6. 药品生产管理的主要内容如下。

（1）生产工艺规程　包括：品名、剂型、处方、生产工艺的操作要求，物料、中间产品、成品的质量标准和技术参数及储存注意事项，物料平衡的计算方法，成品容器、包装材料的要求等。

（2）岗位操作法　包括：生产操作方法和要点，重点操作的复核、复查，中间体、半成品质量标准及控制，安全和劳动保护，设备维修、清洗，异常情况处理和报告，工艺卫生和环境卫生等。

（3）标准操作规程　包括：题目、编号、制定人及制定日期、审核人及审核日期、批准人及批准日期、颁发部门、生效日期、分发部门，标题及正文。

（4）批生产记录　包括：产品名称、生产批号、生产日期、操作者、复核者的签名，有关操作与设备、相关生产阶段的产品数量、物料平稳的计算、生产过程的控制记录及特殊问题记录。

（5）批生产记录书写　应及时填写、字迹清晰、内容真实、数据完整，并由操作人及复核人签名。记录应保持整洁，不得撕毁和任意涂改；更改时，在更改处签名，并使原数据仍可辨认。批生产记录应按批号归档，保存至药品有效期后一年。未规定有效期的药品，批生产记录应保存五年。

（二）SOP的制订与实施

1. 药品生产企业的质量管理部门应负责药品生产全过程的质量管理和检验，受企业负责人直接领导。质量管理部门应配备一定数量的质量管理和检验人员，并有与药品生产规模、品种、检验要求相适应的场所、仪器、设备。

2. 质量管理的内容：①制定和修订物料、中间产品和成品的内控标准和检验操作规程，制定取样和留样制度；②制定检验用设备、仪器、试剂、试液、标准品（或对照品）、滴定液、培养基、实验动物等管理办法；③决定物料和中间产品的使用；④审核成品发放前批生产记录，决定成品发放；⑤审核不合格品处理程序；⑥对物料、中间产品和成品进行取样、检验、留样，并出具检验报告；⑦监测洁净室（区）的尘粒数和各微生物数；⑧评价原料、中间产品及成品的质量稳定性，为确定物料贮存期、药品有效期提供数据；⑨制定质量管理和检验人员的职责。

3. 质量管理部门应会同有关部门对主要物料供应商的质量体系进行评估。

4. 药品生产企业应定期组织自检，并应有记录报告。

（1）药品生产企业应定期组织自检。自检应按预定的程序，对人员、厂房、设备、文件、生产、质量控制、药品销售、用户投诉和产品收回的处理等项目定期进行检查，以证实与本规范的一致性。

（2）自检应有记录。自检完成后应形成自检报告，内容包括自检的结果、评价的结论以及改进措施和建议。

除了药品的研究、生产、临床、供应等各个环节的科学管理之外，有关药品检验工作本身的质量管理也必须重视。可参照《分析质量管理》（Analytical Quality Control，AQC），《中国药品检验标准操作规范》（Standard Operation Practice，SOP），《药品检验仪器操作规程》等进行。

扫码“学一学”

第三节　药品质量监督

一、药品质量监督管理的性质与作用

药品质量的监督管理是根据药品管理法及有关药事法规，对药品质量、药学服务质量和药事机构（药厂、药房、药品批发商）保证其质量所具备的条件进行监督管理活动的总称。

药品质量监督管理是宏观范畴的质量管理，是政府为了保证和控制药品质量所进行的监督管理活动。国家通过制定、颁布药品管理法律、法规和药品标准，强制推行对药品质量和药事机构的质量保证体系进行监督管理。具体来说，药品质量监督管理是政府药品监督管理部门，根据法律授予的职权，根据药典、药品标准、药事法律法规和政策，对国内药品研究开发、生产、销售、使用以及影响药品质量和质量保证体系等所进行的监督管理。

二、药品质量监督管理的重要意义

1. 保证药品安全有效　药品是防病治病不可缺少的物质，其质量好坏消费者难以辨别。以假药、劣药冒充合格药品，或者不具备生产、销售药品的基本条件，而擅自生产、进口、销售、配制制剂，牟取暴利，其后果必然是危害人们健康和生命。为此，必须加强政府对药品的监督管理，严惩制售假、劣药和无证生产、销售药品，以及其他违反药品管理法的违法犯罪活动，才能保证药品的质量。

2. 促进新药研究开发　新药研究开发是投资多、风险大、利润高的高科技活动，新药的质量和数量，对防治疾病和发展医药经济均有重大影响。但若失之管理，导致毒性大的药品、无效药品上市，可危害人们健康和生命。例如20世纪60年代初德国和英国的“反应停”事件，1964年日本发生的“斯蒙”事件。实践证明只有确定科学的新药审批标准，规范新药研制活动基本准则，严格审评新药程序，才能保证研究的新药更加安全有效。

3. 提高制药工业的竞争力　药品质量水平是制药企业生存竞争的基础。在药品生产过程中影响质量的因素很多，除技术因素、环境因素等以外，社会因素也很重要。社会因素主要反映在经济效益和社会效益发生矛盾时，往往更加重视经济效益，忽略药品质量和保证体系的质量，导致生产出劣药，产生严重后果。只有加强药品监督管理，坚持质量第一，确保产品质量，才能提高制药企业的竞争力。

4. 规范市场保证药品供应　药品市场较复杂，药品流通过程影响药品质量、药学服务质量的因素多，并较难控制。防止假、劣药和冒牌药（又称违标药）混入药市，在流通过程中保持药品质量不变、合理定价、公平交易、传递的药品信息真实。只有加强药品监督管理，规范药品市场，反对不正当竞争，打击扰乱药品市场秩序的违法犯罪活动，才能保证供应合格的药品。

5. 为合理用药提供保证　药物治疗给人们带来益处的同时也产生危害人类的药害，合理用药问题已引起社会广泛重视。合理用药不仅要求医生开出科学、合理、正确的处方，而且还大量涉及药品质量和药师服务质量。为此，政府和药学行业协会不断强化对药学实践的监督管理，除药事法规中有关规定外，药学行业协会对保证合理用药制定了各种规范和规定，药品监督管理对防止药害及不合理用药引起的不良反应起到积极的作用。

三、药品质量监督管理的行政机构

（一）国家药品监督管理局

根据第十三届全国人民代表大会第一次会议批准的《国务院机构改革方案》，原国家食品药品监督管理局总（CFDA）更名为国家药品监督管理局（NMPA），隶属国家市场监督管理总局（SAMR），下设政策法规司、药品注册管理司（中药民族药监督管理司）、药品监督管理司、医疗器械注册管理司、医疗器械监督管理司、化妆品监督管理司、科技和国际合作司（港澳台办公室）和人事司。

1. 国家药品监督管理局的主要职责

（1）负责起草药品（含中药、民族药，下同）、医疗器械和化妆品安全监督管理。拟订监督管理政策规划，组织起草法律法规草案，拟制定部门规章，并监督实施。研究拟订鼓励药品、医疗器械和化妆品新技术新产品的管理与服务政策。

（2）负责药品、医疗器械和化妆品标准管理。组织制定、公布国家药典等药品和医疗器械标准，组织拟订化妆品标准，组织制定分类管理制度并监督实施。参与制定国家基本药物目录，参与制定国家基本药物目录，配合实施国家基本药物制度。

（3）负责制定药品、医疗器械和化妆品注册管理。制定注册管理制度，严格上市审评审批，完善审评审批服务便利化措施，并组织实施。

（4）负责药品、医疗器械和化妆品质量管理。制定研制质量管理规范并监督实施。制定生产质量管理规范并依职责监督实施。制定经营、使用质量管理规范并指导实施。

（5）负责药品、医疗器械和化妆品上市后风险管理。组织开展药品不良反应、医疗器械不良事件和化妆品不良反应的监测、评价和处置工作。依法承担药品、医疗器械和化妆品安全应急管理工作。

（6）负责执业药师资格准入管理。制定执业药师资格准入制度，指导监督执业药师注册工作。

（7）负责组织指导药品、医疗器械和化妆品监督检查。制定检查制度，依法查处药品、医疗器械和化妆品注册环节的违法行为，依职责组织指导查处生产环节的违法行为。

（8）负责药品、医疗器械和化妆品监督管理领域对外交流与合作，参与相关国际监管规则和标准的制定。

（9）负责指导省、自治区、直辖市药品监督管理部门工作。

（10）承办党中央、国务院交办的其他任务。

2. 相关部委的职责分工

国家药品监督管理局负责制定药品、医疗器械和化妆品监管制度，并负责药品、医疗器械和化妆品研制环节的许可、检查和处罚；在药品、医疗器械和化妆品的市场监督环节的管理职责上，国家药品监督管理局与相关部委的工作协调与职责分工如下。

（1）国家卫生健康委员会　国家药品监督管理局会同国家卫生健康委员会组织国家药

典委员会并制定国家药典，建立重大药品不良反应和医疗器械不良事件相互通报机制和联合处置机制。

（2）商务部　商务部负责拟订药品流通发展规划和政策，国家药品监督管理局在药品监督管理工作中，配合执行药品流通发展规划和政策。商务部发放药品类易制毒化学品进口许可前，应当征得国家药品监督管理局同意。

（3）公安部　公安部负责组织指导药品、医疗器械和化妆品犯罪案件侦查工作。国家药品监督管理局与公安部建立行政执法和刑事司法工作衔接机制。药品监督管理部门发现违法行为涉嫌犯罪的，按照有关规定及时移送公安机关，公安机关应当迅速进行审查，并依法做出立案或者不予立案的决定。公安机关依法提请药品监督管理部门做出检验、鉴定、认定等协助的，药品监督管理部门应当予以协助。

（二）地方药品/市场监督管理机构

省级（包括省、自治区、直辖市）药品监督管理部门负责药品、医疗器械和化妆品生产环节的许可、检查和处罚，以及药品批发许可、零售连锁总部许可、互联网销售第三方平台备案及检查和处罚。

市、县两级市场监管部门负责药品零售、医疗器械经营的许可、检查和处罚，以及化妆品经营和药品、医疗器械使用环节质量的检查和处罚。

四、药品质量监督管理的技术机构

《中华人民共和国药品管理法》第六条规定：“药品监督管理部门设置或者确定的药品检验机构，承担依法实施药品审批和药品质量监督检查所需的药品检验工作”。国家食品药品监督管理总局下设的国家级药品检验技术机构是中国食品药品检定研究院，各省、市、自治区食品药品检验院，均承担辖区内的药品检验检测工作。

（一）国家药典委员会

中华人民共和国国家药典委员会（Pharmacopoeia Commission of the People′s Republic of China），简称国家药典委员会（Chinese Pharmacopoeia Commission）。

（1）组织编制与修订《中国药典》及其增补本。

（2）组织制定与修订国家药品标准以及药用辅料、直接接触药品的包装材料和容器的技术要求与质量标准。

（3）参与《中国药典》和国家药品标准执行情况的评估。

（4）负责《中国药典》和国家药品标准的宣传培训与技术咨询。

（5）参与拟订药品、药用辅料、直接接触药品包装材料和容器标准的管理制度，建立和完善药品标准管理体系及相关工作机制。

（6）负责药品标准信息化建设，开展药品标准相关国际交流与合作。

（7）负责《中国药品标准》等刊物的编辑、出版和发行；负责国家药品标准及其配套丛书的编辑及发行。

（8）承办国家药品监督管理局交办的其他事项。

（二）中国食品药品检定研究院

中国食品药品检定研究院（National Institutes for Food and Drug Control，NIFDC），以下简称中检院。中检院原名中国药品生物制品检定所，是国家药品监督管理局的直属事业单位，是国家药品生物制品质量的法定机构和最高技术仲裁机构。

中检院的前身是1950年成立的中央人民政府卫生部药物食品检验所和生物制品检定所。1961年，两所合并为卫生部药品生物制品检定所。1998年，由卫生部成建制划转为国家药品监督管理局直属事业单位。2010年更名为中国食品药品检定研究院，加挂“国家食品药品监督管理局医疗器械标准管理中心”的牌子，对外使用“中国药品检验总所”的名称。其相关职责如下。

（1）承担食品、药品、医疗器械、化妆品及有关药用辅料、包装材料与容器（以下统称为食品药品）的检验检测工作。组织开展药品、医疗器械、化妆品抽验和质量分析工作。负责相关复验、技术仲裁。组织开展进口药品注册检验以及上市后有关数据收集分析等工作。

（2）承担药品、医疗器械、化妆品质量标准、技术规范、技术要求、检验检测方法的制修订以及技术复核工作。组织开展检验检测新技术新方法新标准研究。承担相关产品严重不良反应、严重不良事件原因的实验研究工作。

（3）负责医疗器械标准管理相关工作。

（4）承担生物制品批签发相关工作。

（5）承担化妆品安全技术评价工作。

（6）组织开展有关国家标准物质的规划、计划、研究、制备、标定、分发和管理工作。

（7）负责生产用菌毒种、细胞株的检定工作。承担医用标准菌毒种、细胞株的收集、鉴定、保存、分发和管理工作。

（8）承担实验动物饲育、保种、供应和实验动物及相关产品的质量检测工作。

（9）承担食品药品检验检测机构实验室间比对以及能力验证、考核与评价等技术工作。

（10）负责研究生教育培养工作。组织开展对食品药品相关单位质量检验检测工作的培训和技术指导。

（11）开展食品药品检验检测国际（地区）交流与合作。

（12）完成国家局交办的其他事项。

（三）省级（食品）药品检验检测机构

1. 机构设置　省、自治区、直辖市设有药品（或食品药品）检验检测机构，机构的职能和名称各异，如某某某药品检验所、某某某食品药品检验所或某某药品检验检测院等。机构一般设业务科、监督科、质控办、中药室、化学室、抗生素室、药理室、生物制品室、仪器室、药包材室、医疗器械室等科室。少数省份将药包材和医疗器械从药品检验所中分出独立机构。

2. 职能范围　省、自治区、直辖市（食品）药品检验院检测机构依法承担辖区内的药品（或食品、药品）、药品包装材料、医疗器械的质量监督检验任务……，参加药品质量、检验方法和质量标准的研究等。

省、自治区、直辖市（食品）药品检验检测机构是对辖区内的药品（或食品、药品）、医疗器械、药品包装材料的研究、生产、流通、使用全过程实施技术监督的法定机构，是国家对药品质量监督保障体系的重要组成部分。

（四）市（区）、县级食品药品检验所

1. 机构设置　一般设有化学室、中药室、抗生素室、生化室、药理室、仪器检测中心等业务技术科室。

2. **职能范围** 主要从事对本市、县级药品生产、经营和使用单位的药品质量检验工作，同时开展医疗器械、药品包装材料、洁净区室环境、食品/保健食品检验、化妆品等检验工作。

五、药品检验的基本程序

药品检验（或称药物分析）工作的根本目的是保证人民用药的安全、有效。药物分析工作者必须具备严谨求实和一丝不苟的工作态度，必须具有熟练、正确的操作技能以及良好的科学作风，从而保证药品检验工作的公正性。

药品检验工作的基本程序一般为取样、性状查验、样品制备、物理常数测定、鉴别、检查、含量测定、检验报告等。

（一）取样

药品检验的第一个环节是取样。取样（sampling），就是从批量的药品中取出少量供检验用样品的过程。取样要做到应用的方法具有科学性，取得的样品具有真实性和代表性。所以，取样的基本原则是均匀、合理。如生产规模的固体原料药的取样须采用取样探子。

（二）性状查验

性状（description）是质量标准中根据药品的物理属性和特点，以及生产工艺对药品的色泽和外表感观的规定。性状项下一般记录药品的外观、色泽、臭味、聚集状态、晶型和一般稳定性、溶解度以及物理常数等。

如果需要对药品的晶型、粒度或溶液的颜色作严格控制时，应在检查项下另作具体规定。性状项下主要包括外观、臭味、稳定性、溶解度等。

（三）样品制备

样品制备（sample processing）是决定实验成功与否的关键。随着现代科学的不断发展，分析样品正变得越来越复杂，分析任务也变得越来越艰巨，将逐渐告别单一组成的分析，面临多组分复杂样品的分离分析，复杂样品将是摆在人们面前的分析难题，也是非常棘手的问题，尤其是对复杂易变的生物样本。常用的前处理方法很难同时实现样品的分离净化、浓缩、富集等过程，尤其对痕量组分，更是存在步骤繁多、费时，较难自动化，无法完成批量样品的快速分析。因此，常规的、复杂的、能够模仿手动操作的实验室自动化系统亟待开发，以实现实验室的整体高效率。

除此之外，复杂样品是指组分种类多、含量差别大、已知信息量少的复杂混合体系。例如，中药提取物来源于自然界，常常含有从无机到有机、从强极性到非极性、从小分子到大分子、从顺反异构体到对映体、从常量到痕量的上百种成分，而且这些成分大都是未知的。相对于中药，生物体液或组织样品的制备更为复杂，其制备过程既要考虑待测药物的理化性质和浓度范围，也要考虑生物体液和组织的类型，还要兼顾测定的目的以及样品制备与分析技术的关系等。在测定生物样品中药物及其代谢物时，样品的前处理十分重要，除少数情况将体液经简单处理后直接测定外，通常在测定前要进行分离、净化、浓集等，必要时尚需对待测组分进行化学改性或衍生化，从而为分析测定创造良好的条件。

样本制备的常规方法有液－液萃取、液－固萃取、高速逆流、超临界流体萃取、循环微波萃取等。近年来，一些新技术包括固相微萃取、液相萃取（液 - 液萃取中的支持液膜萃取、电萃取、逆流分配，液固萃取中的加速溶剂萃取、微波辅助溶剂萃取、自动索氏萃取）和膜萃取（吸着剂界面）技术等不断开发应用。前处理技术的发展趋势是少用或不用有机溶剂，方法简单快速，尽量集采样、萃取、净化、浓缩、分离于一体。其他方法详见第三章分析样品的制备。

现代色谱技术如气相色谱、高效液相色谱、高效毛细管电泳、超临界流体色谱法等，以及多种方法联用技术有了新进展，分析方法对灵敏度、选择性和速度要求都不断提高，样品可经过简单的处理后进行仪器分析。所以说，关于样品的制备要根据样品的不同，分析测试的目的不同选择适宜的前处理方法。

（四）物理常数测定

物理常数（physical constant）包括相对密度、馏程、熔点、凝点、比旋度、折光率、黏度、吸收系数、碘值、皂化值和酸值等。

物理常数的测定结果不仅对药品具有鉴别意义，在一定程度上也反映药品的纯度，是评价药品质量的主要指标之一，测定方法收载于《中国药典》通则中。

（五）鉴别

鉴别（identification）是对药品包装上标示的名称与其内容物一致性的验证过程，通常解释为是对已知药物及其制剂的真伪鉴定，而不是对未知药物的结构确证。所以，常常采用两个或两个以上的试验项目鉴别一个药物的真伪。

药物的鉴别是依据药物的化学结构和理化性质进行某些化学反应，测定某些理化常数或光谱特征，来判断药物及其制剂的真伪。通常某一项鉴别试验，如官能团反应、焰色反应，只能表示药物的某一特征，不能将其作为判断的唯一依据。因此，药物的鉴别不是只由一项试验就能完成，而是采用一组（两个或两个以上）试验项目，多方面评价一个药物，力求使结论正确无误。例如，《中国药典》在醋酸可的松的鉴别项下规定了官能团反应、母核呈色反应、高效液相色谱法以及红外吸收光谱特征。有关药物鉴别及其规律将在第四章详细讨论。

原料药的鉴别试验常用的方法有化学反应法、色谱法和光谱法等。化学反应鉴别试验应明确反应原理，特别在研究结构相似的系列药物时，应注意与可能存在的结构相似化合物的区别。光学异构体药物的鉴别应具有专属性。对一些特殊品种，如果用以上三类方法尚不能鉴别时，可采用其他方法，如用粉末 X - 射线衍射法鉴别矿物药和不同晶型等。

制剂的鉴别试验，通常尽可能采用与原料药相同的方法，但需注意：①由于制剂中均加有辅料，应排除制剂中辅料的干扰；②有些制剂的主药含量甚微，必须采用灵敏度高、专属性强、操作较简便的方法，如色谱法等。

（六）检查

药物的检查一般包括有效性、均一性、纯度要求及安全性四个方面。其中，药物的纯度要求，即纯度检查（purity test）系指药物的杂质检查（detection of impurities），亦称限度检查或限量检查（limit test）。药物在不影响疗效及人体健康的原则下，可以允许生产过程和贮藏期间引入的微量杂质存在，通常按照药品质量标准规定的项目进行限度检查，以判断药物的纯度是否符合限量规定要求。

杂质检查方法通常采用色谱法，可根据杂质的性质选用专属性好、灵敏度高的薄层色谱法、高效液相色谱法和气相色谱法等，有时也可采用基于呈色反应或光谱特性的方法。

原料药通常采用粗产品、起始原料、中间体和强制降解产物对杂质的检查方法进行优化，确定适宜的试验条件。如用常规色谱法检查杂质尚不能满足要求时，可联用二极管阵列检测器（DAD）、质谱检测器（MS）等方法对被测定的杂质进行定性和定量分析。制剂中杂质的检查方法基本同原料药，但要研究制剂中辅料对杂质检查的干扰，并应设法排除辅料的干扰。

有关药物中杂质检查的基本规律将在第五章集中讨论，并在第八章至第十四章各类药物的分析中阐述代表性合成药物的特殊杂质及其检查方法。

（七）含量测定

含量测定（assay），即准确测定主成分或有效成分的含量。一般采用化学分析或理化分析方法测定，以确定药物的含量是否符合药品标准中规定的限度要求。

原料药的纯度要求高，限度要求严格。如果杂质可严格控制，含量测定可注重方法的准确性，一般首选滴定分析法。用生物效价法测定的原料药，若改用理化方法测定，需对两种测定方法进行对比。

紫外 - 可见分光光度法具有一定的专属性，但准确性不及滴定法，一般不用于原料药的含量测定；若确需采用紫外 - 可见分光光度法测定含量时，可用对照品同时测定进行比较计算，以减少不同仪器的测定误差。

气相色谱法一般用于具有一定挥发性的原料药的含量测定。高效液相色谱法与气相色谱法一样具有良好的分离效果，主要用于多组分抗生素、甾体激素类和不宜使用滴定分析法或受杂质干扰的原料药的含量测定。定量方法有外标法和内标法（气相色谱法由于进样体积小，一般采用内标法）。外标法所用的对照品应有确定的纯度，在适当的保存条件下稳定。内标物质应选易得的，不对测定产生干扰的，且保留时间和响应与被测物接近的化学物质。所用的填充剂一般首选十八烷基硅烷键合硅胶（C18 或 ODS）；如经试用上述填充剂不合适，可选用辛烷基硅烷键合硅胶（C8）或其他填充剂。流动相首选甲醇 - 水或乙腈 - 水系统。

制剂含量测定要求采用的方法具有较高的专属性和准确性，一般首选色谱法。由于制剂的含量限度一般较宽，故可选用的方法较多，主要有：①色谱法，主要采用高效液相色谱法。复方制剂或需经过复杂分离除去杂质与辅料干扰的品种，或在鉴别、检查项中未能专属控制质量的品种，可以采用高效液相色谱法或气相色谱法测定含量。②紫外分光光度法，该法测定宜采用对照品法，以减少不同仪器间的误差；应充分考虑辅料、共存物质和降解产物等对测定结果的干扰；宜用水、稀酸、稀碱或缓冲溶液作溶剂。③比色法或荧光分光光度法，当制剂中主药含量很低或无较强的发色团，以及杂质影响紫外分光光度法测定时，可考虑选择显色较灵敏、专属性和稳定性较好的比色法或荧光分光光度法。药物含量测定的具体方法将在第六章以及各类药物章节中详细论述。

上述各项检验项目中，鉴别是用来判定药物的真伪；而检查和含量测定则是用来判定药物的优劣；同样，性状在评价质量优劣方面亦具有重要的意义。所以，判断一个药物的质量是否符合要求，必须全面考虑各项分析指标。只有综合考虑鉴别、检查与含量测定三者的检验结果，并参考性状的查验结果，才能做出正确的检验结论。

（八）检验报告

1. 检验记录　检验记录（record of testing）是出具检验报告书的依据，是进行科学研究和技术总结的原始资料。为保证药品检验工作的科学性和规范化，检验记录必须做到记录原始、真实；内容完整、齐全；书写清晰、整洁。检验记录的基本要求如下。

（1）检验记录中，应先写明检验的依据。

（2）检验过程中，可按检验顺序依次记录各检验项目。内容包括：项目名称，检验日期，操作方法，实验条件（如实验温度，仪器名称、型号和校正情况等），观察到的现象（遇有反常的现象，则应详细记录，并鲜明标出，以便进一步研究），实验数据，计算（注意有效数字和数值的修约及其运算）和结果判断等；均应及时、完整地记录，严禁事后补记或转抄。如发现记录有误，可用单线划去并保持原有的字迹可辨，不得擦抹涂改；并应在修改处签名或盖章，以示负责。检验或试验结果，无论成败（包括必要的复试）均应详细记录、保存。对废弃的数据或失败的实验，应及时分析其可能的原因，并在原始记录上注明。

（3）检验中使用的标准品或对照品，应记录其来源、批号和使用前的处理；用于含量（或效价）测定的，应注明其含量（或效价）和干燥失重（或水分）。

（4）每个检验项目均应写明标准中规定的限度或范围，根据检验结果做出单项结论（符合规定或不符合规定），并签署检验者的姓名。经校对人员对所采用的标准，内容的完整、齐全，以及计算结果和判断的无误等，进行校核并签名；再经部门主管审核。

2. 检验报告书　检验报告书（certificate of analysis）是对药品质量做出的技术鉴定，其基本要求是：数据准确无误，结论明确，文字简洁，格式规范，且一份报告书只对一个批号的产品负责。

（1）检品名称　应按药品包装上的法定名称填写，即质量标准规定的名称。

（2）剂型　按检品的实际剂型填写。如片剂、胶囊剂、注射剂等。

（3）规格　按质量标准规定填写。如原料药填“原料药（供口服用）”或“原料药（供注射用）”等；片剂或胶囊剂填“××mg”或“0.×g”等；注射液或滴眼剂填“×ml∶××mg”等；软膏剂填“×g∶××mg”等；没有规格的填“/”或“无”。

（4）国别、厂名、生产单位或产地　“产地”仅适用于药材，其余均按药品包装实样填写。

（5）包装　进口原料药的包装系指与药品接触的包装容器，如“纤维桶”或“铝听”等；国产原料药则指收检样品的包装，如“玻瓶分装”或“塑料袋”等。制剂包装应填药品的最小原包装的包装容器，如“塑料瓶”或“铝塑板及纸盒”等。

（6）批号　按药品包装实样上的批号填写。

（7）生产日期　按药品包装实样上的日期填写。

（8）效期　按药品包装所示填写有效期。

（9）检验项目　有“全检”“部分检验”或“单项检验”。“单项检验”应直接填写检验项目名称，如“热原”或“无菌”等。

（10）检验依据　国产药品按药品监督管理部门批准的质量标准检验。已成册的质量标准应写明标准名称、版本和部、册等，如《中国药典》（2020年版）二部、《卫生部药品标准》（1996年版）二部第5册、《新药转正标准》第73册［（WS_1－（X－122）－2006Z］等。

单页的质量标准应写出标准名和标准编号，如“国家药品标准（试行）WS－135（X－119）－2000”“国家食品药品监督管理局标准 YBZ05542004”“进口药品注册标准 JX20040099”等。

（11）检验报告书底稿的签名　检验者、校核者和各级审核者均应在检验卡（或报告书底稿）上签具姓名和经办日期（年、月、日）。

药品检验及其结果必须有完整的原始检验记录，实验数据必须真实，不得涂改，全部项目检验完毕后，写出检验报告书，并根据检验结果做出明确的结论。

药物分析工作者在完成药品检验工作，写出书面报告后，还应对不符合规定的药品提出处理意见，以便供有关部门参考，并尽快地使药品的质量符合标准的要求。通常会出现下列情况：全面检验后，各项指标均符合质量标准；全面检验后有个别项目不符合规定，但尚可供药用；全面检验后不符合药用，或虽未全面检验，但主要项目不符合规定，不可供药用；根据送检者要求，仅对个别项目做出检验是否合格的结论。

扫码“练一练”

重点小结

- 药品质量管理与监督
  - 药品质量管理国际协调组织与管理规范
    - 国际人用药品注册技术协调会（ICH）
    - 药品非临床研究质量管理规范（GLP）
    - 药品生产质量管理规范（GMP）
    - 药物临床试验质量管理规范（GCP）
    - 药品经营质量管理规范（GSP）
  - 药品质量管理
    - 药品研究质量管理
    - 药品生产质量管理
  - 药品质量监督
    - 药品质量监督管理的性质与作用
    - 药品质量监督管理的重要意义
    - 药品质量监督管理的行政机构
      - 国家药品监督管理局（NMPA）
      - 省、自治区、直辖市食品药品监督管理局
      - 市（区）、县级市场监督管理局
    - 药品质量监督管理的技术机构
      - 国家药典委员会
      - 中国食品药品检定研究院
      - 省、自治区、直辖市（食品）药品检验检测院
      - 市、县级食品药品检验所
  - 药品检验的基本程序
    - 取样
    - 性状查验
    - 样品制备
    - 物理常数
    - 鉴别
    - 检查
    - 含量测定
    - 检验报告

（张兰桐）

第三章　分析样品的制备

学习目标

1. **掌握**　凯氏定氮法的原理、方法、消解试剂及其作用；氧瓶燃烧法的原理、装置、燃烧产物与吸收液。

2. **熟悉**　原料药分析样品制备方法的分类与适用范围；制剂含量测定不同剂型样品的特点与分析样品制备的常用方法。

3. **了解**　复方制剂分析的特点与分析样品制备的常用方法。

在药物及其制剂的分析（尤其是定量测定）中，通常因待测药物具有显著的化学或光学特性，抑或组成基质简单、其他成分及辅料无干扰，多数试样可简单地用适当的溶剂溶解后直接采用化学或仪器分析法进行分析测定。当药物或制剂样品，由于缺乏可检测特性或组成基质复杂、相互干扰严重时，须经过适当的样品前处理（分析样品的制备）过程将其转变为适宜的形式与状态后测定，以满足所选用的分析方法对分析样品的特定要求。

分析样品的制备方法的选择，主要依据待测药物的结构与性质特点和选用的分析方法的专属性和灵敏度及其他特定要求，同时要考虑药物的组成及基质特性。为便于讨论，本章将分为化学原料药与药物制剂的分析样品制备分节叙述。

第一节　化学原料药分析样品的制备

扫码“学一学”

在化学原料药的鉴别、检查和含量测定中，由于某些待测药物的结构特征或杂质在药物中的存在状态或受药物结构的影响导致无法直接分析，需要根据待测药物或杂质的理化性质、存在特点及选用的分析方法的特点进行分析样品的制备。

化学原料药分析样品的制备方法通常可采用：溶解法、提取分离法、化学降解法、化学衍生化法和有机破坏法。分述如下。

一、溶解法

多数药物的结构中具有可检测官能团（如羧基、胺或氨基、酚羟基、芳环及其他共轭结构、金属盐类、无机酸盐类等），可直接使用适当溶剂（如水、甲醇、乙醇、冰醋酸、稀盐酸、氢氧化钠试液等）溶解后采用酸碱滴定法、氧化还原滴定法、配位滴定法、分光光度法、高效液相色谱法等测定。当某些药物难溶于冷水、乙醇等常规溶剂时，也可通过加热等简单方法处理。

例 3-1　阿司匹林的含量测定：取本品约 0.4g，精密称定，加中性乙醇（对酚酞指示液显中性）20ml 溶解后，加酚酞指示液 3 滴，用氢氧化钠滴定液（0.1mol/L）滴定。

二、提取分离法

药物为有机酸或碱的盐类时，通常可直接使用适当的溶剂溶解后测定。但是，当某些药物结构中与待测组分成盐的酸根阴离子或碱基阳离子对测定方法有干扰时，则可采用有机溶剂提取分离的方法处理。常用的有机溶剂有乙醚、三氯甲烷等；常用的酸化试剂有稀盐酸、稀硫酸等，常用的碱化试剂有氨水（浓氨溶液）、氢氧化钠试液等。

例3-2 右酮洛芬氨丁三醇含量测定：取本品约0.5g，精密称定，置分液漏斗中，加0.1mol/L盐酸溶液20ml，振摇5分钟，加乙醚振摇提取3次，每次20ml，合并乙醚液，用水20ml洗涤2次，每次10ml，分取乙醚层，将乙醚挥干，加中性乙醇（对酚酞指示液显中性）25ml，加酚酞指示液3滴，用氢氧化钠滴定液（0.1mol/L）滴定。

三、化学降解法

当药物结构不适合直接分析时，若其结构中存在某些潜在的活性基团，如有机羧酸的非解离性金属盐类、酯类、酰胺类或某些较为活泼的卤素取代基时，则可将药物结构经化学降解后测定。常用的化学降解法有水解法和氧化还原法。

（一）水解法

1. 酸水解法 有机羧酸的金属盐或酯、酰胺类药物在盐酸或硫酸溶液中加热，可水解生成无机酸金属盐类或具有游离羧酸或游离氨基等结构，可用适当方法测定含量。

例3-3 富马酸亚铁的含量测定：取本品约0.3g，精密称定，加稀硫酸15ml，加热溶解后，放冷，加新沸过的冷水50ml与邻二氮菲指示液2滴，立即用硫酸铈滴定液（0.1mol/L）滴定。

例3-4 醋氨苯砜的含量测定：取本品约0.5g，精密称定，置锥形瓶中，加盐酸溶液（1→2）75ml，瓶口放一小漏斗，加热使沸后，保持微沸约30分钟，放冷，将溶液移至烧杯中，锥形瓶用水25ml分次洗涤，洗液并入烧杯，照永停滴定法，用亚硝酸钠滴定液（0.1mol/L）滴定。

2. 碱水解法 在测定某些含卤素有机药物时，当卤素原子直接结合在脂肪碳原子上时，结合不够牢固，可在适当溶剂中加热回流，使其水解并生成卤化物后用银量法测定。

例3-5 三氯叔丁醇的含量测定

原理：本品在氢氧化钠溶液中加热分解生成氯化钠，再与硝酸银生成氯化银沉淀，过量的硝酸银用硫氰酸铵标准液回滴定。反应式如下。

$$CCl_3C(CH_3)_2OH + 4NaOH \longrightarrow (CH_3)_2CO + 3NaCl + HCOONa + 2H_2O$$

$$NaCl + AgNO_3 \longrightarrow AgCl\downarrow + NaNO_3$$

$$AgNO_3 + NH_4SCN \longrightarrow AgSCN\downarrow + NH_4NO_3$$

操作：取本品约0.1g，精密称定，加乙醇5ml使溶解，加20%氢氧化钠溶液5ml，加热回流15分钟，放冷，加水20ml与硝酸5ml，精密加硝酸银滴定液（0.1mol/L）30ml，再加邻苯二甲酸二丁酯5ml，密塞，强力振摇后加硫酸铁铵指示液2ml，用硫氰酸铵滴定液（0.1mol/L）滴定，即得。

例3-6 克罗米通中氯化物的检查：取本品1.0g，加乙醇25ml与20%氢氧化钠溶液5ml，加热回流1小时，放冷，移置分液漏斗中，加乙醚25ml与水10ml，振摇，静置使分层，分取水层，置50ml纳氏比色管中，加水使成25ml，加硝酸5ml与水适量使成50ml，加硝酸银试液1.0ml，摇匀，依法检查。

（二）氧化还原法

1. 酸性氧化法 当某些药物的待测组分可能以多价态形式存在时，可先将其转化为同一价态，再采用适当的方法测定。

例3-7　右旋糖酐铁的铁含量测定：取本品约0.3g，精密称定，置碘瓶中，加水34ml与硫酸2ml，加热至溶液显橙黄色，放冷，滴加高锰酸钾试液，至溶液恰显粉红色并持续5秒钟，加盐酸30ml与碘化钾试液30ml，密塞，静置3分钟，加水50ml，用硫代硫酸钠滴定液（0.1mol/L）滴定。

2. 碱性还原法　本法可用于苯环上碳原子直接连接有碘原子的药物测定的前处理。由于碘与苯环碳原子结合较牢固，仅用碱水解（氢氧化钠回流）无法使苯环上结合的碘定量水解，但在强碱性溶液中，用还原剂（如锌粉）可使与苯环结合的碘转变成无机碘化物，然后用银量法或碘酸钾法测定。《中国药典》测定碘佛醇、碘海醇、碘番酸、胆影酸、胆影葡胺注射液、泛影酸、泛影酸钠及泛影葡胺注射液等含碘造影剂的含量时，均采用本法制备样品溶液。

例3-8　泛影酸的含量测定：反应式如下。

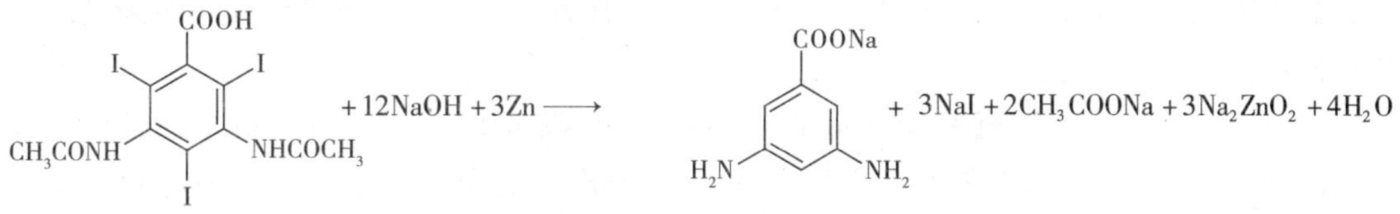

$$NaI + AgNO_3 \longrightarrow AgI\downarrow + NaNO_3$$

测定法：取本品约0.4g，精密称定，加氢氧化钠试液30ml与锌粉1.0g，加热回流30分钟，放冷，冷凝管用少量水洗涤，滤过，烧瓶与滤器用水洗涤3次，每次15ml，合并洗液与滤液，加冰醋酸5ml与曙红钠指示液5滴，用硝酸银滴定液（0.1mol/L）滴定。

四、化学衍生化法

化学衍生化法系通过适当的化学反应，在无合适检测方法的药物分子中引入具有可检测属性基团的样品制备法。根据衍生产物具有的可检测属性的不同，化学衍生化法主要包括适用于高效液相色谱法的紫外、荧光及手性衍生化与适用于气相色谱法的硅烷化、酰化及烷基化等反应。

例3-9　大豆油脂肪酸组成测定：取本品0.1g，置50ml锥形瓶中，加0.5mol/L氢氧化钾甲醇溶液2ml，在65℃水浴中加热回流30分钟，放冷，加15%三氟化硼甲醇溶液2ml，在65℃水浴中加热回流30分钟，放冷，加庚烷4ml，继续在65℃水浴中加热回流5分钟后，放冷，加饱和氯化钠溶液10ml洗涤，再用水洗涤3次，每次2ml，取上层液经无水硫酸钠干燥作为供试品溶液，照气相色谱法测定，按面积归一化法计算各脂肪酸含量限度。

五、有机破坏法

含金属及卤素、氮、硫、磷等有机药物结构中的待测原子与碳原子结合牢固者，用水解或氧化还原方法难以将有机结合的待测原子定量转变为无机形式，因此必须采用有机破坏的方法将药物分子结构中有机结构部分完全破坏，使有机结合形式的待测原子转化为可测定的无机盐（或氧化物、无氧酸等），方可选用合适的分析方法进行测定。有机破坏法一般分为湿法破坏和干法破坏两类。其中，湿法破坏通常称为酸消解法；干法破坏包括高温炽灼法与氧瓶燃烧法。

（一）酸消解法

本法适用于含氮有机药物分析的样品制备，主要使用硫酸作为分解剂（亦称消解剂或消化剂），常加入氧化剂（如硝酸、高氯酸、过氧化氢等）作为辅助分解剂。根据分解剂组合形式的不同，酸消解法可分为若干种，如硫酸－硝酸法、硫酸－高氯酸法、硫酸－过氧化氢法、硫酸－硫酸盐法、硝酸－高锰酸钾法等。如，《中国药典》检查右旋糖酐铁中的重金属时，采用硫酸－硝酸法消解样品；应用碘化汞钾比色法检查右旋糖酐20中的氮时，采用硫酸－过氧化氢消解法处理样品。以下主要介绍以硫酸－硫酸盐消解法为基础的含氮有机药物定量分析方法——凯氏定氮法。

凯氏定氮法（Kjeldahl nitrogen determination），《中国药典》以“氮测定法”收载于通则0704，分为第一法（常量法）、第二法（半微量法）和第三法（定氮仪法）。本法系将含氮药物与硫酸在凯氏烧瓶中共热，药物分子中有机结构被氧化分解（亦称“消解”或“消化”）成二氧化碳和水，有机结合的氮则转变为无机氨，并与过量的硫酸结合为硫酸氢铵，经氢氧化钠碱化后释放出氨气，并随水蒸气馏出，用硼酸溶液或定量的酸滴定液吸收后，再用酸或碱滴定液滴定。

1. 仪器装置 凯氏烧瓶为30～50ml（半微量法）或500ml（常量法）硅玻璃或硼玻璃制成的硬质茄形烧瓶；蒸馏装置（半微量法）由1000ml的圆底烧瓶（A）、安全瓶（B）、连有氮气球的蒸馏器（C）、漏斗（D）、直形冷凝管（E）、100ml锥形瓶（F）和橡皮管夹（G、H）组成，如图3－1所示。

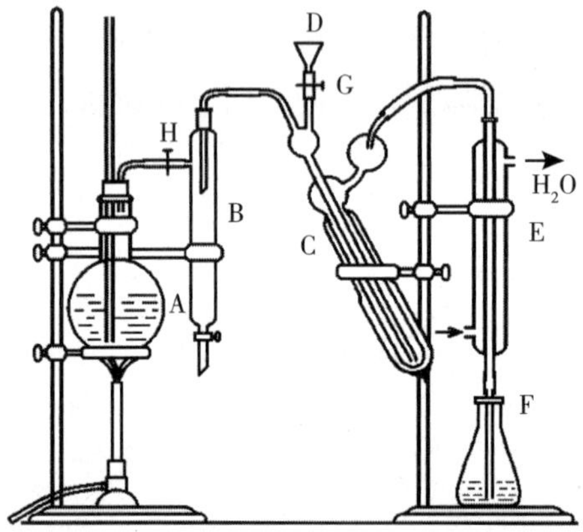

图3－1 半微量氮测定法蒸馏装置图

2. 消解剂 为使有机药物中的氮定量转化，必须使有机结构破坏完全，但消解液长时间受热可导致铵盐分解。因此，常在硫酸中加入硫酸钾（或无水硫酸钠）提高硫酸沸点，以提高消解温度；同时加入催化剂加快消解速度，以缩短消解时间。

常用的催化剂有汞或汞盐、硒粉、铜盐、二氧化锰等，其中汞或汞盐虽催化作用最强，但因汞盐易与氨生成硫酸铵汞配位化合物 $[Hg(NH_3)_2]SO_4$，其中的氨不易被碱游离，而且当样品中有卤素存在时，则卤素可与汞结合生成难离解的卤化汞（HgX_2）而失去催化作用。硫酸铜因价廉易得，且无挥发性、毒性低，最常用作本法的催化剂。

对某些难以分解的药物（如含氮杂环结构药物），在消解过程中常需加入辅助氧化剂，以使分解完全并缩短消解时间。常用的辅助氧化剂有高氯酸或30%过氧化氢。其中，高氯酸为强氧化剂，用量不宜过大。若使用量过大，可能生成高氯酸铵而分解或将氮氧化生成氮气（N_2）而损失，而且高氯酸在高温加热时易发生爆炸。值得注意的是，辅助氧化剂的使用应慎重，且不能在高温时加入，应待消解液放冷后加入，并再次加热继续消解。

3. 操作法　以常量法为例，其操作法如下：取供试品适量（相当于含氮量25～30mg），精密称定，如供试品为固体或半固体，可用滤纸称取，并连同滤纸置干燥的500ml凯氏烧瓶中；然后依次加入硫酸钾（或无水硫酸钠）10g和硫酸铜粉末0.5g，再沿瓶壁缓缓加硫酸20ml；在凯氏烧瓶口放一小漏斗，并使凯氏烧瓶成45°斜置，用直火缓缓加热，使溶液的温度保持在沸点以下，等泡沸停止，强热至沸腾，俟溶液成澄明的绿色后，继续加热30分钟，放冷。沿瓶壁缓缓加水250ml，振摇使混合，放冷后，加40%氢氧化钠溶液75ml，注意使沿瓶壁流至瓶底，自成一液层，加锌粒数粒（以防爆沸），用氮气球将凯氏烧瓶与冷凝管连接；另取2%硼酸溶液50ml，置500ml锥形瓶中，加甲基红-溴甲酚绿混合指示液10滴；将冷凝管的下端插入硼酸溶液的液面下，轻轻摆动凯氏烧瓶，使溶液混合均匀，加热蒸馏，至接收液的总体积约为250ml时，将冷凝管尖端提出液面，使蒸汽冲洗约1分钟，用水淋洗尖端后停止蒸馏；馏出液用硫酸滴定液（0.05mol/L）滴定至溶液由蓝绿色变为灰紫色，并将滴定的结果用空白试验校正。每1ml硫酸滴定液（0.05mol/L）相当于0.1401mg的氮。

半微量法的供试品取样量相当于含氮量1.0～2.0mg，使用30～50ml的干燥凯氏烧瓶；消解剂用量相应减少，加硫酸钾（或无水硫酸钠）0.3g与30%硫酸铜溶液5滴，再沿瓶壁滴加硫酸2.0ml，消解操作与常量法基本相同，俟溶液成澄明的绿色后，继续加热10分钟，放冷，加水2ml。蒸馏与滴定操作如下：取2%硼酸溶液10ml，置100ml锥形瓶中，加甲基红-溴甲酚绿混合指示液5滴，将冷凝管的下端插入液面下。然后将凯氏烧瓶中内容物经由D漏斗转入C蒸馏瓶中，用少量水淋洗凯氏烧瓶及漏斗数次，再加入40%氢氧化钠溶液10ml，用少量水再洗漏斗数次，关G夹，加热A瓶，进行蒸汽蒸馏，至硼酸溶液开始由酒红色变为蓝绿色时起，继续蒸馏约10分钟后，将冷凝管尖端提出液面，使蒸汽继续冲洗约1分钟，用水淋洗尖端后停止蒸馏。馏出液用硫酸滴定液（0.005mol/L）滴定至溶液由蓝绿色变为灰紫色，并将滴定的结果用空白试验（空白和供试品所得馏出液容积应基本相同，为70～75ml）校正。每1ml硫酸滴定液（0.005mol/L）相当于0.1401mg的氮（N）。

半微量法的蒸馏装置在使用之前应清洗。操作如下：连接蒸馏装置，A瓶中加水适量与甲基红指示液数滴，加稀硫酸使成酸性，加玻璃珠或沸石数粒，从D漏斗加水约50ml，关闭G夹，开放冷凝水，煮沸A瓶中的水，当蒸汽从冷凝管尖端冷凝而出时，移去火源，关H夹，使C瓶中的水反抽至B瓶，开G夹，放出B瓶中的水，关B瓶及G夹，将冷凝管尖端插入约50ml水中，使水自冷凝管尖端反抽至C瓶，再抽至B瓶，如上法放去。如此将仪器内部洗涤2～3次。

定氮仪法适用于常量及半微量法测定含氮化合物中氮的含量。半自动定氮仪由消化仪和自动蒸馏仪组成；全自动定氮仪由消化仪、自动蒸馏仪和滴定仪组成。

根据供试品的含氮量参考常量法（第一法）或半微量法（第二法）称取样品置消化管中，依次加入适量硫酸钾、硫酸铜和硫酸，把消化管放入消化仪中，按照仪器说明书的方法开始消解［通常为150℃，5分钟（去除水分）；350℃，5分钟（接近硫酸沸点）；400℃，60～80分钟］至溶液成澄明的绿色，再继续消化10分钟，取出，冷却。

将配制好的碱液、吸收液和适宜的滴定液分别置自动蒸馏仪相应的瓶中，按照仪器说明书的要求将已冷却的消化管装入正确位置，关上安全门，连接水源，设定好加入试剂的量、时间、清洗条件及其他仪器参数等，如为全自动定氮仪，即开始自动蒸馏和滴定。如为半自动定氮仪，则取馏出液照第一法或第二法滴定，测定氮的含量。

4. 应用范围 《中国药典》主要应用本法测定含有氨基或酰胺结构的药物含量。对于以偶氮或肼等结构存在的含氮药物，因在消解过程中易于生成氮气而损失，需在消解前加锌粉还原后再依法处理；而杂环中的氮，因不易断键而难以消解，可用氢碘酸或红磷还原为氢化杂环后再行消解。对于含氮量较高（超过10%）的样品，可在消解液中加入少量多碳化合物，如蔗糖、淀粉等作为还原剂，以利于氮转变为氨。

《中国药典》采用“氮测定法”测定含量的药物有：双氯非那胺、门冬酰胺及其片剂、泛酸钙、尿素、甲硫酸新斯的明及其注射液、扑米酮、注射用亚锡依替菲宁等。

例3－10 扑米酮的含量测定

原理：扑米酮（$C_{12}H_{14}N_2O_2$，218.26）为取代丙二酰亚胺，具有2个酰胺氮，经消解、蒸馏后用硫酸滴定液滴定。滴定反应摩尔比为1∶1，硫酸滴定液（0.05mol/L）滴定度 $T=218.26\times1/1\times0.05=10.91$（mg/ml）。本品结构如下：

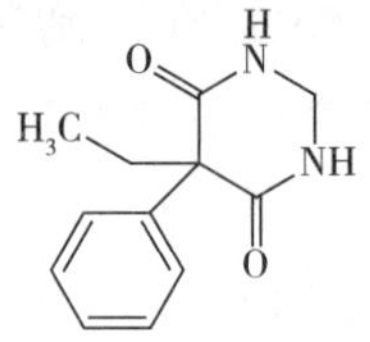

操作：取本品约0.2g，精密称定，照氮测定法（通则0704第一法）测定。每1ml硫酸滴定液（0.05mol/L）相当于10.91mg的$C_{12}H_{14}N_2O_2$。

例3－11 注射用亚锡依替菲宁含量测定：取本品3瓶，分别精密加水2ml溶解，混匀。精密量取2ml，置30ml凯氏烧瓶中，加硫酸钾0.3g与30%硫酸铜溶液5滴，沿瓶壁加入硫酸2ml，加30%过氧化氢溶液6～10滴，在凯氏烧瓶口放一小漏斗，斜置烧瓶，用小火缓慢加热，使溶液保持在沸点以下，待泡沸缓慢时，加大火力至溶液呈棕黑色且有大量白色烟雾持久出现，停止加热，稍冷，再逐滴加入30%过氧化氢溶液，摇匀，小心加热，同时不断摇动，至溶液呈蓝绿色，再加热30分钟。放冷，加水2ml，照氮测定法（通则0704第二法）测定，即得。

（二）高温炽灼法

本法系将含待测元素的有机药物经高温灼烧灰化，使有机结构分解而待测元素转化为无机元素或可溶性无机盐，以供分析。主要适用于含卤素药物的鉴别，亦用于含磷药物的定量测定和药物中砷盐的检查等。根据分析对象与目的不同，常加无水碳酸钠、硝酸镁、氢氧化钙、氧化锌等辅助灰化，方法如下。

（1）含碘药物的鉴别 将适量样品置于坩埚中，直火炽灼，或与无水碳酸钠混匀后，炽灼至紫色的碘蒸气产生。

（2）含氟、氯、溴等元素药物的鉴别 将适量样品置于坩埚中，与无水碳酸钠（或碳酸钠－碳酸钾混合物）混合，炽灼至完全灰化，加水（必要时煮沸）溶解后鉴别。

（3）砷盐的检查 有机结合的砷经与无水碳酸钠（或氢氧化钙、硝酸镁）共热转化为无机砷酸盐后，依法检查。本法主要用于少数有机药物，如吡罗昔康、布美他尼等中砷盐检查，也应用于高分子化合物（如右旋糖酐铁）或植物提取物（如大豆油）中砷盐的检查，如右旋糖酐铁中砷盐的检查，方法如下：取本品0.4g，加氢氧化钙0.5g，混匀，缓缓加热至完全炭化，在500～600℃炽灼使灰化，放冷，加盐酸14ml与水7ml使溶解，移至蒸馏瓶中，加酸性氯化亚锡试液 0.5ml，蒸馏至约 5ml，馏出液导入盛有 10ml 水的测砷瓶中，依法检查。

（4）氯化物的检查　如吡罗昔康与美洛昔康中氯化物的检查：取无水碳酸钠 2g，铺于铂坩埚底部及四周，另取本品 1.0g，置无水碳酸钠上，用少量水湿润，干燥后用小火灼烧使完全灰化，放冷，加水适量使溶解，滤过，用水洗净坩埚及滤器，合并滤液和洗液，加水使成 20ml，摇匀，取滤液 1ml，滴加硝酸使成中性，再加硝酸 1 滴，摇匀，置 75 ~ 85℃ 水浴中加热，除尽硫化氢，放冷，滴加 1% 碳酸钠溶液使成中性，加水使成 25ml，依法检查。

（5）含磷药物的含量测定　如甘油磷酸钠注射液的磷含量测定，方法如下：精密量取本品 5ml，置 50ml 量瓶中，用水稀释至刻度，摇匀，精密量取 1ml，置瓷坩埚中，加氧化锌 1g，置电炉上炭化，在 600℃ 炽灼 1 小时，放冷，加水 5ml 与盐酸 5ml，加热煮沸使溶解后，用钼蓝比色法测定。

应用本法时要注意以下几个问题。

①加热或灼烧时，温度不宜过高，以防止某些待测金属化合物的挥发。

②灰化完全与否，直接影响测定结果的准确性。如欲检查灰化是否完全，可将灰分放冷后，加入稍过量的盐酸 - 水（1 : 3）或硝酸 - 水（1 : 3）混合液，振摇，注意观察溶液是否呈色或有无不溶性成分存在。若呈色或有不溶性有机物，可于水浴上将溶液蒸干，并用小火炭化后，再行灼烧。

③经本法破坏后，所得灰分往往不易溶解，可经加热煮沸使溶解。

（三）氧瓶燃烧法

氧瓶燃烧法（oxygen flask combustion method）系将有机药物放入充满氧气的燃烧瓶中进行燃烧，有机结构中的待测元素转化无机状态并吸收于适当的吸收液中，再根据待测元素的性质，采用适宜的分析方法进行鉴别、检查或含量测定。

本法是快速分解有机物的简单方法，为各国药典所收载，主要用于含卤素或硫等有机药物分析样品的制备。《中国药典》收载于通则“0703 氧瓶燃烧法”的仪器装置与操作法如下。

1. 仪器装置　燃烧瓶为 500、1000 或 2000ml 的磨口、硬质玻璃锥形瓶，瓶塞应严密、空心，底部熔封铂丝一根（直径为 1mm），铂丝下端做成网状或螺旋状，长度约为瓶身长度的 2/3，如图 3 - 2A 所示。

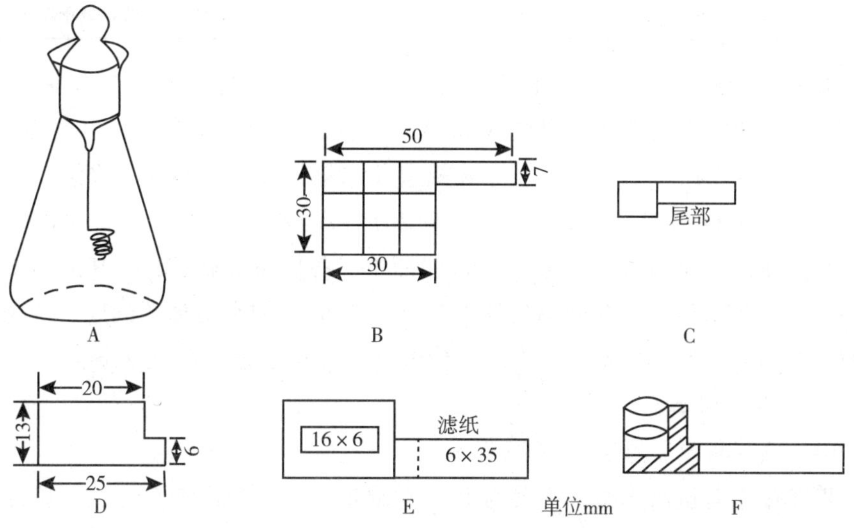

图 3 - 2　氧瓶燃烧装置与样品包装操作图

燃烧瓶容积大小的选择，主要取决于被燃烧分解样品量的多少。一般取样量（10～20mg）使用500ml燃烧瓶，加大样品量（200mg）时可选用1000或2000ml燃烧瓶。使用燃烧瓶前，应检查瓶塞是否严密。

2. 称样

（1）固体样品的称取　应先研细，精密称取各药品项下的规定量，置无灰滤纸（图3－2B）中心，按虚线折叠（图3－2C）后，固定于铂丝下端的网内或螺旋处，使尾部露出。

（2）液体样品的称取　将供试品滴在透明胶纸和无灰滤纸做成的纸袋中。纸袋的做法是：将透明胶纸剪成规定大小和形状（图3－2D），中部贴一条约16mm×6mm的无灰滤纸条，并于其突出部分贴一6mm×35mm的无灰滤纸条（图3－2E），将胶纸对折，紧粘住底部及另一边，并使上口敞开（图3－2F）；精密称定重量，用滴管将供试品从上口滴在无灰滤纸条上，立即捏紧粘住上口，精密称定重量，两次重量之差即为供试品量。将含有液体供试品的纸袋固定于铂丝下端的网内或螺旋处，使尾露出。

3. 燃烧分解操作法　在燃烧瓶内加入规定的吸收液，并将瓶口用水湿润；小心急速通氧气约1分钟（通气管口应接近液面，使瓶内空气排尽），立即用表面皿覆盖瓶口，备用；点燃包有供试品的滤纸包或纸袋尾部，迅速放入燃烧瓶中，按紧瓶塞，用水少量封闭瓶口，待燃烧完毕（应无黑色碎片），充分振摇，使生成的烟雾完全吸入吸收液中，放置15分钟，用少量水冲洗瓶塞及铂丝，合并洗液及吸收液。用同法另做空白试验。

4. 吸收液的选择　吸收液可使供试品经燃烧分解所产生的各种价态的待测元素定量地被吸收并转变为便于测定的价态，以适应所选择的分析方法。根据待测元素的种类及所用分析方法选择合适的吸收液。用于卤素或硫等元素的鉴别、检查及含量测定的吸收液多数是水与氢氧化钠试液的混合液，常添加二氧化硫作为还原剂或过氧化氢作为氧化剂（见表3－1）。

表3－1　待测元素与氧瓶燃烧法的常用吸收液

待测元素	燃烧产物	在吸收液中的形态	吸收液
氟（F）	HF	HF	水
氯（Cl）	HCl	Cl^-	水－氢氧化钠试液
溴（Br）	$Br_2 + HBr$	Br^-	水－氢氧化钠试液－二氧化硫饱和溶液
碘（I）	I_2（+HIO）	$IO_3^- + I^-$	水－氢氧化钠试液
硫（S）	$SO_2 + SO_3$	SO_4^{2-}	水－氢氧化钠试液－浓过氧化氢溶液

例3－12　氟尿嘧啶中含氟量的检查：取本品约15mg（约相当于含氟2.0mg），精密称定，照氧瓶燃烧法进行有机破坏，用水20ml为吸收液，俟吸收完全后，再振摇2～3分钟，将吸收液移置100ml量瓶中，用少量水冲洗瓶塞及铂丝，合并洗液及吸收液，加水稀释至刻度，摇匀，作为供试品溶液。精密量取供试品溶液与氟对照溶液（氟化钠水溶液，每1ml相当于20μg的F）各2ml，分别置50ml量瓶中，各加茜素氟蓝试液10ml，摇匀，再加12%的醋酸钠的稀醋酸溶液3.0ml与硝酸亚铈试液10ml，加水稀释至刻度，摇匀，在暗处放置1小时，照紫外－可见分光光度法，于610nm的波长处分别测定吸光度，计算，即得。含氟量应为13.1%～14.6%。

例3－13　碘苯酯含量测定

原理：碘苯酯系有机碘化物（主要为10－对碘苯基十一酸乙酯与邻、间位的碘苯基十一酸乙酯的混合物），用氧瓶燃烧法分解转变为游离碘及少量的次碘酸，并被定量地吸收于碱性吸收液中，游离碘在碱性溶液中发生自氧化还原反应（歧化反应）生成碘化物与次碘酸盐，次碘酸盐继续发生歧化反应生成碘化物与碘酸盐；加入溴－醋酸溶液，吸收液中的碘化物在醋酸酸性下经溴氧化全部转变为碘酸，过量的溴用甲酸还原并用流通空气去除溴蒸气。最后加入碘化钾，使与碘酸反应定量析出游离碘，用硫代硫酸钠滴定液滴定，即得。

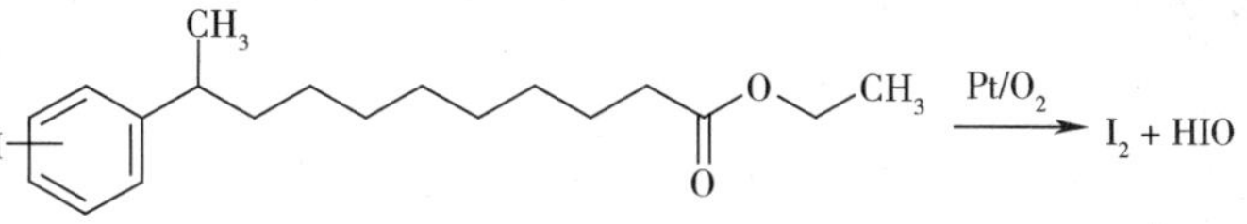

$$I_2 + 2OH^- \rightarrow IO^- + I^- + H_2O$$

$$3IO^- \rightarrow IO_3^- + 2I^-$$

$$3Br_2 + I^- + 3H_2O + H^+ \rightarrow HIO_3 + 6HBr$$

$$Br_2(\text{过量的}) + HCOOH \rightarrow 2HBr + CO_2\uparrow$$

$$KI + H^+ \rightarrow HI + K^+$$

$$HIO_3 + 5HI \rightarrow 3I_2 + 3H_2O$$

$$I_2 + 2Na_2S_2O_3 \rightarrow 2NaI + Na_2S_4O_6$$

方法：取本品约20mg，精密称定，照氧瓶燃烧法进行有机破坏，以氢氧化钠试液2ml与水10ml为吸收液，俟吸收完全后，加溴醋酸溶液（取醋酸钾10g，加冰醋酸适量使溶解，加溴0.4ml，再用冰醋酸稀释至100ml）10ml，密塞，振摇，放置数分钟，加甲酸约1ml，用水洗涤瓶口，并通入空气流3～5分钟以除去剩余的溴蒸气，加碘化钾2g，密塞，摇匀，用硫代硫酸钠滴定液（0.02mol/L）滴定，至近终点时，加淀粉指示液，继续滴定至蓝色消失，并将滴定的结果用空白试验校正。每1ml硫代硫酸钠滴定液（0.02mol/L）相当于1.388mg的$C_{19}H_{29}IO_2$。

第二节　药物制剂分析样品的制备

扫码“学一学”

对于药物制剂，其分析样品的制备方法着重考虑的是处方组成中干扰组分的排除。由于药物制剂生产工艺过程中大多需要加入稀释剂、赋形剂及其他辅料，而各种辅料的存在有时会对制剂中主成分的分析造成干扰，常需在分析前除去。对于复方制剂，不但辅料对主成分的分析会造成干扰，不同组分之间也可能相互干扰。因此，对于药物制剂分析，常需要在测定前通过适当的分离手段除去干扰。本节以含量测定中供试品溶液的制备方法为例，探讨固体制剂、半固体制剂和液体制剂的各典型制剂分析样品的制备方法。

一、固体制剂分析

1. 溶解－滤过法　以片剂为例，讨论固体制剂分析样品的制备方法。当固体制剂中的主药易溶于水、乙醇、稀酸或稀碱溶液，且制剂辅料对分析方法的专属性无影响，即不干扰测定时，可采用溶剂溶解法制备分析样品。但制剂中的淀粉、糊精等辅料通常可影响滴定分析法的滴定终点或分光光度法及色谱法测定的仪器系统，可采用溶剂溶解后滤过的方法制备样品。

（1）直接溶解法　适用于主药易溶的制剂，可经振摇或适当加热使主药溶解后滤过。

例3－14　富马酸亚铁片的含量测定：在本章的例3－3中，富马酸亚铁采用硫酸酸性下硫酸铈滴定法测定含量，因片剂辅料对测定方法无干扰，故富马酸亚铁片的含量测定与原料药的测定方法相同。操作如下：取本品 20 片，除去包衣后，精密称定，研细，精密称取适量（约相当于富马酸亚铁 0.3g），照原料药含量测定项下方法测定。

例 3-15 盐酸金刚烷胺片的含量测定：取本品 20 片，精密称定，研细，精密称取适量（约相当于盐酸金刚烷胺 0.3g），置具塞锥形瓶中，精密加乙醇 50ml，振摇 20 分钟使盐酸金刚烷胺溶解，用干燥滤纸滤过，精密量取续滤液 20ml，加 0.01mol/L 盐酸溶液 5ml 与乙醇约 30ml，同原料药含量测定项下方法，照电位滴定法，用氢氧化钠滴定液（0.1mol/L）滴定。

例 3-16 三唑仑片的含量测定：取本品 50 片，精密称定，研细，精密称取适量（约相当于三唑仑 3mg），置 25ml 量瓶中，加 50% 甲醇溶液 15ml，微温，振摇使三唑仑溶解，放冷，加 50% 甲醇溶液稀释至刻度，摇匀，滤过，取续滤液作为供试品溶液，照原料药含量测定项下的方法，用高效液相色谱法测定。

（2）超声波辅助溶解法　超声波具有助溶作用，用超声波辅助处理的方法可以将制剂中较难溶解的主药溶出，再用滤过的方法除去不溶于溶剂的制剂辅料。

例 3-17 环磷酰胺片的含量测定：取本品 20 片，除去包衣，精密称定，研细，精密称取适量（约相当于环磷酰胺 0.1g），置 100ml 量瓶中，加水 50ml，超声处理 10 分钟，放冷，用水稀释至刻度，摇匀，滤过，精密量取续滤液 25ml，置 50ml 量瓶中，用流动相稀释至刻度，摇匀，照原料药含量测定项下的方法，用高效液相色谱法测定。

2. 溶剂萃取法 在片剂、胶囊剂的制剂工艺中常添加有硬脂酸镁作为润滑剂，而硬脂酸根离子的存在会干扰非水滴定，采用非水滴定法测定有机碱或有机碱盐类药物含量时，可利用在碱性下有机碱主要以游离体形式存在，易被有机溶剂萃取，而硬脂酸镁不被萃取的性质特点除去硬脂酸镁对非水滴定法的干扰。

例 3-18 盐酸左旋咪唑片的含量测定：取本品 20 片，精密称定，研细，精密称取适量（约相当于盐酸左旋咪唑 0.2g），置分液漏斗中，加水 10ml，振摇使盐酸左旋咪唑溶解，加氢氧化钠试液 5ml，稍振摇后精密加入三氯甲烷 50ml，振摇提取，静置分层后，分取三氯甲烷液，经干燥滤纸滤过，精密量取续滤液 25ml，加冰醋酸 15ml 与结晶紫指示液 1 滴，用高氯酸滴定液（0.1mol/L）滴定至溶液显蓝色，并将滴定的结果用空白试验校正。

3. 固相萃取法 溶剂萃取法是药物分析中常用的去除干扰的手段之一，但溶剂萃取法耗时且常用的有机溶剂毒性较大。固相萃取（solid phase extraction，SPE）技术是近年来发展较快的一种快捷的样品处理方法，它是建立在液相色谱理论基础上的一种快速的分离、纯化方法。

（1）固相萃取法的特点　SPE 在净化样品的同时富集被测组分，较快地将被测定组分从复杂基质中分离转移至适当溶剂中。与溶剂萃取相比，SPE 大大缩短了样品的制备时间，所需样品量少，能避免乳化，便于自动化操作，而且萃取效率高、选择性好、操作简便、适用范围广，目前已经广泛用于复杂基质样品的萃取与分离，更多应用于中药与生物样品分析时的样品制备过程。

（2）固相萃取柱的类型与选用原则　SPE 多采用商品化的固相萃取柱，柱管材料多为聚乙烯或聚丙烯，长 2～3cm，内装各种填充剂。常用固相萃取柱的规格有 100mg/1ml，200mg/3ml，500mg/3ml（mg 是指柱填充剂的质量，ml 是空柱管的体积）等。根据固相萃取柱填充剂的种类，可分为正相、反相和离子交换三种类型，使用的材料可分为无机氧化物吸附剂和选择性吸附剂两种。无机氧化物吸附剂的主要材料是氧化铝和硅藻土，选择性吸附剂的主要材料是硅胶、化学键合硅胶和有机聚合物，其中以硅胶为基质的化学键合相是最通用的 SPE 材料。目前，选择性吸附剂在 SPE 中应用最多。固相萃取柱的选择原则是，从非极性物质中萃取极性物质时选用正相萃取柱，如硅胶柱、氰基柱或氨基柱；从极性物质中萃取弱极性或非极性化合物时选用反相固相萃取柱，如十八烷基硅烷键合硅胶（ODS 或 C18）、辛烷基硅烷键合硅胶（C8）柱；若分析物极性适中则正、反相萃取柱均可使用；萃取离子型化合物时选用离子交换萃取柱。

（3）固相萃取的分离和洗脱模式　SPE 的分离与洗脱模式有两种：一种是待测物与固相柱的亲和力比干扰物质强，因此待测物被保留，用适当溶剂洗去干扰物后再用一种与待测物亲和力更强的溶剂将待测物从固相柱上洗脱下来；另一种是干扰物与固相柱的亲和力较待测物强，上样后待测物会直接流出萃取柱，此种情况应在上样后立即收集流出液，然后再用适当溶剂洗脱萃取柱上保留的少量待测物，将洗脱液与流出液合并后测定。

（4）固相萃取的一般步骤　固相萃取的操作步骤可以分为：活化、上样、淋洗和洗脱。如萃取柱保留的是目标化合物则执行以上四步操作，如萃取柱保留的是干扰物，就只需执行活化、上样和洗脱三步操作。

①活化　商品键合相 SPE 柱使用前应先行活化，使柱内环境与供试品溶剂相容，以便有效地保留目标化合物。通常 100mg 填料用 1 ~ 2ml 溶剂活化，活化溶剂的强度应等于或强于洗脱溶剂的强度才能除去所有可能与待测物一起被洗脱的干扰物，达到净化的目的。活化溶剂的选用原则：A. 对于以反相键合相硅胶和非极性吸附剂为填充剂的萃取柱，通常用水溶性有机溶剂如甲醇、乙腈、异丙醇或四氢呋喃进行活化；B. 对于以硅胶和极性吸附剂为填充剂的正相萃取柱，通常用溶解供试品的有机溶剂进行活化；C. 对于以离子交换剂为填充剂的萃取柱，一般用 3 ~ 5ml 去离子水或低浓度的离子缓冲溶液活化。

②上样　将供试品溶液装入萃取柱，萃取柱中的填充剂主要保留供试品中的待测物或干扰物，其余组分通过并流出萃取柱。

③淋洗和(或)洗脱　根据上样后出现的两种情况，分别处理。A. 上样后待测物直接流出萃取柱。在上样后立即收集流出液，然后用适当溶剂洗脱萃取柱上保留的少量待测物，将洗脱液与流出液合并后测定。B. 萃取柱保留了目标化合物（供试品中的待测物）。先用极性等于或略强于上样溶剂的淋洗剂淋洗，以除去干扰物。通常每 100mg 填充剂用 0.5 ~ 0.8ml 淋洗溶剂。再用适当的溶剂将目标化合物从萃取柱填充剂表面的固定相上洗脱下来，一般每 100mg 填充剂用 0.5 ~ 0.8ml 洗脱溶剂。洗脱时应注意控制溶剂流速，通常采用 3 ~ 10ml/min 的洗脱速度。

（5）注意事项　在上样及淋洗和目标化合物的洗脱过程中，需要控制溶剂流过萃取柱的流速并保持稳定，有利于提高回收率和重现性。一个正相或反相萃取柱的容量与填充剂的重量有关，一般来说，每 100mg 填充剂能保留 1 ~ 3mg 的分析物；另外，每次流过萃取柱的溶剂必须与前一溶剂互溶，否则会导致净化效果和回收率降低。由于萃取柱为一次性使用，而且萃取柱暴露于溶剂的时间很短，所以用化学键合相作为填充剂的萃取柱可以在 pH 1 ~ 14 范围内应用。

例 3 - 19　阿片片中吗啡的含量测定：阿片中含有吗啡、可待因、罂粟碱及那可汀等数十种生物碱，由于阿片所含的各种生物碱中以吗啡镇痛作用最强，所以各国药典均以阿片中吗啡的含量作为评价阿片的质量指标。

原理：阿片中的大部分生物碱均是以罂粟酸盐或硫酸盐存在，在 pH 值约为 9 的条件下吗啡成为游离碱，可以被萃取柱吸附，用水淋洗可除去有关物质，再用酸性溶剂使之成盐解吸附而被洗脱。

方法：取固相萃取柱（十八烷基硅烷键合硅胶为填充剂）一支，依次用甲醇－水（3∶1）15ml与水5ml冲洗，再用pH值约为9的氨水溶液（取水适量，滴加氨试液至pH 9）冲洗至流出液pH值约为9，待用。取本品20片，精密称定，研细，精密称取适量（约相当于吗啡1.5mg），置磨口锥形瓶中，精密加5%醋酸溶液10ml，超声处理20分钟使吗啡溶解，取出，放冷，滤过，精密量取续滤液1ml，置上述固相萃取柱上，滴加氨试液适量使柱内溶液的pH值约为9（上样前另取同体积的续滤液预先调试，以确定滴加氨试液的量），摇匀，待溶剂滴尽后，用水约20ml冲洗至中性，用5%醋酸溶液洗脱，用5ml量瓶收集洗脱液至刻度，摇匀，作为供试品溶液，照高效液相色谱法测定。

二、半固体制剂分析

（一）软膏剂分析

半固体制剂，主要包括油脂性或水溶性基质制成的软膏剂和水包油或油包水型乳膏剂，以及含水凝胶性糊剂或脂肪糊剂等。因该类制剂中含有大量的油脂性基质和乳状液基质，对主药的分析方法尤其是含量测定方法产生干扰，可采取下列方法制备供试溶液后测定。

（1）直接溶解主药法　对于主药含量较高、辅料干扰小的制剂，可采用直接溶解法处理样品。如硼酸软膏（规格：5%）的含量测定，可直接溶解样品后照硼酸原料药含量测定项下的方法测定，操作如下：取软膏约2g，精密称定，加甘露醇3g与新沸过的冷水20ml，置水浴上加热，搅拌使硼酸溶解，放冷，加酚酞指示液3滴，用氢氧化钠滴定液（0.1mol/L）滴定。

（2）溶剂分离基质法　同时使用有机溶剂溶解基质、水性溶剂溶解主药，在两相溶剂体系中直接测定。如氧化锌软膏的测定：取软膏约0.5g，精密称定，加三氯甲烷10ml，微温，使凡士林融化，加0.5mol/L硫酸溶液10ml，搅拌使氧化锌溶解，照氧化锌项下的方法，直接用乙二胺四醋酸二钠滴定液（0.05mol/L）滴定。

（3）溶剂提取基质法　同时使用有机溶剂溶解基质、水性溶剂溶解主药，分取水相测定。如盐酸金霉素软膏的测定：用石油醚溶解基质、0.01mol/L盐酸溶液溶解主药，分取水层，滤过后照盐酸金霉素含量测定项下用HPLC测定。

（4）滤除基质法　取一定量软膏，加入适宜溶剂，加热使主药溶解并使基质液化，放冷，待基质重新凝固，迅速滤过，取滤液测定药物的含量。如吡罗昔康软膏的测定：以0.1mol/L盐酸甲醇溶液为溶剂，70℃加热溶解吡罗昔康，冰浴中冷却使基质凝固后滤过，取滤液照紫外－可见分光光度法，在334nm的波长处测定吸光度，用百分吸收系数法计算含量。

（二）凝胶剂分析

水溶性凝胶类制剂的分析中，供分析样品制备的目的主要是消除难溶于水的西黄蓍胶、明胶、淀粉、纤维素衍生物等基质的干扰。其样品制备方法主要是根据药物的溶解性选择合适溶剂使待测药物溶解后滤除基质，或将待测药物经溶剂提取分离后测定。

例如，吡罗昔康片剂和软膏剂的含量测定：以0.1mol/L盐酸甲醇溶液为溶剂溶解、滤过后采用紫外－可见分光光度法，在353nm的波长处测定吸光度，用标准对照法计算含量。而吡罗昔康凝胶剂则以硼酸氯化钾缓冲液（pH 9.0）为溶剂溶解吡罗昔康、分散凝胶基质，滤过后同法测定。再如，他扎罗汀凝胶的含量测定，《中国药典》使用乙腈为溶剂，充分振摇使他扎罗汀溶解，用乙腈稀释至刻度，摇匀，离心，取上清液作为供试品溶液，照原料药含量测定项下的方法，用高效液相色谱法测定。

三、液体制剂分析

（一）注射剂分析

注射剂一般系由原料药溶于一定的注射用溶剂中，经滤过、灌封、灭菌而制成具有一定浓度的液体制剂。为减少注射剂对人体的刺激，并保证注射剂中主药的稳定，在注射剂中还常常还加入一些附加剂，如渗透压调节剂、pH 值调节剂、增溶剂、助溶剂、抗氧剂、抑菌剂、乳化剂、助悬剂等。在注射剂中，主药通常处于溶液状态，在其分析中主要考虑的是注射剂中的附加剂对分析方法的影响。

1. 抗氧剂的处理　具有还原性药物的注射剂，常需加入抗氧剂以增加药物的稳定性。常用的抗氧剂有亚硫酸钠、亚硫酸氢钠和焦亚硫酸钠及维生素 C 等。这些物质均具有较强的还原性，当用氧化还原滴定法测定主药含量时便会产生干扰。排除干扰的方法有以下几种。

（1）加入掩蔽剂　当注射剂中加入了亚硫酸钠或亚硫酸氢钠作抗氧剂时，如采用碘量法、铈量法或亚硝酸钠滴定法测定注射剂中的主药含量时，抗氧剂可造成测定结果偏高。加入掩蔽剂丙酮或甲醛，可消除干扰。

例如，维生素 C 注射液中添加有亚硫酸氢钠作抗氧剂，《中国药典》采用碘量法测定含量，规定加入丙酮作为掩蔽剂，以消除亚硫酸氢钠（或亚硫酸钠）的干扰。其反应式如下。

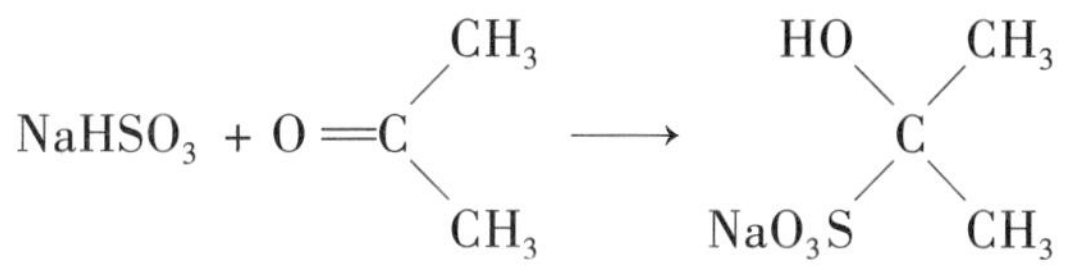

丙酮和甲醛均可掩蔽亚硫酸钠、亚硫酸氢钠和焦亚硫酸钠，但在选用时应注意甲醛的还原性。若采用的滴定液为较强的氧化剂，有可能氧化甲醛时，则不宜选用甲醛做掩蔽剂。

（2）加酸分解　亚硫酸钠、亚硫酸氢钠及焦亚硫酸钠均可被强酸分解，在强酸溶液中产生二氧化硫气体，经加热可全部逸出除去。例如，磺胺嘧啶钠注射液的含量测定采用亚硝酸钠滴定法，虽因其中添加有作为稳定剂的亚硫酸氢钠，可消耗亚硝酸钠滴定液，但由于在滴定前，已加入一定量的盐酸（这是亚硝酸钠滴定法所要求的条件），使亚硫酸氢钠分解，从而排除了它们的干扰，因而无需另行处理。其分解反应为：

$$NaHSO_3 + HCl \longrightarrow NaCl + H_2O + SO_2$$

（3）加入弱氧化剂氧化　此法是加入一种弱氧化剂将亚硫酸盐或亚硫酸氢盐氧化成不具有还原性的硫酸盐而排除干扰。选用的氧化剂应不氧化待测药物，亦不会消耗滴定液，常用的氧化剂为过氧化氢和硝酸。

$$Na_2SO_3 + H_2O_2 \longrightarrow Na_2SO_4 + H_2O$$

$$NaHSO_3 + H_2O_2 \longrightarrow NaHSO_4 + H_2O$$

$$Na_2SO_3 + 2HNO_3 \longrightarrow Na_2SO_4 + H_2O + 2NO_2 \uparrow$$

$$2NaHSO_3 + 4HNO_3 \longrightarrow Na_2SO_4 + 2H_2O + H_2SO_4 + 4NO_2 \uparrow$$

（4）溶剂提取分离　利用物质溶解性的不同，分离后测定或直接用色谱法测定。如盐酸阿扑吗啡注射液中加有焦亚硫酸钠作抗氧剂，《中国药典》根据生物碱的溶解性，在碳酸氢钠碱性下用无过氧化物的乙醚提取游离阿扑吗啡，然后再用间接酸碱滴定法测定。

2. 稀释溶剂的处理 注射剂所用的溶剂一般分为水性溶剂和非水性溶剂，这些稀释溶剂虽不影响活性成分的疗效和质量，但常常会影响注射剂的分析方法，需在分析前对供试品进行处理。

（1）水性溶剂的处理 水性溶剂最常用的为注射用水，也可用0.9%氯化钠溶液或其他适宜的水溶液。水性溶剂对大多数分析方法不构成干扰，可直接稀释至适当浓度后测定。如《中国药典》测定山梨醇注射液的含量，方法如下：精密量取本品（规格为100ml∶25g），用水定量稀释250倍后，精密量取10ml（约相当于山梨醇10mg），照山梨醇含量测定项下的方法，用间接碘量法测定。再如《中国药典》采用高效液相色谱法测定丁溴东莨菪碱注射液的含量，供试品溶液制备方法如下：精密量取本品适量，用流动相定量稀释制成每1ml中约含0.4mg的溶液，即得。

水性溶剂主要干扰非水溶液滴定法，可采用有机溶剂萃取法处理样品。如《中国药典》采用非水溶液滴定法测定二盐酸奎宁注射液含量，样品处理方法如下：精密量取适量，用水定量稀释，经氨试液碱化后，用三氯甲烷萃取，萃取液用同一份水洗涤后合并，置水浴上蒸去三氯甲烷，加无水乙醇2ml，再蒸干，在105℃干燥1小时，放冷，加醋酐与冰醋酸溶解后，加结晶紫指示液1滴，用高氯酸滴定液（0.1mol/L）滴定。

（2）非水性溶剂的处理 非水性溶剂常用植物油，主要为供注射用的大豆油，其他还有乙醇、丙二醇和聚乙二醇等。非水性溶剂通常对以水为溶剂的分析方法，如滴定法、反相高效液相色谱法等可产生影响。处理方法如下。

①溶剂稀释法 对某些主药含量较高，分析时取样量较少的注射剂，可用有机溶剂稀释后测定，油溶液不致对测定产生影响。例如，己酸羟孕酮注射液为灭菌油溶液，《中国药典》采用反相高效液相色谱法测定含量。制备供试品溶液时，用内容量移液管精密量取注射液（规格为1ml∶0.125g）适量，用甲醇定量稀释制成每1ml中约含20μg的溶液，即得。供试品稀释约6000倍，对高效液相色谱的测定不会造成影响。再如，卡莫司汀注射液为聚乙二醇灭菌溶液（规格为2g∶125mg），含量测定方法如下：精密称取适量，加无水乙醇溶解并定量稀释制成每1ml中约含卡莫司汀20μg的溶液，照卡莫司汀含量测定项下的方法，用紫外-可见分光光度法，在230nm的波长处测定吸光度，按吸收系数法计算含量。

②溶剂萃取法 可选择适当的溶剂，如甲醇、乙醇等，将药物提取后再行测定。如用反相高效液相色谱法测定黄体酮注射液含量时，《中国药典》用内容量移液管精密量取供试品适量，用乙醚洗涤移液管内壁并定量稀释供试品，精密量取乙醚稀释液适量，温水浴中挥干乙醚，再用甲醇分次提取，合并甲醇提取液，照原料药含量测定项下的方法测定。

③柱色谱分离法 如丙酸睾酮注射液的含量测定，USP40采用柱色谱法处理样品，使用乙醇-水-正庚烷（95∶5∶50）混合溶剂的上层分散填装的硅烷化硅藻土处理柱，作为固定相吸收在硅烷化硅藻土担体上，用正庚烷稀释注射剂后上样，用混合溶剂的下层作为流动相洗脱丙酸睾酮，经异烟肼衍生化后在380nm的波长处测定。

测定时，量取相当于100mg丙酸睾酮的注射液，用正庚烷稀释后注入分离柱中，溶剂油由于极性小而被滞留在硅烷化硅藻土柱上，丙酸睾酮则被流动相洗脱。

3. 助溶剂的干扰及排除 注射剂中常加入一些协助主药溶解，且使注射剂稳定性增加的物质，称为助溶剂。如艾司唑仑注射液为含有适宜助溶剂的灭菌水溶液。一般情况下，助溶剂对主药的含量测定方法不会构成干扰。但是，当助溶剂的浓度较高时可能对主药的滴定分析法或分光光度法等产生干扰，也可能对主药的色谱行为产生影响，或对有关物质的测定产生干扰。当上述干扰不明显时，可通过溶剂稀释法加以消除。若助溶剂对测定方法存在明显干扰，可用有机溶剂萃取法消除，或经空白辅料试验后，在计算时扣除空白响应值，如滴定分析法的空白试验消耗体积、紫外－可见分光光度法的空白吸光度值、高效液相色谱法的空白辅料溶液在相应保留时间处的峰面积等。

（二）口服溶液分析

口服溶液或糖浆剂中常含有较高浓度的蔗糖，若主药浓度较高时，分析样品可采用溶剂稀释法制备；若主药浓度较低时，应注意蔗糖及其他附加成分对分析方法的干扰，样品制备方法可采用有机溶剂提取法。

例3－20　布洛芬口服溶液的含量测定：《中国药典》采用高效液相色谱法测定，由于主药浓度较高（规格为10ml∶0.1g），用溶剂稀释法制备供试品溶液，方法如下：用内容量移液管，精密量取本品适量，用甲醇定量稀释制成每1ml中含布洛芬0.5mg的溶液，即得。

四、复方制剂分析

复方制剂系指含有两种或两种以上活性成分的制剂，其含量测定首选高效液相色谱法，以消除各组分之间的相互干扰。为消除辅料的影响，分析样品的制备可参考各单方制剂含量测定项下供试品溶液的制备方法。

例3－21　复方卡托普利片的含量测定：《中国药典》以流动相为溶剂，采用溶解－滤过法制备供试品溶液，用反相高效液相色谱法同时测定卡托普利与氢氯噻嗪的含量。

此外，复方制剂也可采用基于不同特性反应的专属性滴定分析法；或对待测组分进行适当处理后采用相应的滴定分析法；或采用基于不同显色反应的比色分析法；或采用计算光谱法；或经萃取分离后，分别测定各组分的含量。

例3－22　安钠咖注射液的含量测定：安钠咖注射液系由咖啡因与苯甲酸钠制成的灭菌水溶液。《中国药典》采用基于咖啡因与碘生成沉淀反应的剩余碘量法测定咖啡因含量，另采用基于苯甲酸钠碱性及苯甲酸钠与游离苯甲酸具有不同溶解特性的双相滴定法测定苯甲酸钠的含量。

例3－23　复方乙酰水杨酸片的含量测定：复方乙酰水杨酸片系含阿司匹林（乙酰水杨酸）、对乙酰氨基酚和咖啡因的复方制剂。其质量标准分别采用基于阿司匹林游离羧基酸性的三氯甲烷提取－酸碱滴定法测定阿司匹林含量、基于游离芳伯氨基重氮化反应的酸水解－亚硝酸钠滴定法测定对乙酰氨基酚含量和基于生物碱沉淀反应的剩余碘量法测定咖啡因的含量。

例3－24　复方炔诺孕酮滴丸的含量测定：该制剂每丸含炔诺孕酮0.3mg和炔雌醇0.03mg，《中国药典》采用基于不同显色反应的比色法分别测定炔诺孕酮和炔雌醇的含量，方法如下。

供试品溶液的制备：取本品（糖衣丸）10丸，除去包衣后，置20ml量瓶中，加乙醇约12ml，微温使炔诺孕酮与炔雌醇溶解，放冷，用乙醇稀释至刻度，摇匀，滤过，取续滤液作为供试品溶液。

炔诺孕酮的测定：精密量取供试品溶液1ml，置具塞锥形瓶中，精密加乙醇3ml与碱性三硝基苯酚溶液4ml，密塞，在暗处放置80分钟，照紫外－可见分光光度法，在490nm的波长处测定吸光度，另取炔诺孕酮对照品溶液（0.15mg/ml）同法测定，计算，即得。

炔雌醇的测定：精密量取供试品溶液 2ml，置具塞锥形瓶中，置冰浴中冷却 30 秒钟后，精密加硫酸 - 乙醇（4∶1）8ml，随加随振摇，加完后继续冷却 30 秒钟，取出，在室温放置 20 分钟，照紫外 - 可见分光光度法，在 530nm 的波长处测定吸光度，另取炔雌醇对照品溶液（15μg/ml）同法测定，计算，即得。

例 3 -25 复方氨基酸注射液中色氨酸与山梨醇的含量测定：复方氨基酸注射液系由 18 种氨基酸和山梨醇制成的复方制剂，可采用氨基酸分析仪或高效液相色谱法测定氨基酸含量。其中，山梨醇可采用离子交换固相萃取 - 氧化还原滴定法测定；色氨酸若不能同时测定，也可采用双波长分光光度法测定，方法如下。

取酪氨酸对照品溶液（5μg/ml），以 280nm 为测定波长（λ_2），在 303nm 波长附近（每间隔 0.2nm）选择等吸光度点波长及参比波长（λ_1）。要求 $\Delta A = A_{\lambda_2} - A_{\lambda_1} = 0$，再在 λ_2 与 λ_1 波长处分别测定色氨酸对照品溶液（18μg/ml）与供试品溶液的吸光度，求出各自的吸光度差值（ΔA），计算，即得。

扫码“练一练”

重点小结

- 分析样品的制备
  - 化学原料药分析
    - 直接溶解法 —— 常用溶剂：水、甲/乙醇、稀酸/碱溶液
    - 提取分离法
      - 常用有机溶剂：乙醚、三氯甲烷
      - 常用酸化试剂：稀盐酸、稀硫酸
      - 常用碱化试剂：氨水、氢氧化钠试液
    - 化学降解法
      - 水解法
        - 酸水解法
        - 碱水解法
      - 氧化还原法
        - 酸性氧化法
        - 碱性还原法
    - 化学衍生化法
      - 高效液相色谱法
        - 紫外/荧光衍生化
        - 手性衍生化
      - 气相色谱法
        - 硅烷化
        - 酰化/烷基化
    - 有机破坏法
      - 凯氏定氮法
        - 原理
        - 消解剂
      - 高温炽灼法
      - 氧瓶燃烧法
        - 燃烧产物
        - 吸收液
  - 药物制剂分析
    - 固体制剂分析
      - 溶解–滤过法
        - 直接溶解法
        - 超声波辅助溶解法
      - 萃取法
        - 溶剂萃取法
        - 固相萃取法
    - 半固体制剂分析
      - 软膏剂分析
        - 直接溶解法
        - 溶剂分离基质法
        - 溶剂萃取基质法
        - 滤除基质法
      - 凝胶剂分析法
        - 溶解–滤过法
        - 溶剂萃取法
    - 液体制剂分析
      - 注射剂分析
        - 抗氧剂的处理
        - 稀释溶剂的处理
        - 助溶剂的干扰与排除
      - 口服溶液分析
        - 溶剂稀释法
        - 溶剂萃取法
    - 复方制剂分析 —— 首选高效液相色谱法或可采取专属分析法

（于　淼）

第四章　药物的鉴别

学习目标

1. **掌握**　药物鉴别的项目和常见鉴别试验法。
2. **熟悉**　一般鉴别试验的项目、常见物理常数的定义和测定法。
3. **了解**　药物鉴别试验的原理、具有鉴别意义的中药现代分析项目。

药物的鉴别（identification）是根据药物的化学结构和理化性质，用规定的试验方法验证药品包装标签所标示的名称与内容物一致性的过程，习称为辨别药物的真伪。由于辨别药物的真伪是保证药品安全、有效的前提条件，所以鉴别是药物分析工作中的首项工作。药物的鉴别系证实样品是否为其标签所标示的药物，而不是对未知物质进行结构确证。质量标准鉴别项下的试验方法具有一定的专属性，具备这些试验所基于的特性是证实该药物的必要条件，而非充分条件。因此，质量标准鉴别项下的试验方法不足以鉴别未知药物。《中国药典》指出：鉴别项下规定的试验方法，系根据反映该药品某些物理、化学或生物学等特性所进行的药物鉴别试验，不完全代表对该药品化学结构的确证。

药物鉴别常用的试验方法有物理学方法、化学方法、物理化学方法和生物学方法等。物理学方法是指基于药物物理属性的鉴别试验法，如紫外吸收光谱的最大或最小吸收波长及吸光系数、红外吸收光谱特征、钠离子的特征焰色等；化学方法是指基于特征结构的化学反应试验法，如呈色反应、沉淀生成反应、气体生成反应和荧光反应等；物理化学方法主要是指仪器分析方法，如色谱法等；生物学方法主要是指利用药效学和分子生物学等技术进行的鉴别方法，如免疫鉴别法、生物效价测定法等。

药物鉴别试验通常包括一般鉴别试验和特殊鉴别试验，其试验的方法与结果收载在药品质量标准的“鉴别”项下。另外，在药品质量标准的“性状”项下收载的外观、溶解度和物理常数等内容虽非“鉴别”试验法，尤其是其中的外观和溶解度试验更是具有主观性，不作为强制性标准，但其物理常数测定为客观性试验，其结果既具有真伪鉴别的作用、也具有纯度检查的意义，所以也在本章中简要介绍。

第一节　性状检验

药品的性状反映了药品的一般物理属性与特性常数。其中，一般物理属性包括外观、臭味、溶解度等，其检验方法与结果的评价具有主观性，其检验结果不具有强制性，但可作为药物鉴别试验的辅助试验；物理常数具有特征性，其测定结果对药品的真伪鉴别与纯度检查具有双重意义，是评价药品质量的主要指标之一。

扫码“学一学”

一、外观查验

外观性状是指药品的色泽和外表感观的规定，一般包括药品的聚集状态（包括晶型、粒度）、色泽和特定的臭味等。如果需要对药品的晶型、粒度或溶液的颜色作严格控制时，应在检查项下另作具体规定。

1. 查验方法 供试品的形式不同，外观性状的查验方法也有所区别。原料药查验时一般不需预处理，直接置于表面皿等方便观察的器皿中，在充足的光线下，观察药品的聚集状态、色泽以及臭味。“色泽”是指在日光灯下观察到的药品的颜色及光泽度。如用两种色调复合描述色泽时，以后一种色调为主。例如，黄棕色，即以棕色为主，以黄色为辅。“臭味”应是药品本身所固有的，不包括因混有不应有的残留有机溶剂而带入的异臭。药品如出现异臭，则说明产品质量有问题。查验臭味时，可直接嗅闻，必要时也可以借助一些简易的物理方法，如燃烧、加热等。具有特殊臭味或具有引湿、风化、遇光变质等与贮藏条件有关的性质时，在性状项下应予以描述。

2. 结果评价 外观与嗅味是利用人们的视觉与嗅觉直接感知药品的质量信息，方法简便、快速。但由于药品质量标准对外观性状并无严格的检测方法和评价标准，其结果评价具有主观性，所以其查验结果仅作为药品质量评价的参考，药品的真伪鉴别还需要通过其他鉴别试验进行确证。值得注意的是有的药品因生产工艺的不同，可导致外观与嗅味的差异，如果这些差异不影响药品的质量，一般是允许的。这在药品检验和起草质量标准时应予以注意。

药品的外观性状虽然在一般情况下不作为强制标准，但当其发生显著改变时也可作为质量评价的有效指标，可对药品的真伪及优劣做出初步判断，这对于现场的快速分析具有重要意义。如果药品的外观与标准规定的外观显著不一致时，说明该药品的质量已经发生显著改变，或者不是包装标签所标示的药品。

3. 示例 例如，《中国药典》规定：甲硝唑（metronidazole）为白色至微黄色的结晶或结晶性粉末，有微臭；片剂为白色或类白色片；胶囊内容物为白色至微黄色的粉末；注射液为无色至微黄色的澄明液体。当甲硝唑的原料药显示为无定形粉末，或为深黄色粉末，或有显著的异臭；当片剂表面粗糙、松散，或颜色变深、甚至出现不均匀的色斑、霉斑等现象；当胶囊壳出现软化、粘连，内容物出现结块、潮解或颜色变深等现象；当注射剂出现浑浊或絮状物，或颜色变深等现象，均表示该药品已经变质失效或可能并非包装标签所标示的药品，可判定为不合格。

二、溶解度测定

溶解度（solubility）是化学物质的一种物理性质，指在一定温度条件下，该物质在一定量的某种溶剂中达到饱和状态时所溶解的克数。作为一种物理性质，药品的溶解度在一定程度上能反映该药品的纯度、晶型或粒度等。《中国药典》在凡例中规定：溶解1g（固体）或1ml（液体）药品所需的溶剂量（ml）作为药品的近似溶解度，以“极易溶解、易溶、溶解、略溶、微溶、极微溶解、几乎不溶或不溶”等名词术语表示。溶解度术语的相关规定见表4－1。

表4－1 《中国药典》有关溶解度的规定

溶解度术语	溶质量/g（ml）	溶剂量/ml
极易溶解	1	<1
易溶	1	1～<10
溶解	1	10～<30

续表

溶解度术语	溶质量/g（ml）	溶剂量/ml
略溶	1	30 ~ <100
微溶	1	100 ~ <1000
极微溶解	1	1000 ~ <10000
几乎不溶或不溶	1	≥10000

1. 测定方法　《中国药典》凡例规定：除另有规定外，称取研成细粉的供试品或量取液体供试品，于25℃ ±2℃一定容量的溶剂中，每隔5分钟强力振摇30秒；观察30分钟内的溶解情况，如无目视可见的溶质颗粒或液滴时，即视为完全溶解。

测定时应根据供试品的性质确定取样量。对于易于溶解的药品可取1 ~3g，贵重药品和毒剧药品的取样量可以酌情减少。一般常用的溶剂有水、甲醇、乙醇、乙醚、三氯甲烷、无机酸或无机碱溶液，如0.1mol/L盐酸溶液、氢氧化钠试液等。

2. 结果评价　溶解度测定方法简便，不需要特殊的仪器设备。《中国药典》规定：质量标准正文各品种项下选用的部分溶剂及其在该溶剂中的溶解性能，可供精制或制备溶液时参考；对在特定溶剂中的溶解性能需作质量控制时，应在该品种检查项下另作具体规定，如检查项下“溶液澄清度”的规定。（详见第五章）。

3. 示例　原料药在性状下常有溶解度的规定。例如，《中国药典》规定：布洛芬（ibuprofen）在乙醇、丙酮、三氯甲烷或乙醚中易溶，在水中几乎不溶，在氢氧化钠或碳酸钠试液中易溶。

三、物理常数测定

药品的物理常数（physical constants）是药品的特性常数，其测定结果不仅对药品具有鉴别意义，也反映药品的纯度，是评价药品质量的主要指标之一。《中国药典》收载的物理常数包括：熔点、吸收系数、比旋度、相对密度、凝点、馏程、折光率、黏度、碘值、皂化值和酸值等。

（一）熔点测定

1. 定义　熔点（melting point，mp）是指按照规定的方法测定，药物由固体熔化成液体的温度、熔融同时分解的温度，或在熔化时自初熔至终熔的一段温度（熔距）。在上述定义中，“初熔”是指供试品在毛细管内开始局部液化出现明显液滴时的温度；“终熔”是指供试品全部液化时的温度；“熔融同时分解”是指供试品在一定温度下熔融同时产生气泡、变色或浑浊等现象。

熔点是固体有机药物重要的物理常数，在药品质量标准中，对于纯度较高的化学原料药物一般均有熔点的规定。对于测定熔点的药品而言，供试品应在熔点以下遇热晶型不转化，并且初熔点和终熔点容易分辨。药物若纯度差，则熔点下降、熔距延长。因此，通过测定药物的熔点，不但可以鉴别药物的真伪，也可用于检查药品的纯杂程度。当供试品存在多晶型现象时，在保证化学纯度的基础上，熔距值大小也可反映其晶型纯度。

2. 测定方法　《中国药典》规定采用毛细管法测定熔点。根据药品的性质不同，熔点测定法又分为3种：第一法用于测定易粉碎的固体药品，第二法用于测定不易粉碎的固体药品（如脂肪、脂肪酸、石蜡、羊毛脂等），第三法用于测定凡士林或其他类似物质。如在正文品种项下未注明方法时，均系指采用第一法。

（1）第一法　《中国药典》收载有 A 法（传温液加热法）和 B 法（电热块空气加热法）两种方法。其中，B 法系采用自动熔点仪的熔点测定法，若对 B 法测定结果持有异议，应以 A 法测定结果为准。A 法操作如下。

取供试品适量，研成细粉，除另有规定外，按各品种项下干燥失重的条件进行干燥。如该品种不检查干燥失重、熔点范围低限在 135℃以上并且受热不分解的品种，可采用 105℃干燥；对熔点在 135℃以下或受热分解的品种，可在五氧化二磷干燥器中干燥过夜或用其他适宜的干燥方法干燥，如恒温减压干燥。

取供试品适量，置熔点测定用毛细管（简称毛细管，由中性硬质玻璃管制成，长 9cm 以上，内径 0.9～1.1mm，壁厚 0.10～0.15mm，一端熔封；当所用温度计浸入传温液在 6cm 以上时，管长应适当增加，使露出液面 3cm 以上）中，轻击管壁或借助长短适宜的洁净玻璃管，垂直放在表面皿或其他适宜的硬质物体上，将毛细管自上口放入使自由落下，反复数次，使粉末紧密集结在毛细管的熔封端。装入供试品的高度为 3mm。另将玻璃温度计（分浸型，具 0.5℃刻度，经熔点测定用对照品校正）放入盛装传温液（熔点在 80℃以下者，用水；熔点在 80℃以上者，用硅油或液状石蜡）的容器中，使温度计汞球部的底端与容器的底部距离 2.5cm 以上（用内加热的容器，温度计汞球与加热器上表面距离 2.5cm 以上）或使用经对照校正后的电阻或数字温度计；加入传温液以使传温液受热后的液面恰在温度计的分浸线处。将传温液加热，待温度上升至较规定的熔点低限约低 10℃时，将装有供试品的毛细管浸入传温液，贴附在温度计上（可用橡皮圈或毛细管夹固定），位置须使毛细管的内容物部分恰在温度计测量值中部；继续加热，调节升温速率为每分钟上升 1.0～1.5℃，加热时须不断搅拌使传温液温度保持均匀，记录供试品在初熔至终熔时的温度，重复测定 3 次，取其平均值，即得。

凡在正文品种的熔点项下注明有“熔融同时分解”的品种，方法基本同上，但升温速度应调节为每分钟上升 2.5～3.0℃，并应以供试品开始局部液化出现明显液滴或开始产生气泡时的温度作为初熔温度，以供试品的固相消失、全部液化时的温度作为终熔温度。遇有固相消失不明显时，应以供试品分解物开始膨胀上升时的温度作为终熔温度。对于无法分辨初熔和终熔时，可记录其产生突变（如颜色突然变深、供试品突然迅速膨胀上升）时的温度作为熔点，此时可只有一个温度数据。

熔点测定结果应注意：熔点是指初熔至终熔的一段温度（又称熔距），《中国药典》规定的各品种的熔点范围一般为 3～4℃，而被测样品的熔距一般不超过 2℃。在结果判断时应注意“初熔”和“终熔”温度的判断。初熔之前，毛细管内的供试物可能出现“发毛”“收缩”“软化”和“出汗”等现象，在未出现局部液化的明显液滴和持续熔融过程时，均不作初熔判断。但如上述现象严重，熔距较长并影响初熔点的观察时，应视为供试品纯度不高的标志。“发毛”系指毛细管内的柱状供试物因受热而在其表面呈现毛糙；“收缩”系指柱状供试物向其中心聚集紧缩，或贴在毛细管边壁上；“软化”系指柱状供试物在收缩后变软，而形成软质柱状物，并向下弯塌；“出汗”系指柱状供试物收缩后在毛细管内壁出现细微液滴，但尚未出现局部液化的明显液滴和持续的熔融过程。全熔时毛细管内的液体应完全澄清，个别药品在熔融成液体后会有小气泡停留在液体中，此时容易与未熔融的固体相混淆，应仔细辨别。

（2）第二法　取供试品，注意用尽可能低的温度熔融后，吸入两端开口的毛细管（同第一法，但管端不熔封）中，使高达约 10mm。在 10℃或 10℃以下的冷处静置 24 小时，或置冰上放冷不少于2小时，凝固后用橡皮圈将毛细管紧缚在温度计（同第一法）上，使毛细管的内容物部分恰在温度计汞球中部。照第一法将毛细管连同温度计浸入传温液中，供试品的上端应在传温液液面下约10mm处；小心加热，待温度上升至较规定的熔点低限尚低约5℃时，调节升温速率使每分钟上升不超过0.5℃，至供试品在毛细管中开始上升时，记录温度计上显示的温度，即得。

（3）第三法　取供试品适量，缓缓搅拌并加热至温度达90～92℃时，放入一平底耐热容器中，使供试品厚度达到12mm±1mm，放冷至较规定的熔点上限高8～10℃；取刻度为0.2℃、汞球长18～28mm、直径5～6mm的温度计（其上部预先套上软木塞，在塞子边缘开一小槽），使冷至5℃后，擦干并小心地将温度计汞球部垂直插入上述熔融的供试品中，直至碰到容器的底部（浸没12mm），随即取出，直立悬置，待黏附在温度计球部的供试品表面浑浊，将温度计浸入16℃以下的水中5分钟，取出，再将温度计插入一外径约25mm、长150mm的试管中，塞紧，使温度计悬于其中，并使温度计汞球部的底端距试管底部约为15mm；将试管浸入约16℃的水浴中，调节试管的高度使温度计上分浸线同水面相平；加热使水浴温度以每分钟2℃的速率升至38℃，再以每分钟1℃的速率升温至供试品的第一滴脱离温度计为止；记录温度计上显示的温度，即可作为供试品的近似熔点。再取供试品，照前法反复测定数次；如前后3次测得的熔点相差不超过1℃，可取3次的平均值作为供试品的熔点；如3次测得的熔点相差超过1℃时，可再测定2次，并取5次的平均值作为供试品的熔点。

熔点的测定方法除《中国药典》规定的毛细管法之外，还有热分析法。对于一些熔点难以判断或熔融同时分解的药物而言，在采用毛细管法测定同时应采用热分析方法进行比较研究。

（二）吸收系数测定

1. 定义　吸收系数（absorption coefficient）是指在一定波长、溶剂和温度等条件下，吸光物质在单位浓度及单位液层厚度时的吸光度。吸收系数是药物的重要物理常数，反映了药物对某一特定波长光的吸收能力。不同药物对同一波长的单色光可有不同的吸收系数，吸收系数越大，表明该药物的吸光能力越强，测定的灵敏度越高，因此，吸收系数是药物定性和定量的依据之一。

由于物质浓度的计量单位不同，吸收系数有两种形式：摩尔吸收系数（molar absorption coefficient，ε）和百分吸收系数（percentile absorption coefficient，$E_{1cm}^{1\%}$）。其中，摩尔吸收系数是指在一定波长下，吸光物质溶液浓度为1mol/L、光程长度为1cm时的吸光度值；百分吸收系数是指在一定波长下，吸光物质溶液浓度为1%（g/ml），光程长度为1cm时的吸光度值。《中国药典》采用百分吸收系数。

2. 测定原理　若被测溶液只含单一吸光物质时，将被测溶液放入光程长度为l的吸收池中，由测得的吸光度值A，根据Beer－Lambert定律（$E=A/Cl$），即可计算出溶液中该物质的吸收系数。

3. 测定方法　吸收系数采用紫外－可见分光光度计测定。方法为：按照正文品种项下的规定，取干燥的供试品适量，用规定的溶剂配制成吸光度在0.3～0.7之间的浓度，以配制供试品溶液的同批溶剂为空白对照，在规定的吸收峰波长处±2nm以内测试几个点的吸光度，或由仪器在规定波长附近自动扫描测定，以核对供试品的吸收峰波长位置是否正确。除另有规定外，吸收峰波长应在该品种项下规定的波长±2nm以内，并以吸光度最大的波长作为测定波长，测定吸光度值，计算，即得。

4. **注意事项**

（1）仪器校正　应严格按照《中国药典》通则“0401 紫外－可见分光光度法”规定的仪器校正和检定方法进行仪器校正。质量标准起草时，所选用的分光光度计应尽量为市场上的主流仪器，并且同一台仪器测定结果的相对标准偏差（RSD）不得超过1%，各台仪器测得结果的 RSD 不得超过 1.5%，以平均值确定为该品种的吸收系数。

（2）溶剂选择　在测定波长处，溶剂的吸收应无干扰。常用的溶剂有 0.1mol/L 的盐酸溶液、0.1mol/L 氢氧化钠溶液、甲醇、乙醇等，也可使用缓冲溶液。

（3）供试品处理　一般取干燥的供试品测定，但如果供试品不稳定，可用未经干燥的供试品测定，然后再另取供试品测定干燥失重或水分，计算时扣除。

5. **示例**　地塞米松（dexamethasone）吸收系数的测定：取本品，精密称定，加乙醇溶解并定量稀释制成每1ml 中约含 10μg 的溶液，照紫外－可见分光光度法，在 240nm 的波长处测定吸光度，吸收系数（$E_{1cm}^{1\%}$）为 380～410。

（三）比旋度测定

1. **定义**　比旋度（specific rotation）是指在一定波长与温度下，偏振光通过长 1dm 且每 1ml 中含有旋光性物质 1g 的溶液时测得的旋光度，以符号［α］表示。

比旋度是手性化合物的重要物理常数。当手性化合物不纯时，测出的比旋度会有所改变。所以，测定比旋度不但可以鉴别手性药物的真伪，而且也可用于手性药物的检查和含量测定。

2. **测定方法**　比旋度的测定采用旋光度测定法。除另有规定外，该方法系采用钠光谱的 D 线（589.3nm）为光源，测定管长度为 1dm（如使用其他管长应进行换算），温度为 20℃，测定的比旋度用 $[\alpha]_D^{20}$ 表示。

测定旋光度时，将测定管用供试液体或溶液（取固体供试品，按各品种项下的方法制成）冲洗数次，缓缓注入供试液体或溶液适量（注意勿使光路中有气泡），置于读数至 0.01°并经过检定的旋光计内，检测读数，即得供试液的旋光度。使偏振光向右旋转者（顺时针方向）为右旋，以“＋”符号表示；使偏振光向左旋转者（反时针方向）为左旋，以“－”符号表示。用同法读取旋光度 3 次，取 3 次的平均数，照式（4－1）或式（4－2）计算，即得供试品的比旋度。

旋光度与比旋度间的关系式如式（4－1）和式（4－2）所示。

液体供试品

$$[\alpha]_D^t = \frac{\alpha}{ld} \tag{4-1}$$

固体供试品

$$[\alpha]_D^t = \frac{100\alpha}{lc} \tag{4-2}$$

式中，$[\alpha]$为比旋度；t 为测定时的温度；D 为钠光谱的 D 线；α 为测得的旋光度；l 为测定管的长度，dm；d 为液体的相对密度；c 为溶液浓度，g/100ml。

3. **示例**　在质量标准中测定比旋度的药物较多，如肾上腺素、硫酸奎宁、硫酸奎尼丁、葡萄糖、丁溴东莨菪碱和头孢噻吩钠等。例如，《中国药典》规定葡萄糖（glucose）的比旋度：取本品约 10g，精密称定，置 100ml 量瓶中，加水适量与氨试液 0.2ml，溶解后，用水稀释至刻度，摇匀，放置 10 分钟，在 25℃时，依法测定，比旋度为＋52.6°～＋53.2°。

对于液体药物还有相对密度、凝点、馏程、折光率、黏度等，脂肪与脂肪油还有碘值、皂化值和酸值等物理常数，均应按照《中国药典》相应的方法进行测定。

扫码“学一学”

第二节　一般鉴别试验

根据药物鉴别试验法的适用范围可将鉴别试验分为一般鉴别试验（universal identification test）和特殊鉴别试验（specific identification test）。一般鉴别试验是指以某一类药物的母核结构或共有基团及其理化性质为依据，通过理化反应来鉴别该类药物真伪的方法。该类方法具有广泛适用性，《中国药典》集中收载于通则“0301 一般鉴别试验”项下；特殊鉴别试验则是依据某一药物的特征基团及其理化性质，对该药进行鉴别的方法。该类方法仅针对某一特定药物设计，因而不具有广泛适用性，《中国药典》分别收载于各正文品种项下。

《中国药典》通则“0301 一般鉴别试验”项下所收载的项目包括：丙二酰脲类、托烷生物碱类、芳香第一胺类、有机氟化物类、无机金属盐类（钙盐、钠盐、钡盐、铋盐、钾盐、铁盐、铵盐、银盐、铜盐、锂盐、锌盐、锑盐、铝盐、镁盐、汞盐、亚锡盐）、有机酸盐（水杨酸盐、枸橼酸盐、乳酸盐、苯甲酸盐、酒石酸盐）、无机酸盐（亚硫酸盐或亚硫酸氢盐、硫酸盐、硝酸盐、硼酸盐、碳酸盐与碳酸氢盐、醋酸盐、磷酸盐、氯化物、溴化物、碘化物）。本节介绍一般鉴别试验中常见的鉴别反应及其原理。

一、无机阴离子的鉴别

（一）氯化物

方法1：取供试品溶液，加稀硝酸使成酸性后，滴加硝酸银试液，即生成白色凝乳状沉淀；分离，沉淀加氨试液即溶解，再加稀硝酸后，沉淀复生成。若供试品为生物碱或其他有机碱的盐酸盐，须先加氨试液使成碱性，将析出的沉淀滤过除去，取滤液进行试验。

方法2：取供试品少量，置试管中，加等量的二氧化锰，混匀，加硫酸湿润，缓缓加热，即发生氯气，能使湿润的碘化钾淀粉试纸显蓝色。

原理：

$$2Cl^- + MnO_2 + 4H^+ \longrightarrow Mn^{2+} + Cl_2\uparrow + 2H_2O$$

$$Cl_2 + 2I^- \longrightarrow 2Cl^- + I_2$$

大多数盐酸盐类药物均可采用本法鉴别，例如盐酸乙胺丁醇（ethambutol hydrochloride）、盐酸二甲双胍（metformin hydrochloride）、苯扎氯铵（benzalkonium chloride）等。

（二）溴化物

方法1：取供试品溶液，滴加硝酸银试液，即生成淡黄色凝乳状沉淀；分离，沉淀能在氨试液中微溶，但在硝酸中几乎不溶。

方法2：取供试品溶液，滴加氯试液，溴即游离，加三氯甲烷振摇，三氯甲烷层显黄色或红棕色。

常见的溴化物，如氢溴酸东莨菪碱（scopolamine hydrobromide）、氢溴酸烯丙吗啡（nalorphine hydrobromide）等生物碱的氢溴酸盐，以及苯扎溴铵（benzalkonium bromide）、溴新斯的明（neostigmine bromide）等，可采用本法鉴别。

（三）碘化物

方法1：取供试品溶液，滴加硝酸银试液，即生成黄色凝乳状沉淀；分离，沉淀在硝酸或氨试液中均不溶解。

方法 2：取供试品溶液，加少量的氯试液，碘即游离；如加三氯甲烷振摇，三氯甲烷层显紫色；如加淀粉指示液，溶液显蓝色。

常见的碘化物，如碘化钾（potassium iodide）、碘酸钾（potassium iodate）等补碘剂，可采用本法鉴别。

（四）硫酸盐

方法 1：取供试品溶液，滴加氯化钡试液，即生成白色沉淀；分离，沉淀在盐酸或硝酸中均不溶解。

方法 2：取供试品溶液，滴加醋酸铅试液，即生成白色沉淀；分离，沉淀在醋酸铵试液或氢氧化钠试液中溶解。

原理：

$$SO_4^{2-} + Pb(Ac)_2 \longrightarrow PbSO_4\downarrow\text{（白色沉淀）} + 2Ac^-$$

$$PbSO_4 + 2Ac^- \longrightarrow Pb(Ac)_2 + SO_4^{2-}$$

$$PbSO_4 + 4OH^- \longrightarrow PbO_2^{2-} + SO_4^{2-} + 2H_2O$$

方法 3：取供试品溶液，加盐酸，不能生成白色沉淀，从而与硫代硫酸盐相区别。

常见的硫酸盐药物，如硫酸沙丁胺醇（salbutamol sulfate）、硫酸奈替米星（netilmicin sulfate）、硫酸奎尼丁（quinidine sulfate）等可采用本法鉴别。

（五）硝酸盐

方法 1：取供试品溶液，置试管中，加等量的硫酸，小心混合，冷后，沿管壁加硫酸亚铁试液，使成两液层，接界面显棕色。

原理：

$$3Fe^{2+} + NO_3^- + 4H^+ \longrightarrow 3\,Fe^{3+} + NO + 2H_2O$$

$$Fe^{2+} + NO \longrightarrow FeNO^{2+}\text{（棕色配位化合物）}$$

该操作时应缓慢小心沿管壁加硫酸亚铁试液，应使成两液层，观察液层接界面的颜色。

方法 2：取供试品溶液，加硫酸与铜丝（或铜屑），加热，即发生红棕色的蒸气。

原理：

$$Cu + 2NO_3^- + 4H^+ \xrightarrow{\triangle} Cu^{2+} + 2NO_2\uparrow\text{（红棕色蒸气）} + 2H_2O$$

方法 3：取供试品溶液，滴加高锰酸钾试液，紫色不应褪去，从而与亚硝酸盐相区别。

常见为硝酸盐的药物多为生物碱的硝酸盐，如硝酸毛果芸香碱（pilocarpine nitrate）等，可采用本法鉴别。

（六）磷酸盐

方法 1：取供试品的中性溶液，加硝酸银试液，即生成浅黄色沉淀；分离，沉淀在氨试液或稀硝酸中均易溶解。

方法 2：取供试品溶液，加氯化铵镁试液，即生成白色结晶性沉淀。

方法 3：取供试品溶液，加钼酸铵试液与硝酸后，加热即生成黄色沉淀；分离沉淀，沉淀能在氨试液中溶解。

原理：

$$PO_4^{3-} + 3NH_4^+ + 12MoO_4^{2-} + 24H^+ \longrightarrow (NH_4)_3[P(Mo_3O_{10})_4]\downarrow\text{（黄色沉淀）} + 12H_2O$$

$$(NH_4)_3[P(Mo_3O_{10})_4] + 23NH_4OH \longrightarrow (NH_4)_2HPO_4 + 12(NH_4)_2MoO_4 + 11H_2O$$

常见为磷酸盐药物，如磷酸氢钙（calcium hydrogen phosphate）、磷酸可待因（codeine phosphate）、磷酸丙吡胺（disopyramide phosphate）等，以及磷酸哌嗪（piperazine phosphate）、磷酸伯氨喹（primaquine phosphate）和磷酸氯喹（chloroquine phosphate）等抗疟药，可采用本法鉴别。

二、无机阳离子的鉴别

（一）钠盐

方法1：取铂丝，用盐酸湿润后，蘸取供试品，在无色火焰中燃烧，火焰即显鲜黄色。

由于本反应极灵敏（最低检出量为0.1ng钠离子），试药和所用仪器引入微量钠盐时，也能出现鲜黄色火焰。故在鉴别前，应将铂丝烧红，趁热浸入盐酸中，如此反复处理，直至火焰不显黄色，再蘸取试样进行试验；并只有当强烈的黄色火焰持续数秒钟不退，才能确认为正反应。

方法2：取供试品约100mg，置10ml试管中，加水2ml溶解，加15%碳酸钾溶液2ml，加热至沸，应不得有沉淀生成；加焦锑酸钾试液4ml，加热至沸，置冰水浴中冷却，必要时，用玻棒摩擦试管内壁，应有致密的沉淀生成。

原理：

$$2Na^+ + K_2H_2Sb_2O_7 \longrightarrow 2K^+ + Na_2H_2Sb_2O_7 \downarrow$$

由于该反应中生成物的溶解度较大，所以反应后应置冰水浴中冷却，必要时，还需用玻璃棒摩擦试管壁，以促进沉淀的生成。

在质量标准中，上述两个反应既可同时使用，如苯巴比妥钠（phenobarbital sodium）、帕米膦酸二钠（pamidronate disodium）等；也可单独使用焰色反应，如头孢孟多酯钠（cefamandole nafate）等。

（二）钾盐

方法1：取铂丝，用盐酸湿润后，蘸取供试品，在无色火焰中燃烧，火焰即显紫色；但有少量的钠盐混存时，须隔蓝色玻璃透视，方能辨认。

该方法中，供试品中如有钠盐共存，会对钾焰的观察产生干扰，需透过蓝色钴玻璃将钠焰黄色滤去，此时观察到的火焰显粉红色。

方法2：取供试品，加热炽灼除去可能杂有的铵盐，放冷后，加水溶解，再加0.1%四苯硼钠溶液与醋酸，即生成白色沉淀。

原理：

$$K^+ + [B(C_6H_5)_4]^- \longrightarrow K[B(C_6H_5)_4]\downarrow（白色沉淀）$$

常见的钾盐药物，如青霉素钾（benzylpenicillin potassium）、枸橼酸钾（potassium citrate）、高锰酸钾（potassium permanganate）、氯化钾（potassium chloride）等，可采用本法鉴别。

（三）钙盐

方法1：取铂丝，用盐酸湿润后，蘸取供试品，在无色火焰中燃烧，火焰即显砖红色。

方法2：取供试品溶液（1→20），加甲基红指示液2滴，用氨试液中和，再滴加盐酸至恰呈酸性，加草酸铵试液，即生成白色沉淀；分离，沉淀不溶于醋酸，但可溶于盐酸。

常见的钙盐药物，如葡萄糖酸钙（calcium gluconate）、乳酸钙（calcium lactate）、氯化钙（calcium chloride）等补钙剂，可采用本法鉴别。

（四）铵盐

方法 1：取供试品，加过量氢氧化钠试液后，加热，即分解，发生氨臭；遇用水湿润的红色石蕊试纸，能使之变蓝色，并能使硝酸亚汞试液湿润的滤纸显黑色。

原理：

$$NH_4^+ + OH^- \longrightarrow NH_3\uparrow + H_2O$$

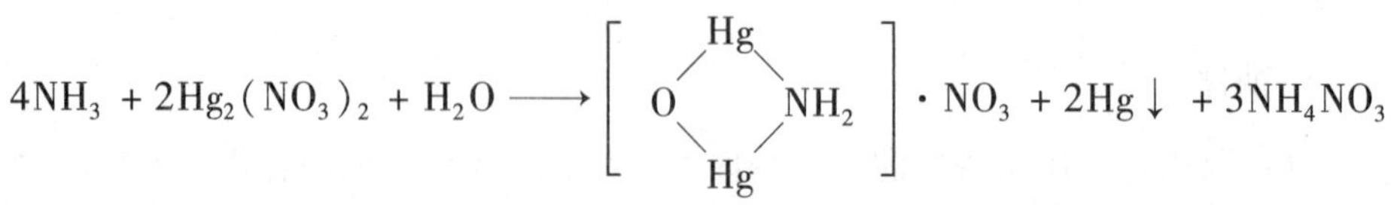

方法 2：取供试品溶液，加碱性碘化汞钾试液 1 滴，即生成红棕色沉淀。

原理：

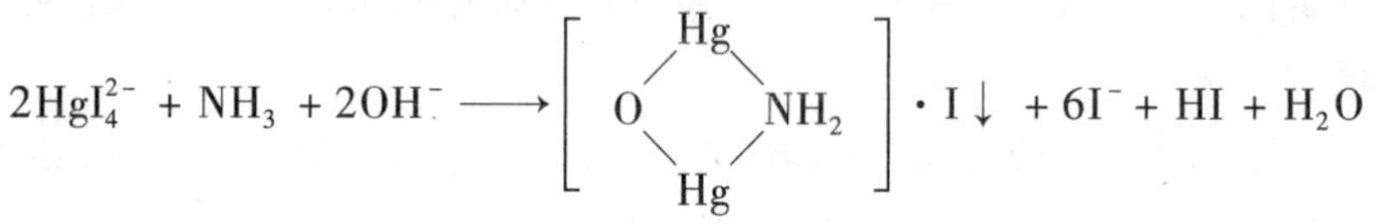

（红棕色沉淀）

本法专属性强、灵敏度高，最低检出量为 0.05μg，但在《中国药典》中应用并不多，只有氯化铵（ammonium chloride）等极少数药物采用本法鉴别。

三、有机酸盐的鉴别

（一）枸橼酸盐

方法 1：取供试品溶液 2ml（约相当于枸橼酸 10mg），加稀硫酸数滴，加热至沸，加高锰酸钾试液数滴，振摇，紫色即消失；溶液分成两份，一份中加硫酸汞试液 1 滴，另一份中逐滴加入溴试液，均生成白色沉淀。

原理：

$$3H_2SO_4 + 2KMnO_4 \longrightarrow 2MnSO_4 + K_2SO_4 + 5[O] + 3H_2O$$

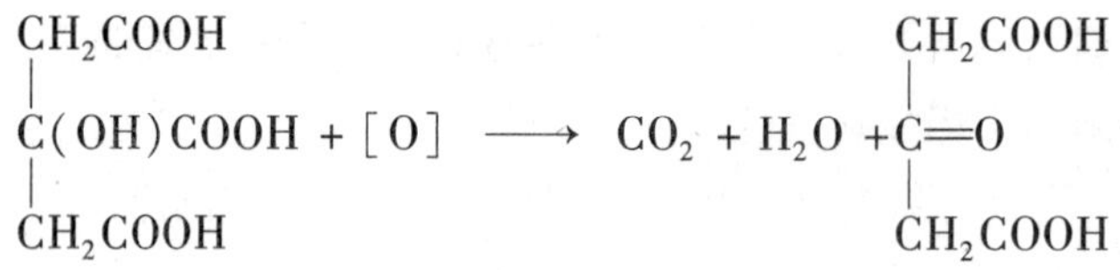

$$2HgSO_4 + 2H_2O \longrightarrow Hg_2(OH)_2SO_4 + H_2SO_4$$

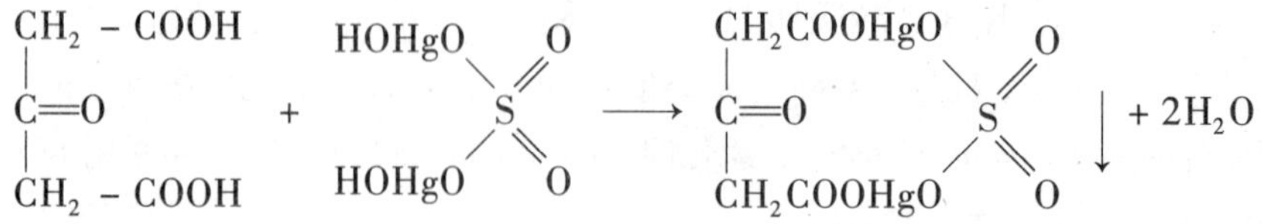

（白色沉淀）

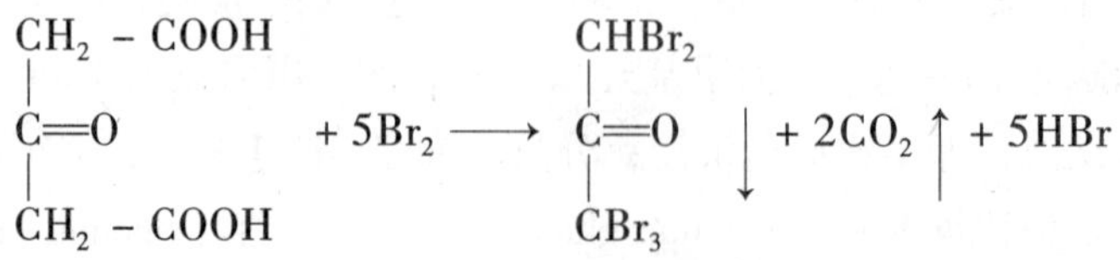

（白色沉淀）

本方法需注意：高锰酸钾的加入量不宜过多，否则丙酮二羧酸可进一步被氧化为二氧化碳和水，致使在加硫酸汞试液或溴试液后均不生成白色沉淀；溴水应边振摇边逐滴加入，以免过量的溴被五溴丙酮吸附而使沉淀呈黄色；本反应灵敏度较低，需样品量较大。

方法2：取供试品约5mg，加吡啶-醋酐（3∶1）约5ml，振摇，即生成黄色到红色或紫红色溶液。

常见的枸橼酸盐药物，如枸橼酸钠（sodium citrate）、枸橼酸钾（potassium citrate）、枸橼酸芬太尼（fentanyl citrate）、枸橼酸哌嗪（piperazine citrate）、枸橼酸喷托维林（pentoxyverine citrate）和枸橼酸氯米芬（clomifene citrate）等，可采用上述试验鉴别。

（二）酒石酸盐

方法1：取供试品的中性溶液，置洁净的试管中，加氨制硝酸银试液数滴，置水浴中加热，银即游离并附在试管的内壁成银镜。

方法2：取供试品溶液，加醋酸成酸性后，加硫酸亚铁试液1滴和过氧化氢试液1滴，待溶液褪色后，用氢氧化钠试液碱化，溶液即显紫色。

原理：

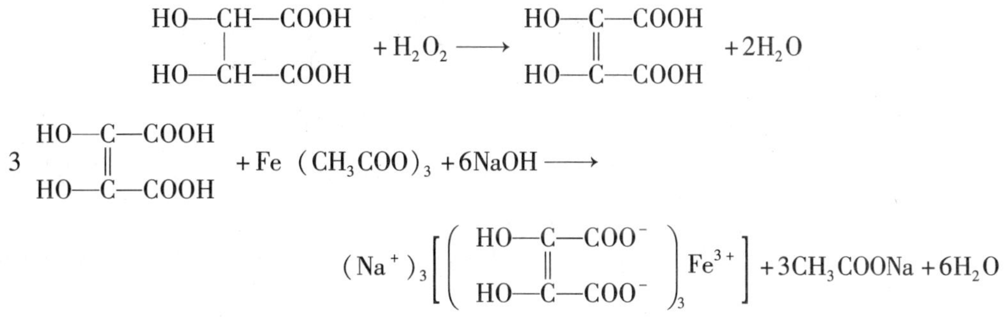

（紫色配位化合物）

常见的酒石酸盐药物，如酒石酸长春瑞滨（vinorelbine tartrate）和酒石酸美托洛尔（metoprolol tartrate）均采用方法1鉴别。

（三）醋酸盐

方法1：取供试品，加硫酸和乙醇后加热，即产生乙酸乙酯的香气。

方法2：取供试品的中性溶液，加三氯化铁试液1滴，溶液呈深红色，加稀无机酸，红色即褪去。

常见醋酸盐药物，如醋酸地塞米松（dexamethasone acetate）、醋酸去氧皮质酮（desoxycortone acetate）和醋酸氯己定（chlorhexidine acetate）等，均采用方法1鉴别。

（四）乳酸盐

方法：取供试品溶液5ml（约相当于乳酸5mg），置于试管中，加溴试液1ml与稀硫酸0.5ml，置水浴上加热，并用玻棒小心搅拌至褪色，加硫酸铵4g，混匀，沿管壁逐滴加入10%亚硝基铁氰化钠的稀硫酸溶液0.2ml和浓氨试液1ml，使成两液层；在30分钟内，两液层的接界面处出现一暗绿色的环。

原理：

$$\mathrm{HC(CH_3)(COO^-)\text{—}OH} + Br_2 + H^+ \longrightarrow CH_3CHO + CO_2\uparrow + 2HBr$$

$$CH_3CHO + [Fe(CN)_5NO]^{2-} + 2OH^- \longrightarrow [Fe(CN)_5NO=CHCHO]^{4-} + 2H_2O$$

（暗绿色）

常见的乳酸盐药物，如乳酸钠（sodium lactate）、乳酸钙（calcium lactate）和乳酸环丙沙星（ciprofloxacin lactate）等，可采用本法鉴别。

四、其他一般鉴别试验

（一）水杨酸盐

方法1：取供试品的中性或弱酸性稀溶液，加三氯化铁试液1滴，即显紫色。

原理：

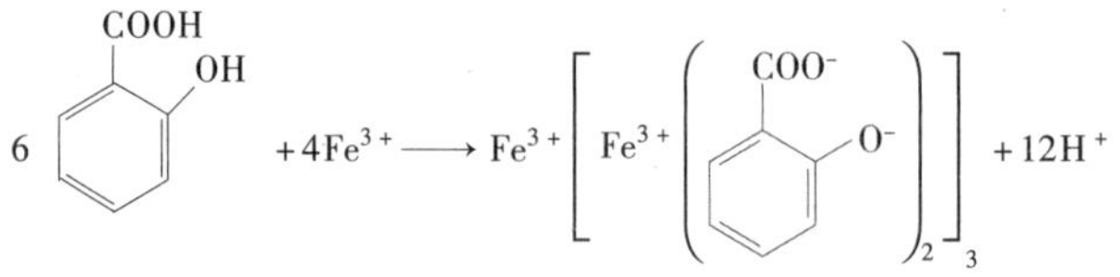

（紫色配位化合物）

该反应极为灵敏，最低检出量为0.1μg，若供试品取样量较大时，产生的颜色过深，可加水稀释后观察。

方法2：取供试品溶液，加稀盐酸，即析出白色水杨酸沉淀；分离，沉淀在醋酸铵试液中溶解。

原理：水杨酸在水中的溶解度为1∶460，供试液加稀盐酸即析出游离水杨酸；由于水杨酸的酸性（$K_a=1.06\times10^{-3}$，25℃）大于醋酸的酸性（$K_a=1.85\times10^{-5}$，25℃），故能与醋酸铵作用释出醋酸，而本身形成铵盐溶解。

常见的水杨酸类药物，如水杨酸（salicylic acid）、水杨酸二乙胺（diethylamine salicylate）和水杨酸镁（magnesium salicylate）等，可采用本法鉴别。另外，水杨酸酯类药物，如阿司匹林（Aspirin）、双水杨酯（Salsalate）等可经水解后采用本法鉴别。

（二）苯甲酸盐

方法1：取供试品的中性溶液，滴加三氯化铁试液，即生成赭色沉淀；再加稀盐酸，生成白色沉淀。

原理：

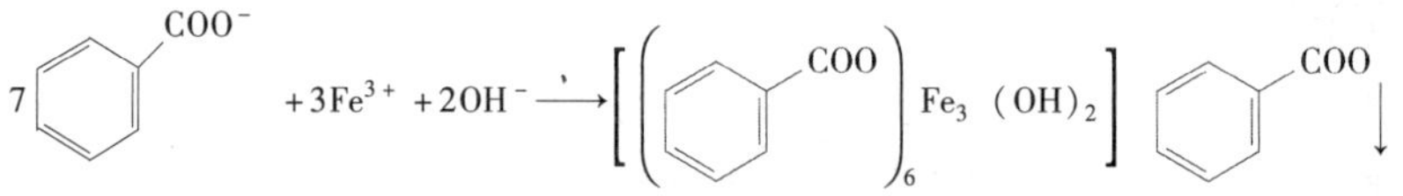

（赭色沉淀）

方法2：取供试品，置于干燥试管中，加硫酸后，加热，不炭化，但析出苯甲酸，在试管内壁凝结成白色升华物。

常见的苯甲酸类药物，如苯甲酸（benzoic acid）和苯甲酸钠（sodium benzoate）等，可采用本法进行鉴别。另外，苯甲酸钠与咖啡因的复方制剂安钠咖注射液（caffeine and sodium benzoate injection）也可采用上述试验鉴别。

（三）丙二酰脲类

方法 1：取供试品约 0.1g，加碳酸钠试液 1ml 与水 10ml，振摇 2 分钟，滤过，滤液中逐滴加入硝酸银试液，即生成白色沉淀，振摇，沉淀即溶解；继续滴加过量的硝酸银试液，沉淀不再溶解。

原理：

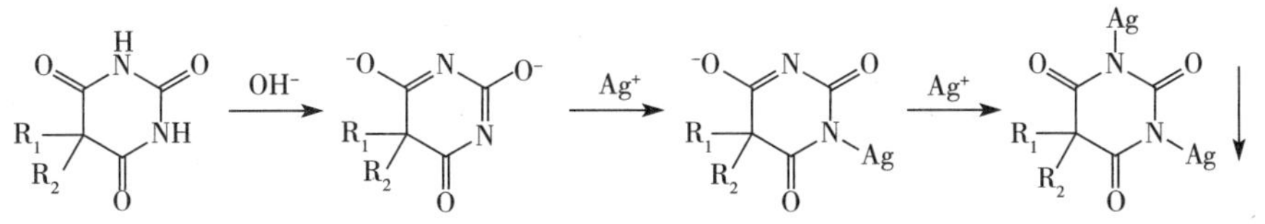

（白色沉淀）

该反应作为具有丙二酰脲基本结构的巴比妥类药物的通性反应，可用于巴比妥类药物的鉴别，如巴比妥（barbital）、苯巴比妥（phenobarbital）、司可巴比妥钠（secobarbital sodium）、戊巴比妥（pentobarbital）和硫喷妥钠（tiopental sodium）等可用本法鉴别。此外，该反应可定量完成，故基于本反应原理的银量法还可用于巴比妥类药物（如苯巴比妥及其钠盐、异戊巴比妥及其钠盐）的含量测定。

方法 2：取供试品约 50mg，加吡啶溶液（1→10）5ml，溶解后，加铜吡啶试液 1ml，即显紫色或生成紫色沉淀。

原理：

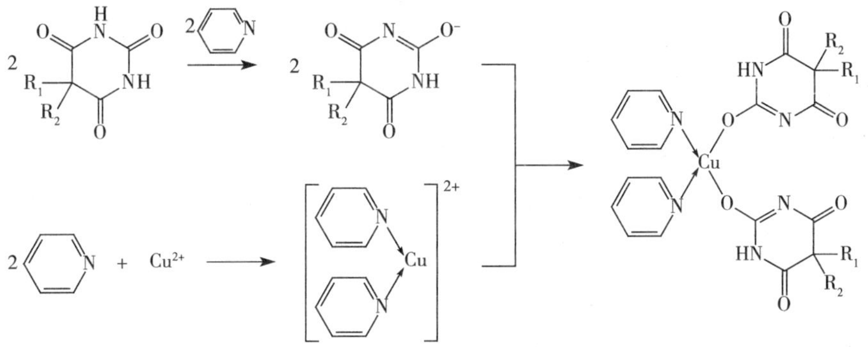

（显紫色或生成紫色沉淀）

本反应也是丙二酰脲类的通性反应之一，也可用于巴比妥类药物的鉴别。

（四）有机氟化物

方法：取供试品约 7mg，照氧瓶燃烧法（oxygen flask combustion method）进行有机破坏，用水 20ml 与 0.01mol/L 氢氧化钠溶液 6.5ml 为吸收液，待燃烧完毕后，充分振摇；取吸收液 2ml，加茜素氟蓝试液 0.5ml，再加 12% 醋酸钠的稀醋酸溶液 0.2ml，用水稀释至 4ml，加硝酸亚铈试液 0.5ml，即显蓝紫色，同时做空白对照试验。

原理：

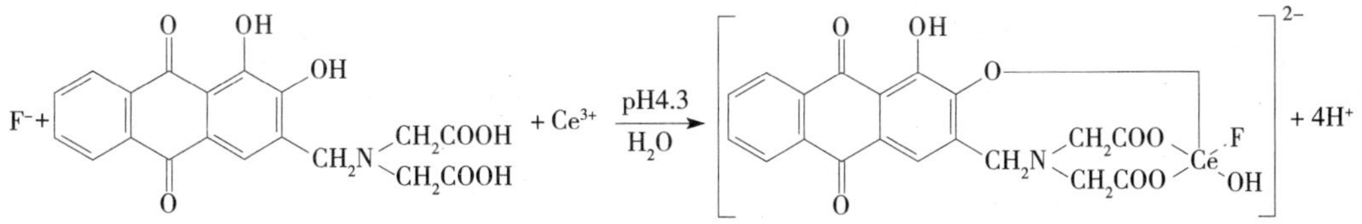

(茜素氟蓝)　　　　(蓝紫色)

常见的结构中含有氟元素的药物，如地塞米松（dexamethasone）、倍他米松（betamethasone）、哈西奈德（halcinonide）等肾上腺皮质激素，可采用本法鉴别。

（五）托烷生物碱类

方法：取供试品约10mg，加发烟硝酸5滴，置水浴上蒸干，得黄色的残渣，放冷，加乙醇2～3滴湿润，加固体氢氧化钾一小粒，即显深紫色。

原理：

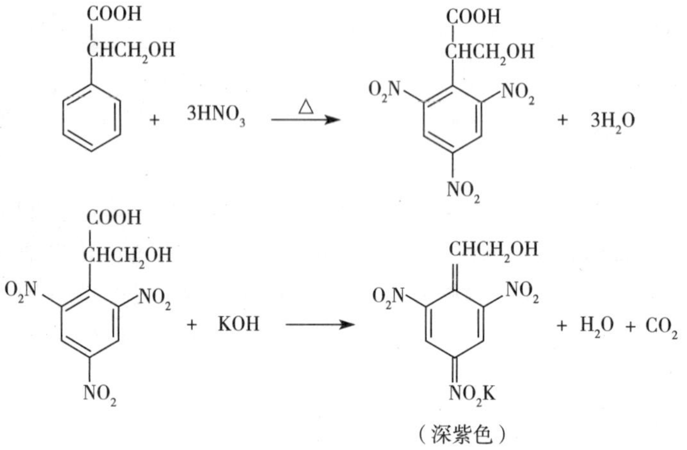

本反应是托烷类生物碱的通性反应，又称Vitali反应，典型的托烷生物碱类药物，如硫酸阿托品（atropine sulfate）、氢溴酸后马托品（homatropine hydrobromide）和氢溴酸东莨菪碱（scopolamine hydrobromide）等，均可采用本法鉴别。

（六）芳香第一胺类

方法：取供试品约50mg，加稀盐酸1ml，必要时缓缓煮沸使溶解，加0.1mol/L硝酸钠溶液数滴，再加与0.1mol/L亚硝酸钠溶液等体积的1mol/L脲溶液，振摇1分钟，滴加碱性β－萘酚试液数滴，视供试品不同，生成由粉红到猩红色沉淀。

原理：

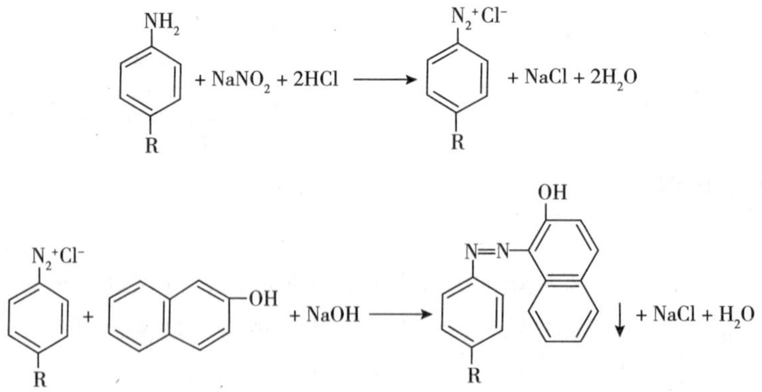

结构中含有芳伯氨基的药物，如盐酸普鲁卡因（procaine hydrochloride）和磺胺嘧啶（sulfadiazine），以及水解后能够生成芳香伯胺的药物，如对乙酰氨基酚（paracetamol）和奥沙西泮（oxazepam）等，可采用本法鉴别。

第三节　特殊鉴别试验

扫码“学一学”

特殊鉴别试验是指以某一种药物的特征基团和理化性质特性为依据，选用特有的化学方法、物理化学方法和生物学方法等来鉴别该药物真伪的试验。相对于一般鉴别试验而言，特殊鉴别试验是利用各种药物的结构、性质差异来鉴别药物，或区别具有不同官能团的同类药物。例如，苯巴比妥和司可巴比妥钠均为巴比妥类药物，均具有丙二酰脲类的一般鉴别反应；《中国药典》在规定二者显丙二酰脲类的鉴别反应外，还分别规定了各自的特殊鉴别反应。

苯巴比妥：取本品约10mg，加硫酸2滴与亚硝酸钠约5mg，混合，即显橙黄色，随即转橙红色。本鉴别法的原理是基于苯巴比妥的苯环可发生亚硝基取代反应，生成有色的亚硝基化合物。

司可巴比妥：取本品0.1g，加水10ml溶解后，加碘试液2ml，所显棕黄色在5分钟内消失。本鉴别法的原理则是基于司可巴比妥的不饱和双键可与碘发生加成反应，从而使碘的棕黄色消退。

在特殊鉴别试验中，一般要求鉴别方法具有专属性强、耐用性好、灵敏度高、操作简便快捷等特点，常用的有化学鉴别法、光谱鉴别法、色谱鉴别法等，对于中药材及其制剂还有显微鉴别法和具有道地性鉴别意义的质量均一性检查项，即特征图谱或指纹图谱。

一、化学鉴别法

化学鉴别法是指利用特定的化学反应对药物进行鉴别的方法。该鉴别方法具有操作简便、快速，结果便于观察的特点，在目前的药品质量标准中仍有较多的应用。但本法缺乏足够的专属性和客观性，在未来的药品标准中的应用将逐渐减少。按照化学反应产生的现象不同，化学鉴别法可采用颜色变化试验法、沉淀生成试验法、气体生成试验法、荧光反应试验法和衍生物生成-熔点测定法等。

（一）颜色变化试验法

颜色变化试验法是指在供试品溶液中加入适当的试剂，在一定条件下进行反应，观察反应过程颜色变化的试验方法。在鉴别中，大多数试验是观察加入试剂后生成产物的颜色，也有观察加入试剂后药物使试剂褪色的改变。如含酚羟基药物的三氯化铁呈色反应，含芳伯氨基药物的重氮化-偶合显色反应，含脂肪氨基药物的茚三酮呈色反应等。

（二）沉淀生成试验法

沉淀生成试验法是在供试品溶液中加入适当的试剂，在一定条件下进行反应，观察所生成沉淀的试验方法。如盐酸盐类药物的银盐沉淀反应，生物碱类药物与生物碱沉淀试剂的反应，含还原性基团药物的银镜反应，磺胺类药物的铜盐反应等。

（三）气体生成试验法

气体生成试验法是在供试品溶液中加入适当的试剂，在一定条件下进行反应，观察所生成气体的试验方法。如大多数的胺（铵）类药物、酰脲类药物以及某些酰胺类药物经强碱处理后加热产生氨（胺）气，乙酸酯和乙酰胺类药物经硫酸水解后加乙醇可产生乙酸乙酯的香味，含碘药物直火加热生成紫色的碘蒸气。

（四）荧光反应试验法

荧光反应试验法是将供试品溶解在适当溶剂中，观察药物本身或药物与适当试剂反应后所产生荧光的试验方法。如维生素 B_1 的硫色素反应，硫酸奎宁的稀硫酸溶液显蓝色荧光，地西泮溶于硫酸后在紫外光（365nm）灯下显黄绿色荧光等。

（五）衍生物生成－熔点测定法

对于某些熔点过高、对热不稳定或熔点不敏锐的药物，可通过加入试剂使药物与试剂反应生成衍生物后再测定熔点的方法予以鉴别。对盐类药物，可经酸化或碱化析出游离体后测定游离体的熔点。例如，司可巴比妥钠的鉴别，溶于水后用稀醋酸酸化，析出司可巴比妥结晶，取结晶在70℃干燥后，测定熔点约为97℃。但制备衍生物一般需经化学反应、滤过、洗涤、干燥后方能测定衍生物的熔点，故样品用量较大，且操作烦琐费时，在标准中应用较少。

二、光谱鉴别法

当物质与电磁辐射作用时，物质内部发生量子化的能级之间的跃迁，记录由能级跃迁所产生的发射、吸收或散射辐射的强度随波长（或相应单位）的变化，所得的图谱称为光谱（spectrum，也称为波谱）。根据药物光谱特征对药物进行鉴别的方法称为光谱鉴别法。光谱鉴别法分为：紫外－可见分光光度法、红外分光光度法、近红外光谱法、原子吸收分光光度法、X－射线粉末衍射法及核磁共振波谱法等。

（一）紫外－可见分光光度法

紫外－可见光谱是物质分子吸收适宜能量的光子后，引起电子能级的跃迁所产生的吸收光谱。有机药物分子结构中如含有共轭体系、芳香环等发色团，均可在紫外光区（190～400nm）或可见光区（400～760nm）显示特征吸收光谱，可将吸收光谱的形状、吸收峰数目、吸收峰（或谷）波长的位置、吸收强度以及相应的吸收系数等作为药物鉴别的依据。本法具有一定的专属性，目前广泛应用于化学原料药和药物制剂中主药的鉴别。

1. 常用方法 使用紫外－可见分光光度计（ultra－violet spectrometer）测定。按规定的方法，取供试品适量，在适当的溶剂中制成溶液，在紫外－可见分光光度计上测定，然后依据紫外－可见光谱特征对药物进行鉴别。常见的鉴别方法有以下几种。

（1）对比峰位和峰形　即核对供试品溶液的最大吸收波长（λ_{max}）、最小吸收波长（λ_{min}）、肩峰等是否符合规定。如果供试品具有不止一个吸收峰时，可同时用几个峰位进行鉴别。

（2）测定吸光度或吸收系数　测定在规定波长处的吸光度，并根据供试品溶液的浓度计算吸收系数。药物在一定波长、溶剂和温度等条件下吸收系数是一个常数；或在规定浓度下，吸光度值是一个定值。所以，二者均可用于鉴别。

（3）测定吸光度比值　测定在规定波长处的吸光度及其比值 $A_{\lambda1}/A_{\lambda2}$。药物在两个不同波长处的吸光度比值（也是吸收系数的比值）与药物浓度无关，是一个常数，故可用于鉴别。

（4）比较吸收光谱　即分别测定供试品溶液和对照品溶液在一定波长范围内的吸收光谱，要求两者的吸收光谱应一致。

2. 方法特点 紫外－可见分光光度法操作简便、仪器普及，故应用范围广。但紫外－

可见吸收光谱是一种带状光谱，波长范围较窄、光谱较为简单、平坦，曲线形状变化不大，故吸收光谱相同，不一定就是相同的物质，特别是具有相同的生色团、助色团及共轭体系的不同药物。

3. 应用示例　布洛芬（ibuprofen）的鉴别：取本品，加0.4%氢氧化钠溶液制成每1ml中约含0.25mg的溶液，照紫外－可见分光光度法测定，在265nm与273nm的波长处有最大吸收，在245nm与271nm的波长处有最小吸收，在259nm的波长处有一肩峰。

卡马西平（carbamazepine）的鉴别：取本品，加乙醇溶解并稀释成每1ml中含10μg的溶液，照紫外－可见分光光度法测定，在238nm与285nm的波长处有最大吸收，在285nm波长处的吸光度为0.47～0.51。

尼群地平（nitrendipine）的鉴别：避光操作。取本品，加无水乙醇溶解并稀释制成每1ml中约含20μg的溶液，照紫外－可见分光光度法测定，在236nm与353nm的波长处有最大吸收，在303nm的波长处有最小吸收。在353nm与303nm的波长处的吸光度比值应为2.1～2.3。

甲钴胺（mecobalamin）的鉴别：避光操作。分别取本品和对照品各适量，加水溶解并稀释制成每1ml中约含50μg的溶液，照紫外－可见分光光度法测定，供试品溶液在220～550nm的波长范围内的吸收光谱应与对照品溶液的一致。

（二）红外分光光度法

红外光谱是由物质分子的振动和转动能级跃迁所产生的分子光谱。不同的药物分子因其化学结构不同，而具有不同的振动和转动形式及能级，产生具有特征性的红外光谱图。因此，依据其红外光谱图可对药物进行鉴别。

1. 常用方法　使用红外分光光度计（infrared spectrometer）测定，记录中红外区域（波长范围：2.5～25μm，即波数范围：4000～400cm^{-1}）的红外吸收光谱图。

样品制备方法有压片法、糊法、膜法、溶液法和气体吸收池法等，固体药物多采用压片法。压片法的基本过程：取供试品约1mg，置玛瑙研钵中，加入干燥的溴化钾或氯化钾细粉200～300mg（与供试品的比约200∶1）充分研磨混匀，置于直径为13mm的压片模具中，使铺展均匀，压模与真空泵连接，抽真空约2min，加压至0.8～1GPa（8～10T/cm^2），保持压力2～5分钟，撤去压力并放气后取出制成的供试片，目视检测，片子应呈透明状，其中样品分布应均匀，并无明显的颗粒。将制好的片子，装于红外分光光度计的样品池中，依法测定。

在用红外分光光度法进行鉴别时，《中国药典》采用标准图谱对比法，即在规定的条件下测定供试品的图谱，再与《药品红外光谱集》中记载的该品种的标准图谱对照，要求主要峰位、峰形、相对强度应一致。

2. 方法特点　红外光谱法是一种专属性很强、应用广泛（固体、液体和气体样品）的鉴别方法，目前广泛应用于结构明确的单一组分的化学原料药的鉴别。此外，该方法也可用于晶型鉴别以及药物制剂的鉴别。

3. 应用示例　《中国药典》收载的布洛芬（ibuprofen）及其片剂的鉴别如下。

布洛芬：本品的红外光吸收图谱应与对照的图谱（光谱集943图）一致。

布洛芬片剂：取本品5片，研细，加丙酮20ml使布洛芬溶解，滤过，取滤液挥干，真空干燥后测定。本品的红外光吸收图谱应与对照的图谱（光谱集943图）一致。

（三）近红外光谱法

近红外分光光度法（near infrared spectrophotometry，NIR）是通过测定被测物质在近红外谱区（波长范围：760～2500nm，按波数计为13000～4000cm^{-1}）的特征光谱并利用适宜的化学计量学方法提取相关信息后，对被测物质进行定性、定量分析的一种分析技术。近红外光谱主要由C－H、N－H、O－H和S－H等基团基频振动的倍频和各级合频组成，信号频率比中红外区（4000～400cm^{-1}）高，而吸收强度远低于中红外光谱的基频振动，吸收峰重叠严重，因此必须对测得的近红外光谱数据经验证的数学方法处理后，才能对被测物质进行分析。

近红外光谱法一般通过建立校正模型实现对药品的鉴别。鉴别过程主要包括以下几个步骤：选择有代表性的样品并测量其近红外光谱、采用标准或认可的参考方法测定样品的数据、比较两者的数据并用适当的化学计量方法建立校正模型、测定样品对药物的真伪做出判断。

近红外光谱法具有方便、快捷、高效，不破坏样品，不消耗化学试剂，不污染环境及适合于在线分析等优点，故近红外光谱在药物快速鉴别、生产过程在线监控等方面具有广泛应用的前景。《中国药典》收载了近红外分光光度法的指导原则，虽然在标准正文中暂无应用，但在一些药品快检车上已经安装有近红外光谱仪，用于药物真伪的现场快速鉴别。

（四）原子吸收分光光度法

原子吸收分光光度法（atomic absorption spectrophotometry，AAS）是利用高温条件下原子蒸气可以吸收由待测元素作为光源的空心阴极灯所发出的特征谱线的性质，根据供试品在特征谱线处的最大吸收和特征谱线的强度减弱程度进行定性、定量分析的方法。由待测元素灯发出的特征谱线通过供试品蒸气时，被蒸气中待测元素的基态原子所吸收，吸收遵循一般分光光度法的吸收定律，最大吸收峰的峰位可用作鉴别的依据。

原子吸收分光光度法测量对象是无机金属元素和部分非金属元素。测定的样品一般经高温破坏成原子态，在气态下利用自由原子的光谱性质进行测量。《中国药典》收载了原子吸收分光光度法。

（五）X－射线粉末衍射法

X－射线粉末衍射（X－ray powder diffraction）是用X－射线通过物质的粉末并记录衍射图像，对晶体物质的空间结构进行分析的方法。X－射线为波长范围0.01～1nm的电磁辐射，射入晶体后，会受到晶体中原子的散射，而散射波恰如从原子中心发出的一个球面波。由于原子在晶体中是周期排列，这些散射球面波之间存在着固定的位相关系，它们之间会在空间产生干涉，结果导致在某些方向的球面波相互增强，而在某些方向上相互抵消，从而出现衍射现象。即在偏离原入射线方向上，只有在某些特定方向上出现散射线增强而存在的衍射斑点，其余方向则无衍射斑点，从而产生特定的X－射线衍射图，图中衍射极大点或线间的距离及其相对强度可用作结晶物质鉴别的依据。

根据测定对象不同，X－射线衍射又分为单晶衍射法和粉末衍射法两种。单晶衍射法的测定对象是一颗晶体，主要用于晶体结构的测定。粉末衍射法测定的对象是众多随机取向的微小颗粒，主要用于结晶物质的鉴别、纯度检查以及结晶性和非晶性物质的区别。X－射线衍射法准确度高、分辨能力强，《中国药典》收载了X－射线粉末衍射法。

（六）核磁共振波谱法

一定波长的电磁波照射静磁场中一定数量样品的原子核时，可引起磁性原子核自旋能级的跃迁，产生核磁共振信号，记录其共振跃迁信号位置和强度，即为核磁共振波谱。核磁共振波谱法（nuclear magnetic resonance spectroscopy，NMR）是利用核磁共振波谱进行结构（包括构型和构象）测定、定性及定量分析的方法。

核磁共振波谱的一般特征是由吸收峰的位置和强度及其精细结构所决定的，而不同药物和不同基团的核磁共振波谱是不同的。因此，核磁共振波谱可以用于药物的定性、定量和杂质检查，特别适用于一般分析方法难以区分的同系物的鉴别。《中国药典》收载了核磁共振波谱法。

三、色谱鉴别法

色谱鉴别法是指在一定的色谱条件下，药物由于分子结构不同、吸附或分配等性质不同而产生差速迁移，然后依据药物分子的保留值等特征色谱参数对药物进行鉴别的方法。常用的方法有薄层色谱法（thin – layer chromatography，TLC）、气相色谱法（gas chromatography，GC）和高效液相色谱法（high performance liquid chromatography，HPLC）等。

（一）薄层色谱法

薄层色谱法系将供试品溶液点于薄层板上，在展开容器内用展开剂展开，使供试品所含成分分离，所得的色谱图（光学照片、电子图像或用薄层色谱扫描仪扫描或其他适宜方式记录的谱图）与适宜的标准物质按同法所得的色谱图对比，而进行药物鉴别的方法。该方法灵敏度高、专属性强、操作简便，故在药物鉴别中应用广泛，尤其是中药及其制剂的鉴别。

1. 鉴别方法　采用同浓度的对照品溶液，在同一块薄层板上点样、展开与检视，供试品色谱图中所显斑点的位置（比移值，R_f）和颜色（或荧光）应与对照品色谱图的斑点一致。必要时，化学药品可采用供试品溶液与对照品溶液混合点样、展开，应显示单一、紧密的斑点。

除采用对照品比较外，对于中药及其制剂的鉴别，为增加方法的专属性，还常使用对照药材进行比较。

2. 方法要求　《中国药典》规定：薄层色谱法鉴别时，应按各品种项下要求对试验条件进行系统适用性试验，即用供试品和标准物质对试验条件进行试验和调整，应符合规定的要求。

（1）比移值（R_f）　系指从基线至展开斑点中心的距离与从基线至展开剂前沿的距离的比值，如式（4－3）所示。

$$R_f = \frac{\text{从基线至展开斑点中心的距离}}{\text{从基线至展开剂前沿的距离}} \tag{4-3}$$

比移值以在 0.2～0.8 之间为宜。鉴别时，可用供试品溶液斑点与对照品溶液斑点的比移值进行比较。

（2）分离度（R）　也称分离效能。其计算公式如式（4－4）所示。

$$R = \frac{2(d_2 - d_1)}{W_1 + W_2} \tag{4-4}$$

式中，d_2为相邻两峰中后一峰与原点的距离；d_1为相邻两峰中前一峰与原点的距离；W_1与

W_2为相邻两峰各自的峰宽。

除另有规定外，分离度应大于1.0。鉴别时，供试品与对照品色谱中的斑点均应清晰分离。在对照品与结构相似化合物制成的混合对照溶液的色谱图中，应显示两个清晰分离的斑点。

3. 应用示例 例如，头孢哌酮钠（cefoperazone sodium）的鉴别：取本品约0.5g，加水5ml振摇使溶解，用75%乙醇稀释制成每1ml中约含头孢哌酮10mg的溶液，作为供试品溶液；另取头孢哌酮对照品适量，加pH 7.0磷酸盐缓冲液适量使溶解，用75%乙醇稀释制成每1ml中约含头孢哌酮10mg的溶液，作为对照品溶液；另取头孢哌酮对照品和头孢唑啉对照品各适量，加pH 7.0磷酸盐缓冲液适量使溶解，用75%乙醇稀释制成每1ml中约含头孢哌酮和头孢唑啉各10mg的溶液，作为系统适用性试验溶液。照薄层色谱法试验，吸取上述三种溶液各2μl，分别点于同一硅胶GF_{254}薄板上，以乙酸乙酯－丙酮－醋酸－水（5∶2∶2∶1）为展开剂，展开，晾干，先置紫外灯254nm下检视，再置碘蒸气中显色。系统适用性试验溶液应显示两个清晰分离的斑点；供试品溶液所显主斑点的位置和颜色应与对照品溶液主斑点的位置和颜色相同。

再如，黄连（coptidis rhizoma）的鉴别：取本品粉末0.25g，加甲醇25ml，超声处理30分钟，滤过，取滤液作为供试品溶液。另取黄连对照药材0.25g，同法制成对照药材溶液。再取盐酸小檗碱对照品，加甲醇制成每1ml含0.5mg的溶液，作为对照品溶液。照薄层色谱法试验，吸取上述三种溶液各1μl，分别点于同一高效硅胶G薄层板上，以环己烷－乙酸乙酯－异丙醇－甲醇－水－三乙胺（3∶3.5∶1∶1.5∶0.5∶1）为展开剂，置于用浓氨试液预饱和20分钟的展开缸内，展开，取出，晾干，置紫外光灯（365nm）下检视。供试品色谱中，在与对照药材色谱相应的位置上，显4个以上相同颜色的荧光斑点；在与对照品色谱相应的位置上，显相同颜色的荧光斑点。

（二）气相色谱法

1. 鉴别方法 气相色谱法使用气相色谱仪测定，一般规定按照供试品含量测定项下或有关物质检查项下的色谱条件进行试验，或直接取含量测定项下或有关物质检查项下记录的色谱图。一般采用对照品（或标准品）比较法，要求供试品的保留时间（t_R）与对照品一致；含量测定方法为内标法时，可要求供试品溶液和对照品溶液色谱图中药物峰的保留时间与内标峰保留时间的比值应相同。

气相色谱法具有灵敏度高、分离效能高、专属性强、分析速度快的优点，适合于对热稳定、容易气化药物的鉴别。挥发性小的样品可采用衍生或裂解反应来增加挥发性，但同时也增加了操作难度。因此，气相色谱法常用于含挥发油或其他挥发性成分的鉴别。

2. 应用示例 麝香保心丸的鉴别：取本品2g，研碎，加乙醚5ml，振摇，超声处理5分钟，离心，取上清液作为供试品溶液。另取麝香酮对照品，加乙醚制成每1ml含0.1mg的溶液，作为对照品溶液。照气相色谱法试验，以聚乙二醇20000（PEG－20M）和5%二苯基－95%二甲基聚硅氧烷为混合固定相，涂布浓度分别为1.64%和1.32%，柱长为2m，柱温为180℃。分别吸取对照品溶液与供试品溶液适量，注入气相色谱仪。供试品色谱中应呈现与对照品色谱保留时间相同的色谱峰。

（三）高效液相色谱法

1. 鉴别方法 使用高效液相色谱仪测定。一般规定按照供试品含量测定项下或有关物质检查项下的色谱条件进行试验，或直接取含量测定项下或有关物质检查项下记录的色谱图。要求供试品和对照品色谱峰的保留时间（t_R）应一致。含量测定方法为内标法时，可要求供试品溶液和对照品溶液色谱图中药物峰的保留时间与内标峰保留时间的比值应相同。

高效液相色谱法具有灵敏度高、专属性强、分析速度快的优点，不受药物气化和热稳定性的限制，适合于大多数药物及其制剂，尤其是多组分药物和复方制剂中药物成分的鉴别。

2. 应用示例　吉他霉素（kitasamycin）的鉴别：在吉他霉素组分测定项下记录的色谱图中，供试品溶液应出现四个与吉他霉素对照品溶液中吉他霉素 A_5、A_4、A_1、A_{13}峰保留时间一致的色谱峰。保留时间一致的限度为保留时间差值不大于5%，一般应在3%以内。

再如，地西泮注射液（diazepam injection）的鉴别：在含量测定项下记录的色谱图中，供试品溶液主峰的保留时间应与对照品溶液主峰的保留时间一致。

又如，复方磺胺嘧啶片（compound sulfadiazine tablets）的鉴别：在含量测定项下记录的色谱图中，供试品溶液两主峰（磺胺嘧啶和甲氧苄啶）的保留时间应与对照品溶液相应两主峰的保留时间一致。

（四）指纹图谱或特征图谱

中药指纹图谱系指中药材及其提取物或中药制剂等经适当处理后，采用现代信息采集技术和质量分析手段，得到的能够标示其化学、生物学或其他特性的图像、图形、图谱及其数据；特征图谱通常是指主要有效成分特征峰的谱图。建立中药指纹图谱或特征图谱的手段有：光谱法、色谱法及其他分析方法，其中色谱法是目前中药指纹图谱或特征图谱建立的主要方法。

中药指纹图谱或特征图谱的主要特点是强调中药材物种的“共有特征性”，即由次生代谢产物组成的中药材提取物的色谱指纹图谱或特征图谱不仅具备个体的唯一性，更强调的是物种特征的唯一性与同种个体之间的一致性。此外，利用指纹改图谱或特征图谱检查中药的道地性与质量的均一性，较之单一成分或指标成分的质控方法，更具客观性和整体性。

中药指纹图谱建立的原则：以系统的化学成分研究和药理学研究为依托，体现系统性、特征性和稳定性。系统性，即指纹图谱所反映的化学成分，应包括中药有效部位所含大部分成分的种类，或指标成分的全部；特征性，即指纹图谱中反映的化学成分信息（具体表现为保留时间或位移值等）具有高度选择性，能特征地表征中药的道地性，成为中药自身的“化学条码”；稳定性，即所建立的指纹图谱，在规定的方法与条件下的耐用程度，不同的操作者和不同的实验室应能做出相同的指纹图谱，其误差应在允许范围内，以保证指纹图谱的使用具有通用性和实用性。

中药指纹图谱建立的内容包括：中药指纹图谱分析方法的建立，指纹图谱方法的认证、方法验证、数据处理和分析。

目前，《中国药典》对药材和饮片的道地性尚为采用指纹图谱或特征图谱表征，但对植物油脂及提取物，如人参总皂苷（特征图谱，HPLC 法）、三七总皂苷（指纹图谱，HPLC 法）、茵陈提取物（特征图谱，HPLC 法）、莪术油（指纹图谱，GC 法）等，以及复方丹参滴丸（指纹图谱，HPLC 法）等制剂在【鉴别】【检查】【含量测定】的基础上，单项收载有【指纹图谱】或【特征图谱】，以控制中药化学轮廓的完整性及不同批次间质量化学成分的一致性与各成分相对含量的均一性。所以，指纹图谱或特征图谱收录具有鉴别与检查的双重意义，在《中国药典》正文品种的标准中单项列出，并非收录扫码“练一练”

于鉴别项或检查项下。

重点小结

药物的鉴别涵盖药物的性状与鉴别项。

性状包括：外观、臭味、溶解度和物理常数等。其中，物理常数包括：熔点、吸收系数、比旋度、相对密度、凝点、馏程、折光率、黏度、碘值、皂化值和酸值等。

鉴别项下通常包括一般鉴别试验和特殊鉴别试验。

一般鉴别试验包括：无机酸盐（氯化物、溴化物、碘化物、硝酸盐、硫酸盐、磷酸盐等）、无机金属盐类（钠盐、钾盐、钙盐、钡盐、铁盐、铵盐、镁盐等）、有机酸盐（水杨酸盐、枸橼酸盐、苯甲酸盐、酒石酸盐等），以及典型结构（丙二酰脲类、托烷生物碱类、芳香第一胺类）和有机氟化物的鉴别试验法。

特殊鉴别试验常用的方法有：化学鉴别法、光谱鉴别法和色谱鉴别法。

化学鉴别法：颜色变化试验法、沉淀生成试验法、气体生成试验法、荧光反应试验法和衍生物生成－熔点测定法等。

光谱鉴别法：紫外－可见光谱法、红外光谱法、近红外光谱法、原子吸收光谱法、X－射线粉末衍射法及核磁共振法。

色谱鉴别法：薄层色谱法（TLC）、气相色谱法（GC）和高效液相色谱法（HPLC）等。

（曾爱国）

第五章　药物的检查

学习目标

1. **掌握**　药物进行杂质限量检查的意义、杂质限量的概念与计算，药物中一般杂质和特殊杂质的检查方法。

2. **熟悉**　药物中杂质的来源与分类。

3. **了解**　片剂与注射剂常规检查项目与方法；常用国外药典收录的药物杂质检查方法。

《中国药典》“凡例”规定：检查项下包括反映药品的安全性与有效性的试验方法和限度、均一性与纯度等制备工艺要求等内容。本章着重讨论原料药物的限量检查与特性检查内容和临床常用剂型——片剂与注射剂的一般要求与特性检查内容及其他特殊检查项目。

扫码“学一学”

第一节　原料药物的检查

一、纯度与杂质限量

药物的纯度是指药物的纯净程度。《中国药典》将任何影响药物纯度的物质均称为杂质，且系指在按照经国家药品监督管理部门批准的规定工艺和规定原辅料生产的药物中，由其生产工艺或原辅料带入的杂质，或在正常贮藏过程中产生的杂质；不包括变更生产工艺或变更原辅料而产生的新的杂质，也不包括掺入或污染的外来物质。药物中的杂质除影响药物纯度外，更可能影响到药物的安全性、有效性和稳定性。例如，当杂质超过一定限度时，有可能使该药物的外观性状、物理常数等发生变化；也有可能使其稳定性下降，甚至使其药理活性降低或毒副作用增加。因此，药物中的杂质检查，也称为纯度检查，是药品质量标准中非常重要的一项内容。

为了保证公众获取的药物安全、有效、质量可控，在药物研发过程中，就要采用适宜的方法对药物杂质进行全面的研究。既要对原辅料以及生产工艺实行严格控制，也要保证毒理研究和临床试验的可靠性，并基于对药物安全性和稳定性研究的科学判断、综合考虑多方面因素（主要包括：杂质及含有一定限量杂质的药物的毒理学研究结果、杂质药理学可能的研究结果、原料药生产途径和结构特点、药品生产企业的质量一致性生产能力和所需成本等），来制订合理、有效的杂质检查项目和限度要求。如果药品生产企业变更生产工艺或原辅料，并由此带入新的杂质，就应对原药品质量标准进行修订，并依法向有关药品监督管理部门申报批准。杂质的研究是药物研究的重要方面，它贯穿于药物研究的始终。药物中的杂质是否能得到合理、有效的控制，直接关系到药物的安全性与质量可控性。

（一）杂质来源与分类

1. 杂质来源　药物中杂质检查项目和方法是根据杂质来源及可能存在的杂质来制订

的。药物中的杂质主要来源于两个方面：一为生产过程中引入，二为贮藏过程中产生。

（1）生产过程中引入　在原料药物的生产过程中，由于所用的起始合成原料不纯或未反应完全、反应的中间体或副反应产物（常称为副产物）等，在精制时未能完全除去而作为杂质引入到最终产品中。例如，阿司匹林的合成工艺以苯酚钠为起始原料时，如果苯酚钠（起始原料）不纯或反应不完全可能引入苯酚及其杂质（如2-甲基苯并呋喃、2，4-二苯基-4-甲基戊烯、3-甲基环戊酮等）；水杨酸是合成中间体，若乙酰化反应不完全而成为杂质；合成过程中还会生成一系列的副产物，如醋酸苯酯、水杨酸苯酯、乙酰水杨酸苯酯等。另外，用工业氯化钠生产注射用氯化钠，从原料中可能引入溴化物、碘化物、硫酸盐、钾盐、钙盐、镁盐、铁盐等杂质。

在药物的生产过程中，常用到试剂、溶剂，若最终残留于药物中也成为杂质存在。如使用酸、碱试剂处理后，可能使产品中引入酸性或碱性杂质；在使用有机溶剂提取、精制后，会在产品中残留有机溶剂。例如，地塞米松磷酸钠在生产中使用了大量的甲醇、乙醇和丙酮，《中国药典》规定了其残留量的检查；对乙酰氨基酚合成中以铁粉作还原剂而可能引入铁盐。此外，在生产过程中使用的反应设备、金属器皿及反应催化剂等，都可能将铅、铁、铜、锌等金属杂质甚至砷盐引入药物中。

（2）贮藏过程中产生　由于药物的自身结构和性质特点，当其在贮藏和运输过程中，因贮藏条件不适宜或贮藏时间过长，受到温度、湿度、日光、空气等外界条件的影响，就可能会发生水解、氧化、异构化、晶型转变、降解或聚合等反应而使其原有的杂质增加或生成新的杂质。如药物结构中具有酯键、酰胺键或苷键，当存在水分时易发生水解反应，尤其在酸、碱性或较高温度下水解反应更易发生。例如，阿司匹林酯键水解生成水杨酸，对乙酰氨基酚酰胺键水解产生对氨基酚；当药物结构中具有酚羟基、巯基、亚硝基、醛基以及长链的共轭双键时，则容易被空气中的氧所氧化。例如，乙醚在日光、空气及水分的作用下，易氧化分解成醛及过氧化物；肾上腺素在光和氧气存在下，生成酮体或聚合而变色；维生素 C 在空气中被氧化成去氢维生素 C 等。

2. 杂质分类

（1）按来源　可分为一般杂质和特殊杂质。一般杂质是指自然界中分布较广，在多种药物的生产和贮藏过程中均容易引入的杂质，如酸、碱、水分、氯化物、硫酸盐、砷盐、重金属、残留溶剂等；特殊杂质系指在特定药物的生产和贮藏过程中引入的特定杂质，属该药物所特有，如阿司匹林中的游离水杨酸、盐酸普鲁卡因中的对氨基苯甲酸等。在药品质量标准检查项下，常列有“有关物质”项，该类杂质即属于特殊杂质，包括生产工艺中引入的杂质（如反应起始原料、中间体、副产物）和贮藏中引入的降解产物，因这类杂质与药物的化学结构类似或具有渊源关系，故常称为有关物质（related substances）。

（2）按化学类别和特性　可分为无机杂质和有机杂质。无机杂质主要来源于生产工艺与设备，如生产中使用的金属器皿、反应试剂、催化剂、助滤剂等，其结构往往已知或确定，如氯化物、硫酸盐、硫化物、氰化物、铁盐、重金属、砷盐和炽灼残渣等；有机杂质则主要来自药物的生产或贮藏过程，其结构确定为单一化合物、一类化合物或未知混合物。例如，磷酸可待因中的“吗啡”、氯贝丁酯中的“对氯酚”、肾上腺素中的“酮体”等均系指单一化合物，“其他生物碱”“含氯化合物”“有关物质”等则系指一类化合物，而“杂质吸光度”“易氧化物”“易炭化物”等则系指具有相同性质的结构未知的混合物。另外，“残留溶剂”来自于生产过程中使用的有机溶剂，《中国药典》将之分为第三类，即有机挥发性杂质。

（3）按毒性　可分为毒性杂质和信号杂质。信号杂质，如氯化物、硫酸盐等的存在一般不会导致药物出现显著不良反应，但其含量的多少可以反映药物的纯度水平，更可以反映药物的生产状况。如该类杂质含量过高，提示该药的生产工艺或生产过程存在问题。因此，该类杂质称为信号杂质。毒性杂质，如重金属、砷盐等即使微量存在也会对人体有显著毒害作用，所以药品质量标准对药物中的此类杂质须加以严格的限量控制。

（二）杂质限量与限量计算

1. 杂质限量　药物中的杂质虽然可影响药物的安全性和有效性，但仍然允许有微量存在，这是因为要把药物中的杂质完全除掉，既不可能、也没必要。若要把药物中的杂质除掉势必增加生产工艺，如提纯工艺，这样就会降低产品的收率而增加成本，在经济上增加患者的负担。因此，综合考虑药品的安全性和稳定性与生产的可行性和分析技术水平及其允许误差范围，在不发生毒副作用、不影响疗效的原则下，药物中允许有一定量的杂质存在。则药物中所含杂质的最大允许量称为杂质限量（或杂质限量），通常用百分之几（%）或百万分之几（parts per million，ppm）表示。

2. 杂质限量检查法　控制药物中杂质限量的方法有两种：一是杂质的定量测定，二是杂质的限量检查（limit test）。限量检查法通常无需准确测定杂质的含量，仅需检查其是否超过规定限量，在药品质量标准中多采用此法。常用的限量检查方法分为两类：对照法和限值法。其中，对照法包括标准对照法和空白对照法。

（1）标准对照法　系指取一定量的待检杂质标准溶液与一定量的供试品，分别制成对照溶液和供试品溶液，在相同条件下同法处理后比较试验结果，来判断供试品中所含杂质是否超过规定限量。使用本法时，为使试验结果具有可比性，必须遵循平行原则，即供试品溶液和杂质对照溶液应在完全相同的条件下操作，如加入的试剂、反应的温度、放置的时间及其他操作条件等均应一致。《中国药典》通则收载的限量检查法（通则0800）中一般杂质的限量检查大多采用此法，详见本节“二、限量检查法”。

（2）空白对照法　又称灵敏度法，系指在供试品或按规定方法制成的供试品溶液中加入试剂，在规定条件下观察反应结果，要求不得出现正反应（与空白对照比较），即以检测条件下的反应灵敏度来控制杂质限量。例如，灭菌注射用水中的氯化物检查：在50ml灭菌注射用水中加入硝酸5滴与硝酸银试液1ml，不得发生浑浊。再如，葡萄糖酸钙中蔗糖或还原糖类检查：取本品0.50g，加水10ml，加热溶解后，加稀盐酸2ml，煮沸2分钟，放冷，加碳酸钠试液5ml，静置5分钟，用水稀释使成20ml，滤过；分取滤液5ml，加碱性酒石酸铜试液2ml，煮沸1分钟，不得立即生成红色沉淀。

（3）限值法　系指取一定量的供试品，依法检查，测得待检样品的结果（如吸光度值、旋光度值、pH值、标准溶液滴定体积等）与规定值比较，不得更大。例如，肾上腺素在生产中由其酮体经氢化还原制得，若氢化不完全，则易引入酮体杂质。《中国药典》规定：取供试品，加盐酸溶液（9→2000）制成每1ml中含2.0mg的溶液，在310nm的波长处测定，吸光度不得大于0.05。再如，维生素E系α-生育酚的醋酸酯，其中存在游离生育酚杂质，其检查方法如下：取本品0.10g，加无水乙醇5ml溶解后，加二苯胺试液1滴，用硫酸铈滴定液（0.01mol/L）滴定，消耗的硫酸铈滴定液（0.01mol/L）不得过1.0ml。

3. 杂质限量的计算　依据定义，杂质限量可按照下式计算。

$$杂质限量 = \frac{杂质最大允许量}{供试品量}$$

以符号表示如下：

$$L = \frac{M_{max}}{S}$$

供试品（S）中所含杂质的量是通过与一定量杂质标准溶液进行比较确定的，故杂质最大允许量（M_{max}）即为杂质标准溶液的浓度（C）与其体积（V）的乘积。所以，以百分之几和百万分之几表示的杂质限量（L）的计算式分别为式（5－1）和式（5－2）。

$$L(\%) = \frac{C \times V}{S} \times 100 \quad (5-1)$$

$$L(ppm) = \frac{C \times V}{S} \times 10^6 \quad (5-2)$$

例 5－1 布洛芬中氯化物的检查：取本品 1.0g，加水 50ml，振摇 5 分钟，滤过，取续滤液 25ml，依法检查，与标准氯化钠溶液（每 1ml 相当于 10μg 的 Cl）5.0ml 制成的对照液比较，不得更浓。求布洛芬中氯化物的限量（%）。

根据式（5－1），氯化物的限量（%）：

$$L(\%) = \frac{10 \times 10^{-6} \times 5}{1.0 \times \frac{25}{50}} \times 100 = 0.01$$

式中，$\times 10^{-6}$系将浓度单位 μg/ml 换算为 g/ml，以使分子、分母的单位统一。

例 5－2 阿司匹林中重金属的检查：取本品 1.0g，加乙醇 23ml 溶解后，加醋酸盐缓冲液（pH 3.5）2ml，依法检查，含重金属不得超过百万分之十。求应取标准铅溶液（每 1ml 相当于 10μg 的 Pb）的体积。

根据式（5－2）可知：

$$V(ml) = \frac{L(ppm) \times S(g)}{C(g/ml) \times 10^6}$$

则，标准铅溶液体积：

$$V(ml) = \frac{10 \times 1.0}{(10 \times 10^{-6}) \times 10^6} = 1.0$$

式中，$\times 10^{-6}$的意义同例 5－1。

例 5－3 硫酸阿托品中莨菪碱的检查：取本品，按干燥品计算，加水溶解并制成每 1ml 中含 50mg 的溶液，依法测定，旋光度不得过 －0.40°。已知莨菪碱的比旋度 $[\alpha]_D^{20}$ 为 －32.5°，求莨菪碱的限量（%）。

莨菪碱的最大允许浓度：

$$C_{max} = \frac{\alpha}{[\alpha]_D^{20}} = \frac{-0.4}{-32.5}(g/ml)$$

根据式（5－1），莨菪碱限度（%）为：

$$L(\%) = \frac{C_{max} \times V_{Imp}}{S} \times 100$$

式中的供试品量 $S = C_S \times V_S$，因为供试品（盐酸阿托品）和其杂质（莨菪碱）在同一溶液中，所以二者体积相等（$V_S = V_{Imp}$），因此莨菪碱的限量（%）：

$$L(\%) = \frac{C_{max}}{C_S} \times 100 = \frac{\frac{-0.4}{-32.5} \times 10^3}{50} \times 100 = 24.6$$

式中，$\times 10^3$系将g换算为mg，以使分子、分母的单位统一。

二、限量检查法

一般杂质从化学性质上分类主要属于无机杂质。由于许多无机杂质直接影响药物的稳定性，并可反映生产工艺的运行情况，各国药典都收载有经典、简便而又行之有效的检查方法。《中国药典》四部通则“0800限量检查法”项下收载有氯化物、重金属、砷盐、干燥失重或水分、炽灼残渣、易炭化物、残留溶剂等十余种一般杂质的限量检查法。

（一）氯化物检查法

在药物的合成工艺中常常用到盐酸或将药物中间体制成盐酸盐的形式，极易在终产品中引入氯化物（Cl^-）。它是信号杂质，在多数药物中均需检查。

1. 检查原理　药物中微量氯化物在硝酸酸性溶液中，与硝酸银作用生成氯化银胶体微粒的白色浑浊，与一定量的标准氯化钠溶液在相同条件下生成的氯化银浑浊比较，判断供试品中氯化物是否符合规定的限量。

$$Cl^- + Ag^+ \xrightarrow{H^+} AgCl\downarrow \text{（白色）}$$

2. 检查方法　除另有规定外，取各药品项下规定量的供试品，加水溶解使成25ml（溶液如显碱性，可滴加硝酸使成中性），再加稀硝酸10ml；溶液如不澄清，应滤过；置50ml纳氏比色管中，加水使成约40ml，摇匀，即得供试品溶液。另取各药品项下规定量的标准氯化钠溶液（每1ml相当于10μg的Cl），置50ml纳氏比色管中，加稀硝酸10ml，加水使成40ml，摇匀，即得对照溶液。于供试品溶液与对照溶液中，分别加入硝酸银试液1.0ml，用水稀释使成50ml，摇匀，在暗处放置5分钟，同置黑色背景上，从比色管上方向下观察、比较，即得。

3. 注意事项

（1）在检查条件下，以50ml中含50～80μg的Cl为宜，在此范围内浑浊梯度明显，便于比较。

（2）检查时，加入硝酸使呈酸性可避免硝酸银与水中二氧化碳形成碳酸银或水解生成氧化银沉淀的干扰；且能加速氯化银浑浊的生成并产生较好的乳浊。酸度以50ml溶液中含稀硝酸10ml为宜。另外，当本法应用于弱酸盐类药物，如碳酸氢钠、磷酸二氢钠、磷酸可待因、枸橼酸钠等药物的氯化物检查时，也可防止碳酸银、磷酸银、枸橼酸银等弱酸银盐的干扰。

（3）宜按检查方法中的顺序操作，即先制成40ml水溶液，再加入硝酸银试液1.0ml，以免在较大的氯化物浓度下产生较大颗粒的氯化银沉积而影响比浊。为避免光线照射使单质银析出，加硝酸银后应在暗处放置5分钟。

（4）供试品溶液如不澄清　可预先用含硝酸的水洗净滤纸上可能含有的氯化物，再滤过供试品溶液使其澄清。判断洗净的方法是接收洗涤液加入硝酸银后，观察是否产生浑浊。

（5）供试品溶液如带颜色　除另有规定外，可用“内消色法”消除干扰。即，取供试品溶液两份，分置50ml纳氏比色管中，一份中加硝酸银试液1.0ml，摇匀，放置10分钟，如显浑浊，可反复滤过，至滤液完全澄清，再加规定量的标准氯化钠溶液与水适量使成50ml，摇匀，在暗处放置5分钟，作为对照溶液；另一份中加硝酸银试液1.0ml与水适量使成50ml，摇匀，在暗处放置5分钟，按上述方法与对照溶液比较，即得。对某些带有颜色的药物，也可根据其化学性质设计排除干扰的方法，如检查高锰酸钾中的氯化物，可先加乙醇适量使其还原褪色后，再依法检查。

（6）检查有机氯杂质，可根据有机氯结构，将有机结合的氯转变为无机离子状态，再依法检查。若有机氯结合于脂肪烃或脂环烃上，可在碱性溶液中加热使其水解生成 Cl^-；若氯连接于芳环上，需进行有机破坏，常用氧瓶燃烧法使其分解后，再依法检查。

（二）重金属检查法

《中国药典》所指的重金属（heavy metals）系指在规定实验条件下能与硫代乙酰胺或硫化钠作用显色的金属杂质，如银、铅、汞、铜、镉、铋、锑、锡、砷、钴、锌、镍等。药物中重金属的存在将影响药物的稳定性及用药的安全性。由于生产中遇到铅的机会较多，且铅在人体内易蓄积中毒，故以铅为代表控制此类毒性杂质。

按照实验条件与方法的不同，《中国药典》规定了三种检查方法。第一法：供试品不经有机破坏，在酸性溶液中用硫代乙酰胺显色。本法适用于溶于水、稀酸或乙醇的药物，应用于多数药物的重金属检查。第二法：供试品经灼烧破坏，或取炽灼残渣项下遗留的残渣，处理后再按第一法检查。本法适用于难溶性或结构中含芳、杂环的药物，如扑米酮、克拉霉素等微溶于乙醇、不溶于水，《中国药典》采用第二法检查；再如，盐酸二氧丙嗪、盐酸丁卡因等虽溶于水，但由于结构中含有芳、杂环，《中国药典》也采用第二法检查。第三法：供试品不经有机破坏，在碱性溶液中用硫化钠显色。本法适用于难溶于水、稀酸、乙醇，或在稀酸中即生成沉淀，但能溶于稀碱溶液的药物，如磺胺嘧啶、司可巴比妥钠等。

1. 硫代乙酰胺法

（1）检查原理　硫代乙酰胺在弱酸性（pH 3.5）条件下水解产生硫化氢，与微量重金属离子生成黄色至棕色的硫化物混悬液，与标准铅溶液经同法处理后所呈颜色比较，判断供试品中重金属是否符合限量规定。

$$CH_3CSNH_2 + H_2O \xrightarrow{pH\ 3.5} CH_3CONH_2 + H_2S$$

$$Pb^{2+} + H_2S \xrightarrow{pH\ 3.5} PbS\downarrow + 2H^+$$

《中国药典》曾使用 H_2S 显色，因其有毒性、恶臭，对人体及环境有影响，而且性质不稳定、浓度难以控制，自 1990 年版起改用硫代乙酰胺替代 H_2S。

（2）检查方法　除另有规定外，取 25ml 纳氏比色管三支，甲管中加标准铅溶液（10μg Pb/ml）一定量与醋酸盐缓冲液（pH 3.5）2ml 后，加水或各品种项下规定的溶剂稀释成 25ml；乙管中加入按各品种项下规定方法制成的供试品溶液 25ml；丙管中加入与乙管相同量的供试品，加配制供试品溶液的溶剂适量使溶解，再加与甲管相同量的标准铅溶液与醋酸盐缓冲液（pH 3.5）2ml 后，用溶剂稀释成 25ml。若供试品溶液（乙管）带颜色，可在甲管中滴加少量的稀焦糖溶液或其他无干扰的有色溶液，使之与乙管、丙管一致；再在甲、乙、丙三管中分别加硫代乙酰胺试液各 2ml，摇匀，放置 2 分钟，同置白纸上，自上向下透视，当丙管中显出的颜色不浅于甲管时，乙管中显示的颜色与甲管比较，不得更深。如丙管中显出的颜色浅于甲管，则应另取样按第二法重新检查。

如在甲管中滴加稀焦糖溶液或其他无干扰的有色溶液，仍不能使颜色一致时，应另取样按第二法检查。

（3）注意事项

①在测定条件下，27ml 溶液中含 10～20μg Pb 的色泽梯度明显，易于比较。

②在 pH 3～3.5 时，重金属离子与硫化氢反应生成硫化铅最完全，故在醋酸盐缓冲液（pH 3.5）中检查。若酸度增大，呈色变浅，酸度太大时甚至不显色。因此，供试品若用强酸溶解，在加入硫代乙酰胺之前，应先加氨水调节，使加入酚酞的供试液显浅红色。

③若供试品中含有高铁盐：如葡萄糖酸亚铁中含高铁盐杂质，在弱酸性溶液中可氧化硫化氢而析出硫浑浊，影响检查。此时，可在甲、乙、丙三管中各加入相同量的维生素 C 0.5～1.0g，将 Fe^{3+} 还原成 Fe^{2+}，消除干扰。

2. 炽灼后硫代乙酰胺法

（1）检查原理　重金属可能与芳环、杂环形成较牢固的价键，需将供试品进行有机破坏释放出重金属后，再照硫代乙酰胺法检查。

（2）检查方法　除另有规定外，取各品种项下规定量的供试品，按“炽灼残渣检查法”进行炽灼处理，然后取遗留的残渣，或直接取“炽灼残渣”项下遗留的残渣；如供试品为溶液，则取各品种项下规定量的溶液，蒸发至干，再按上述方法处理后取遗留的残渣；加硝酸 0.5ml，蒸干，至氧化氮蒸气除尽后（或取供试品一定量，缓缓炽灼至完全炭化，放冷，加硫酸 0.5～1ml，使恰湿润，用低温加热至硫酸除尽后，加硝酸 0.5ml，蒸干，至氧化氮蒸气除尽后，放冷，在 500～600℃炽灼使完全灰化），放冷，加盐酸 2ml，置水浴上蒸干后加水 15ml，滴加氨试液至对酚酞指示液显微粉红色，再加醋酸盐缓冲液（pH 3.5）2ml，微热溶解后，移置纳氏比色管中，加水稀释成 25ml，作为乙管；另取配制供试品溶液的试剂，置瓷皿中蒸干后，加醋酸盐缓冲液（pH 3.5）2ml 与水 15ml，微热溶解后，移置纳氏比色管中，加标准铅溶液一定量，再用水稀释成 25ml，作为甲管；再在甲、乙两管中分别加硫代乙酰胺试液各 2ml，摇匀，放置 2 分钟，同置白纸上，自上向下透视，乙管中显出的颜色与甲管比较，不得更深。

（3）注意事项

①炽灼温度须控制在 500～600℃，否则在高温下重金属会逸失。实验结果显示，炽灼温度在 700℃以上多数重金属盐都有不同程度的损失；以铅为例，在 700℃经 6 小时炽灼，损失达 68%。

②含钠盐或氟的药物，如诺氟沙星在炽灼时能腐蚀瓷坩埚而带入重金属，应改用铂坩埚操作。

③炽灼残渣加硝酸处理后，必须蒸干至除尽氧化氮，否则会氧化 H_2S 析出硫，干扰比色。

3. 硫化钠法

（1）检查原理　在碱性溶液中，以硫化钠为显色剂，使 Pb^{2+} 生成 PbS 微粒的混悬液，与标准铅溶液经同法处理后所呈颜色进行比较。

$$Pb^{2+} + S^{2-} \xrightarrow{OH^-} PbS\downarrow$$

（2）检查方法　除另有规定外，取供试品适量，加氢氧化钠试液 5ml 与水 20ml 溶解后，置纳氏比色管中，加硫化钠试液 5 滴，摇匀，与一定量的标准铅溶液同样处理后的颜色比较，不得更深。

（3）注意事项　硫化钠试液对玻璃有腐蚀，久置会产生絮状物，应临用新制。

（三）砷盐检查法

砷盐（arsenic）为有毒杂质，多由药物生产过程中所使用的无机催化剂或其他试剂引入。砷盐和重金属一样，在多数药物中要求检查，并严格控制其限量。《中国药典》收载有古蔡氏（Gutzeit）法（第一法）和二乙基二硫代氨基甲酸银［silver diethyldithiocarbamate，Ag（DDC）］法（第二法）检查砷盐。

1. 古蔡氏法

（1）检查原理　金属锌与酸作用产生新生态氢，后者与药物中微量砷盐生成具有挥发性的砷化氢，遇溴化汞试纸产生黄色砷斑，与一定量的标准砷溶液在相同条件下所产生的标准砷斑比较，判断供试品中砷盐是否符合规定的限量。反应式如下。

$$As^{3+} + 3Zn + 3H^+ \longrightarrow H_3As\uparrow + 3Zn^{2+}$$

$$AsO_3^{3-} + 3Zn + 9H^+ \longrightarrow H_3As\uparrow + 3Zn^{2+} + 3H_2O$$

$$H_3As + 3HgBr_2 \longrightarrow 3HBr + (HgBr)_3As\text{（黄色）}$$

当砷化氢过量时，可进一步与黄色产物反应生成棕色砷斑：

$$H_3As + 2(HgBr)_3As \longrightarrow 3(HgBr)_2HAs\text{（棕色）}$$

若砷化氢量过大或产生速度过快，则可能生成砷化汞，使砷斑呈棕黑色：

$$H_3As + (HgBr)_3As \longrightarrow 3HBr + Hg_3As_2\text{（棕黑色）}$$

或

$$2H_3As + 3HgBr_2 \longrightarrow 6HBr + Hg_3As_2\text{（棕黑色）}$$

（2）操作方法　古蔡氏法检砷装置如图5－1所示。测定时，于导气管C中装入醋酸铅棉花60mg（装管高度为60～80mm），再于旋塞D的顶端平面上放一片溴化汞试纸（试纸大小以能覆盖孔径而不露出平面外为宜），盖上旋塞盖E并旋紧。

标准砷斑的制备：精密量取标准砷溶液（每1ml相当于1μg的As）2ml，置A瓶中，加盐酸5ml与水21ml，再加碘化钾试液5ml与酸性氯化亚锡试液5滴，在室温放置10分钟后，加锌粒2g，立即将已装妥的导气管C密塞于A瓶上，并将A瓶置25～40℃水浴中，反应45分钟，取出溴化汞试纸，即得。

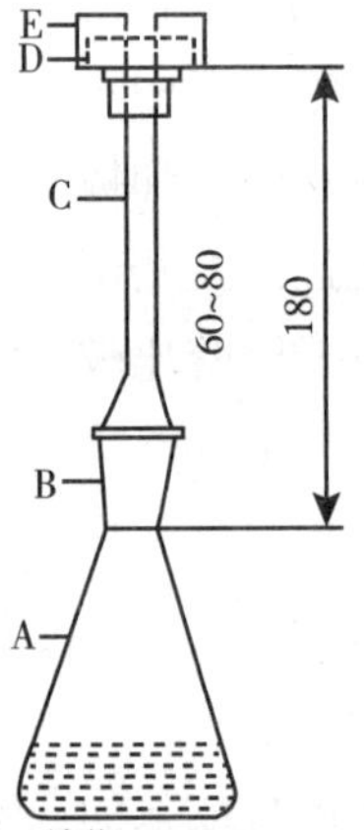

图5－1　古蔡氏法检砷装置

A. 100ml标准磨口锥形瓶；B. 中空的标准磨口塞；C. 导气管（外径8.0mm，内径6.0mm，全长约180mm）；D. 具孔旋塞；E. 具孔旋塞盖（孔径6.0mm）

供试品砷斑的制备：取按各品种项下规定方法制成的供试品溶液，置A瓶中，照标准砷斑的制备，自“再加碘化钾试液5ml”起，依法操作。将生成的砷斑与标准砷斑比较，颜色不得更深。

若供试品需经有机破坏后再行检砷，则应取标准砷溶液代替供试品，照该品种项下规定的方法处理后，依法制备标准砷斑。

（3）注意事项

①用三氧化二砷制备标准砷贮备液（0.132g/L），临用前取贮备液稀释制成标准砷溶液（1μg As/ml）。《中国药典》规定用2ml标准砷溶液制备标准砷斑，所得砷斑清晰，过深或过浅均影响比色的正确性。

②药物中微量砷盐常以三价亚砷酸盐或五价砷酸盐形式存在，五价砷生成砷化氢速度较三价砷慢，故先加入碘化钾和氯化亚锡使五价砷还原为三价砷。

$$AsO_4^{3-} + 2I^- + 2H^+ \longrightarrow AsO_3^{3-} + I_2 + H_2O$$

$$AsO_4^{3-} + Sn^{2+} + 2H^+ \longrightarrow AsO_3^{3-} + Sn^{4+} + H_2O$$

碘化钾被氧化生成的碘又可被氯化亚锡还原成碘离子，后者还可与反应中生成的锌离子形成稳定的配离子，使之移除锌粒表面（去极化作用），进而有利于锌粒与酸（H^+）的连续反应，使新生态氢［H］的产生连续稳定。

$$I_2 + Sn^{2+} \longrightarrow 2I^- + Sn^{4+}$$

$$4I^- + Zn^{2+} \longrightarrow [ZnI_4]^{2-}$$

$$Zn + 2H^+ \longrightarrow 2[H] + Zn^{2+}$$

同时，氯化亚锡还可在锌粒表面与锌形成疏松结构的锌－锡齐（合金），增加锌粒表面与酸（H^+）的反应面积，与碘化钾（I^-）具有协同作用，使［H］均匀连续地发生，有利于砷斑的形成。

③供试品及锌粒中可能含有少量的硫化物，在酸性溶液中会产生硫化氢气体，与溴化汞试纸上的溴化汞反应生成硫化汞色斑、干扰检查，故在导气管 C 中装入醋酸铅棉花以吸收硫化氢。醋酸铅棉花填充的松紧度应以既能消除硫化氢（100μg 的 H_2S）干扰、又能使砷化氢以适宜的速度通过为宜。《中国药典》规定使用60mg 的醋酸铅棉花，装管高度为 60～80mm。

④溴化汞试纸的质量对生成砷斑的色泽有影响。定量滤纸质地疏松，所显砷斑色调鲜明、梯度规律。溴化汞试纸宜新鲜制备，置棕色瓶内保存。

⑤锌粒大小影响反应速度。为使反应速度及产生砷化氢气体适宜，锌粒宜选用 2mm 左右的粒径，较大则应酌情增加用量或延长反应时间。

⑥供试品若含有锑盐，也可被还原成锑化氢，与溴化汞试纸作用生成灰色的锑斑，干扰检查。在实验条件下，碘化钾和氯化亚锡可消除 100μg（相当于砷盐限度 50 倍量）锑的干扰。若供试品本身为锑盐，如《中国药典》收载的葡萄糖酸锑钠，则采用白田道夫（Betterdorff）法检查。其原理为利用氯化亚锡在盐酸溶液中将砷盐还原成棕褐色的胶态砷，与一定量的标准砷溶液用同法处理后的颜色比较。该反应灵敏度低，加入少量氯化汞可提高方法灵敏度。

$$2AsO_3^{3-} + 3Sn^{2+} + 12H^+ \longrightarrow 2As\downarrow + 3Sn^{4+} + 6H_2O$$

⑦供试品若为铁盐，三价铁可消耗还原剂而影响检查，故反应前先用氯化亚锡将 Fe^{3+} 还原以消除干扰。如《中国药典》收载的红氧化铁（Fe_2O_3）、黄氧化铁（$Fe_2O_3 \cdot H_2O$）、黑氧化铁（$Fe_2O_3 \cdot FeO$）及三者的混合物棕氧化铁中砷盐检查法，加盐酸、加热溶解后，滴加酸性氯化亚锡试液使黄色褪去，再依法检查。

⑧供试品若为硫化物、亚硫酸盐、硫代硫酸盐等，在酸性溶液中可生成大量的硫化氢或二氧化硫气体，与溴化汞试纸作用生成黑色硫化汞或金属汞，干扰检查。可在反应前加硝酸处理，使氧化成硫酸盐，以消除干扰。同时采用蒸干溶剂法去除过量的硝酸。如硫代硫酸钠中砷盐的检查。

⑨供试品若为环状结构，可能与砷以共价键牢固结合，检出结果偏低或难以检出，需有机破坏后再依法检查。《中国药典》多采用高温炽灼法破坏，即于供试品中加氢氧化钙、氢氧化钠、无水碳酸钠或硝酸镁等，先缓缓烧灼炭化，再于 500～600℃完全灰化后依法检查。如呋塞米、非洛地平、吲哚菁绿、苯溴马隆等中砷盐的检查。

2. 二乙基二硫代氨基甲酸银法

（1）检查原理　将金属锌－盐酸还原砷盐生成的砷化氢气体，导入 Ag（DDC）试液中，还原后者为红色胶态银；与一定量的标准砷溶液在相同条件下处理结果进行目视比色，以检查砷盐限量；或在最大吸收波长处测定吸光度，对供试品中的砷盐作定量测定。

Ag（DDC）的结构为：

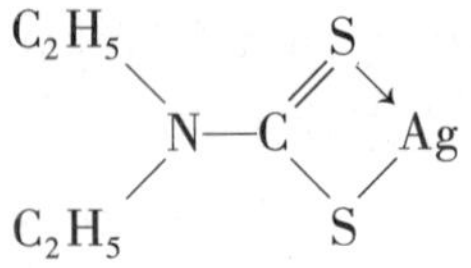

化学反应式：

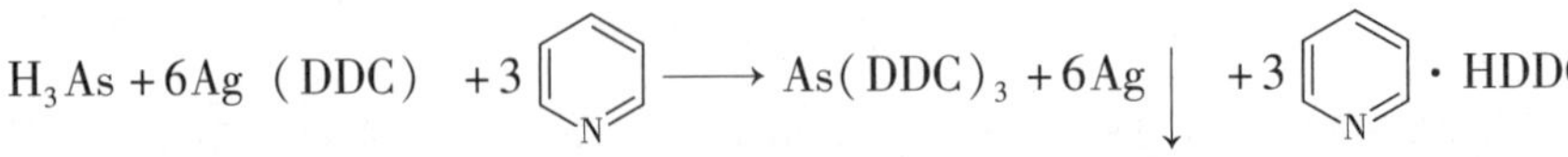

（2）操作方法　Ag（DDC）法检砷装置如图 5-2 所示。测定时，于导气管 C 中装入醋酸铅棉花 60mg（装管高度约 80mm），并于 D 管中精密加入 Ag（DDC）试液 5ml。

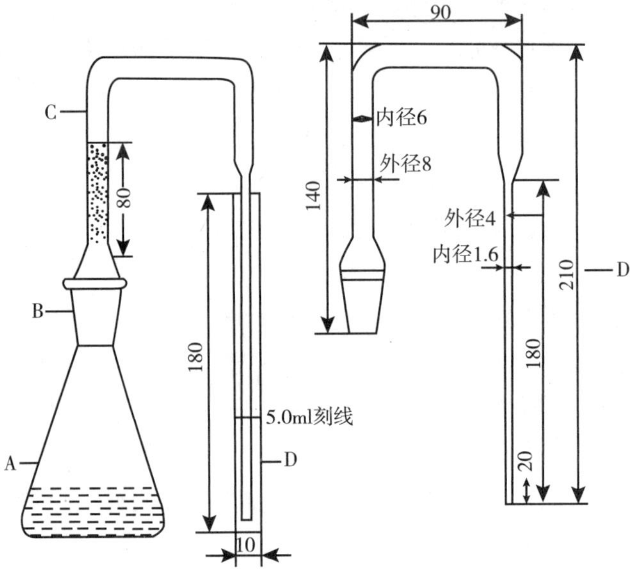

单位：mm

图 5-2　Ag（DDC）法检砷装置

A. 100ml 标准磨口锥形瓶；B. 标准磨口塞；C. 导气管（一端外径 8mm、内径 6mm，另一端长 180mm、外径 4mm、内径 1.6mm，尖端内径 1mm）；D. 平底玻璃管（长 180mm、内径 10mm），于 5.0ml 处有一刻度

精密量取标准砷溶液 2ml，置 A 瓶中，加盐酸 5ml 与水 21ml，再加碘化钾试液 5ml 与酸性氯化亚锡试液 5 滴，在室温放置 10 分钟后，加锌粒 2g，立即将导气管 C 与 A 瓶密塞，使生成的砷化氢气体导入 D 管中，并将 A 瓶置 25～40℃水浴中，反应 45 分钟，取出 D 管，添加三氯甲烷至 5.0ml 刻度处，混匀，即得标准砷对照液；另取照各品种项下规定方法制成的供试品溶液，置 A 瓶中，自“再加碘化钾试液 5ml”起，同法操作。将所得溶液与标准砷对照液同置白色背景上，从 D 管上方向下观察，所得溶液的颜色不得比标准砷对照液更深。必要时，可将所得溶液转移至 1cm 吸收池中，以 Ag（DDC）试液作空白，在 510nm 处测定吸光度，与标准砷对照液按同法测得的吸光度值比较，不得更大。

（3）注意事项

①Ag（DDC）法中需加入一定量的有机碱以中和反应中生成的二乙基二硫代氨基甲酸（HDDC）。USP 使用 0.5% Ag（DDC）的吡啶溶液，检测灵敏度高（0.5μg/30ml），还原产

生的红色胶态银在535~540nm处有最大吸收，但吡啶有恶臭。《中国药典》则以三乙胺替代吡啶，使用0.25% Ag（DDC）的三氯甲烷溶液（含1.8%三乙胺，*V/V*），呈色及试剂稳定性均良好，低毒、无臭，与砷化氢作用产生的颜色在510nm处有最大吸收。

②当As浓度在1~40μg/ml范围内，线性关系良好。显色在2小时内稳定，重现性好，可定量测定供试品中的砷盐。

③锑化氢与Ag（DDC）的反应灵敏度低。当反应液中加入40%氯化亚锡溶液3ml和15%碘化钾溶液5ml时，500μg的锑亦不干扰砷盐检查。

JP亦采用古蔡氏法和Ag（DDC）法检查砷盐；USP仅收载Ag（DDC）法；EP除古蔡氏法外，还规定了次磷酸法，其原理为：在盐酸酸性溶液中，次磷酸还原砷盐为棕色的游离砷，再与一定量的标准砷溶液用同法处理后所显示的颜色比较。反应式为：

$$NaH_2PO_2 + HCl \longrightarrow H_3PO_2 + NaCl$$

$$3H_3PO_2 + 2H_3AsO_3 \longrightarrow 3H_3PO_3 + 2As\downarrow + 3H_2O$$

本法可用于硫化物、亚硫酸盐、含锑药物中砷盐的检查，不产生干扰，但灵敏度稍低。

（四）干燥失重测定法

干燥失重（loss on drying）系指药物在规定条件下经干燥后所减失重量占取样量的百分率，减失的重量主要是吸附的水分（自由水）、残留的有机溶剂及其他挥发性物质等。

《中国药典》规定的干燥失重测定方法如下：取供试品，混合均匀（如为较大的结晶，应先迅速捣碎使成2mm以下的小粒），取约1g或各品种项下规定的重量，置与供试品相同条件下干燥至恒重的扁形称量瓶中，精密称定。除另有规定外，照各品种项下规定的条件干燥至恒重。由减失的重量和取样量按式（5-3）计算供试品的干燥失重。

$$\text{干燥失重（\%）} = \frac{\text{供试品加称量瓶干燥后减失的重量}}{\text{供试品量}} \times 100 \qquad (5-3)$$

根据干燥条件的不同，干燥失重测定法常采用：常压恒温干燥法、常压室温干燥法（干燥剂干燥法）和减压干燥法。根据干燥温度，减压干燥法分为：减压干燥器干燥法（室温）和减压恒温干燥法。

1. 常压恒温干燥法　通常在105℃用烘箱干燥，适用于受热稳定的药物。供试品干燥时，应平铺在扁形称量瓶中，厚度不超过5mm，如为疏松物质，厚度不超过10mm。放入烘箱干燥时，将瓶盖取下，置称量瓶旁，或将瓶盖半开，取出时需将称量瓶盖好；在干燥后取出称量时，应先置干燥器中放冷后，再称定重量。

对于未达规定的干燥温度即融化的供试品，应先将其在低于熔点5~10℃的温度下干燥至大部分水分除去后，再按规定条件干燥。如硫代硫酸钠，先在40~50℃干燥，然后渐次升高温度至105℃，干燥至恒重，减失重量应为32.0%~37.0%。

对于某些易吸湿或受热发生相变而达不到恒重的药物，可采用一定温度下、干燥一定时间所减失的重量代表干燥失重。如右旋糖酐20，《中国药典》规定在105℃干燥6小时后，减失重量不得过5.0%。

2. 常压室温干燥法　室温下在放有干燥剂的干燥器中，利用干燥剂吸收水分而干燥至恒重。此法适合于受热易分解或升华的药物。如硝酸异山梨酯，置硅胶干燥器中，干燥至恒重；间苯二酚置硫酸干燥器中，干燥至恒重。

此法常用的干燥剂为五氧化二磷、无水氯化钙或硅胶。干燥剂应保持在有效状态，即硅胶应显蓝色；无水氯化钙呈块状；五氧化二磷呈粉末状（如表面呈结皮现象时应除去结皮物）。

五氧化二磷的吸水率、吸水容量和吸水速度均较好，但价格较高，不能重复使用；无水氯化钙吸水效力稍差，吸水容量及吸水速度均次于五氧化二磷；硅胶的吸水率次于五氧化二磷，但具有使用方便、价格低廉、无腐蚀性、可重复使用的特点，为最常用的干燥剂。

3. 减压干燥法 减压可以降低干燥温度、缩短时间，有助于除去水分与挥发性物质，故此法适用于对热较不稳定、水分较难除尽或熔点低、受热分解的药物。减压干燥法分为减压室温干燥法和减压恒温干燥法。除另有规定外，采用减压干燥器（通常为室温）或恒温减压干燥器（温度按各品种项下的规定设置）干燥，压力应在2.67kPa（20mmHg）以下。减压干燥器中最常用的干燥剂为五氧化二磷，室温减压干燥法中尚可用无水氯化钙和硅胶作干燥剂。但因无水氯化钙吸水后与水结合成不稳定的水合物，温度升高能释放出水分，不适用于减压恒温干燥法。如两性霉素B结构中具有长不饱和碳链，高温下易裂解，以及阿司匹林高温下酯基不稳定，均规定以五氧化二磷为干燥剂，在60℃减压干燥至恒重；泛昔洛韦的熔点为102～104℃，规定在80℃减压干燥至恒重；布洛芬的熔点为74.5～77.5℃，规定置于五氧化二磷干燥器中，在60℃减压干燥至恒重。

（五）水分测定法

药物中的水分包括结合水（结晶水）和自由水（吸附水）。药物中若含有较大量的水分，尤其是吸附水对其稳定性、甚至安全性和有效性均有显著影响；另外，若药物的结合水有损失（风化现象），也将显著影响其理化性质。因此，应对有关药物中的水分进行限量检查。

《中国药典》、USP和EP等均规定了费休氏法和甲苯法测定药物中的水分。其中，费休氏法（《中国药典》通则0832第一法）适用于遇热易破坏，可溶解于费休氏试液，但不与之起化学反应的药物，适用于大多数药物的水分测定。如，红霉素的水分限度为6.0%；再如，苄星青霉素［$(C_{16}H_{18}N_2O_4S)_2 \cdot C_{16}H_{20}N_2 \cdot 4\ H_2O = 981.18$］分子中含有4分子结合水，其水分限度为5.0%～8.0%；又如，阿魏酸钠（$C_{10}H_9NaO_4 \cdot 2H_2O = 252.20$）分子中含有2分子结合水，其水分限量为13.0%～15.5%。甲苯法（《中国药典》通则0832第四法），利用水与甲苯在69.3℃共沸蒸出，收集馏出液，待分层后由刻度管读取水的体积，换算成所含水的质量。本法适用于颜色较深药物的水分测定，如软皂呈黄白色至黄棕色或黄绿色，即规定用甲苯法测定水分。此外，《中国药典》还收载有烘干法（第二法），同干燥失重测定法的常压恒温干燥法，其恒重要求为连续两次称重的差异不超过5mg。本法主要用于中药水分的测定，适用于不含或少含挥发性成分的药品。减压干燥法（第三法），同干燥失重的减压干燥法，主要用于中药水分的测定，适用于含有挥发性成分的贵重药品。气相色谱法（第五法），用直径为0.18～0.25mm的二乙烯苯－乙基乙烯苯型高分子多孔小球作为载体（或极性相近的毛细管柱），柱温为140～150℃，热导检测器检测。要求理论板数按水峰计算应大于1000、按乙醇峰计算应大于150；水和乙醇两峰的分离度应大于2；用无水乙醇进样5次，水（无水乙醇中的杂质）峰面积的相对标准偏差不得大于3.0%。

本节主要介绍费休氏水分测定法与可应用于药物结构中所含结晶水（或结晶溶剂）的分子数确定的热重分析法。

1. 费休氏法 费休氏水分测定法分为容量滴定法和库仑滴定法。

（1）容量滴定法

①测定原理 碘和二氧化硫在吡啶和甲醇溶液中可发生氧化还原反应，但反应过程需要定量水的参与。碘和水以1∶1反应，故由消耗碘的量即可计算出水分的量。费休氏反应：

$$I_2 + SO_2 + H_2O \rightleftharpoons 2HI + SO_3$$

吡啶和甲醇既是溶剂，又参与反应。上述反应可逆，但无水吡啶能吸收反应产物，无水甲醇可使吡啶的吸收产物更加稳定，从而避免副反应的发生。吡啶还可与SO_2结合降低其蒸气压，使其在溶液中保持比较稳定的浓度。滴定的总反应式为：

$$I_2 + SO_2 + 3C_5H_5N + CH_3OH + H_2O \longrightarrow 2C_5H_5N \cdot HI + C_5H_5N \cdot HSO_4CH_3$$

②费休氏试液的制备　称取碘（置硫酸干燥器内48小时以上）110g，置干燥的具塞锥形瓶（或烧瓶）中，加无水吡啶160ml，注意冷却，振摇至碘全部溶解后，加无水甲醇300ml，称定重量，将锥形瓶（或烧瓶）置冰浴中冷却，在避免空气中水分侵入的条件下，通入干燥的二氧化硫至重量增加72g，再加无水甲醇使成1000ml，密塞，摇匀，在暗处放置24小时。

也可使用稳定的市售费休氏试液。市售的费休氏试液可以是不含吡啶的其他碱化试剂，或不含甲醇的其他伯醇类等制成；也可以是单一的溶液或由两种溶液临用前混合而成。

本液应遮光、密封，置阴凉干燥处保存，临用前应标定滴定度。

③测定方法　精密称取供试品适量（消耗费休氏试液1～5ml），除另有规定外，溶剂为无水甲醇，用水分测定仪直接测定。或精密称取供试品适量，置干燥的具塞锥形瓶中，加溶剂适量，在不断振摇（或搅拌）下用费休氏试液滴定；以溶液颜色变化（由浅黄色变为红棕色）或永停滴定法指示终点；利用纯水首先标定出每1ml费休氏试液相当于水的重量（mg），再根据样品测定消耗的费休氏试液的体积，按式（5-4）计算其中水分的含量。

$$\text{供试品中水分含量}(\%) = \frac{(A-B)F}{W} \times 100 \qquad (5-4)$$

式中，A为供试品所消耗费休氏试液的体积，ml；B为空白所消耗费休氏试液的体积，ml；F为滴定度，即每1ml费休氏试液相当于水的重量，mg；W为供试品的重量，mg。

（2）库仑滴定法

①测定原理　本法仍以卡尔-费休氏（Karl-Fischer）反应为基础，应用永停滴定法测定水分。与容量滴定法相比，库仑滴定法中滴定剂碘不是从滴定管加入，而是由含有碘离子的阳极电解液电解产生。当滴定至终点时，所有的水被滴定完全，此时阳极电解液中出现少量过量的碘，使铂电极极化而停止碘的产生。根据法拉第定律，产生碘的量与通过的电量成正比，因此可以通过测量电量总消耗的方法来测定水分总量。

本法主要用于测定含微量水分（0.0001%～0.1%）的供试品，特别适用于测定化学惰性物质如烃类、醇类和酯类中的水分。

②测定方法　于滴定杯中加入适量费休氏试液，先将试液和系统中的水分预滴定除去，然后精密量取供试品适量（含水量为0.5～5mg或仪器建议的使用量），迅速转移至滴定杯中，或经适宜的无水溶剂溶解后迅速注入至滴定杯中，以永停滴定法指示终点，从仪器显示屏上直接读取供试品中水分的含量，其中每1mg水相当于10.72库仑电量。

2. 热重分析法　热重分析法（thermogravimetric analysis，TGA）是在程序控制温度下，测量物质的重量与温度或时间关系的一种热分析技术。TGA分析仪由程序升温炉及置于其中的微量分析天平组成。分析时，将样品置于微量分析天平上，按一定程序升高炉温，挥发性物质随氮气流或其他惰性气流带走。连续记录加热过程中供试品重量随温度或时间变化的曲线，即得供试品

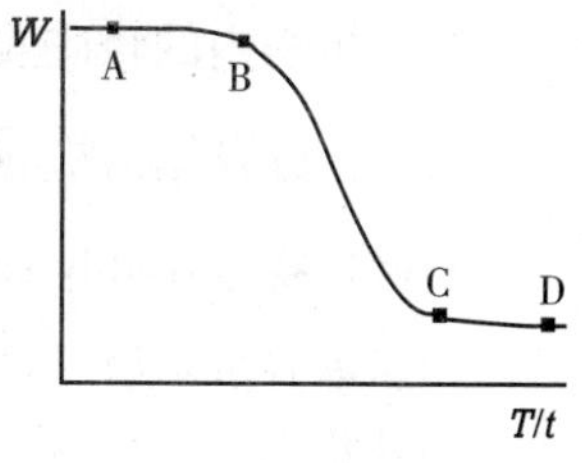

图5-3　TG曲线

的热重曲线（TG曲线），如图5-3。

由于物相变化（如失去结晶水、结晶溶剂，或热分解等）时的温度保持不变，所以TG曲线通常呈台阶状，重量基本不变的区段（图5-3中的AB和CD段）称平台。通常，在加热过程中，吸附水的失去是一个渐进过程，而结晶水的失去则发生在特定温度或温度范围（与升温速度有关），在此温度由于失重率发生突跃而呈台阶状。利用此特性，可方便地区分供试品中所含水分是吸附水还是结晶水，并根据平台之间的失重率计算出所含结晶水的分子比；亦可用于区分残留溶剂和结晶溶剂，以及计算结晶溶剂的摩尔比。

因此，热重分析法可用于某些药物，尤其适用于贵重药物或在空气中易氧化药物的干燥失重或水分测定。当选择热重分析法作为样品中的水分测定方法时，应确保供试品中不含有其他挥发性成分。如USP对硫酸长春新碱的干燥失重测定：取供试品约10mg，精密称定，通氮气流（流速40ml/min），从室温至200℃以5℃/min恒速升温，记录TG曲线，测定室温至分解温度（约为160℃）的累积失重不得过12.0%。

（六）炽灼残渣检查法

炽灼残渣（residue on ignition）系指有机药物或无机药物经加热炭化或分解、高温炽灼后遗留的非挥发性无机杂质。药物经与硫酸共热处理，成为挥发性物质逸出，遗留的非挥发性无机杂质成为硫酸盐，即为炽灼残渣。因此，这项检查控制的是有机药物和挥发性无机药物中的非挥发性无机杂质（如金属氧化物或无机盐）。

1. 检查方法 取供试品1.0~2.0g或各品种项下规定的重量，置已炽灼至恒重的坩埚中，精密称定，缓缓炽灼至完全炭化，放冷；除另有规定外，加硫酸0.5~1ml使湿润，低温加热至硫酸蒸气除尽后，在700~800℃炽灼使完全灰化，移置干燥器内，放冷，精密称定后，再在700~800℃炽灼至恒重，根据遗留残渣的量和供试品量，计算炽灼残渣的百分率。

2. 注意事项

（1）供试品的取用量应根据炽灼残渣限度及称重的允差限度确定。通常，炽灼残渣限度为0.1%，要求残渣量不少于1mg（相当于恒重允许重量之差的3.3倍），故所取供试品通常为1.0g。各药物炽灼残渣限度要求不同时，可调整供试品的取用量，如限度为0.05%时，可取供试品2.0g；当限度在0.1%以上时，可酌情减少供试品的取用量。

（2）如需将残渣留作重金属检查时，则炽灼温度必须控制在500~600℃。

（3）如药物分子中含有碱金属（如依地酸钙钠等）或氟元素（如氟喹诺酮类等），可腐蚀瓷坩埚，应使用铂坩埚。

（4）炽灼至恒重的第二次称重应在继续炽灼不少于30分钟后进行。

（5）坩埚应编码标记，盖子与坩埚应编码一致；从高温炉中取出时的温度、先后次序、在干燥器内的放冷时间以及称量顺序，均应前后一致；同一干燥器内同时放置的坩埚最好不超过4个，否则不易达到恒重；坩埚放冷后干燥器内易形成负压，应小心开启干燥器，以免吹散坩埚内的轻质残渣。

（七）易炭化物检查法

易炭化物（readily carbonizable substances）系指药物中存在的遇硫酸易炭化或易氧化而呈色的微量有机杂质。该类杂质结构多数未知，采用目视比色的易炭化物检查法可以简便地控制其总量。

1. 检查方法 取内径一致的比色管两支，甲管中加各品种项下规定的对照液5ml，乙管中加硫酸［含 $H_2SO_4$94.5% ~95.5%（g/g）］5ml 后，分次缓缓加入规定量的供试品，振摇使溶解。除另有规定外，静置 15 分钟，将甲乙两管同置白色背景前，平视观察，乙管中所显颜色不得比甲管更深。

2. 注意事项

（1）供试品如为固体，应先研成细粉；如需加热才能溶解时，可取供试品与硫酸混合均匀，加热溶解后，放冷，再移置比色管中。

（2）对照液为各种色调色号标准比色液，比色用重铬酸钾溶液、比色用硫酸铜溶液、比色用氯化钴溶液及 0.02mol/L 高锰酸钾溶液。

（3）易炭化物与硫酸呈现的颜色，与硫酸浓度、温度和放置时间有关，操作中应严格控制实验条件，如防止硫酸吸水改变浓度，必要时应标定。

（八）残留溶剂测定法

残留溶剂（residual solvents）是指在原料药或辅料的生产中，以及制剂制备过程中使用的，但在工艺过程中未能完全除去的有机溶剂。ChP 和 USP 均按照毒性程度，将常见的残留溶剂分为四类。第一类溶剂毒性较大，为明确或高度疑似的致癌物且对环境有害，应尽量避免使用，共 5 种；第二类溶剂一般具有非基因毒性（如神经毒性或致畸性），应限制使用，共 29 种；第三类溶剂毒性低、对人体危害较小，推荐使用，共 28 种。除另有规定外，第一、二、三类有机溶剂的残留限度应符合规定要求（表 5－1）；对第四类及其他溶剂，应根据生产工艺的特点，制定相应的限量，使其符合产品规范、GMP 或其他基本的质量要求。

表 5－1　药物中常见的残留溶剂及其限度

溶剂名称	限度/%	溶剂名称	限度/%	溶剂名称	限度/%
第一类溶剂（应该避免使用）					
苯	0.0002	1，2－二氯乙烷	0.0005	1，1，1－三氯乙烷	0.15
四氯化碳	0.0004	1，1－二氯乙烯	0.0008		
第二类溶剂（应该限制使用）					
乙腈	0.041	2－乙氧基乙醇	0.016	吡啶	0.02
氯苯	0.036	乙二醇	0.031	环丁砜	0.016
三氯甲烷	0.006	甲酰胺	0.022	四氢化萘	0.01
环己烷	0.388	正己烷	0.029	四氢呋喃	0.072
1,2－二氯乙烯	0.187	甲醇	0.3	甲苯	0.089
二氯甲烷	0.06	2－甲氧基乙醇	0.005	1,1,2－三氯乙烯	0.008
1,2－二甲氧基乙烷	0.01	甲基丁基酮	0.005	二甲苯①	0.217
N,*N*－二甲基乙酰胺	0.109	甲基环己烷	0.118	异丙基苯	0.007
N,*N*－二甲基甲酰胺	0.088	*N*－甲基吡咯烷酮	0.053	甲基异丁基酮	0.45
二氧六环	0.038	硝基甲烷	0.005		

续表

第三类溶剂（GMP 或其他质量要求限制使用）					
溶剂名称	限度/%	溶剂名称	限度/%	溶剂名称	限度/%
醋酸	0.5	乙酸乙酯	0.5	甲基异丁基酮	0.5
丙酮	0.5	乙醚	0.5	异丁醇	0.5
甲氧基苯	0.5	甲酸乙酯	0.5	正戊烷	0.5
正丁醇	0.5	甲酸	0.5	正戊醇	0.5
仲丁醇	0.5	正庚烷	0.5	正丙醇	0.5
乙酸丁酯	0.5	乙酸异丁酯	0.5	异丙醇	0.5
叔丁基甲基醚	0.5	乙酸异丙酯	0.5	乙酸丙酯	0.5
异丙基苯	0.5	乙酸甲酯	0.5	三乙胺	0.5
二甲基亚砜	0.5	3－甲基－1－丁醇	0.5		
乙醇	0.5	丁酮	0.5		
第四类溶剂（尚无足够毒理学资料）②					
1，1－二乙氧基丙烷		异丙醚		三氯醋酸	
1，1－二甲氧基甲烷		甲基异丙基酮		三氟醋酸	
2，2－二甲氧基丙烷		甲基四氢呋喃			
异辛烷		石油醚			

①通常含有 60% 间二甲苯、14% 对二甲苯、9% 邻二甲苯和 17% 乙苯。

②药品生产企业在使用时应提供该类溶剂在制剂中残留水平的合理性论证报告

《中国药典》采用 GC 法检查残留溶剂，并规定有三种方法：毛细管柱顶空进样等温法（第一法）适用于需要检查的有机溶剂数量不多，且极性差异较小；毛细管柱顶空进样系统程序升温法（第二法）适用于需要检查的有机溶剂数量较多，且极性差异较大；溶液直接进样法（第三法）主要适用于企业对生产工艺中特定残留溶剂的控制。

1. 色谱柱 残留溶剂测定中常用的色谱柱见表 5－2。

表 5－2 残留溶剂测定中常用的色谱柱

色谱柱	色谱柱类型	固定相/固定液
毛细管柱（除另有规定外，极性相近的同类色谱柱之间可以互换使用）	非极性	100% 的二甲基聚硅氧烷
	极性	聚乙二醇（PEG－20M）
	中极性	（35%）二苯基－（65%）二甲基聚硅氧烷
		（50%）二苯基－（50%）二甲基聚硅氧烷
		（35%）二苯基－（65%）二甲基亚芳基聚硅氧烷
		（14%）氰丙基苯基－（86%）二甲基聚硅氧烷
		（6%）氰丙基苯基－（94%）二甲基聚硅氧烷
	弱极性	（5%）苯基－（95%）甲基聚硅氧烷
		（5%）二苯基－（95%）二甲基聚硅氧烷共聚物
填充柱		直径为 0.18～0.25mm 的二乙烯苯－乙基乙烯苯型高分子多孔小球或其他适宜的填料

2. 系统适用性试验

（1）用待测物的色谱峰计算，毛细管色谱柱的理论板数一般不低于 5000；填充柱的理论板数一般不低于1000。

（2）色谱图中，待测物色谱峰与其相邻色谱峰的分离度应大于1.5。

（3）以内标法测定时，对照品溶液连续进样5次，所得待测物与内标物峰面积之比的相对标准偏差（RSD）应不大于5%；若以外标法测定，所得待测物峰面积的RSD应不大于10%。

3. 供试品溶液的制备

（1）顶空进样　除另有规定外，精密称取供试品0.1～1g；通常以水为溶剂；对于非水溶性药物，可采用*N*,*N*－二甲基甲酰胺、二甲基亚砜或其他适宜溶剂；根据供试品和待测溶剂的溶解度，选择适宜的溶剂且应不干扰待测溶剂的测定。根据品种项下残留溶剂的限量规定配制供试品溶液，其浓度应满足系统定量测定的需要。

（2）溶液直接进样　精密称取供试品适量，用水或合适的有机溶剂使溶解；根据各品种项下残留溶剂的限量规定配制供试品溶液，其浓度应满足系统定量测定的需要。

4. 对照品溶液的制备　精密称取各品种项下规定检查的有机溶剂适量，采用与制备供试品溶液相同的方法和溶剂制备对照品溶液；如用水作溶剂，一般应先将待测有机溶剂溶解在50%二甲基亚砜或*N*，*N*－二甲基甲酰胺溶液中，再用水逐步稀释。若为限量检查，根据残留溶剂的限量规定确定对照品溶液的浓度；若为定量测定，为保证定量结果的准确性，应根据供试品中残留溶剂的实际残留量确定对照品溶液的浓度；通常对照品溶液色谱峰面积不宜超过供试品溶液中对应的残留溶剂色谱峰面积的2倍。同时应根据实际情况调整，并确保浓度在方法验证的有效范围内。必要时，应重新调整供试品溶液或对照品溶液的浓度。

5. 测定方法

（1）毛细管柱顶空进样等温法

①色谱条件　柱温一般为40～100℃；常以氮气为载气，流速1.0～2.0ml/min（一般适用于内径为0.32mm或0.25mm的色谱柱）；以水为溶剂时顶空瓶平衡温度为70～85℃，顶空瓶平衡时间一般为30～60分钟；进样口温度为200℃；如采用FID，温度为250℃。

②测定法　取对照品溶液和供试品溶液，分别连续进样不少于2次，测定待测峰的峰面积。对色谱图中未知有机溶剂的鉴别，可参考《中国药典》通则0861附表2进行初筛。

（2）毛细管柱顶空进样系统程序升温法

1）色谱条件　柱温一般先在40℃维持8分钟，再以8℃/min的速率升至120℃，维持10分钟；以氮气为载气，流速2.0ml/min；以水为溶剂时顶空瓶平衡温度为70～85℃、平衡时间为30～60分钟；进样口温度为200℃；如采用FID，温度为250℃。具体到某个品种的残留溶剂检查时，可根据该品种项下残留溶剂的组成类型调整升温程序。

2）测定法　取对照品溶液和供试品溶液，分别连续进样不少于2次，测定待测峰的峰面积。对色谱图中未知的有机溶剂可参考《中国药典》通则0861附表3进行初筛。

顶空气相色谱（headspace gas chromatography）是顶空进样技术与气相色谱联用的分析方法。它是对样品基质上方的气体部分进行气相色谱分析，故适用于含量低、组成复杂、易挥发或易分解而不能直接进样的样品。顶空进样法可省去样品萃取、浓集等步骤，避免了供试品中非挥发组分对色谱柱的污染。顶空条件的选择依据有以下几项。

①应根据供试品中残留溶剂的沸点选择顶空平衡温度。对沸点较高的残留溶剂，通常选择较高的平衡温度；但此时应兼顾供试品的热分解特性，尽量避免供试品产生的挥发性

热分解产物对测定的干扰。

②顶空平衡时间一般为 30 ~ 45 分钟，以保证供试品溶液的气 – 液两相有足够时间达到平衡。顶空平衡时间通常不宜过长，如超过 60 分钟，可能引起顶空瓶的气密性变差，导致定量准确度的降低。

③对照品溶液与供试品溶液必须使用相同的顶空条件。

（3）溶液直接进样法　可采用填充柱，亦可采用适宜极性的毛细管柱。取对照品溶液和供试品溶液，分别连续进样 2 ~ 3 次，每次 1 ~ 2μl，测定待测峰的峰面积。此法中，不应采用酸或碱作溶剂。

6. 计算方法

（1）限量检查　以内标法测定时，供试品溶液所得被测溶剂峰面积与内标峰面积之比不得大于对照品溶液的相应比值。以外标法测定时，供试品溶液所得被测溶剂峰面积不得大于对照品溶液的相应峰面积。

（2）定量测定　按内标法或外标法计算各残留溶剂的量。

7. 定量方法的验证　当采用顶空进样时，供试品与对照品处于不完全相同的基质中，故应考虑气液平衡过程中的基质效应，即供试品溶液与对照品溶液组成差异对顶空气 – 液平衡的影响由于标准加入法可以消除供试品溶液基质与对照品溶液基质不同所致的基质效应的影响，故通常采用标准加入法验证定量方法的准确性；当标准加入法与其他定量方法的结果不一致时，应以标准加入法的结果为准。

8. 注意事项

（1）因沸点较高，甲酰胺、2 – 甲氧基乙醇、2 – 乙氧基乙醇、乙二醇、*N* – 甲基吡咯烷酮等不宜用顶空进样方法测定。

（2）对含卤族元素的残留溶剂如三氯甲烷等，采用 ECD 易得到高的灵敏度。

（3）对于含氮碱性化合物，通常采用弱极性的色谱柱或其填料预先经碱处理过的色谱柱；仪器的管路、进样器的衬管等应采用惰性的硅钢材料或镍钢材料管路，以避免不锈钢对化合物强吸附而导致的检出灵敏度降低。

（4）供试品中的未知杂质或其挥发性热降解物与待测物的保留值相同（共出峰）或与待测物的结构相同（如甲氧基热裂解产生甲醇），均易对残留溶剂的测定产生干扰。当测定的有机溶剂残留量超出限量，但未能确定供试品中是否有未知杂质或其挥发性热降解物对测定有干扰时，应通过试验排除干扰。对于共出峰，通常采用在另一种极性相反的色谱柱系统中对相同样品再进行测定，比较二者的结果：如果一致，则可排除测定中有共出峰的干扰；如不一致，则表明测定中有共出峰的干扰。对于热裂解产生待检成分的干扰，通常要通过测定已知不含该溶剂的对照样品来加以判断。

三、特性检查法

特性检查法收载的药物特性参数检查与物理常数测定结果互为补充。物理常数测定结果可以反映药品的纯度，特性参数检查的结果可以反映药品的有效性与均一性，并在一定程度上反映药品的安全性。《中国药典》四部通则“0900 特性检查法”项下收载与原料药物特性参数相关的检查法有溶液颜色检查法与澄清度检查法等。

（一）溶液颜色检查法

溶液颜色（colour of solution）是药物的特殊性之一，由于氧化、络合、聚合等原因常引起药物溶液颜色改变或加深。溶液颜色检查法系将药物溶液的颜色与规定的标准比色液比较，或在规定的波长处测定其吸光度，以控制药物中有色杂质限量的方法。该法是对利用 HPLC－紫外检测器进行有关物质检查的有效补充。《中国药典》规定了三种溶液颜色的检查方法：目视法（第一法）、紫外－可见分光光度法（第二法）和色差计法（第三法）。

1. 目视法　本法系将供试品溶液与各色调标准比色液进行目视比较，方法如下：除另有规定外，取各品种项下规定量的供试品，加水溶解，置于 25ml 的纳氏比色管中，加水稀释至 10ml。另取规定色调和色号的标准比色液 10ml，置于另一 25ml 纳氏比色管中，两管同置白色背景上，自上向下透视，或同置白色背景前，平视观察，供试品管呈现的颜色与对照管比较，不得更深。

标准比色液是用比色用重铬酸钾液（$K_2Cr_2O_7$，0.800mg/ml）、硫酸铜液（$CuSO_4 \cdot 5H_2O$，62.4mg/ml）与氯化钴液（$CoCl_2 \cdot 6H_2O$，59.5mg/ml），按一定比例制成的黄绿色、黄色、橙黄色、橙红色、棕红色五种色调的标准贮备液，再用一定比例水分别稀释制成每种色调深浅不同的十一个色号的标准比色液。

2. 分光光度法　除另有规定外，取各品种项下规定量的供试品，加水溶解并使成 10ml，必要时滤过，滤液照紫外－可见分光光度法于规定波长处测定，吸光度不得超过规定值。

3. 色差计法　本法系通过色差计直接测定药物溶液的透射三刺激值（即在给定的红、绿、蓝三色系统中，与待测色达到色匹配所需要的三个原刺激量），对其颜色进行定量表述和分析的方法。当目视比色法较难判定供试品与标准比色液之间的差异时，如供试品溶液与标准比色液色调不一致，或颜色深浅相近难于准确判断时，应考虑采用本法进行测定与判定。

（二）溶液澄清度检查法

药物溶液中如存在细微颗粒，当直射光通过溶液时，可引致光散射和光吸收的现象，使得溶液微显浑浊。澄清度（clarity of solution）检查法系将药物溶液与规定的浊度标准液比较，以检查溶液中存在的细微颗粒的方法，是控制供注射剂用原料药晶型、粒度或盐类中和度及纯度的重要指标。

1. 检查方法　《中国药典》收载的澄清度检查法包括目视法（第一法）和浊度仪法（第二法）。除另有规定外，应采用第一法检查。即按各品种项下的浓度要求，在室温条件下，将用水稀释至一定浓度的供试品溶液与等量的浊度标准液分别置于配对的比浊用玻璃管（内径 15～16mm，平底，具塞，以无色、透明、中性硬质玻璃制成）中，在浊度标准液制备 5 分钟后，于暗室内垂直同置伞棚灯下，照度为 1000lx，从水平方向观察、比较。除另有规定外，供试品溶解后应立即检视。如供试品溶液管的浊度接近标准管时，应将比浊管交换位置后再行观察。

《中国药典》规定的“澄清”，系指供试品溶液的澄清度与所用溶剂相同，或不超过 0.5 号浊度标准液的浊度；“几乎澄清”，指供试品溶液的浊度介于 0.5 号至 1 号浊度标准液的浊度之间。

浊度标准液的制备：取 10% 乌洛托品溶液与 1.00% 硫酸肼溶液等量混合，摇匀，于 25℃避光静置 24 小时，即得浊度标准贮备液（冷处避光保存，两个月内使用）；取浊度标准贮备液，用水稀释至在 550nm 波长处的吸光度（光程为 1cm）在 0.12～0.15 范围内，即得浊度标准原液（在 48 小时内使用）；取浊度标准原液与水，按表 5－3 配制，即得。本液应临用新制，使用前充分摇匀。

表 5-3　不同级号浊度标准液

级　号	0.5	1	2	3	4
浊度标准原液/ml	2.50	5.0	10.0	30.0	50.0
水/ml	97.50	95.0	90.0	70.0	50.0

2. 注意事项

（1）多数药物澄清度检查以水为溶剂，也有用硫酸溶液、氢氧化钠溶液、碳酸钠试液及乙醇、甲醇、三氯甲烷等为溶剂的。对于有机酸的碱金属盐类，由于水中可能溶解二氧化碳，将影响溶液的澄清度，应用“新沸过的冷水”溶解样品。

（2）供注射剂用原料药往往同时检查溶液的澄清度和颜色。如，供注射用环磷酰胺：取本品 0.20g，加水 10ml 使溶解，溶液应澄清无色；如显浑浊，与 1 号浊度标准液比较，不得更浓；如显色，与黄色 1 号标准比色液比较，不得更深。

四、特殊杂质检查法

药物中的特殊杂质是特定药物在生产和贮藏过程中可能引入的特定杂质。特殊杂质的检查是药物检查项下非常重要的内容，也是药物质量控制、保证临床用药安全、有效的关键环节。相比一般杂质，特殊杂质的研究与控制要复杂得多，在其分离鉴定、来源分析、安全性研究、限度确定等方面，都需要结合药物的结构特点、制备工艺、贮藏稳定性、临床应用特点等进行大量深入细致的研究工作。

（一）特殊杂质检查项目的确定

1. 特殊杂质检查项目的确定方法

原料药的特殊杂质包括工艺杂质和降解产物，通常统称为有关物质。主要可以通过两个途径来确定可能的杂质检查项目。

（1）合成工艺及结构特征分析　工艺过程中引入的杂质包括起始反应物、中间体、副产物、试剂、配位体等，这部分杂质直接与原料药的制备工艺相关，通过对制备工艺的分析，基本可以确定工艺杂质的情况。降解产物则与药物的结构特征密切相关，如药物结构中是否存在容易发生水解、氧化、开环、异构化等反应的特征官能团，通过对结构特征的分析，能预测可能的降解产物。

（2）强制降解试验　通过强制降解试验，考察药物在酸、碱、高温、高湿、光照、氧化等因素影响下的降解产物；必要时可进行以上因素综合存在时的强制降解试验，进一步分析药物可能产生的降解产物。

2. 特殊杂质检查项目的确定原则

（1）对于表观含量在 0.1%（以主成分的响应因子计算）及其以上的杂质以及表观含量在 0.1% 以下的具强烈生物作用的杂质或毒性杂质，予以定性或确证其结构。对在稳定性试验中出现的降解产物，也应按上述要求进行研究。除降解产物和毒性杂质外，在原料药物中已控制的杂质，在制剂中一般不再控制。

（2）对于存在异构体的药物和多组分抗生素类药物，共存的异构体和抗生素多组分一般不作为杂质检查项目，作为共存物质。必要时，在质量标准中规定其比例，以保证生产用的原料药与申报注册时的一致性。但当共存物质为毒性物质时，该物质就不再认为是共存物质，而应作为杂质检查。对于单一对映体药物，其可能共存的其他对映体应作为杂质检查，并设比旋度项目；对于消旋体药物，当已有其单一对映体药物的法定质量标准时，应在该消旋体药物的质量标准中设旋光度检查项目。

（3）对于残留溶剂，应根据生产工艺中所使用的有机溶剂及其残留情况，确定检查项目。对于毒性溶剂，尤其是一类溶剂，还应考查合成起始原料中的残留情况，规定相应的检查项目。必要时，薄膜包衣片剂应检查残留溶剂。

（二）特殊杂质检查的分析方法

由于特殊杂质（有关物质）的结构往往与药物的结构差异很小、理化性质相似，因此特殊杂质的检查方法应专属、灵敏。杂质检查应尽量采用现代分离分析手段，主成分与杂质和降解产物均能分开，其检测限应满足限度检查的要求，对于需作定量检查的杂质，方法的定量限应满足相应的要求。

特殊杂质检查分析方法的建立，应考虑普遍适用性，所用的仪器和试验材量应容易获得。除部分药物可用化学法和光谱法进行特殊杂质的检查外，特殊杂质检查一般采用 HPLC 法，有时也采用 TLC 和 GC 等其他方法。总之，应根据药物及杂质的理化性质、化学结构、杂质的控制要求等确定适宜的检测方法。由于各种分析方法均具有一定的局限性，因此在进行杂质分析时，应注意不同原理的分析方法间的相互补充与验证，如 HPLC 与 TLC 及 HPLC 与 CE 的互相补充、反相 HPLC 系统与正相 HPLC 系统的相互补充、HPLC 不同检测器检测结果的相互补充等。在杂质分析的研究阶段，也可用可能存在的杂质、强制降解产物，分别或同时加入主成分中，配制供试溶液进行色谱分析，调整色谱条件以满足色谱系统适用性要求，保证方法专属、灵敏。

在用色谱技术对杂质进行分离分析时，应确定：①杂质峰的位置，对特定杂质（specified impurities）中的已知杂质和毒性杂质，应使用杂质对照品进行定位；如无法获得该对照品时，可用相对保留值进行定位；特定杂质中的未知杂质可用相对保留值进行定位。②杂质的检测波长，使用多波长检测器研究杂质在不同波长下的检测情况，并求得在一个确定的波长下，已知杂质，特别是毒性杂质对主成分的相对响应因子。

如采用 HPLC 法检查药物的特殊杂质，须采用峰面积法，具体定量方法有：外标法（杂质对照品法，方法①）、加校正因子的主成分自身对照法（方法②）、不加校正因子的主成分自身对照法（方法③）和峰面积归一化法（方法④）。其中，方法①定量准确，采用时应确证杂质对照品结构，并制订质量要求；方法②应对杂质的校正因子进行严格测定，仅适用于已知结构杂质的控制；方法③的前提是假定杂质与主成分的响应因子基本相同，一般情况下，如杂质与主成分的分子结构相似，其响应因子差别不会太大；方法④简便快捷，但因各杂质与主成分响应因子不一定相同、杂质量与主成分量不一定在同一线性范围内、仪器对微量杂质和常量主成分的积分精度及准确度不相同等因素，所以在质量标准中采用有一定的局限性。

有关物质中包括已知杂质和未知杂质。已知杂质或毒性杂质对主成分的相对响应因子（即校正因子）在 0.9～1.1 范围内时，可以用主成分的自身对照法计算含量，超出 0.9～1.1 范围时，宜用杂质对照品法计算含量，也可用加校正因子的主成分自身对照法。理想的定量方法为已知杂质对照品法与未知杂质不加校正因子的主成分自身对照法两者的结合。

在用薄层色谱法分析杂质时，可采用杂质对照品或主成分的梯度浓度溶液比对，对杂质斑点进行半定量评估，后者仅限于杂质斑点的颜色与主成分斑点颜色一致的情况下使用。质量标准中应规定杂质的个数及其限度。

对于立体异构体杂质的检测广泛采用手性色谱法和高效毛细管电泳。手性高效液相色谱法，包括手性固定相法和手性流动相添加剂法（直接法）、手性试剂衍生化法（间接法）。其中手性固定相法由于其一般无需衍生化、定量分析准确性高、操作简便等特点，在手性药物的杂质检测中应用较多；缺点是每种固定相的适用对象有限制，需根据药物的结构特征选择合适的手性柱。对于立体异构体杂质检查方法的验证，立体专属性（选择性）和手性转化是实验考察的重点；通常立体异构体杂质的出峰顺序在前，而母体药物在后，有利于两者的分离和提高检测灵敏度。另外，由于手性色谱法不能直接反映手性药物的光学活性，需要与旋光度或比旋度测定相互补充，以有效控制手性药物的质量。

（三）特殊杂质限量的制订

特殊杂质限度的制订应综合考虑如下因素：①杂质及含一定限量杂质的药品的毒理学研究结果；②给药途径；③每日剂量；④给药人群；⑤杂质药理学可能的研究结果；⑥原料药物的来源；⑦治疗周期；⑧在保证安全有效的前提下，药品生产企业对生产高质量药品所需成本和消费者对药品价格的承受力。

具体来说，在制定质量标准中特殊杂质的限度时，与一般杂质类似，首先应考虑的也是安全性，尤其对于具有生物活性或毒性的杂质；其次应考虑生产的可行性及批次之间的正常波动；还要考虑药品本身的稳定性。在质量标准的制订过程中应充分论证质量标准中制订某一杂质检测项目及其限度的合理性。可根据稳定性考察、原料药物的制备工艺、降解途径等的研究及批次检测结果，预测上市产品的杂质概况。当杂质有特殊的生理活性或毒性时，应注意分析方法的定量限及检出限应与该杂质的控制限度相适应。设定的杂质限度不能高于安全性数据所能支持的水平，同时也要与生产的可行性及分析能力相一致。在确保产品安全的前提下，杂质限度的确定主要基于中试规模以上产品的实测情况，考虑到实际生产情况的误差及产品的稳定性，往往对限度做适当放宽。如果各批次间的杂质含量相差很大，则应以生产工艺稳定后的产品为依据，确定杂质限度。

药物中非特定杂质（unspecified impurities）的限度一般为不得超过0.10%。通常，质量标准中应有单个杂质限度和总杂质限度的规定。

（四）特殊杂质检查示例

例5－4 外标法结合不加校正因子的主成分自身对照法用于对乙酰氨基酚中对氨基酚及有关物质的检查，限度规定如下。

供试品溶液色谱图中如有与对氨基酚保留时间一致的色谱峰，按外标法以峰面积计算，含对氨基酚不得过0.005%，其他单个未知杂质峰面积不得大于对照溶液色谱图中对乙酰氨基酚峰面积的0.1倍（0.1%），其他各未知杂质峰面积的和不得大于对照溶液色谱图中对乙酰氨基酚峰面积的0.5倍（0.5%）。

例5－5 外标法结合加校正因子的主成分自身对照法用于环丙沙星中有关物质的检查，限度规定如下。

精密量取供试品溶液、对照溶液（稀释500倍和供试品溶液）和杂质A对照品溶液各20μl，分别注入液相色谱仪，以278nm和262nm为检测波长，记录色谱图，杂质E、杂质

B、杂质C、杂质Ⅰ和杂质D峰的相对保留时间（相对于环丙沙星峰）分别约为0.3、0.6、0.7、1.1和1.2。供试品溶液色谱图中如有杂质峰，含杂质A（262nm检测）按外标法以峰面积计算，不得过0.3%；杂质B、C、D和E峰（278nm检测）按校正后的峰面积计算（分别乘以校正因子0.7、0.6、1.4和6.7），均不得大于对照溶液主峰面积（0.2%）；其他单个杂质（278nm检测）峰面积不得大于对照溶液主峰面积（0.2%），各杂质（278nm检测）校正后峰面积的和不得大于对照溶液主峰面积的2.5倍（0.5%）；供试品溶液色谱图中小于灵敏度溶液主峰面积的峰忽略不计。

扫码“学一学”

第二节　片剂的检查

片剂（tablets）系指原料药物或与适宜的辅料制备而成的圆片状或异形片状的固体制剂。片剂以口服普通片（如，非包衣片、薄膜衣片等）为主，另有含片、舌下片、口腔贴片、咀嚼片、分散片、可溶片、泡腾片、阴道片、阴道泡腾片、缓释片、控释片、肠溶片与口崩片等。

一、基本要求

《中国药典》在制剂通则（通则0100）中对片剂（通则0101）的基本要求是外观应完整光洁、色泽均匀，有适宜的硬度和耐磨性。除另有规定外，片剂应进行以下相应检查。

（一）重量差异

在片剂生产中，由于颗粒的均匀度和流动性以及制备工艺与生产设备等原因，可能引起片剂重量的差异，进而导致各片之间药物含量的差异。重量差异（weight variation）是指每片的重量与平均片重（或标示片重）之间的差异。其中，以标示片重为参考值的重量差异适用于无含量测定的片剂或有标示片重的中药片剂（如，三黄片的规格：①薄膜衣小片每片重0.26g；②薄膜衣大片每片重0.52g）。重量差异检查目的在于控制各片重量的一致性，保证用药剂量的准确。因此，重量差异是片剂剂量均一性的简单、快速检查方法。各国药典均把重量差异作为片剂的常规检查项目之一。

1. 检查方法　取供试品20片，精密称定总重量，求得平均片重后，再分别精密称定每片的重量，每片重量与平均片重（或标示片重）比较，计算每片重量与平均片重（或标示片重）差异的百分率。按表5－4中的规定，超出重量差异限度的不得多于2片，并不得有1片超出限度1倍。

表5－4　片剂重量差异的限度

平均片重或标示片重	重量差异限度
0.30g以下	±7.5%
0.30g及0.30g以上	±5%

2. 注意事项　糖衣片的片芯应检查重量差异并符合规定，包糖衣后不再检查。薄膜衣片应在包薄膜衣后检查并符合规定。

（二）崩解时限

经口服的片剂在胃肠道要经过崩解、溶解、吸收等过程，才能产生药效，崩解是药物溶出的前提。崩解时限（disintegration）系指口服固体制剂在规定的条件下崩解溶散或成碎粒，并全部通过筛网（不溶性包衣材料除外）所需时间的限度。在崩解时限内允许有少量已软化或轻质上漂且无硬芯的碎粒不能通过筛网。崩解时限是片剂有效性检查的简单而快速的方法。因此，各国药典均把崩解时限作为片剂的常规检查项目之一。

1. 检查方法

（1）仪器装置　采用升降式崩解仪，仪器的主要结构为一能升降的金属支架与吊篮，并附有挡板。其中，吊篮由6根玻璃管组成，玻璃管长（77.5±2.5）mm、内径21.5mm、壁厚2mm，下端镶有筛网，如图5－4所示。

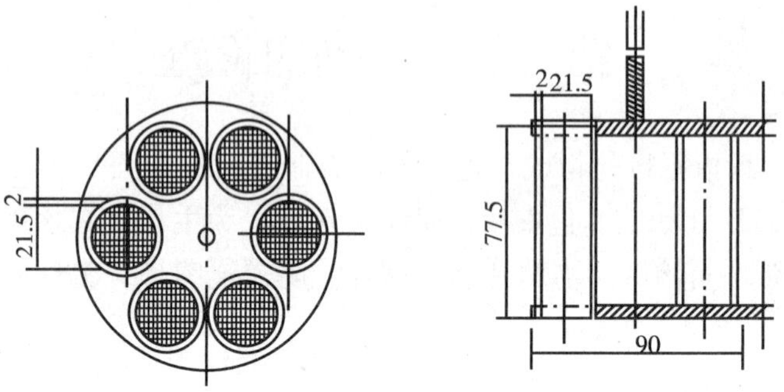

单位：mm

图5－4　升降式崩解仪吊篮结构

（2）仪器准备　将吊篮通过上端的不锈钢轴悬挂于支架上，置于1000ml烧杯中，调节吊篮位置使其下降至低点时吊篮下端的筛网距烧杯底部25mm；向烧杯内加入温度为37℃±1℃的介质适量，以使吊篮上升至高点时其下端的筛网在介质液面下15mm处，吊篮顶部不可浸没于水中。

（3）检查法　除另有规定外，取供试品6片，分别置于上述吊篮的玻璃管中，启动崩解仪进行检查。

2. 限度要求　不同类型的片剂，检查崩解时限所用的介质及限度规定不同，表5－5为常见化学药片剂类型的崩解时限检查的介质与限度规定。

表5－5　部分化学药片剂崩解时限检查

片剂类型	介质	崩解时限
普通片	水	15分钟
薄膜衣片	盐酸溶液（9→1000）	30分钟
糖衣片	水	1小时
肠溶衣片	盐酸溶液（9→1000）	2小时，不得有裂缝、崩解或软化现象
	磷酸盐缓冲液（pH 6.8）	1小时（加挡板）
含片	水	10分钟
舌下片	水	5分钟
可溶片	水	3分钟

以上各种类型的片剂，如果6片中有1片在规定时限内不能完全崩解，应另取6片复试，均应符合规定。

二、特殊性检查法

片剂除上述制剂通则的基本要求外，针对不同剂型，还应根据其特点进行相关检查。

如，阴道泡腾片应检查“发泡量”；分散片应检查“分散均匀性”；中药片剂、生物制品片剂，以及黏膜或皮肤炎症或腔道等局部用片剂（如口腔贴片、外用可溶片、阴道片、阴道泡腾片等），应检查微生物限度。另外，对于小剂量片剂或难溶性药物片剂及缓控释片剂，《中国药典》还收载有与片剂的有效性、均一性相关的特性参数检查内容，如“含量均匀度检查法”“溶出度与释放度检查法”等。

（一）含量均匀度检查法

含量均匀度（content uniformity）系指单剂量的固体制剂、半固体制剂和非均相液体制剂含量符合标示量的程度。对于小剂量制剂，重量差异不能完全反映每一个单剂中药物含量的均匀程度，因此《中国药典》规定：片剂、硬胶囊剂、颗粒剂或散剂等，每一个单剂标示量小于25mg或主药含量小于每一个单剂重量25%者；药物间或药物与辅料间采用混粉工艺制成的注射用无菌粉末；内充非均相溶液的软胶囊；单剂量包装的口服混悬液、透皮贴剂和栓剂等品种项下规定含量均匀度应符合要求的制剂，均应检查含量均匀度。复方制剂仅检查符合上述条件的组分。

凡规定含量均匀度检查的制剂，不再检查重（装）量差异；当全部主成分均进行含量均匀度检查时，复方制剂一般亦不再检查重（装）量差异。

1. 检查方法　取供试品10片，照各品种项下规定的方法，分别测定每片以标示量为100的相对含量 x_i，分别按式（5-5）和式（5-6）计算均值 $\overline{X}$ 和标准差 S 以及标示量与均值之差的绝对值 A。

$$S=\sqrt{\frac{\sum_{i=1}^{n}(x_i-\overline{X})^2}{n-1}} \qquad (5-5)$$

$$A=|100-\overline{X}| \qquad (5-6)$$

2. 结果判定

1）若 $A+2.2S\leq L$，则供试品的含量均匀度符合规定；若 $A+S>L$，则不符合规定；若 $A+2.2S>L$，且 $A+S\leq L$，则应另取20片复试。

2）根据初、复试结果，计算30片的均值 $\overline{X}$、标准差 S 和标示量与均值之差的绝对值 A。再按下述公式计算并判定。

①当 $A\leq 0.25L$ 时，若 $A^2+S^2\leq 0.25L^2$，则供试品的含量均匀度符合规定；若 $A^2+S^2>0.25L^2$，则不符合规定。

②当 $A>0.25L$ 时，若 $A+1.7S\leq L$，则供试品的含量均匀度符合规定；若 $A+1.7S>L$，则不符合规定。

3. 注意事项

1）上述公式中 L 为规定值。除另有规定外，$L=15.0$；单剂量包装的口服混悬剂，内充非均相溶液的软胶囊剂，胶囊型或泡囊型粉雾剂，单剂量包装的眼用、耳用、鼻用混悬剂，固体或半固体制剂 $L=20.0$；透皮贴剂、栓剂 $L=25.0$。

如该品种项下规定含量均匀度的限度为±20%或其他数值时，则 $L=20.0$ 或其他相应的数值。

2）在各品种正文项下规定的含量限度的上下限的平均值（T）不等于100.0（%）时，则按以下公式计算 A 值。

①当 $T>100.0$（%）时，a. 若 $\overline{X}<100.0$，则 $A=100-\overline{X}$；b. 若 $100.0<\overline{X}<T$，则 $A=0$；c. 若 $\overline{X}>T$，则 $A=\overline{X}-T$。a、b、c 三种情况 A 值的计算方法如图 5－5 所示。

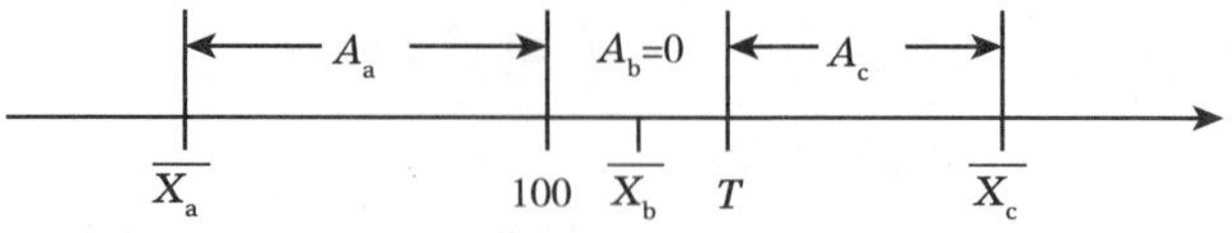

图 5－5　不同情况下 A 值计算法

②当 $T<100.0$（%）时，应在各品种正文中规定 A 的计算方法。

3）在含量测定与含量均匀度检查所用方法不同时，而且含量均匀度未能从响应值求出每片含量情况下，可取供试品 10 片，照该品种含量均匀度项下规定的方法，分别测定，得仪器测得的响应值 Y_i（可为吸光度、峰面积等），求其均值 $\overline{Y}$。另由含量测定法测得以标示量为 100 的含量 X_A，由 X_A 除以响应值的均值 $\overline{Y}$，得比例系数 K（$K=X_A/\overline{Y}$）。将上述诸响应值 Y_i 与 K 值相乘，求得每片以标示量为 100 的相对含量（%）x_i（$x_i=KY_i$），同上法求 $\overline{X}$ 和 S 以及 A，计算，判定结果，即得。如需复试，应另取供试品 20 片，按上述方法测定，计算 30 片的均值 $\overline{Y}$、比例系数 K、相对含量（%）x_i、标准偏差 S 和 A，判定结果，即得。

（二）溶出度与释放度测定法

溶出度（dissolution）系指活性药物从片剂、胶囊剂或颗粒剂等普通制剂在规定条件下溶出的速率和程度，在缓释制剂、控释制剂、肠溶制剂及透皮贴剂等制剂中也称释放度（《中国药典》收载的品种大多称为溶出度）。崩解是片剂中药物溶出的前提，但由于受辅料、工艺条件的影响，崩解以后药物溶出的速率仍然会有差别，造成临床疗效不稳定。因此，对于难溶性（一般指在水中微溶或不溶，如苯巴比妥、劳拉西泮等）药物，以及治疗量与中毒量接近的药物（包括易溶性药物，如苯妥英钠、秋水仙碱等）的片剂，一般都要做此项检查。溶出度与释放度检查是一种模拟口服固体制剂在胃肠道中崩解和溶出的体外简易试验法，是控制药物制剂有效性的体外检测方法。

凡规定检查溶出度的制剂，不再进行崩解时限的检查。《中国药典》收载有七种溶出度与释放度测定方法。其中，篮法（第一法）、桨法（第二法）与小杯法（第三法）适用于普通制剂与缓控释制剂及肠溶制剂的溶出度测定；桨碟法（第四法）与转筒法（第五法）则适用于透皮贴剂的溶出度测定；流池法（第六法）和往复筒法（第七法）为《中国药典》（2020 年版）新增加的方法。

1. 测定方法

（1）篮法（第一法）　采用溶出度测定仪进行检查。测定前应调试仪器装置，使转篮底部距溶出杯的内底部 25mm ± 2mm。分别量取经脱气处理的溶出介质，置 6 个溶出杯内，实际量取的体积与规定体积的偏差应不超过 ±1%，待溶出介质温度恒定在 37℃ ±0.5℃后，取供试品 6 片，分别投入 6 个干燥的转篮内，将转篮降入溶出杯中，注意供试品表面上不要有气泡，按各品种项下规定的转速启动仪器，计时；至规定的取样时间（实际取样时间与规定时间的差异不得过 ±2%），吸取溶出液适量，立即用适当的微孔滤膜滤过，自取样至滤过应在 30 秒钟内完成。取澄清滤液，照该品种项下规定的方法测定，计算每片的溶出量。

（2）桨法（第二法）　主要适用于可漂浮于溶出介质液面的胶囊剂。本法除将转篮换成搅拌桨外，其他装置和要求及仪器调试与篮法相同。测定时，取供试品6片，分别投入6个溶出杯内（当品种项下规定需要使用沉降篮或其他沉降装置时，可将胶囊剂先装入规定的沉降篮内），按品种正文规定的转速启动仪器，同篮法操作，即得。

（3）小杯法（第三法） 主要适用于小剂量制剂。本法溶出杯的容量为250ml，搅拌桨搅拌。测定前，应对仪器装置进行必要的调试，使桨叶底部距溶出杯的内底部15mm ±2mm。分别量取经脱气处理的溶出介质150～250ml，置各溶出杯内，同桨法操作，即得。

（4）桨碟法（第四法） 本法的搅拌桨、溶出杯同桨法，溶出杯中放入用于放置贴片的不锈钢网碟，根据网碟的不同分为方法1和方法2。测定时，溶出介质预温至32℃ ±0.5℃；将透皮贴剂固定于两层碟片之间（方法1）或网碟上（方法2），溶出面朝上。再将网碟水平放置于溶出杯下部，并使网碟与桨底旋转面平行，两者相距25mm ±2mm，按品种正文规定的转速启动仪器。同桨法操作，即得。

（5）转筒法（第五法） 本法同桨碟法，但搅拌桨另用不锈钢转筒装置替代；固定贴剂的网碟以铜纺（11μm ±0.5μm 厚惰性多孔纤维素膜）替代。测定时，将贴剂固定于铜纺，并通过胶黏剂安装于转筒外部。将转筒安装在仪器中，试验过程中保持转筒底部距溶出杯内底部25mm ±2mm，立即按品种正文规定的转速启动仪器。同桨碟法操作，即得。

（6）流池法（第六法） 装置由溶出介质的贮液池、用于输送溶出介质的泵、流通池（垂直安装在一个带过滤系统的装置上）和保持溶出介质温度的恒温水浴组成。测定时，以品种正文项下规定的流速经流通池底部连续将溶出介质泵入池内，至规定的每一次取样时间，合并洗脱液。按各品种正文项下规定的方法测定，计算溶出量。

（7）往复筒法（第七法） 装置由溶出杯、往复筒、水浴以及电动机等组成。溶出杯为平底筒状，内径为（47 ±1.4）mm、高为（180 ±1）mm；往复筒内径为23～26mm、高为（100 ±1）mm，置于溶出杯中。测定时，供试品置于往复筒中，往复筒进入溶出杯之后开始往复运动，计时；同蓝法操作，即得。

以上七种测定法中，除往复筒法（第七法）外，当采用原位光纤实时测定时，辅料的干扰应可以忽略，或可以通过设定参比波长等方法消除；原位光纤实时测定主要适用于溶出曲线和缓释制剂溶出度的测定。

2. 测定法与结果判定

（1）普通制剂 除另有规定外，取样时间为45分钟；限度（Q）为标示量的70%以上。测定结果符合下述条件之一者，可判为符合规定。

①6片中，每片的溶出量按标示量计算，均不低于规定限度（Q）。

②6片中，有1～2片低于Q，但不低于$Q-10\%$，且其平均溶出量不低于Q。

③6片中，有1～2片低于Q，其中仅有1片低于$Q-10\%$，但不低于$Q-20\%$，且其平均溶出量不低于Q时，应另取6片复试；初、复试的12片中有1～3片低于Q，其中仅有1片低于$Q-10\%$，但不低于$Q-20\%$，且其平均溶出量不低于Q。

以上结果判断中所示的10%、20%是指相对于标示量的百分率（%）。

（2）缓释制剂或控释制剂 除另有规定外，至少三个取样时间：第1点用于考察药物是否有突释，溶出量为30%～50%；第2点用于确定制剂的释药特性，累积溶出量为50%～75%；最后1点用于考察释药是否完全，累积溶出量为75%以上。测定时，在规定的取样时间点，吸取溶液适量，并及时补充相同体积的温度为37℃ ±0.5℃的溶出介质。如硫酸沙丁胺醇缓释片溶出度测定。

照溶出度与释放度测定法（通则0931第三法），以盐酸溶液（9→1000）250ml为溶出介质，2小时后以磷酸盐缓冲液（pH 6.8）250ml代替盐酸溶液（9→1000）为溶出介质，依法操作，在2小时、4小时与8小时时分别取样、测定、计算。每片在上述时间的溶出量应分别为标示量的35%～55%、55%～75%与75%以上，均应符合规定。

除另有规定外，测定结果符合下述条件之一者，可判为符合规定。

①6片中，每片在每个时间点测得的溶出量按标示量计算，均未超出规定范围。

②6片中，在每个时间点测得的溶出量，如有1～2片超出规定范围，但未超出规定范围的10%，且在每个时间点测得的平均溶出量未超出规定范围。

③6片中，在每个时间点测得的溶出量，如有1～2片超出规定范围，其中仅有1片超出规定范围的10%，但未超出规定范围的20%，且其平均溶出量未超出规定范围，应另取6片复试；初、复试的12片中，在每个时间点测得的溶出量，如有1～3片超出规定范围，其中仅有1片超出规定范围的10%，但未超出规定范围的20%，且其平均溶出量未超出规定范围。

以上结果判断中所示超出规定范围的10%、20%是指相对于标示量的百分率（%），其中超出规定范围10%是指：每个时间点测得的溶出量低于低限的－10%，或超过高限的＋10%；每个时间点测得的溶出量应包括最终时间测得的溶出量。如上例中，规定2小时溶出量应为标示量的35%～55%，未超出规定范围的10%系指：不低于25%或不高于65%，即在25%～65%之间。

（3）肠溶制剂　除另有规定外，测定结果符合下述条件之一者，可判为符合规定。

酸中溶出量：①6片中，每片的溶出量均不大于标示量的10%；②6片中，有1～2片大于10%，但其平均溶出量不大于10%。

缓冲液中溶出量：判定条件同普通制剂。

（4）透皮贴剂　除另有规定外，同缓释制剂或控释制剂。

3. 注意事项

（1）溶出介质应使用各品种项下规定的溶出介质，除另有规定外，室温下体积为900ml。溶出介质通常情况下首选水，其次是0.1mol/L盐酸溶液、缓冲液（pH 3～8）、人工胃液或人工肠液等。若溶出介质为缓冲液，当需要调节pH值时，一般调节pH值至规定pH值±0.05之内；若溶出介质中加适量有机溶剂（如异丙醇、乙醇）或加分散助溶剂（如十二烷基硫酸钠）等，应有文献依据，并尽量选用低浓度，必要时应做生物利用度考察。由于溶出介质中溶解的气体，在37℃时会形成小气泡聚集在固体制剂或颗粒表面，会使它们浮起或阻止其与介质接触，影响药物的溶出。因此，溶出介质应新鲜配制和经脱气处理。脱气方法是：取溶出介质，在缓慢搅拌下加热至约41℃，并在真空条件下不断搅拌5分钟以上；或使用煮沸、超声、抽滤等其他有效的除气方法。

（2）溶出方法采用篮法对被测药物制剂来说，具有相对固定的位置以保证固/液界面恒定，其缺点为释放液通过转篮时，药物制剂固/液界面的流率不能保持恒定，且药物制剂中的胶体物或片剂碎片会在网眼累积而阻塞，从而减少溶出液通过转篮。桨法尽管可以得到较好的流体动力学性质，但它不能把药物制剂固定在一个适当的位置上，特别是对于那些比重小的药物制剂或悬浮制剂。一般情况下，片剂多选桨法，而篮法多用于胶囊剂或漂浮的制剂。除另有规定外，篮法以100转/分钟为主，桨法以50转/分钟为主。

（3）篮法与桨法取样位置应在转篮或桨叶顶端至液面的中点，距溶出杯内壁10mm处，小杯法取样位置应在桨叶顶端至液面的中点，距溶出杯内壁不小于6mm处。

（4）按照品种正文中规定的取样时间取样，应在仪器开动的情况下取样；自6杯中完成取样的时间应在1分钟以内。

（5）如胶囊壳对分析有干扰，应取不少于6粒胶囊，除尽内容物后，置一个溶出杯内，按该品种项下规定的分析方法测定空胶囊的平均值，作必要的校正。如校正值大于标示量的25%，试验无效。如校正值不大于标示量的2%，可忽略不计。

三、杂质检查

通常药物制剂是用符合药用纯度要求的原料药物和药用辅料，按规定的生产工艺制备而成。因此，药物制剂一般不再重复原料药物的杂质检查项目，主要检查原料药物中的毒性杂质和降解产物。其中，降解产物包括在原料药物中存在，而且在制剂生产中有可能增加的特殊杂质（如阿司匹林片剂检查游离水杨酸）和在制剂制备和贮藏过程中可能新引入的杂质［如药物成分的降解产物或其与药用辅料和（或）内包装/密封系统的反应产物］。片剂的杂质检查将在中篇药物分析各论的各类药物分析中介绍。

扫码“学一学”

第三节　注射剂的检查

注射剂（injections）系指原料药物或与适宜的辅料制成的供注入体内的无菌制剂。因此，注射剂可分为注射液、注射用无菌粉末与注射用浓溶液。其中，注射液包括溶液型、乳状液型或混悬型，供静脉滴注用的大容量注射液（除另有规定外，一般不小于100ml，生物制品一般不小于50ml）也可称为输液；注射用无菌粉末系指供临用前用无菌溶液配制成注射液的无菌粉末或无菌块状物，以冷冻干燥法制备的注射用无菌粉末，也可称为注射用冻干制剂；注射用浓溶液系指原料药物与适宜辅料制成的供临用前稀释后静脉滴注用的无菌浓溶液。

一、基本要求

溶液型注射液应澄清；除另有规定外，混悬型注射液中原料药物粒径应控制在15μm以下，含15～20μm（间有个别20～50μm）者，不应超过10%，若有可见沉淀，振摇时应容易分散均匀；乳状液型注射液，不得有相分离现象；静脉用乳状液型注射液中90%的乳滴粒径应在1μm以下，不得有大于5μm的乳滴。

除另有规定外，注射剂应进行以下相应检查。

（一）装量与最低装量

为了保证单剂量注射液的注射用量不少于标示量，以达到临床用药剂量的要求。《中国药典》制剂通则中规定，标示装量50ml及50ml以下注射液及注射用浓溶液应进行“装量”检查；标示装量50ml以上的注射液及注射用浓溶液应照“最低装量检查法”检查，应符合规定。凡规定检查含量均匀度的注射液［如噻替哌注射液（规格1ml∶10mg）］，可不进行“装量”检查。

1. 检查法

（1）装量　标示装量不大于2ml者，取供试品5支（瓶）；2ml以上至50ml者，取供试品3支。将每支内容物分别用相应体积的干燥注射器及注射针头抽尽，然后注入（不排净针头中的液体）经标化的量入式量筒内，在室温下检视。每支（瓶）的装量均不得少于其标示量。

（2）最低装量　除另有规定外，取供试品3瓶，将内容物转移至预经标化的干燥量入式量筒中，读出每瓶的装量，并求其平均装量。规定每瓶装量不少于标示装量的97%；平均装量不少于标示装量。如有1瓶装量不符合规定，则另取3瓶复试，应全部符合规定。

2. 注意事项

（1）供试品开启时注意避免损失，轻弹瓶颈部使液体全部下落，小心开启。所用注射器及量具必须洁净、干燥并定期校正。

（2）量筒的大小应使待测体积至少占其额定体积的40%。

（3）测定油溶液、乳状液或混悬液的装量时，应先加温（如有必要）摇匀，再用干燥注射器及注射针头抽尽后，同法操作，放冷后检视。

（4）测定黏稠液体的最低装量时，除另有规定外，黏稠液体倾出后，将容器倒置15分钟，尽量倾净。

（5）也可采用重量除以相对密度计算装量。准确量取供试品，精密称定，求出每1ml供试品的重量（即供试品的相对密度）；精密称定用干燥注射器及注射针头抽出或直接缓慢倾出供试品内容物的重量，再除以供试品相对密度，得出相应的装量。

（二）装量差异

装量差异（content uniformity）系指每瓶（支）的装量与平均装量的差异，如规定有标示装量，则系指每瓶（支）的装量与标示装量的差异。装量差异检查为控制各瓶间装量的一致性，以保证使用剂量的准确。注射用无菌粉末应检查装量差异，凡检查含量均匀度的注射用无菌粉末，一般不再检查“装量差异”。

1. 检查法　取供试品5瓶（支），除去标签、铝盖，容器外壁用乙醇擦净，干燥，开启容器，分别迅速精密称定，倾出内容物，容器用水或乙醇洗净，在适宜条件下干燥后，再分别精密称定每一容器的重量。计算出每瓶（支）的装量与平均装量（或标示装量）的差异。

2. 结果判断　每瓶（支）的装量与平均装量（或标示装量）的差异，均应符合限度规定（表5-6）。如有1瓶（支）不符合规定，应另取10瓶（支）复试，均应符合规定。

表5-6　装量差异的限度规定

平均装量或标示装量	装量差异限度
0.05g及0.05g以下	±15%
0.05g以上至0.15g	±10%
0.15g以上至0.50g	±7%
0.50g以上	±5%

3. 注意事项

（1）开启容器时轻扣橡皮塞或瓶颈，使其上附着的粉末全部落下；同时应注意避免玻璃屑等异物落入容器中。

（2）空容器的干燥，一般可用60～70℃加热1～2小时，也可在干燥器内干燥较长时间。

（三）渗透压摩尔浓度

在药物分子通过生物膜的液体转运各种生物过程中，渗透压都起着极其重要的作用。因此，在制备注射剂、眼用液体制剂等药物制剂时，必须关注其渗透压，尽可能与血液等渗。处方中添加了渗透压调节剂的制剂，均应控制其渗透压摩尔浓度。

溶液的渗透压，依赖于溶液中溶质粒子的数量，是溶液的依数性之一，通常以渗透压摩尔浓度（osmolality）来表示，其单位是毫渗透压摩尔（mOsmol）每千克溶剂，即mOsmol/kg。其计算公式见式（5－7）所示。

$$渗透压摩尔浓度(mOsmol/L) = \frac{每千克溶液中溶解的溶质克数}{分子量} \times n \times 1000 \quad (5-7)$$

式中，n 为一个溶质分子溶解或解离时形成的粒子数。在理想溶液中，例如葡萄糖 $n=1$，氯化钠或硫酸镁 $n=2$，氯化钙 $n=3$，枸橼酸钠 $n=4$。

在生理范围及很稀的溶液中，其渗透压摩尔浓度与理想状态下的计算值偏差较小；随着溶液浓度增加，与计算值比较，实际渗透压摩尔浓度下降。例如，0.9%氯化钠注射液，按式（5－7）计算，渗透压摩尔浓度应等于 $2 \times 1000 \times 9/58.4 = 308$（mOsmol/kg），而实际上在此浓度时由于离子的缔合作用，导致氯化钠溶液的 n 稍小于2，其实际测得渗透压摩尔浓度是286（mOsmol/kg），这与正常人体血液的渗透压摩尔浓度（285～310mOsmol/kg）相当。

由于混合物的理论渗透压摩尔浓度不易计算，而且与实际浓度相差较大，因此通常采用实际测定值表示。《中国药典》收载的“渗透压摩尔浓度测定法”分为两种，即渗透压摩尔浓度的测定和渗透压摩尔浓度比的测定。

1. 渗透压摩尔浓度的测定

（1）原理　采用冰点下降法测定。在理想的稀溶液中，冰点下降符合 $\Delta T_f = K_f \times m$ 的关系（式中，K_f 为冰点下降常数，水为溶剂时 $K_f = 1.86$；m 为重量摩尔浓度）。而渗透压 P_o 符合 $P_o = K_o \times m$ 的关系（式中，K_o 为渗透压常数；m 为溶液的重量摩尔浓度）。由于两式中的浓度等同，故可以用冰点下降法测定溶液的渗透压摩尔浓度。

（2）测定法　按渗透压摩尔浓度测定仪说明书操作，首先取适量新沸放冷的水调节仪器零点，然后由表5－7中选择两种标准溶液（供试品溶液的渗透压摩尔浓度应介于两者之间）校正仪器，再测定供试品溶液的渗透压摩尔浓度或冰点下降值（测定值可以是冰点下降的温度，也可以是渗透压摩尔浓度）。

表5－7　渗透压摩尔浓度测定仪校正用标准溶液

每千克水中氯化钠的重量/g	毫渗透压摩尔浓度/mOsmol·kg^{-1}	冰点下降ΔT/℃
3.087	100	0.186
6.260	200	0.372
9.63	300	0.558
12.684	400	0.744
15.916	500	0.930
19.147	600	1.116
22.380	700	1.302

渗透压摩尔浓度的单位，通常以每千克溶剂中溶质的毫渗透压摩尔来表示，可按下列

公式计算毫渗透压摩尔浓度（mOsmol/kg）。

2. 渗透压摩尔浓度比的测定 供试品溶液与0.9%（g/ml）氯化钠标准溶液的渗透压摩尔浓度比率称为渗透压摩尔浓度比。用渗透压摩尔浓度测定仪分别测定供试品溶液与0.9%（g/ml）氯化钠标准溶液的渗透压摩尔浓度O_T与O_S，方法同渗透压摩尔浓度测定法，并用式（5-8）计算渗透压摩尔浓度比。

$$\text{渗透压摩尔浓度比} = \frac{O_T}{O_S} \tag{5-8}$$

渗透压摩尔浓度比的测定用标准溶液的制备：取基准氯化钠试剂，于500~650℃干燥40~50分钟，置干燥器（硅胶）中放冷至室温。取0.900g，精密称定，加水溶解并稀释至100ml，摇匀，即得。

3. 注意事项

（1）制备供试品溶液时，除另有规定外，供试品应结合临床用法。例如，注射用无菌粉末，可采用药品标签或说明书中的规定溶剂溶解并稀释后测定。

（2）供试品溶液经稀释后测定时，因粒子间的相互作用与原溶液有所不同，一般不能简单地将稀释后的测定值乘以稀释倍数来计算原溶液的渗透压摩尔浓度。

二、特性检查法

注射剂除上述制剂通则的基本要求外，《中国药典》还收载有与注射剂的安全性相关的特性参数检查内容，如“可见异物检查法”“不溶性微粒检查法”等。

（一）可见异物检查法

可见异物系指存在于注射剂、眼用液体制剂和无菌原料药物中，在规定条件下目视可以观测到的不溶性物质，其粒径或长度通常大于50μm。若注射液中含有不溶性微粒，使用后它能阻塞血管、刺激人体局部组织形成肉芽肿、静脉炎和水肿，还能引起过敏反应。因此，可见异物是注射液常规检查项目之一。注射剂、眼用液体制剂在出厂前应采用适宜的方法逐一检查并同时剔除不合格产品；临用前，需在自然光下目视检查（避免阳光直射），如有可见异物，不得使用；实验室检查时，用于本检查的供试品，必须按规定随机抽样。

《中国药典》规定可见异物检查法（visual inspection）有灯检法和光散射法两种。一般常用灯检法，也可采用光散射法。灯检法不适用的品种，如用深色透明容器包装或液体色泽较深（一般深于各标准比色液7号）的品种可选用光散射法；混悬型、乳状液型注射液和滴眼液不能使用光散射法。以灯检法为例介绍如下。

检查法：除另有规定外，取供试品20支（瓶），除去容器标签，擦净容器外壁，在明视距离（指供试品至人眼的清晰观测距离，通常为25cm），手持供试品颈部轻轻旋转和翻转容器使药液中可能存在的可见异物悬浮（但应避免产生气泡），轻轻翻摇后即目视检测，重复3次，总时限20秒。注射用无菌粉末（5支或瓶）、无菌原料药（称取各品种制剂项下的最大规格量5份）用适宜的溶剂（应无可见异物）及适当的方法使药物全部溶解后，按上述方法检查。

结果判定：供试品中不得检出烟雾状微粒柱，且不得检出金属屑、玻璃屑、长度或最大粒径超过2mm的纤维和块状物等明显可见异物。以注射液为例：①静脉用，如有2支（瓶）或以上检出，为不符合规定；如有1支（瓶）检出，则另取20支（瓶）复试，不得检出；②非静脉用，如有2支（瓶）以上检出，为不符合规定；如有1~2支（瓶）检出，则另取20支（瓶）复试，初、复试40支（瓶）中检出不得超过2支（瓶）。

（二）不溶性微粒检查法

不溶性微粒（particulate matter）是指注射液在生产或使用过程中经各种途径污染后形成的微小颗粒性杂质。本检查法系在可见异物检查符合规定后，用以检查静脉用注射剂（溶液型注射液、注射用无菌粉末、注射用浓溶液）及供静脉注射用无菌原料药中不溶性微粒的大小及数量。可见异物的检查由于主要采用目视检测，一般只能检出50μm以上的微粒。静脉注射液用量大，须严格控制不溶性微粒。

《中国药典》规定了光阻法和显微计数法两种不溶性微粒检查方法。一般情况采用光阻法，当光阻法测定结果不符合规定或供试品不适于用光阻法测定（如黏度较高和易析出结晶的制剂或进入传感器时容易产生气泡的制剂）时，应采用显微计数法测定，并以显微计数法的测定结果作为判定依据。对于黏度过高，采用两种方法都无法直接测定的注射液，可用适宜的溶剂稀释后测定。

以光阻法为例，不溶性微粒检查法简介如下。

1. 原理 光阻法是将一定体积的注射液通过一窄小的检测区时，与流体流向垂直的入射光，由于微粒的阻挡而减弱，使传感器输出的信号降低，这种信号变化与微粒的截面积大小有关，据此检出不溶性微粒的大小和数量。

2. 检查方法

（1）标示装量为25ml或25ml以上的注射液 取供试品至少4支（瓶），用水洗净容器外壁，小心翻转20次，使溶液混合均匀，立即小心开启容器，先倒出部分供试品溶液冲洗开启口及取样杯，再将供试品溶液倒入取样杯中，静置2分钟或适当时间脱气，置于取样器上（或将供试品容器直接置于取样器上）。开启搅拌，使溶液混匀（避免气泡产生），每个供试品依法测定至少3次，每次取样应不少于5ml，记录数据，弃第一次测定数据，取后续测定数据的平均值作为测定结果。

（2）标示装量为25ml以下的注射液 取供试品至少4支（瓶），用水洗净容器外壁，小心翻转20次，使溶液混合均匀，静置2分钟或适当时间脱气，小心开启容器，直接将供试品容器置于取样器上，开启搅拌或以手缓缓转动，使溶液混匀（避免气泡产生），由仪器直接抽取适量溶液（以不吸入气泡为限），测定并记录数据，弃第一次测定数据，取后续测定数据的平均值作为测定结果。

（3）注射用无菌粉末 取供试品至少4支（瓶），用水洗净容器外壁，小心开启瓶盖，精密加入适量微粒检查用水（或适宜的溶剂），小心盖上瓶盖，缓缓振摇使内容物溶解，照上述（2）法，自“静置2分钟或适当时间脱气”起，依法操作，测定并记录数据，弃第一次测定数据，取后续测定数据的平均值作为测定结果。

（4）供注射用无菌原料药 取供试品适量（相当于单个制剂的最大规格量）4份，分别置取样杯或适宜的容器中，照上述（3）法，自“精密加入适量微粒检查用水（或适宜的溶剂），缓缓振摇使内容物溶解”起，依法操作，测定并记录数据，弃第一次测定数据，取后续测定数据的平均值作为测定结果。

3. 结果判定

（1）标示装量为100ml或100ml以上的静脉用注射液 除另有规定外，每1ml中含10μm及10μm以上的微粒不得过25粒，含25μm及25μm以上的微粒不得过3粒。

（2）标示装量为100ml以下的静脉用注射液、静脉注射用无菌粉末、注射用浓溶液及供注射用无菌原料药　除另有规定外，每个供试品容器（份）中含 10μm 及 10μm 以上的微粒不得过 6000 粒，含 25μm 及 25μm 以上的微粒不得过 600 粒。

三、生物检查法

注射剂除上述制剂通则的基本要求与特性检查内容外，《中国药典》还收载有与注射剂安全性相关的“无菌检查法”“细菌内毒素检查法”“热原检查法”等生物检查法。生物检查法内容本书仅作介绍，不展开讨论。

（一）无菌检查法

无菌检查法系用于检查注射剂及其他化学药品、生物制品、医疗器械、药用辅料等药典要求无菌的品种是否无菌的一种方法。若供试品符合无菌检查法的规定，仅表明供试品在该检验条件下未发现微生物污染。

（二）细菌内毒素与热原检查法

热原是指注射剂中存在的能引起人体发热的微量杂质，其中包括如革兰阳性菌的寡聚糖、革兰阴性菌的细菌内毒素等生物性大分子复合物。热原检查法系将一定剂量的供试品，静脉注入家兔体内，在规定时间内，观察家兔体温升高的情况，以判定供试品中所含热原的限度是否符合规定的方法。

细菌内毒素是由革兰阴性菌产生的致热物质，是热原的主要成分之一。所以，细菌内毒素检查法可部分替代热原检查法。本法系利用鲎试剂与内毒素的凝集反应来检测或量化细菌内毒素，以判断供试品中细菌内毒素的限量是否符合规定的一种方法。

细菌内毒素的量用内毒素单位（EU）表示，1EU 与 1 个内毒素国际单位（IU）相当。细菌内毒素检查法包括两种方法，即凝胶法和光度测定法，后者包括浊度法和显色基质法。供试品检测时，可使用其中任何一种方法进行试验。当测定结果有争议时，除另有规定外，以凝胶限度试验结果为准。

除另有规定外，静脉用注射剂按各品种项下的规定，照细菌内毒素检查法或热原检查法检查，应符合规定。

四、中药注射剂检查项目

（一）有关物质检查法

中药注射剂的有关物质系指中药材经提取、纯化制成注射剂后，残留在注射剂中可能含有并需要控制的物质。除另有规定外，一般包括：蛋白质、鞣质、树脂等，静脉注射液还应检查草酸盐、钾离子等。其检查方法如下。

1. 蛋白质　除另有规定外，取注射液 1ml，加新配制的 30% 磺基水杨酸溶液 1ml，混匀，放置 5 分钟，不得出现浑浊。注射液中如含有遇酸能产生沉淀的成分，可改加鞣酸试液 1～3 滴，不得出现浑浊。

2. 鞣质　除另有规定外，取注射液 1ml，加新配制的含 1% 鸡蛋清的生理氯化钠溶液 5ml［必要时，用微孔滤膜（0.45μm）滤过］，放置 10 分钟，不得出现浑浊或沉淀。如出现浑浊或沉淀，取注射液 1ml，加稀醋酸 1 滴，再加氯化钠明胶试液 4～5 滴，不得出现浑浊或沉淀。

含有聚乙二醇、聚山梨酯等聚氧乙烯基物质的注射液，虽有鞣质也不产生沉淀，对这类注射液应取未加附加剂前的半成品检查。

3. 树脂　除另有规定外，取注射液5ml，加盐酸1滴，放置30分钟，不得出现沉淀。如出现沉淀，另取注射液5ml，加三氯甲烷10ml，振摇提取，分取三氯甲烷液，置水浴上蒸干，残渣加冰醋酸2ml使溶解，置具塞试管中，加水3ml，混匀，放置30分钟，不得出现沉淀。

4. 草酸盐　除另有规定外，取溶液型静脉注射液适量，用稀盐酸调节pH值至1～2，滤过，取滤液2ml，滤液调节pH值至5～6，加3%氯化钙溶液2～3滴，放置10分钟，不得出现浑浊或沉淀。

5. 钾离子　除另有规定外，取静脉注射液2ml，蒸干，先用小火炽灼至炭化，再在500～600℃炽灼至完全灰化，加稀醋酸2ml使溶解，置25ml量瓶中，加水稀释至刻度，混匀，作为供试品溶液。取10ml纳氏比色管两支，甲管中精密加入标准钾离子溶液（每1ml相当于100μg的K）0.8ml，加碱性甲醛溶液（pH 8.0～9.0）0.6ml、3%乙二胺四醋酸二钠溶液2滴、3%四苯硼钠溶液0.5ml，加水稀释成10ml；乙管中精密加入供试品溶液1ml，与甲管同时依法操作，摇匀，甲、乙两管同置黑纸上，自上向下透视，乙管中显出的浊度与甲管比较，不得更浓。

（二）重金属及有害元素测定法

除另有规定外，中药注射剂照铅、镉、砷、汞、铜测定法测定，按各品种项下每日最大使用量计算，铅不得超过12μg，镉不得超过3μg，砷不得超过6μg，汞不得超过2μg，铜不得超过150μg。

《中国药典》收载的上述重金属及有害元素测定法包括原子吸收分光光度法和电感耦合等离子体质谱法（inductively coupled plasma mass spectrometry，ICP－MS）。

1. 石墨炉法　本法采用标准曲线法。对于不同元素的测定，《中国药典》收载了不同的供试品溶液制备方法。

（1）铅的测定：石墨炉法。供试品溶液的制备方法分为A、B、C三种方法。

A法：置聚四氟乙烯消解罐内，以硝酸为消解剂，经微波炉加热消解；消解内罐中消解液经电热板加热挥尽红棕色蒸气（氮氧化物），并继续浓缩至小体积，放冷，用水稀释即得。

B法：置凯氏瓶内，以硝酸－高氯酸为消解剂，经电热板加热（微沸）消解；消解液用2%硝酸溶液稀释即得。

C法：置瓷坩埚内，经高温炉500℃炽灼灰化；取出冷却后，加10%硝酸溶液使溶解，用水稀释即得。

（2）镉的测定：石墨炉法。供试品溶液的制备，同“①铅的测定”项下供试品溶液的制备。

（3）砷的测定：氢化物法。供试品溶液的制备，同“①铅的测定”项下供试品溶液的制备中A法或B法。

（4）汞的测定：冷蒸气吸收法。供试品溶液的制备方法分为A、B两种方法。

A法：同“①铅的测定”项下供试品溶液的制备中A法消解；消解液经电热板加热除尽氮氧化物后，再经20%硫酸溶液与5%高锰酸钾溶液处理后，最后滴加5%盐酸羟胺溶液至紫红色恰消失，经稀释（必要时离心），即得。

B法：同“①铅的测定”项下供试品溶液的制备中B法消解；消解液同A法处理，

即得。

2. 电感耦合等离子体质谱法 本法灵敏度高，适用于各类药品从痕量到微量的元素分析，尤其是痕量重金属元素的测定。对待测元素，目标同位素的选择一般需根据待测样品基体中可能出现的干扰情况，选取干扰少，丰度较高的同位素进行测定；有些同位素需采用干扰方程校正；对于干扰不确定的情况亦可选择多个同位素测定，以便比较。常用测定方法有：标准曲线法和标准加入法。其中，以内标校正的标准曲线法最为常用，本法系在每个样品（包括标准溶液、供试品溶液和试剂空白）中添加相同浓度的内标（ISTD）元素，以标准溶液待测元素分析峰响应值与内标元素参比峰响应值的比值为纵坐标，以待测元素浓度为横坐标，计算回归方程，要求相关系数不低于0.99。在标准曲线绘制与样品测定时，均在同样的条件下，分析并扣除试剂空白值后计算。

重点小结

扫码“练一练”

药品标准的检查项包括反映药品的安全性与有效性的试验方法和限度、均一性与纯度等制备工艺要求内容。《中国药典》分类收载检查的相关内容，包括限量检查法、特性检查法和生物检查法。其中，限量检查法主要收载原料药物中一般杂质的检查法；特性检查法收载的内容涉及原料药物及其制剂的有效性、均一性及注射剂的安全性；生物检查法主要收载涉及药品安全性的检查项目。

原料药物中的一般杂质检查法主要采用“标准对照法”为主的限量检查法，如氯化物采用一定条件下反应生成的浊度与杂质标准品溶液平行对照来进行检查；重金属是通过反应生成的颜色与杂质标准对照来检查；砷盐限度检查则是与标准砷溶液相同条件下生成的标准砷斑比较颜色。杂质限量的计算式为 $L(\%) = \frac{C \times V}{S} \times 100$ 或 $L(\text{ppm}) = \frac{C \times V}{S} \times 10^6$。

特殊杂质检查一般多采用专属、灵敏的HPLC法，有时也采用TLC和GC等其他方法。以HPLC法检查特殊杂质，具体定量方法包括：①外标法；②加校正因子的主成分自身对照法；③不加校正因子的主成分自身对照法；④峰面积归一化法。

片剂收载有检查“重量差异”“崩解时限”等常规检查项目和“含量均匀度”“溶出度”与“释放度”等特性检查法。其中，“重量差异”和“含量均匀度”属于均一性检查项目，用于检查片剂的均匀程度；“崩解时限”“溶出度与”“释放度”属于有效性检查项目，用于确保片剂的疗效。凡规定“含量均匀度”检查的制剂，不再检查“重量差异”；规定“溶出度”或“释放度”检查的制剂，不再检查“崩解时限”。

注射剂收载有“装量”或“最低装量”“装量差异”“摩尔渗透压浓度”等常规检查项目、“可见异物”“不溶性微粒”等特性检查项目和“无菌”“热原”或“细菌内毒素”等生物检查项目；以及中药注射剂的“有关物质”及“重金属与有害元素残留量”。除“装量”或“最低装量”“装量差异”用于检查注射剂的有效性与均一性外，其余项目均用于保证注射剂的安全性。

（胡　爽）

第六章　药物的含量测定

学习目标

1. **掌握**　药物含量测定常用方法的原理、操作要点及含量计算方法。
2. **熟悉**　药物含量测定常用方法的特点与应用。
3. **了解**　常用分析仪器的校正和检定；误差传递的规律。

药物的含量测定是评价药物质量的重要手段，是药品质量标准的重要组成部分。含量测定应在鉴别、检查合格的基础上进行。《中国药典》含量测定项下所采用的定量分析方法主要包括滴定分析法、紫外－可见分光光度法和高效液相色谱分析法。化学原料药纯度较高，所含杂质较少，对含量限度要求较高，如《中国药典》收载的原料药的含量通常规定不少于99.0%。因此，化学原料药含量测定对分析方法的准确度和精密度要求较高，故首选滴定分析法。药物制剂中除主药外，更含有大量的辅料，主药的含量或相对含量较低，所以在选用制剂含量测定方法时应首先考虑方法的专属性与灵敏度，通常选用紫外－可见分光光度法或高效液相色谱法。其中，由于紫外－可见分光光度法的专属性稍差，仅在辅料不干扰主药的测定时选用，而更多地应用于制剂的定量性检查项目，如溶出度检查或含量均匀度检查项下。而对于复方制剂，则由于复方制剂中除含有大量的辅料外，还含有两种或两种以上的药物组分，存在相互间的干扰。因此，复方制剂的含量测定首选具有分离能力的高效液相色谱法。

第一节　滴定分析法

一、滴定分析法的特点与应用

扫码"学一学"

滴定分析法是化学定量分析中重要的分析方法，也称容量分析法。滴定分析法系将一种已知准确浓度的滴定液（标准物质溶液）通过滴定管逐滴加入到被测物质的溶液中，该过程称为滴定。当滴入的滴定液中标准物质的量与被测物质的量正好符合滴定反应中的化学计量关系时，称反应达到了化学计量点。在化学计量点时溶液可能没有任何可被察觉的外部特征变化，通常需借助加入的另一种试剂（指示剂）的颜色变化来指示计量点的到达，或借助仪器来检测计量点。在滴定分析时，根据指示剂颜色突变而停止滴定的那一点称为滴定终点。滴定终点与化学计量点不一致造成的误差称为滴定误差或终点误差。终点误差是滴定分析的主要误差来源之一。滴定完毕，根据被消耗的滴定液的浓度和体积等有关数据计算出被测物质的量。

（一）分类

滴定分析法是以化学反应为基础的分析方法。根据滴定液和被测组分之间所发生化学反应的类型不同，滴定分析法一般可分为酸碱滴定法、配位滴定法、氧化还原滴定法和沉淀滴定法。大多数的滴定分析在水溶液中进行，但有时也在水以外的溶剂中进行滴定，后者称为非水溶液滴定法。而根据滴定方式分类时，滴定分析法又可分为直接滴定法和间接滴定法，后者又可分为剩余滴定法和置换滴定法。

（二）特点

滴定分析法的特点为：①所用仪器简单、价廉；②操作简便、快速；③测定结果的准确度与精密度高，通常情况下相对误差与偏差在0.2%以下；④方法灵敏度较低，通常要求供试品量在0.1g以上；⑤方法专属性（选择性）较差，一般适用于含量较高的样品的分析。

（三）应用范围

化学原料药纯度高、杂质含量少，杂质对含量测定的干扰小，所以药品标准中对原料药的含量限度要求较高，如《中国药典》规定阿司匹林原料药的含量不少于99.5%，导致化学原料药的含量测定对分析方法的准确度和精密度要求较高，而对专属性要求相对较低。因此，滴定分析法在化学原料药的含量测定中应用较广，而由于辅料的干扰问题，在药物制剂的含量测定中应用较少。

二、滴定分析法的含量计算

（一）滴定度的定义

滴定度系指每1ml规定浓度的滴定液所相当的被测药物的质量。《中国药典》用毫克（mg）表示。如，用非水溶液滴定法测定维生素B_1的含量时，《中国药典》规定：每1ml高氯酸滴定液（0.1mol/L）相当于16.86mg的维生素B_1（$C_{12}H_{17}ClN_4OS \cdot HCl$）。

（二）滴定度的计算

在滴定分析中，被测药物分子（A）与滴定剂分子（B）之间按一定的摩尔比进行反应，反应可表示为：

$$aA + bB \longrightarrow cC + dD$$

当反应完全时，被测药物的量（W_A）与滴定剂的量（W_B）之间的关系式为 $\frac{a}{b} = \frac{W_A/M_A}{W_B/M_B}$，被测药物的量可由下式计算。

$$W_A = \frac{W_B}{M_B} \times \frac{a}{b} \times M_A = n_B \times \frac{a}{b} \times M_A = m_B \times V_B \times \frac{a}{b} \times M_A$$

式中，a与b分别为被测药物与滴定剂进行反应的最简摩尔数；M_A与M_B分别为被测药物与滴定剂的摩尔质量，g/mol；n_B为被测药物消耗的滴定剂的摩尔数；m_B为滴定液的摩尔浓度，mol/L；V_B为被测药物消耗的滴定液的体积，ml。

单位体积（$V_B = 1$ml）的滴定液相当于被测药物的量 $W_A = m_B \times \frac{a}{b} \times M_A$，被称为“滴定度”，以$T$表示，量纲为mg/ml。$T$是滴定液浓度的一种特殊表示形式。使用$T$可使滴定结果的计算简化，即$W_A = T \times V_B$。其被各国药典所采用。

不同被测药物的摩尔质量以及与滴定剂反应的摩尔比不同，同一滴定液对不同被测药物的滴定度也不相同，滴定度的计算通式如式（6-1）所示。

$$T(\text{mg/ml}) = m \times \frac{a}{b} \times M \qquad (6-1)$$

式中，m 为滴定液的摩尔浓度，mol/L（mmol/ml）；a 为被测药物的摩尔数；b 为滴定剂的摩尔数；M 为被测药物的毫摩尔质量，mg/mmol。

例 6－1　阿司匹林的含量测定：用酸碱滴定法测定阿司匹林［$M_{C_9H_8O_4} = 180.16$］的含量时，氢氧化钠滴定液的摩尔浓度为 0.1mol/L，化学反应式为：

$$C_9H_8O_4 + NaOH \longrightarrow C_9H_7O_4Na + H_2O$$

由反应式可知，阿司匹林与氢氧化钠的摩尔比为 1∶1，滴定度（T）计算如下。

$$T = m \times \frac{a}{b} \times M = 0.1 \times \frac{1}{1} \times 180.16 = 18.02\ (\text{mg/ml})$$

（三）含量的计算

在用滴定分析法测定药物的含量时，常用直接滴定法和剩余滴定法。下面分别介绍这两种滴定方式的含量计算方法。

1. 直接滴定法　本法是用滴定液直接滴定被测药物，被测药物的含量可用式（6－2）计算。

$$含量(\%) = \frac{V \times T}{W} \times 100 \qquad (6-2)$$

式中，V 为滴定液消耗体积，ml；T 为滴定液对被测药物的滴定度，mg/ml；W 为供试品的称取量，mg。

在《中国药典》收载的采用滴定分析法测定含量的各品种项下，均给出了滴定度（T）的具体数值。根据供试品的取样量（W）、消耗滴定液的体积（V）和滴定度（T），即可计算出被测药物的百分含量。

实际工作中配制的滴定液的摩尔浓度与《中国药典》中规定的摩尔浓度不一定恰好一致，此时就不能直接应用药典上给出的滴定度（T）进行计算，而需要将该滴定度（T）乘以滴定液浓度校正因数（F）换算成实际滴定液的校正滴定度（$T' = T \times F$）；或将滴定体积（V）校正为规定浓度时应消耗的体积（$V' = V \times F$）。其中，

$$F - \frac{实际摩尔浓度}{规定摩尔浓度}$$

因此，被测药物的百分含量为：

$$含量(\%) = \frac{V \times T'}{W} \times 100，或含量（\%）= \frac{V' \times T}{W} \times 100$$

即，

$$含量(\%) = \frac{V \times T \times F}{W} \times 100 \qquad (6-3)$$

需"用空白试验校正"时，有：

$$含量(\%) = \frac{(V^S - V^0) \times T \times F}{W} \times 100 \qquad (6-4)$$

式中，V^S 为供试品测定时消耗的滴定液体积，ml；V^0 为空白试验时消耗的滴定液体积，ml；F 为滴定液的浓度校正因数；其他符号意义同式（6－2）。

滴定液的实际摩尔浓度需要采用基准物质进行准确标定，含量测定中常用的滴定液和相应的基准物质如表 6－1 所示。

表 6-1 含量测定中常用的滴定液和基准物质

滴定液	基准物质	指示剂
氢氧化钠滴定液	邻苯二甲酸氢钾	酚酞
盐酸/硫酸滴定液	无水碳酸钠	甲基红-溴甲酚绿
高氯酸滴定液	邻苯二甲酸氢钾	结晶紫
硫代硫酸钠滴定液	重铬酸钾	淀粉
亚硝酸钠滴定液	对氨基苯磺酸	永停法
溴/碘滴定液	硫代硫酸钠	淀粉

在学习过程中应注意掌握滴定方法的原理，明确被测药物与滴定剂在反应中的摩尔比，即反应式中 a 和 b 的数值，才能正确计算滴定度和百分含量。

例 6-2 硫酸胍乙啶［$M_{(C_{10}H_{22}N_4)_2 \cdot H_2SO_4}=494.69$］含量测定：取本品约 0.1g，精密称定，加冰醋酸 10ml 溶解后，加结晶紫指示液 1 滴，用高氯酸滴定液（0.1mol/L）滴定至溶液显蓝绿色，并将滴定的结果用空白试验校正。

化学反应式为：

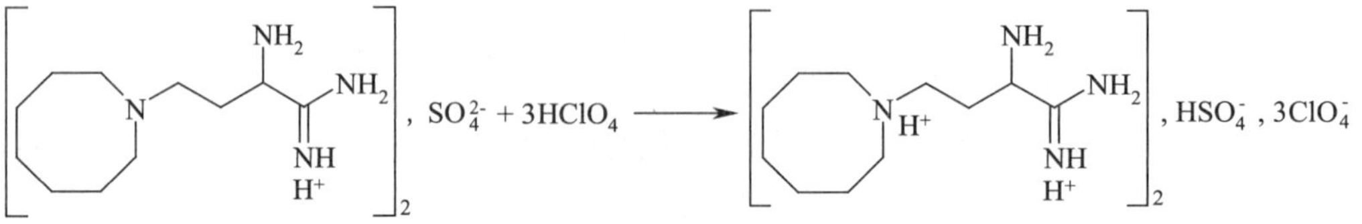

高氯酸滴定液（0.1mol/L）的滴定度为：

$$T=0.1\times\frac{1}{3}\times494.69=16.49\ (\text{mg/ml})$$

式中，0.1 为高氯酸滴定液的摩尔浓度；1∶3 为硫酸胍乙啶和高氯酸反应的化学计量摩尔比；494.69 为硫酸胍乙啶的摩尔质量。

硫酸胍乙啶的百分含量为：

$$含量(\%)=\frac{(V^S-V^0)\times16.49\times F}{W}\times100$$

若硫酸胍乙啶的干燥失重为 0.3%，称取量为 0.1005g；高氯酸滴定液的实际摩尔浓度为 0.1035mol/L，硫酸胍乙啶滴定消耗高氯酸滴定液（0.1035mol/L）5.82ml，空白试验消耗 0.02ml，则有以下的计算。

高氯酸滴定液的浓度校正因数为：

$$F=\frac{m}{0.1}=\frac{0.1035}{0.1}=1.035$$

按干燥品计算，硫酸胍乙啶的百分含量为：

$$含量(\%)=\frac{(5.82-0.02)\times16.49\times1.035}{0.1005\times(1-0.003)\times10^3}\times100=98.8$$

2. 剩余滴定法 本法又称返滴定法或回滴定法，是先加入定量过量的滴定液 A，使其与供试品溶液中的被测药物进行反应，待反应完全后，再用另一种滴定液 B 回滴定反应后剩余的滴定液 A 的方法。

本法一般进行空白试验校正，其百分含量可按式（6-5）计算。

$$含量(\%)=\frac{(V^0-V^S)_B\times F_B\times T_A}{W}\times100 \tag{6-5}$$

式中，V_B^0 为空白试验时消耗的滴定液 B 的体积，ml；V_B^S 为供试品测定时消耗的滴定液 B 的体积，ml；F_B为滴定液 B 的浓度校正因数；T_A为滴定液 A 对被测药物的滴定度；W 为供试品的称取量，mg。

例 6－3　盐酸去氧肾上腺素［$M_{C_9H_{13}NO_2 \cdot HCl}$ = 203.67］的含量测定：取本品约 0.1g，精密称定，置碘瓶中，加水 20ml 使溶解，精密加溴滴定液（0.05mol/L）50ml，再加盐酸 5ml，立即密塞，放置 15 分钟并时时振摇，注意微开瓶塞，加碘化钾试液 10ml，立即密塞，振摇后，用硫代硫酸钠滴定液（0.1mol/L）滴定，至近终点时，加淀粉指示液，继续滴定至蓝色消失，并将滴定的结果用空白试验校正。盐酸去氧肾上腺素含量测定的基本原理如下。

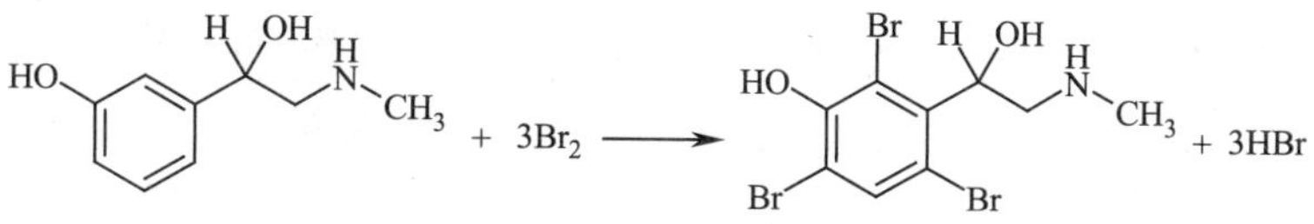

$$Br_2 + 2KI \longrightarrow 2KBr + I_2$$

$$I_2 + 2Na_2S_2O_3 \longrightarrow 2NaI + Na_2S_4O_6$$

溴滴定液（0.05mol/L）滴定度的计算如下。

$$T_{Br_2} = 0.05 \times \frac{1}{3} \times 203.67 = 3.395\ (mg/ml)$$

式中，203.67 为盐酸去氧肾上腺素的摩尔质量；1/3 为盐酸去氧肾上腺素和溴反应的化学计量摩尔比。

盐酸去氧肾上腺素的百分含量可按下式计算。

$$含量(\%) = \frac{V_{Br_2} \times F_{Br_2} \times T_{Br_2}}{W} \times 100$$

在剩余滴定法中，第一滴定液的消耗体积 $V_A = V_A^T - V_A^{Ex}$。本例中，即溴滴定液的消耗体积 $V_{Br_2} = V_{Br_2}^T - V_{Br_2}^{Ex}$，则含量计算式如式（6－6）所示。

$$含量(\%) = \frac{(V^T - V^{Ex})_{Br_2} \times F_{Br_2} \times T_{Br_2}}{W} \times 100 \qquad (6-6)$$

式中，$V_{Br_2}^T$ 为溴滴定液总体积；$V_{Br_2}^{Ex}$ 为溴滴定液的剩余体积。本例中，$V_{Br_2}^T$ 为 50ml；但 $V_{Br_2}^{Ex}$ 未知，可以采用等量替换法计算。

在剩余滴定法中，第一滴定液与第二滴定液的浓度与二者在滴定反应中的相对摩尔比一致。本例中，第一滴定液为溴滴定液（0.05mol/L），第二滴定液为硫代硫酸钠滴定液（0.1mol/L）。在滴定反应中，溴（Br_2）等摩尔转化为碘（I_2），而碘（I_2）与硫代硫酸钠（$Na_2S_2O_3$）反应的摩尔比为 1∶2，因此溴滴定液与硫代硫酸钠滴定液的浓度比也是 1∶2。所以，两种滴定液的校正体积相等，即二者可等量替换，即得：

$$V_{Br_2} \times F_{Br_2} = V_{Na_2S_2O_3} \times F_{Na_2S_2O_3}$$

在含量计算时，利用等量替换原则，根据空白试验结果和供试品测定数据，分别计算溴滴定液的浓度校正因数 F_{Br_2} 和剩余体积 $V_{Br_2}^{Ex}$，并利用 F_{Br_2} 和 $V_{Br_2}^{Ex}$ 计算盐酸去氧肾上腺素的百分含量。计算过程如下。

根据空白实验结果，按下式计算溴滴定液的浓度校正因数 F_{Br_2}。

$$F_{Br_2} = \frac{F_{Na_2S_2O_3} \times V_{Na_2S_2O_3}^0}{V_{Br_2}^T}$$

式中，$V^0_{Na_2S_2O_3}$ 为空白试验时硫代硫酸钠滴定液的消耗体积；$F_{Na_2S_2O_3}$ 为硫代硫酸钠滴定液的浓度校正因数；其他符号意义同式（6-6）。

再根据供试品滴定时消耗硫代硫酸钠滴定液体积 $V^S_{Na_2S_2O_3}$，计算溴滴定液的剩余体积 $V^{Ex}_{Br_2}$：

$$V^{Ex}_{Br_2} = \frac{V^S_{Na_2S_2O_3} \times F_{Na_2S_2O_3}}{F_{Br_2}}$$

将经计算求得的溴滴定液的浓度校正因数 F_{Br_2} 代入并整理，即得：

$$V^{Ex}_{Br_2} = \frac{V^S_{Na_2S_2O_3} \times V^T_{Br_2}}{V^0_{Na_2S_2O_3}}$$

最后，将 F_{Br_2} 和 $V^{Ex}_{Br_2}$ 代入式（6-6），即得盐酸去氧肾上腺素百分含量计算式：

$$含量(\%) = \frac{\left(V^T_{Br_2} - \dfrac{V^S_{Na_2S_2O_3} \times V^T_{Br_2}}{V^0_{Na_2S_2O_3}}\right) \times \dfrac{F_{Na_2S_2O_3} \times V^0_{Na_2S_2O_3}}{V^T_{Br_r}} \times T_{Br_2}}{W} \times 100$$

经整理后得：

$$含量(\%) = \frac{(V^0_{Na_2S_2O_3} - V^S_{Na_2S_2O_3}) \times F_{Na_2S_2O_3} \times T_{Br_2}}{W} \times 100$$

即，用硫代硫酸钠滴定液的校正体积 $[(V^0 - V^S)_{Na_2S_2O_3} \times F_{Na_2S_2O_3}]$ 等量替换计算式（6-6）中的溴滴定液的校正体积 $[(V^T - V^{Ex})_{Br_2} \times F_{Br_2}]$。

本例中，盐酸去氧肾上腺素百分含量为：

$$含量(\%) = \frac{(V^0 - V^S)_{Na_2S_2O_3} \times \dfrac{m_{Na_2S_2O_3}}{0.1} \times 3.395}{W} \times 100$$

若，供试品干燥失重为 0.5%，取样量为 0.1045g；硫代硫酸钠滴定液的实际浓度为 0.0975mol/L，供试品测定时消耗体积为 17.78ml，空白试验时消耗体积为 49.50ml。

按干燥品计算，盐酸去氧肾上腺素百分含量为：

$$含量(\%) = \frac{(49.50 - 17.78) \times \dfrac{0.0975}{0.1} \times 3.395}{0.1045 \times (1 - 0.005) \times 10^3} \times 100 = 101.0$$

扫码“学一学”

第二节 紫外-可见分光光度法

当物质吸收辐射能（或热能）后，内部发生量子化的能级跃迁。记录由能级跃迁所产生的发射、吸收或散射辐射强度随波长的变化所得的图谱称为光谱。基于测定物质的光谱而建立的分析方法称为光谱法（spectrometry），光谱法可分为吸收光谱法、发射光谱法和散射光谱法等。通过测定被测物质在特定波长处或一定波长范围内的吸光度或发光强度，对该物质进行定性和定量分析的方法称为分光光度法。《中国药典》收载的分光光度法有：紫外-可见分光光度法、红外分光光度法、荧光分光光度法、原子吸收分光光度法等。

紫外-可见分光光度法为吸收光谱法，是在 190~760mn 波长范围内，通过测定物质溶液的吸光度，进行鉴别、杂质检查和定量测定的方法。本法在药物的含量测定中应用较为广泛，本节主要介绍紫外-可见分光光度法的特点、应用及相关计算。

一、紫外－可见分光光度法的特点与应用

紫外－可见分光光度法是通过测定被测物质溶液在不同波长处的吸光度，并绘制其吸光度与波长的关系图即得被测物质的吸收光谱。从吸收光谱中，确定最大吸收波长和最小吸收波长。可以在最大吸收波长处测量一定浓度供试品溶液的吸光度，并与一定浓度的对照品溶液的吸光度进行比较，或采用吸收系数法求算出供试品溶液的浓度。

紫外－可见分光光度法用于含量测定的基本原理是，单色光辐射通过被测物质溶液时，在一定的浓度范围内，该溶液的吸光度与被测物质的浓度和液层的厚度（光路长度）成正比，此即为朗伯－比耳定律。朗伯－比耳定律是分光光度法定量分析的依据和基础，其数学表达式为：

$$A = \lg\frac{1}{T} = ECL$$

式中，A 为吸光度；T 为透光率；C 为溶液浓度；L 为液层厚度；E 为吸收系数。

吸收系数 E 的物理意义为单位浓度、单位液层厚度时的吸光度。有以下两种表示方式。①摩尔吸收系数：指在一定波长下，溶液浓度为1mol/L，厚度为1cm时的吸光度，用 ε 表示。②百分吸收系数：指在一定波长下，溶液浓度为1%（g/ml），厚度为1cm时的吸光度，用 $E_{1cm}^{1\%}$ 表示。其中，ε 多用于分子结构的研究，$E_{1cm}^{1\%}$ 则多用于含量计算。

物质的吸收光谱具有与其结构相关的特征性，吸收系数是该物质的物理常数。当已知某物质在一定条件下的吸收系数后，可在相同条件下制备并测定供试品溶液的吸光度，可由朗伯－比耳定律计算出溶液中该物质的浓度，再根据供试品溶液的制备过程即可计算出供试品中该物质的含量。

（一）特点

紫外－可见分光光度法有如下特点：①灵敏度高，可达 $10^{-4} \sim 10^{-7}$g/ml。②精密度和准确度较高，但低于滴定分析法，其相对误差与偏差为1%～2%，能满足微量组分的测定要求。③仪器价格较低廉，操作简单、快速，易于普及。④专属性优于滴定分析法，但对于结构相似的有关物质缺乏选择性，有时采用显色反应在可见光区测定有色反应产物的吸光度，可适当提高方法的选择性。⑤应用广泛，许多化合物均可直接采用本法测定；同时还可以应用计算分光光度法不经分离直接测定混合物中各组分的含量。

基于以上特点，本法适用于辅料无干扰的药物制剂的含量测定，尤其适用于药物制剂的定量性检查项目，如溶出度或释放度检查、含量均匀度检查。

（二）仪器的校正和检定

1. 波长　由于环境因素对机械部分的影响，仪器的波长经常会略有变动，因此除应定期对所用的仪器进行全面校正检定外，还应于测定前校正测定波长。常用汞灯中的较强谱线237.83、253.65、275.28、296.73、313.16、334.15、365.02、404.66、435.83、546.07与576.96nm，或用仪器中氘灯的486.02与656.10nm谱线进行校正，钬玻璃在波长279.4、287.5、333.7、360.9、418.5、460.0、484.5、536.2与637.5nm处有尖锐吸收峰，也可作波长校正用，但因来源不同或随着时间的推移会有微小的变化，使用时应注意。近年来，常使用高氯酸钬溶液校正双光束仪器，以10%高氯酸溶液为溶剂配制含氧化钬4%的溶液，该溶液的吸收峰波长为241.13、297.18、333.44、345.47、361.31、416.28、451.30、485.29、536.64和640.52nm。

仪器波长的允许误差为：紫外光区 ±1nm，500nm 附近 ±2nm。

2. 吸光度的准确度 吸光度的准确度可用重铬酸钾的硫酸溶液检定。取在 120℃ 干燥至恒重的基准重铬酸钾约 60mg，精密称定，用 0.005mol/L 硫酸溶液溶解并稀释至 1000ml，在规定的波长处测定并计算其吸收系数，与规定的吸收系数比较，应符合表 6-2 中的规定。

表 6-2 重铬酸钾的硫酸溶液在规定波长处的吸收系数（$E_{1cm}^{1\%}$）

波长（nm）	235（最小）	257（最大）	313（最小）	350（最大）
规定值	124.5	144.0	48.6	106.6
许可范围	123.0～126.0	142.8～146.2	47.0～50.3	105.5～108.5

3. 杂散光的检查 可按表 6-3 所列的试剂和浓度，配制成水溶液，置 1cm 石英吸收池中，在规定的波长处测定透光率，应符合表中的规定。

表 6-3 杂散光的检查

试剂	浓度（%，μg/ml）	测定用波长（nm）	透光率（%）
碘化钠	1.00	220	<0.8
亚硝酸钠	5.00	340	<0.8

（三）对溶剂的要求

含有杂原子的有机溶剂，通常均具有很强的末端吸收。因此，当作溶剂使用时，它们的使用范围均不能小于截止使用波长。例如，甲醇、乙醇的截止使用波长为 205nm。另外，当溶剂不纯时，也可能增加干扰吸收。因此，在测定供试品前，应先检查所用的溶剂在供试品所用的波长附近是否符合要求，即将溶剂置 1cm 石英吸收池中，以空气为空白（即空白光路中不置任何物质）测定其吸光度。溶剂和吸收池的吸光度，在 220～240nm 范围内不得超过 0.40，在 241～250nm 范围内不得超过 0.20，在 251～300nm 范围内不得超过 0.10，在 300nm 以上时不得超过 0.05。

（四）方法与应用

测定时，除另有规定外，应以配制供试品溶液的同批溶剂作为空白对照，采用 1cm 的石英吸收池，在规定的吸收峰波长 ±2nm 以内测试几个点的吸光度，或由仪器在规定波长附近自动扫描测定，以核对供试品的吸收峰波长位置是否正确。除另有规定外，吸收峰波长应在该品种项下规定的波长 ±2nm 以内，并以吸光度最大的波长作为测定波长。一般供试品溶液的吸光度读数以在 0.3～0.7 之间为宜。仪器的狭缝波带宽度应小于供试品吸收带的半宽度的十分之一，否则测得的吸光度会偏低；狭缝宽度的选择，应以减小狭缝宽度时供试品溶液的吸光度不再增大为准。由于吸收池和溶剂本身可能有空白吸收，因此测定供试品溶液的吸光度后应减去空白读数，或由仪器自动扣除空白读数后再计算含量。

当溶液的 pH 值对测定结果有影响时，应将供试品溶液和对照品溶液的 pH 值调成一致。

二、紫外-可见分光光度法的含量计算

紫外-可见分光光度法的波长范围包括 190～400nm 的紫外光区和 400～760nm 的可见光区，含量测定方法一般有以下几种。

（一）紫外分光光度法

1. 对照品比较法　按各品种项下的方法，分别配制供试品溶液和对照品溶液，对照品溶液中所含被测成分的量应为供试品溶液中被测成分规定量的100% ±10%，所用溶剂也应完全一致，在规定的波长处测定供试品溶液和对照品溶液的吸光度后，按式（6－7）计算供试品中被测溶液的浓度。

$$c_X = \frac{A_X}{A_R} \times c_R \qquad (6-7)$$

式中，c_X为供试品溶液的浓度；A_X为供试品溶液的吸光度；c_R为对照品溶液的浓度；A_R为对照品溶液的吸光度。

原料药的百分含量计算公式如式（6－8）所示。

$$含量(\%) = \frac{c_X \times D}{W} \times 100 \qquad (6-8)$$

式中，D为供试品溶液的稀释体积；W为供试品的称取量；c_X的意义同式（6－7）。其中，稀释体积D需根据供试品溶液的浓度要求或制备过程计算。

例6－4　呋喃唑酮的含量测定：照紫外－可见分光光度法（通则0401）测定，避光操作。

供试品溶液　取本品约20mg，精密称定，置250ml量瓶中，加N，N－二甲基甲酰胺40ml，振摇使溶解，用水稀释至刻度，摇匀，精密量取10ml，置100ml量瓶中，用水稀释至刻度，摇匀。

对照品溶液　去呋喃唑酮对照品约20mg，精密称定，置250ml量瓶中，加N，N－二甲基甲酰胺40ml，振摇使溶解，用水稀释至刻度，摇匀，精密量取10ml，置100ml量瓶中，用水稀释至刻度，摇匀。

测定法　取供试品溶液与对照品溶液在367nm的波长处测定吸光度，计算。

呋喃唑酮的百分含量计算如下。

$$含量(\%) = \frac{\frac{A_X}{A_R} \times c_R \times D}{W} \times 100$$

式中，符号的意义同式（6－7）和（6－8）。

若，供试品的干燥失重为0.3%，称样量为19.95mg；对照品（含量为100.0%）的称样量为20.05mg；分别测得供试品溶液与对照品溶液吸光度为0.455和0.460。则，

稀释体积为：

$$D = \frac{250 \times 100}{10} = 2500(\text{ml})$$

对照品溶液浓度为：

$$c_R = \frac{20.05 \times 10}{250 \times 100} = 0.00802(\text{mg/ml})$$

按干燥品计算，呋喃唑酮的百分含量为：

$$含量(\%) = \frac{\frac{0.455}{0.460} \times 0.00802 \times 2500}{19.95 \times (1 - 0.003)} \times 100 = 99.7$$

说明：若对照品溶液的制备方法与供试品溶液的制备方法相同，如本例百分含量可按式（6－9）计算。

$$含量(\%) = \frac{\frac{A_X}{A_R} \times W_R}{W_X} \times C_R(\%) \qquad (6-9)$$

式中，W_X和W_R分别为供试品和对照品的称取量；C_R（%）为对照品的百分含量。其他符号的意义同式（6－7）。

如本例，按干燥品计算，呋喃唑酮的百分含量为：

$$含量(\%) = \frac{\frac{0.455}{0.460} \times 20.05}{19.95 \times (1-0.003)} \times 100.0(\%) = 99.7 \times 100\%$$

药物制剂的含量通常以相当于标示量的百分数表示，记为“标示量%”。即单位制剂中药物的实际含量与包装标示的规格量（称为标示量）的比值，计算公式如式（6－10）所示。

$$标示量\% = \frac{c_X \times D \times \overline{W}}{W \times B} \times 100\% \qquad (6-10)$$

式中，$\overline{W}$为单位制剂的平均重量（装量）；B为制剂的标示量；其他符号的意义同式（6－7）和（6－8）。

例6－5 呋喃唑酮片的含量测定：照紫外－可见分光光度法（通则0401）测定，避光操作。

供试品溶液　取本品10片，精密称定，研细，精密称取适量（约相当于呋喃唑酮20mg），置250ml量瓶中，加N，N－二甲基甲酰胺40ml，振摇使呋喃唑酮溶解，用水稀释至刻度，摇匀，滤过，精密量取续滤液10ml，置100ml量瓶中，用水稀释至刻度，摇匀。

对照品溶液　取呋喃唑酮对照品约20mg，精密称定，置250ml量瓶中，加N，N－二甲基甲酰胺40ml，振摇使溶解，用水稀释至刻度，摇匀，精密量取10ml，置100ml量瓶中，用水稀释至刻度，摇匀。

测定法　供试品溶液与对照品溶液，在367nm波长处测定吸光度，计算。

呋喃唑酮片的标示量百分含量计算如下。

$$标示量\% = \frac{\frac{A_X}{A_R} \times c_R \times D \times \overline{W}}{W \times B} \times 100\%$$

式中，$D = \frac{250 \times 100}{10} = 2500(\text{ml})$；$\overline{W}$为平均片重，g；$W$为称样量，g；$B$为标示量（规格），mg/片；其他符号的意义同式（6－7）。

若，呋喃唑酮片的规格为100mg；10片重2.010g，供试品称取量为40.20mg；对照品溶液的浓度为8.02μg/ml。分别测得供试品溶液与对照品溶液吸光度为0.467和0.460。则，

稀释体积为：

$$D = \frac{250 \times 100}{10} = 2500(\text{ml})$$

呋喃唑酮片的标示量百分含量为：

$$标示量\% = \frac{\frac{0.470}{0.455} \times 8.02 \times 10^{-3} \times 2500 \times \frac{2.010 \times 10^{3}}{10}}{40.20 \times 100} \times 100\% = 103.6\%$$

2. 吸收系数法　按各品种项下的方法制备供试品溶液，在规定的波长处测定其吸光度。以该品种在规定条件下的吸收系数计算供试品溶液的浓度，再按式（6-8）或式（6-10）计算供试品的含量。

$$c_X = \frac{A_X}{E_{1cm}^{1\%} \times 100}$$

式中，$E_{1cm}^{1\%}$ 为被测物质的百分吸收系数；100 为浓度换算因数，系将 g/100ml 换算成g/ml；其他符号意义同式（6-7）。

用本法测定时，吸收系数通常应大于100，并注意仪器的校正和检定。

例6-6　盐酸普萘洛尔注射液的含量测定：精密量取本品，用甲醇定量稀释制成每1ml中约含盐酸普萘洛尔20μg的溶液，摇匀，在290nm的波长处测定吸光度，按盐酸普萘洛尔（$C_{16}H_{21}NO_2 \cdot HCl$）的吸收系数 $E_{1cm}^{1\%}$ 为207计算，即得。

盐酸普萘洛尔注射液的标示量百分含量计算如下。

$$标示量\% = \frac{A_X \times D \times \overline{V}}{E_{1cm}^{1\%} \times 100 \times V \times B \times 10^{-3}} \times 100\%$$

式中，A_X为供试品溶液的吸收度；$\overline{V}$ 为注射液的标示装量（“规格”分号之前的标示容量，ml）；V 为供试品取样量，ml；B 为注射液的标示量（“规格”分号之后的标示质量，mg）；$E_{1cm}^{1\%}$ 为盐酸普萘洛尔的吸收系数；D 为稀释体积；100 为浓度换算因数，系将 g/100ml 换算成 g/ml；10^{-3}为质量换算因数，系将 mg 换算成 g。

本例中，若盐酸普萘洛尔注射液的规格为5ml∶5mg；供试品溶液制备的操作步骤如下：精密量取本品 2ml，置 100ml 量瓶中，用甲醇稀释至刻度，摇匀，即得；测得吸光度为0.410。

计算：稀释体积 $D = 100ml$。

盐酸普萘洛尔注射液的标示量百分含量为：

$$标示量\% = \frac{0.410 \times 100 \times 5}{207 \times 100 \times 2 \times 5 \times 10^{-3}} \times 100\% = 99.0\%$$

3. 计算分光光度法　计算分光光度法有多种，使用时均应按各品种项下规定的方法进行。当吸光度处在吸收曲线的陡然上升或下降的部位测定时，波长的微小变化可能对测定结果造成显著影响，故对照品溶液和供试品溶液的测试条件应尽可能一致。计算分光光度法除在个别品种（如维生素 A）的测定中使用外，一般不宜用作含量测定。

（二）比色法

当供试品本身在紫外-可见区没有强吸收，或在紫外光区虽有吸收，但为了避免干扰或提高灵敏度，加入适当的显色剂，使反应产物的最大吸收波长移至可见光区，并在可见光区进行测定的方法称为比色法。显色反应有各种类型，如配位反应、氧化还原反应、缩合反应等。其中应用最广的是配位反应。比色法的测定主要有对照品比较法和标准曲线法。

1. 对照品比较法　比色法的特点为：①具有较高的灵敏度，吸收系数 ε 值可高达 10^5，且常有较好的选择性，适用于微量分析；②显色时影响因素较多，应取供试品与对照品或标准品同法操作，即用对照品比较法测定；③除另有规定外，比色法所用的空白对照系指用同体积的溶剂代替对照品或供试品溶液，然后依次加入等量的相应试剂，并用同法处理。在规定的波长处测定对照品和供试品溶液的吸光度后，计算供试品溶液浓度及含量。

例6-7　醋酸去氧皮质酮的含量测定：取本品，精密称定，加无醛乙醇溶解并定量稀释制成每1ml中约含35μg的溶液，作为供试品溶液；另取醋酸去氧皮质酮对照品，同法制备对照品溶液。精密量取供试品溶液与对照品溶液各10ml，分别置25ml量瓶中，加氯化三苯四氮唑试液2ml，在氮气流下迅速加入氢氧化四甲基铵试液2ml，通氮气后，密塞，摇匀，在30℃水浴中放置1小时，迅速冷却，用无醛乙醇稀释至刻度，摇匀，在485nm的波长处分别测定吸光度，计算。

例6－8 醋酸泼尼松龙乳膏的含量测定：精密称取本品4g（约相当于醋酸泼尼松龙20mg），置烧杯中，加无水乙醇约30ml，置水浴上加热，充分搅拌，使醋酸泼尼松龙溶解，再置冰浴中放冷后，滤过，滤液置100ml量瓶中，同法提取3次，滤液并入量瓶中，用无水乙醇稀释至刻度，摇匀，作为供试品溶液；另取醋酸泼尼松龙对照品20mg，精密称定，置100ml量瓶中，加无水乙醇适量，振摇使溶解并稀释至刻度，摇匀，作为对照品溶液。精密量取供试品溶液与对照品溶液各1ml，分别置干燥具塞试管中，各精密加无水乙醇9ml与氯化三苯四氮唑试液2ml，摇匀，再精密加氢氧化四甲基铵试液1ml，摇匀，在25℃的暗处静置40～45分钟，在485nm的波长处分别测定吸光度，计算，即得。

醋酸泼尼松龙乳膏的标示量百分含量计算如下。

$$\text{标示量}\% = \frac{A_X \times c_R \times D \times \overline{W}}{A_R \times W \times B} \times 100\%$$

式中，$\overline{W}$为单位制剂的标示装量（“规格”分号之前的标示量，g）；B为制剂的标示量（“规格”分号之后的标示量，g）；其他符号的意义同式（6－7）和（6－8）。

本例中，若醋酸泼尼松龙乳膏的规格为10g∶0.05g；供试品称取量为4.040g；对照品溶液的浓度为0.2010g/ml；测得供试品溶液与对照品溶液的吸光度分别为0.570和0.575。

则，醋酸泼尼松龙乳膏的标示量百分含量为：

$$\text{标示量}\% = \frac{0.570 \times 0.2010 \times 10^{-3} \times 100 \times 10}{0.575 \times 4.040 \times 0.05} \times 100\% = 98.6\%$$

2. 标准曲线法 当吸光度和浓度关系不呈良好线性时，应取数份梯度量的对照品溶液，用溶剂补充至同一体积，显色后测定各份溶液的吸光度，然后以吸光度与相应的浓度绘制标准曲线，再根据供试品的吸光度在标准曲线上查得其相应的浓度，并求出其含量。

扫码“学一学”

第三节 高效液相色谱法

色谱分析法是一种分离分析方法，系根据混合物中各被分离物质的色谱行为差异（如在吸附剂上的吸附能力的不同或在两相中的分配系数的不同等），先行分离后再在线（或离线）对各组分逐一进行分析的方法；是分析混合物的最有力手段。

色谱分析法根据其分离原理可分为：吸附色谱法、分配色谱法、离子交换色谱法与分子排阻色谱法等；根据分离方法又可分为：纸色谱法、薄层色谱法、柱色谱法、气相色谱法和高效液相色谱法等。其中，高效液相色谱法包括：吸附色谱法、分配色谱法、离子交换色谱法与分子排阻色谱法等。根据流动相与固定相的相对极性，分配色谱法又分为正相色谱法与反相色谱法。本节仅介绍高效液相色谱法在药物含量测定中的应用。

一、高效液相色谱法的特点与应用

高效液相色谱法是采用高压输液泵将具有不同极性的单一溶剂或不同比例的混合溶剂、

缓冲液等流动相泵入装有填充剂（表面覆盖有固定相的担体颗粒）的色谱柱，对供试品进行分离测定的色谱方法。经由进样阀注入的供试品，由流动相带入柱内，各被测物在柱内被分离后，依次进入检测器，由积分仪或数据处理系统记录和处理色谱信号。

本法具有高灵敏度（可达 $10^{-12} \sim 10^{-15}$g/ml）、高选择性、高效能及高速度等特点，在药物及其制剂的含量测定中被广泛应用，尤其被作为复方制剂含量测定的首选方法。

（一）对仪器的一般要求

高效液相色谱仪由高压输液泵、进样器、色谱柱、检测器、积分仪或数据处理系统组成。

1. 色谱柱　根据色谱法类型不同，色谱柱包括：反相色谱柱、正相色谱柱、离子交换色谱柱、手性色谱柱等。

（1）反相色谱柱　是以键合非极性基团的载体为填充剂（非极性填充剂）填充而成的色谱柱。常见的载体有硅胶、聚合物复合硅胶和聚合物等，常用的填充剂有十八烷基硅烷键合硅胶、辛基硅烷键合硅胶和其他类型的硅烷键合硅胶（如苯基键合硅胶、氨基键合硅胶和氰基键合硅胶等）。其中，以十八烷基硅烷键合硅胶最为常用。

（2）正相色谱柱　是使用极性填充剂填充而成的色谱柱。常用的填充剂有硅胶或键合极性基团的硅胶（如氨基键合硅胶和氰基键合硅胶）等。

（3）离子交换色谱柱　是用离子交换填充剂填充而成的色谱柱。有阳离子交换色谱柱和阴离子交换色谱柱。

（4）分子排阻色谱柱　是使用凝胶或高分子多孔微球等填充剂填充而成的色谱柱。

（5）手性分离色谱柱　是用手性填充剂填充而成的色谱柱。

色谱柱的内径与长度、填充剂的性能（如形状、粒径与粒径分布、孔径、表面积、键合基团的表面覆盖度、含碳量和键合类型等），以及色谱柱填充的致密性与均匀程度等均影响色谱柱的性能，应根据被分离物质的性质来选择合适的色谱柱。

色谱柱内径一般为2.1～4.6mm，填充剂粒径约为2～10μm。超高效液相色谱仪是耐超高压、小进样量、低死体积、高灵敏度检测的高效液相色谱仪。

填充剂的孔径一般在15nm以下（适合于分子量小于2000的化学药物分析），分子量大于2000的生化药物则应选择填充剂孔径在30nm以上的色谱柱。

温度会影响分离效果，品种正文中未指明色谱柱温度时系指室温，应注意室温变化的影响。为改善分离效果可适当调整色谱柱的温度。

残余硅羟基未封闭的硅胶色谱柱，流动相pH值一般应在2～8之间，可避免因pH过低导致的化学键合相水解脱落，或pH过高而导致的载体硅胶溶解。烷基硅烷带有立体侧链保护或残余硅羟基已封闭的硅胶、聚合物复合硅胶或聚合物色谱柱可耐受更广泛pH值的流动相，可用于pH值小于2或大于8的流动相。

2. 检测器　最常用的检测器为紫外－可见分光检测器，包括二极管阵列检测器，其他常见的检测器有荧光检测器、蒸发光散射检测器、电雾式检测器、示差折光检测器、电化学检测器和质谱检测器等。

紫外－可见分光检测器、荧光检测器、电化学检测器为选择性检测器，其响应值不仅与被测物质的量有关，还与其结构有关；蒸发光散射检测器、电雾式检测器和示差折光检测器为通用型检测器，对所有的化合物均有响应，蒸发光散射检测器对结构类似的化合物，其响应值几乎仅与被测物质的量有关；二极管阵列检测器可以同时记录化合物的吸收光谱，故可用于化合物的光谱鉴定和色谱峰的纯度检查。

紫外－可见分光检测器、荧光检测器、电化学检测器和示差折光检测器的响应值与被测物质的量在一定范围内呈线性关系；蒸发光散射检测器响应值与被测物质的量通常呈指数关系，一般需经对数转换；电雾式检测器的响应值与被测物质的量通常也呈指数关系，一般需经对数转换或用二次函数计算，但在小质量范围内可基本呈浅性。

不同的检测器对流动相的要求不同。如采用紫外－可见分光检测器，所用流动相应符合“紫外－可见分光光度法”项下对溶剂的要求；采用低波长检测时，还应考虑流动相中有机溶剂的截止使用波长。蒸发光散射检测器、电雾式检测器和质谱检测器不得使用含有不挥发性成分的流动相。

3. 流动相 反相色谱系统的流动相常用甲醇－水系统和或乙腈－水系统，用紫外末端波长检测时，宜选用乙腈－水系统。流动相中如需使用缓冲溶液，应尽可能使用低浓度缓冲盐。由于烷烃碳链在水相环境中不易保持伸展状态，故在使用十八烷基硅烷键合硅胶为填充剂的反相色谱柱时，流动相中有机溶剂的比例一般应不低于5%，否则由于C18链的随机卷曲将导致柱效下降、色谱系统不稳定。

正相色谱系统的流动相常用两种或两种以上的有机溶剂，如二氯甲烷和正己烷等。

流动相注入液相色谱仪的方式（又称洗脱方式）可分为两种：一种是等度洗脱，另一种是梯度洗脱。用梯度洗脱分离时，梯度洗脱程序通常以表格的形式在品种项下规定，其中包括运行时间和流动相在不同时间的成分比例。

4. 色谱参数调整 《中国药典》正文中各品种项下规定的色谱条件（参数），除填充剂种类、流动相组分、检测器类型不得改变外，其余如色谱柱内径与长度、填充剂粒径、流动相流速、混合流动相各组成的比例、柱温、进样量、检测器的灵敏度等，均可适当调整，以达到系统适用性试验的要求。其中，①流动相组分比例采用梯度洗脱时，未规定允许调整范围，但要求最终流动相洗脱强度不得弱于原梯度的洗脱强度；采用等度洗脱时，规定最小比例的流动相组分可在相对值±30%或者绝对值±2%的范围内调整（两者之间选择较大值）；②流动相中缓冲液盐浓度，可在±10%范围内调整；③流动相中水相pH值，除另有规定外，可在±0.2pH范围内调整；④柱温，除另有规定外，可在±10℃（等度洗脱）或在±5℃（梯度洗脱）范围内调整；⑤填充剂的粒径（dp）与柱长（L），改变色谱柱柱长与填充剂粒径后，柱长与粒径的比值（L/dp）应在原有数值的－25%～＋50%范围内；⑥流速（F），改变色谱柱内径（dc）及填充剂粒径，调整后的流速 $F_2 = F_1 \times [(dc_2^2 \times dp_1)/(dc_1^2 \times dp_2)]$（式中，下标1为原方法中的参数；2为调整后的参数）。在此基础上根据实际使用时系统压力和保留时间调整。其中，等度洗脱流速最大可在±50%的范围内调整；梯度洗脱除按上述公式调整外，不扩大调整范围；⑧进样体积（V_{inj}），调整后的进样体积 $V_{inj2} = V_{inj1} \times (L_2 \times dc_2^2)/(L_1 \times dc_1^2)$，并根据灵敏度的需求进行调整；⑨梯度洗脱程序中的梯度段洗脱时间（t_G），$t_{G2} = t_{G1} \times (F_1/F_2) \times [(L_2 \times dc_2^2)/(L1 \times dc_1^2)]$（各符号含义同上），保持不同规格色谱柱的洗脱体积倍数相同，从而保证梯度变化相同，并需要考虑不同仪器系统体积的差异。

若需使用小粒径（约2μm）填充剂和小内径（约2.1mm）色谱柱或表面多孔填充剂以提高分离度或缩短分析时间，输液泵的性能、进样体积、检测池体积和系统的死体积等必须与之匹配，必要时，色谱条件（参数）也应作适当的调整。

调整后，系统适用性应符合要求，且色谱峰出峰顺序不变。若减小进样体积，应保证检测限和峰面积的重复性；若增加进样体积，应使分离度和线性关系仍满足要求。应评价色谱参数调整对分离和检测的影响，必要时对调整色谱参数后的方法进行确认。若调整超出规定的范围，被认为是对方法的修改，需要进行充分的方法学验证。当对其对调整色谱条件后的测定结果产生争议时，应以品种项下规定的色谱条件的测定结果为准。

在品种项下一般不宜指定或推荐色谱柱的品牌，但可规定色谱柱的填充剂（固定相）种类（如键合相，是否改性、封端等）、粒径、孔径，色谱柱的柱长或柱内径；当耐用性试验证明必须使用特定牌号的色谱柱方能满足分离要求时，可在该品种正文项下注明。

（二）系统适用性试验

色谱系统的适用性试验通常包括理论板数、分离度、灵敏度、拖尾因子和重复性等五个参数。其中，分离度和重复性尤为重要。

按各品种正文项下要求对色谱系统进行适用性试验，即用规定的对照品溶液或系统适用性试验溶液在规定的色谱系统中进行试验，必要时，可对色谱系统进行适当调整，以应符合要求。

1. 色谱柱的理论板数　用于评价色谱柱的分离效能。采用理论板数（n）作为衡量柱效能的指标时，应指明测定物质，一般为待测组分或内标物质的理论板数。在规定的色谱条件下，注入供试品溶液或各品种项下规定的内标物质溶液，记录色谱图，量出供试品主成分峰或内标物质峰的保留时间 t_R 和峰宽（W）或半高峰宽（$W_{h/2}$），按式（6－11）计算色谱柱的理论板数。

$$n = 16(t_R/W)^2 \text{ 或 } n = 5.54\,(t_R/W_{h/2})^2 \qquad (6-11)$$

式中，t_R、W、$W_{h/2}$ 可用时间或长度计（下同），但应取相同单位。

2. 分离度　用于评价待测物质与被分离物质之间的分离程度，是衡量色谱系统效能的关键指标。可以通过待测物质与已知杂质的分离度（R），也可以通过测定待测物质与某一指标性成分（内标物质或其他难分离物质）的分离度，或将供试品或对照品用适当的方法降解，通过测定待测物质与某一降解产物的分离度，对色谱系统分离效能进行评价与调整。无论是定性鉴别还是定量测定，均要求待测物质色谱峰与内标物质色谱峰或特定的杂质对照峰及其他色谱峰之间有较好的分离度。分离度按式（6－12）计算。

$$R = \frac{2(t_{R_2} - t_{R_1})}{W_1 + W_2} \text{ 或 } R = \frac{2(t_{R_2} - t_{R_1})}{1.70(W_{1,h/2} + W_{2,h/2})} \qquad (6-12)$$

式中，t_{R_2} 为相邻两色谱峰中后一峰的保留时间；t_{R_1} 为相邻两色谱峰中前一峰的保留时间；W_1、W_2 及 $W_{1,h/2}$、$W_{2,h/2}$ 为此相邻两色谱峰的峰宽及半峰宽（如图6－1所示）。

除另有规定外，待测物质色谱与相邻色谱峰之间的分离度应不小于1.5。

当对测定结果有异议时，色谱柱的理论板数（n）和分离度（R）均以峰宽（W）的计算结果为准。

3. 灵敏度　用于评价色谱系统检测微量物质的能力，通常以信噪比（S/N）来表示。建立方法时可通过测定一系列不同浓度的供试品或对照品溶液来测定信噪比。定量测定时，信噪比应不小于10；定性测定时，信噪比应不小于3。系统适用性试验中可以设置灵敏度试验溶液来评价色谱系统的检测能力。

4. 拖尾因子　用于评价色谱峰的对称性。为保证分离效果和测量精度，应检查待测物质色谱峰的拖尾因子是否符合各品种项下的规定。拖尾因子（T）按式（6－13）计算。

$$T = \frac{W_{0.05h}}{2d_1} \quad (6-13)$$

式中，$W_{0.05h}$为5%峰高处的峰宽；d_1为峰顶在5%峰高处横坐标平行线的投影点至峰前沿与此平行线焦点的距离（如图6-2所示）。

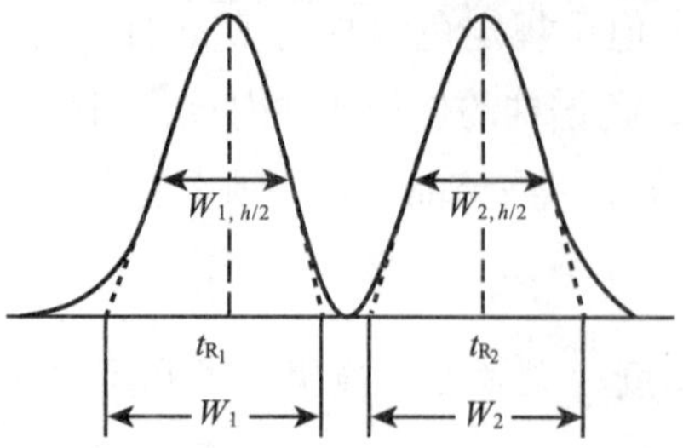

图6-1 分离度计算图示

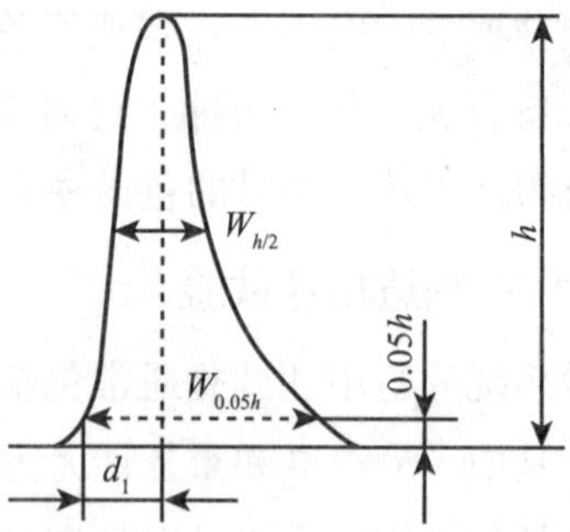

图6-2 拖尾因子计算图示

以峰高作定量参数时，除另有规定外，T值应在0.95～1.05之间。

以峰面积作定量参数时，一般的峰拖尾或前伸不会影响峰面积积分，但拖尾严重时，将影响基线和色谱峰起止的判断和峰面积积分的准确性。此时，应在各品种正文项下对拖尾因子作出规定。

5. **重复性** 用于评价色谱系统连续进样时响应值的重复性能。除另有规定外，通常取各品种项下的对照溶液，连续进样5次，其峰面积测量值（或与内标的比值或其校正因子）的相对标准偏差应不大于2.0%。视进样溶液的浓度和/或体积、色谱峰响应和分析方法所能达到的精度水平等，对相对标准偏差的要求可适当放宽或收紧，放宽或收紧的范围以满足品种项下检测需要的精密度要求为准。

二、高效液相色谱法的含量计算

定量测定时，可根据供试品或仪器的具体情况采用峰面积法或峰高作为定量参数，一般以峰面积应用较多。测定供试品中主成分含量时，常用内标法和外标法。

（一）内标法

采用内标法可避免因样品前处理及进样体积误差对测定结果的影响。可影响测定结果的样品前处理步骤包括反应（如衍生化反应）、滤过、提取、移液等过程。在样品前处理之前加入合适的内标物质，可以校正这些前处理过程造成的测定结果的偏差。同时也可消除色谱分析时进样系统的重复性和色谱条件的微小变化对定量结果的影响。

内标法的关键是选择合适的内标物质。一个合适的内标物质应满足以下条件：①原样品中不存在的单一化合物；②在样品前处理的过程中与被测物质具有一致的行为；③不与被测物质及流动相发生化学反应；④内标物的色谱峰应尽可能接近被测物质色谱峰，或位于几个被测物质色谱峰中间，但必须与样品中的所有色谱峰完全分离；⑤在检测器上与被测物质具有相似的响应。

当配制校正因子测定用的对照溶液和含有内标物质的供试品溶液使用等量同一浓度的内标物质溶液时，即$c_S = c'_S$，则配制内标物质溶液不必精密称（量）取。

例6-9 醋酸氟轻松乳膏的含量测定：照高效液相色谱法（通则0512）测定。

内标溶液 取炔诺酮适量，加甲醇溶解并稀释制成每1ml中约含0.15mg的溶液。

供试品溶液　取本品适量（约相当于醋酸氟轻松 1.25mg），精密称定，置 50ml 量瓶中，加甲醇约 30ml，置 80℃水浴中加热 2 分钟，振摇使醋酸氟轻松溶解，放冷，精密加内标溶液 5ml，用甲醇稀释至刻度，摇匀，置冰浴中冷却 2 小时以上，取出后迅速滤过，取续滤液放冷至室温。

对照品溶液　取醋酸氟轻松对照品，精密称定，加甲醇溶解并定量稀释制成每 1ml 中约含 0.125mg 的溶液，精密量取 10ml 与内标溶液 5ml，置 50ml 量瓶中，用甲醇稀释至刻度，摇匀。

系统适用性溶液　取醋酸氟轻松对照品约 14mg，置 100ml 量瓶中，加甲醇 60ml 与乙腈 10ml 使溶解，置水浴中加热 20 分钟，放冷，用水稀释至刻度，摇匀。

色谱条件用十八烷基硅烷键合硅胶为填充剂；以甲醇－乙腈－水（60∶10∶30）为流动相；检测波长为 240nm。进样体积 20μl。

系统适用性要求　醋酸氟轻松峰的保留时间约为 12 分钟，色谱图中醋酸氟轻松峰与相对保留时间约为 0.59 的降解产物峰的分离度应大于 10.0。

测定法：取供试品溶液与对照品溶液，注入液相色谱仪，记录色谱图。按内标法以峰面积计算，即得。

校正因子（f）按式（6－14）计算。

$$f = \frac{A_S/c_S}{A_R/c_R} \tag{6-14}$$

式中，A_R、A_S为对照溶液色谱图中对照品（醋酸氟轻松对照品）和内标物质（炔诺酮）峰面积或峰高；c_R、c_S为对照品溶液中对照品和内标物质的浓度，mg/ml。

供试品溶液中醋酸氟轻松浓度（c_X）按式（6－15）计算。

$$c_X = f \times \frac{A_X}{A'_S/c'_S} \tag{6-15}$$

式中，f 为校正因子；A_X、A'_S 为供试品溶液中待测物质（醋酸氟轻松）和内标物质（炔诺酮）峰面积或峰高；c_X、c'_S 为供试品溶液中待测物质和内标物质浓度，mg/ml。

本例中，对照品溶液和供试品溶液使用同一浓度的内标物质溶液，且稀释至相同体积，即在最终的进样溶液中 $c_S = c'_S$。则，供试品溶液中醋酸氟轻松浓度可按式（6－16）计算。

$$c_X = \frac{A_X/A'_S}{A_R/A_S} \times c_R \tag{6-16}$$

醋酸氟轻松乳膏的标示量百分含量为：

$$标示量\% = \frac{\dfrac{A_X/A'_S}{A_R/A_S} \times c_R \times D \times \overline{W}}{W \times B} \times 100\%$$

式中，D 为供试品溶液的稀释体积，ml；$\overline{W}$ 为单位制剂的标示装量（“规格”中分号之前的标示值），g；W 为供试品的取样量，g；B 为制剂的标示量（“规格”中分号之后的标示值），mg；其他符号意义同式（6－13）和式（6－14）。

若软膏剂的规格为 10g∶2.5mg；内标溶液的浓度为 0.1505mg/ml；对照品溶液的浓度为 0.1250mg/ml；供试品的称取量为 5.005g；测得对照品溶液色谱中醋酸氟轻松对照品峰面积为 1251525，炔诺酮（内标物）峰面积 954545；供试品溶液色谱中醋酸氟轻松峰面积为 1257960，炔诺酮（内标物）峰面积 955565。则最终进样对照品溶液中，对照品浓度

$c_R = 0.1250 \times \frac{10}{50} = 0.02500(mg/ml)$；内标物浓度 $c_S = 0.1505 \times \frac{5}{50} = 0.01505(mg/ml)$。所以，

校正因子：

$$f = \frac{954545/0.01505}{1251525/0.02500} = 1.267$$

供试品溶液中醋酸氟轻松浓度：

$$c_X = 1.267 \times \frac{1257960}{955565/0.01505} = 0.02510(mg/ml)$$

或，

$$c_X = \frac{1257960/955565}{1251525/954545} \times 0.02500 = 0.02510(mg/ml)$$

醋酸氟轻松乳膏的标示量百分含量：

$$标示量\% = \frac{0.02510 \times 50 \times 10}{5.005 \times 2.5} \times 100\% = 100.3\%$$

（二）外标法

外标法是《中国药典》采用色谱法进行含量测定时最常用的测定法。由于微量注射器不易精确控制进样量，当采用外标法定量时，以手动进样器定量环或自动进样器进样为宜。

例6－10 替硝唑栓的含量测定：照高效液相色谱法（通则0512）测定。

供试品溶液　取本品10粒，精密称定，切成碎末，精密称取适量（约相当于替硝唑120mg），置100ml量瓶中，加流动相适量，水浴中加热并时时振摇使替硝唑溶解，用流动相稀释至刻度，摇匀。置冰浴中冷却1小时，取出后迅速滤过，放至室温，精密量取续滤液5ml，置50ml量瓶中，加流动相稀释至刻度，摇匀。

对照品溶液　取替硝唑对照品适量，精密称定，加水溶解并定量稀释制成每1ml中约含120μg的溶液。

色谱条件　用十八烷基硅烷键合硅胶为填充剂；以0.05mol/L磷酸二氢钾溶液（用磷酸调节pH值至3.5）－甲醇（80∶20）为流动相；检测波长为310nm。进样体积20μl。

系统适用性要求　理论板数按替硝唑峰计算不低于2000，替硝唑峰与相邻杂质峰的分离度应符合要求。

测定法　精密量取供试品溶液与对照品溶液，注入液相色谱仪，记录色谱图。按外标法以峰面积计算，即得。

替硝唑栓的标示量百分含量计算为：

$$标示量\% = \frac{c_R \times \frac{A_X}{A_R} \times D \times \overline{W}}{W \times B \times 10^6} \times 100\%$$

式中，c_R为对照品溶液的浓度，μg/ml；A_X、A_R分别为供试品溶液和对照品溶液的峰面积；D为供试品溶液的稀释体积，ml；$\overline{W}$为栓剂的平均粒重；W为供试品的取样量；B为栓剂的标示量（规格），g；10^6为质量换算因数，由g换算为μg（与对照品溶液的浓度单位一致）。

若栓剂规格为0.2g，10粒重20.50g；供试品称取量1.2025g，对照品溶液浓度为

120.5μg/ml；对照品峰面积为355750，供试品主峰面积为347755。则，

替硝唑栓的标示量百分含量为：

$$标示量\% = \frac{120.5 \times \frac{347755}{355750} \times \frac{100 \times 50}{5} \times \frac{20.50}{10}}{1.2025 \times 0.2 \times 10^{6}} \times 100\% = 100.4\%$$

扫码“学一学”

第四节　药物分析数据处理

在药物分析中，尤其是定量分析中，定量分析的结果与药品的质量评判直接相关。只有对定量分析过程中获得数据进行科学的评估与处理，方可对所分析的药品给出正确的评判。本节将探讨药物分析过程中测定所得数据的处理方法。

一、测量误差的产生与减免

药物的定量分析是采用物理或化学分析方法，准确测定药物中被测物质的含量是否符合药品标准规定的要求。在分析测定过程中，即使技术熟练的操作人员按照药品质量标准的要求对同一批次的药品进行多次分析，所测得的样品含量与真实值之间还是存在一定的偏离，这种偏离就是分析误差（analytical error），简称误差（error）。在分析过程中误差是不可避免的，所以我们要了解误差产生的原因及出现的规律，采取有效措施减小或控制误差，从而提高分析结果的可靠性。

（一）误差的产生与分类

在分析过程中，对于各种原因导致的误差，根据其性质的不同，可以区分为系统误差和随机误差两大类。

1. 系统误差　系统误差（systematic error）又称可测误差（determinate error），它是由某种固定的原因引起的误差。它最大的特点是误差具有单向性，导致测定结果系统性偏高或偏低。同时，当重复测量时，系统误差会重复出现，它的大小和正负是可以测定的。

根据系统误差的性质和产生的原因，可将其分为以下四大类。

（1）方法误差　这种误差是由分析方法本身不够完善或有缺陷而造成的。如在滴定分析中，反应进行的不完全、计量点与滴定终点不相符合、干扰离子的存在等引起的误差。这些误差都会系统地导致测定结果偏高或偏低。

（2）仪器误差　这种误差是由仪器本身不够精确而造成的。例如，天平未经校正；滴定管刻度不准确；采用吸收系数法计算含量时，紫外－可见分光光度计的波长不准确，吸光度准确度不符合要求，吸收池不匹配等引起的系统误差。

（3）试剂误差　这种误差是由所使用的试剂规格不符合要求，干扰元素指标超限而引起的系统误差。

（4）操作误差　这种误差是由分析人员本身的一些主观因素而造成的。例如，对于终点颜色的判断，系统性偏深或偏浅；在读取滴定管凹液面的刻度值时，系统性偏高或偏低；在重复滴定时，有“先入为主”的习惯，即在读取第二份测量值时，主观上尽量使其与第一份测量值相符合。

2. 偶然误差　偶然误差（accidental error）又称随机误差（random error）或不定误差（indeterminate error）。它是由一些不可避免的偶然原因引起的误差。例如，测量时环境温

度、湿度、气压的微小波动；仪器性能的微小变化；操作人员对天平或滴定管等最后一位读数的不确定性。它的特点是误差的产生具有偶然性，其大小和方向都不固定，但多次测量后，其数值分布符合统计学正态分布规律，即测量值具有明显的集中趋势，大多数测量值集中在算术平均值的附近，小误差出现的概率大，大误差出现的概率小，正负误差出现的概率相等的特点。

值得注意的是在分析过程中，除系统误差和偶然误差外，还有一类过失误差（gross error），它是由于操作者在工作中粗枝大叶，不遵守质量标准的操作规程而造成的。例如加错试剂、看错砝码、丢损试液、记录和计算错误等。通常，过失误差是可以避免的。

（二）误差的表示方法

1. 误差 误差是测量值与真实值之间的偏离，主要反映方法的系统误差，它是衡量分析方法准确度的指标。在实际工作中，真实值是未知的。所以，测定误差是指测定值与标示值（理论值或参考值）之间的偏离，误差越小，测定值与标示值越接近，分析结果的准确度越高。误差可用绝对误差和相对误差来表示。

（1）绝对误差（E） 表示测定值（x）与标示值（μ）之间的差值。

$$E = x - \mu \tag{6-17}$$

绝对误差为正值，表示测定结果偏高；绝对误差为负值，表示测定结果偏低。绝对误差是以测定值的单位为单位。

绝对误差并没有与被测物质的质量相联系，不能完全地说明测定的准确度。以被称量物的质量分别为 1g 和 0.1g 为例，若称量的绝对误差同样是 0.001g，则其意义就大不相同。故药物分析结果的准确度常用相对误差来表示。

（2）相对误差（$E_r\%$） 是指误差在标示值中所占的百分比，没有单位。它对于比较不同情况下的测定结果的准确度更为合理。

$$\text{相对误差}(\%) = \frac{\text{绝对误差}}{\text{标示值}} \times 100 = \frac{E}{\mu} \times 100 \tag{6-18}$$

例 6-11 氟康唑中氟含量的测定方法验证：已知氟康唑标准样品的氟含量为 11.30%，采用新建方法测得其氟含量为 11.13%。则该新建方法的误差如下：

$$\text{绝对误差} = 11.13\% - 11.30\% = -0.17\%$$

$$\text{相对误差} = \frac{-0.17\%}{11.30\%} \times 100\% = -1.5\%$$

2. 偏差 方法的系统误差是可确定的，所以也是可以消除或扣除的；而偶然误差是不可确定的，但多次测定的测定值分布集中在其算术平均值的附近，所以取多次测定的算术平均值作为测定值，可以减小测定误差。在药物分析工作中，在消除或校正系统误差后，常采用多次平行测定值的算术平均值（$\bar{x}$）作为测定结果。此时，各测定值（x）与其平均值的差值（$x - \bar{x}$）被称为偏差（deviation，d）。偏差反映一组测量值之间彼此符合的程度，反映方法的偶然误差水平，它是衡量分析方法精密度的指标。

$$d = x - \bar{x} \tag{6-19}$$

偏差可能为正偏差，也可能为负偏差，或可能为零。其单位与测量值的单位相同。

偏差可用平均偏差、相对平均偏差、标准偏差、相对标准偏差等表示。

（1）平均偏差（mean deviation） 由于偏差可正、可负，所以各单次测量值的偏差之和可能为零，即不能用偏差之和来表示一组测量值的精密度。因此，定义单次测量偏差绝对值的平均值为平均偏差：

$$\bar{d}=\frac{|d_1|+|d_2|+\cdots+|d_n|}{n}=\frac{\sum_{i=1}^{n}|x_i-\bar{x}|}{n} \tag{6-20}$$

式中，n 为测定次数。平均偏差没有正负号。

（2）相对平均偏差（relative mean deviation）　相对平均偏差又称为相对偏差（RD），是平均偏差与平均值之比，它表示平均偏差占平均值的比例。

$$RD(\%)=\frac{\bar{d}}{\bar{x}}\times 100=\frac{\sum_{i=1}^{n}|x_i-\bar{x}|}{n\times\bar{x}}\times 100 \tag{6-21}$$

（3）标准偏差（standard deviation）　简写为 s，S 或 SD。在统计学中，常用样本的标准偏差来反映一组平行测量值的离散性。

$$s=\sqrt{\frac{\sum_{i=1}^{n}(x_i-\bar{x})^2}{n-1}} \tag{6-22}$$

式中，$(n-1)$ 为自由度，它说明在 n 次测定中，只有 $(n-1)$ 个可变偏差。引入自由度主要是为了校正以样本平均值（$\bar{x}$）代替总体平均值（真值 μ）所引起的误差。

计算标准偏差时，对单次测量偏差加以平方，这样不仅可以避免单次测量偏差相加时正负抵消，更重要的是，大偏差能更显著地反映出来，所以标准偏差能更好地说明数据的离散度。

（4）相对标准偏差（relative standard deviation，RSD）　又称变异系数（coefficient variation，CV），是标准偏差与平均值之比，它表示标准偏差占平均值的比例。

$$RSD(\%)=\frac{s}{\bar{x}}\times 100=\frac{\sqrt{\frac{\sum_{i=1}^{n}(x_i-\bar{x})^2}{n-1}}}{\bar{x}}\times 100 \tag{6-23}$$

例 6－12　在例 6－11 中，若共测定 5 次，氟康唑样品中的氟含量的测定结果分别为：10.89%、11.03%、11.35%、11.21% 和 11.18%，试计算该组测定值的平均值、平均偏差、相对平均偏差、标准偏差和相对标准偏差。

解：

平均值　$\bar{x}=\frac{\sum_{i=1}^{n}x_i}{n}=\frac{(10.89+11.03+11.35+11.21+11.18)}{5}=11.13$

平均偏差　$\bar{d}=\frac{|d_1|+|d_2|+\cdots+|d_n|}{n}=\frac{\sum_{i=1}^{n}|x_i-\bar{x}|}{n}$

$$=\frac{0.24+0.10+0.22+0.08+0.05}{5}=0.14$$

相对平均偏差　$RD(\%)=\frac{\bar{d}}{\bar{x}}\times 100=\frac{0.14}{11.13}\times 100=1.3$

标准偏差

$$s=\sqrt{\frac{\sum_{i=1}^{n}(x_i-\bar{x})^2}{n-1}}=\sqrt{\frac{(0.24)^2+(-0.10)^2+(-0.22)^2+(-0.08)^2+(0.05)^2}{5-1}}$$

$$=0.18$$

相对标准偏差 $RSD(\%)=\frac{s}{\bar{x}}\times 100=\frac{0.18}{11.13}\times 100=1.7$

实际工作中，在样品测定时，一般 $n=2\sim3$，用相对平均偏差（$RD,\%$）评价测定结果的可信度；在分析方法验证时，通常 $n=5\sim6$，用相对标准偏差（$RSD,\%$）评价方法的精密度。

（三）准确度与精密度

在药物分析工作中，一般以多次测定的均值与标示值的误差表示分析结果的准确度，以单次测定与均值的偏差表示分析结果的精密度。也就是说，准确度表示分析结果与标示值之间的接近程度，体现了方法的总误差。虽然其中的偶然误差过大可能会导致有限次测定之均值的偏离，但决定准确度的主要是系统误差；而精密度表示平行测定时单次分析结果相互接近的程度，主要体现方法的偶然误差。

精密度高说明偶然误差小，由于可能存在系统误差，所以准确度不一定高。但若要准确度高，则精密度一定要高。因为，精密度低说明偶然误差大，测定结果具有不确定性。所以，精密度是保证准确度的先决条件。因此，如果一组测量数据的精密度差，自然失去了衡量准确度的前提。

总之，在实际的分析工作中，既要考虑准确度又要考虑精密度，从消除系统误差和减小随机误差这两方面同时努力，以保证测定结果的准确性和可靠性。

（四）误差的减免

误差虽然是客观存在的，但通过采用积极有效的措施，可以减小或控制测量过程中的误差，提高分析结果的可靠性。下面介绍几种减免误差的方法。

1. 选择合适的分析方法 各种分析方法的准确度和灵敏度不同，在实际样品的分析过程中，要根据样品的特点和分析目的，选择合适的分析方法。比如滴定分析法虽然专属性不高，但由于其准确度较高（回收率一般在99.7%～100.3%），精密度较好（*RSD*不大于0.3%），非常适合于高含量样品，如原料药的含量测定；而仪器分析的方法，如紫外-可见分光光度法（UV）、高效液相色谱法（HPLC），其准确度（回收率一般在98%～101%）、精密度（*RSD*不大于1%）没有滴定分析法高，但其灵敏度高，且色谱法具有分离的能力，适合基质复杂、主药含量低样品的分析，如制剂分析、杂质定量测定等。

2. 减小测量误差 为了保证分析结果的准确度，必须尽量减小测量误差。例如，分析天平（分度值为0.0001g）的称量误差为±0.0002g，为了使测量时的相对误差在0.1%以下，试样称重宜在0.2g以上；若试样称重在20mg时，应使用十万分之一天平（分度值为0.00001g）。在滴定分析中，滴定管读数常有±0.01ml的误差，在一次滴定中，需要读数两次，这样就能造成±0.02ml的误差。所以，为了使测量时的相对误差小于0.1%，消耗滴定液的体积应在20ml左右为宜，以减小误差。

3. 减小偶然误差 在消除系统误差的前提下，平行测定次数越多，平均值越接近真实值。因此，增加平行测定的次数，可以减小偶然误差。

4. 消除系统误差

（1）校准仪器 仪器不准确引起的系统误差，可以通过校准仪器来减小其影响。例如移液管和滴定管的校准；分光光度计的吸收波长、吸光度准确度、杂散光等也都需要定期进行校准。

（2）空白试验　由试剂和器皿带进杂质所造成的系统误差，一般可做空白试验来校正。所谓空白试验，就是在不加样品的情况下，按照样品分析同样的操作程序和条件进行试验。试验所得的结果称为空白值。从样品分析结果中扣除空白值后，就得到比较可靠的分析结果。

（3）对照试验　对照试验是检验系统误差的有效方法。进行对照试验时，是把已知含量的对照品或标准品与被测样品一起进行平行对照试验，根据对照品或标准品的分析结果，判断样品分析结果有无系统误差，然后用此值对样品的测定结果进行校正。

（4）回收试验　在进行对照试验时，当没有对照品或不宜用纯物质进行对照时，可以采用“加样回收法”进行试验。方法是往样品中加入已知量的被测物质，用同样方法进行分析。分析结果中被测物质的增大值与加入量的关系，可体现加入的被测物质是否被定量回收，可据此判断分析过程中是否存在系统误差，并可以对分析结果进行校正。

二、有效数字的定义与修约

（一）有效数字

在科学实验中，为了取得准确的分析结果，不仅要准确测量，而且还要正确地记录与计算。因为对于任一物理量的测定，其准确度都是有一定限度的。在实验数据的记录和结果的计算中，保留几位数字不是任意的，要根据测量仪器、分析方法的准确度来决定。

在一般实验中，测量值的最后一位数字通常是估计出来的，称为可疑数字，其余数字均为确定的数字。一般把只保留最后一位不确定数字（其余数字均为准确数字）的测量值称为有效数字，如分析天平称量值 0.3126g 中的 3、1、2、6 共 4 个数字均为有效数字，其中前 3 个数字是确定的，只有最后一个数字 6 为不确定数字。

测量值的有效数字位数的保留，应根据分析方法与测量仪器的准确度决定，应保留能实际获得的数字。例如，实验中使用的 50ml 量筒，最小刻度为 1ml，在两个刻度间可再估计一位，所以实际测量值能读到 0.1ml，如 31.5ml；再如，50ml 滴定管的最小刻度为 0.1ml，再估计一位，可读至 0.01ml，如 22.65ml。总之，在 31.5 与 22.65 这两个测量值中，最后一位都是估计出来的，是不准确的，但它们各自的一组数字都是有效数字。所以有效数字不仅表明量值的大小，而且也反映测量的误差限度，通常称为准确度。在上述两个测量值中，后者较前者多一位有效数字，所以后者的误差更小、准确度更高。

对于表示一个测量值的一组有效数字，从左边的第一个非零数字算起，到最末一位数字为止，有几位数字即为几位有效数字。

例如：

2.0006	或	32401	均为 5 位有效数字
10.22	或	0.07020	均为 4 位有效数字
0.0648	或	3.48×10^{-6}	均为 3 位有效数字
57	或	0.00060	均为 2 位有效数字
0.008	或	4×10^{4}	均为 1 位有效数字
64000	或	300	有效数字位数可能不确定

有效数字的位数与十进制单位的变换无关，即与小数点的位置无关。因此，用以表示

小数点位置的0不是有效数字。当0不是用作表示小数点位置时，0和其他数字具有同等的地位，都是有效数字。所以数字“0”在有效数字中有两种意义，即数字定值和有效数字。

比如，在数字2.0006中三个“0”都是有效数字，所以它有5位有效数字。而在数字0.008中，数字8前面的3个“0”均为定值用的，它只与所取的单位有关，而与测量的精度无关。如数字0.008的单位是m，当用mm表示时则变为8（mm）。所以，这3个“0”不是有效数字，有效数字只有1位；同样，数字0.00060中前面4个“0”都不是有效数字，后面一个“0”为有效数字，共有2位有效数字。因此，在数字中间的“0”和末尾的“0”都是有效数字，而数字前面所有的“0”只起定值作用。

以“0”结尾的正整数，有效数字的位数可能不确定。例如，数字64000的有效数字，可能是5位，但也可能是2位或其他位数。遇到这种情况，应根据实际有效数字书写成：

64×10^3	2位有效数字
64.0×10^3	3位有效数字
64.00×10^3	4位有效数字

因此，很大或很小的数，常用10的乘方的形式来表示。

当一个测量值或计算值的一组数字的首位数是8或9时，则该测量值或计算值的有效数字可多计1位。例如，0.9481g，虽是4位有效数字，但可以按5位有效数字计。

常数（π、e等）以及非测量所得的计算因子（倍数或分数，如6、$\sqrt{2}$、2/3等）的有效数字位数，可视为无限，在参与数据运算时，随其他有效数字的位数而定。

对pH值、lg*c*、lg*K*等对数值，因整数部分（首数）只与相应的真数的10的多少次方有关，故其有效数字的位数仅取决于小数部分（尾数）数字的位数。如pH = 11.20和3.20，换算为H^+浓度时，应分别为$[H^+] = 6.3\times10^{-12}$ mol/L和6.3×10^{-4} mol/L。即，二者的有效数字位数均为两位，不是4位和3位。

（二）数字的修约规则

各测量值的有效数字位数确定之后，就要将后面多余的数字舍弃，舍弃多余数字的过程称为“数字修约”。修约的规则有以下几点。

（1）四舍六入五成双　人们习惯采用“四舍五入”的修约规则。但在1~9自然数中5是中位数，“四舍五入”规则最大的缺点是将中位数进位，进而导致修约后的测量值系统偏高。而采用“四舍六入五成双”后，5的舍、入概率相等，由5的舍入所引起的误差可相互抵消。

“四舍六入五成双”规则规定：当测量值中被修约的那个数字等于或小于4时，该数字（包括其右边的所有数字）舍去；等于或大于6时，进位（该数字左边的数字加1，该数字及其右边的所有数字舍去）；恰好等于5时（其右边无除0外的任何其他数字，即非0数字），则无论进位或舍去，均应使修约后数值的末位数为偶数；如果当测量值中被修约的数字为5，而其右边还有其他非0数字时，则进位。

例如，将3.148和7.3976修约成2位有效数字，则分别为3.1和7.4；将12.175和12.165修约成4位有效数字，则分别为12.18和12.16；将28.350、28.250、28.2501修约成3位有效数字时，分别为28.4、28.2、28.3。

（2）若被修约的数字包含几位数字时，只允许对原测量值或计算值一次修约到所需要的位数，不得对该数字进行连续修约，如上例的3.148修约成2位时，只能一次修约为3.1，不得按下法连续修约为3.2：3.148→3.15→3.2。

(3) 表示不确定度的数值修约结果应使不确定度增加。在对标准偏差值或其他表示不确定度的数值进行修约时，应使修约结果的准确度估计值变得更差，即任何数字修约时均“入”。例如，$s=0.3231$，若保留2位有效数字，宜修约为0.33；若保留1位有效数字，则修约为0.4。但在进行统计学检验时，s值等可多留1～2位数字参加运算，尤其在统计量与临界值接近时，统计量的有效数字应不少于临界值的位数，以避免因数字修约而造成统计学上的第一类或第二类错误。

(三) 运算法则

在分析结果计算中，有效数字的保留非常重要，下面就加减法和乘除法的运算规则加以讨论。

几个数据相加或相减时，它们的和或差只能保留一位可疑数字。

$$223.2+3.582=226.782=226.8$$

$$35.06-2.8=32.26=32.3$$

从以上两个例子可以看出，一个确定数字与一个可疑数字相加或相减，其结果必然是可疑数字。所以，在加减法中有效数字位数的保留，应以小数点后位数最少的数字为根据，即以绝对误差最大的为准。在这两个例子中最先出现可疑数字的位置均在小数点后第一位，按照运算结果保留一位可疑数字的原则进行取舍，故小数点后只保留一位。

乘除运算结果的相对误差大于参与运算各量值的最大相对误差。所以，乘除运算结果的有效数字位数的保留，与参与运算各量值中有效数字位数最少的相同，即与其中相对误差最大的数值相对应。

$$834.5\times23.9=19944.55=19.9\times10^3$$

$$2569.4\div19.5=131.7641=132$$

第一个乘法的例子中，4位有效数字与3位有效数相乘，计算结果应为3位有效数字，以10的乘方的形式来表示；第二个除法的例子中5位有效数字与3位有效数字相除，计算结果应为3位有效数字。

应该指出的是，目前计算器（或电脑）使用非常普遍，当用这些工具进行计算时，一般不对中间每一步骤的计算结果进行修约，仅对最后的结果进行修约，使其符合事先所确定的位数。

三、测量数据的取舍

偶然误差是由随机因素造成的误差，它的大小及方向虽不确定，但在统计学上服从正态分布规律，即无限多次测量数据的分布符合高斯曲线。这一分布首先体现了测量值的集中趋势，即大多数测量值集中在算术平均值的附近。或者说，算术平均值是最可信赖值或最佳值。同时，正误差和负误差出现的概率相等，大误差出现的概率小，小误差出现的概率大，极大误差出现的概率极小，趋近于零。总体平均值μ和总体标准偏差σ是正态分布的两个基本参数，μ反映测量值分布的集中趋势，σ反映测量值分布的分散程度。

(一) t分布

正态分布是无限次测量数据的分布规律，而在实际工作中，通常涉及的测量数据有限，σ也未知。在这种情况下，可使用样本标准偏差s来估计测量数据的分散程度，用t分布来表示正态分布。

t 定义为：

$$t = \frac{\bar{x} - \mu}{s_{\bar{x}}} \tag{6-24}$$

式中，$s_{\bar{x}}$ 为样本平均值的标准偏差。当对同一总体中的一系列样本进行分析时，每一样本有 n 个测量值，则可以获得一系列的样本平均值 $\bar{x}_1$、$\bar{x}_2$……，样本平均值的标准偏差可以反映这些样本平均值的分散程度。当测定次数无限多时，样本平均值的标准偏差 $\sigma_{\bar{x}}$ 表示为

$$\sigma_{\bar{x}} = \frac{\sigma}{\sqrt{n}} \tag{6-25}$$

对于有限次测量，则样本平均值的标准偏差 $s_{\bar{x}}$ 为：

$$s_{\bar{x}} = \frac{s}{\sqrt{n}} \tag{6-26}$$

所以，样本平均值的标准偏差与测定次数的平方根成反比。通过增加测定次数，可使平均值的标准偏差减小。比如，4 次测量的平均值的可靠性是 1 次的 2 倍，9 次测量是 3 倍，25 次测量是 5 倍。可以看出，过多次的测定，并不能更多地提高精密度，以所花费的劳力、时间与所获得的精密度提高相比较，是很不合算的。所以，在实际定量分析工作中，一般平行测定 3 ~4 次即可，要求较高时，可测定 5 ~9 次。

t 分布曲线与正态分布曲线相似，见图 6 –3 所示。它是以 0 为中心，左右对称的单峰分布，只是 t 分布曲线随自由度 f 而改变。自由度越小，t 值越分散，曲线越低平；自由度逐渐增大，t 分布逐渐逼近正态分布；当 f 趋近∞时，t 分布就趋近正态分布。

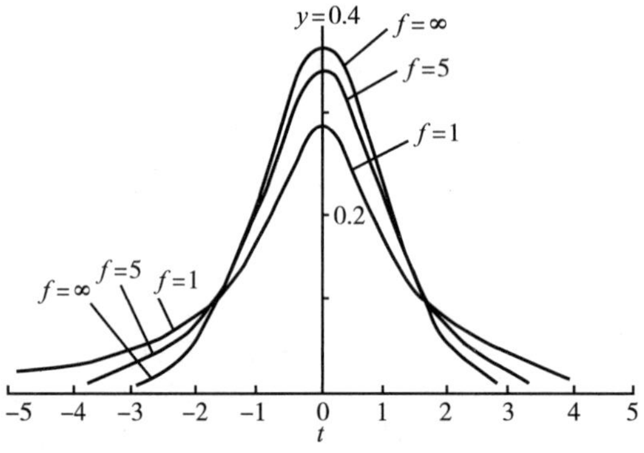

图 6 –3　t 分布曲线

另一方面，与正态分布曲线相同的是，t 分布曲线下面一定范围内的面积，就是该范围内的测定值出现的概率。但对于 t 分布曲线，当 t 值一定时，由于 f 值的不同，相应曲线所包括的面积，即概率就不同。表 6 –4 列出常用的部分不同 f 值及概率所对应的 t 值。表中置信度通常用 P 表示，它表示在某一 t 值时，测定值落在（$\mu \pm ts$）范围内的概率。落在此范围之外的概率为（$1-P$），称为显著性水平，用 α 表示。由于 t 值与自由度及置信度有关，故引用时，常加注脚说明，一般表示为 $t_{\alpha,f}$。

例如：$t_{0.05,10}$ 表示置信度 95%，自由度 10 时的 t 值；$t_{0.05,5}$ 表示置信度 95%，自由度 5 时的 t 值。

应该指出，只有当 $f=\infty$ 时，各置信度时的 t 值才与相应的 μ 值一致。但由表 6 –4 看出，当 $f=20$ 时，实际上 t 值与 μ 值已经十分接近了。

表6-4　$t_{\alpha,f}$值表（双边）

f	置信度（显著性水平）		
	P=0.90（α=0.10）	P=0.95（α=0.05）	P=0.99（α=0.01）
1	6.31	12.71	63.66
2	2.92	4.30	9.92
3	2.35	3.18	5.84
4	2.13	2.78	4.60
5	2.02	2.57	4.03
6	1.94	2.45	3.71
7	1.90	2.36	3.50
8	1.86	2.31	3.36
9	1.83	2.26	3.25
10	1.81	2.23	3.17
20	1.72	2.09	2.84
∞	1.64	1.96	2.58

（二）平均值的置信区间

假如，偶然误差遵循正态分布规律，当对某试样进行一次分析时，测量值 x 落在总体平均值（$\mu \pm 1\sigma$）范围内的概率为68.3%，在（$\mu \pm 1.64\sigma$）范围内的概率为90%，在（$\mu \pm 1.96\sigma$）范围内的概率为95%，等。或者说，如果用此测量值 x 来估计总体平均值 μ 的范围，则 μ 包括在（$x \pm 1\sigma$）范围内的概率为68.3%，在（$x \pm 1.64\sigma$）范围内的概率为90%，在（$x \pm 1.96\sigma$）范围内的概率为95%，等。其中，68.3%、90%和95%即是置信水平。换句话说，在置信水平为90%时，总体平均值包括在（$x \pm 1.64\sigma$）的范围内。当然，对某一次分析结果可能是不正确的，但对于多次测定，从统计学的观点来看，它意味着100次中有90次判断是正确的。

在一定的置信水平下，以测定结果为中心，包括总体平均值 μ 在内的可信范围，称为置信区间。它的数学表达式为：

$$\mu = x \pm u\sigma \tag{6-27}$$

式中，（$x \pm u\sigma$）为置信区间；$u\sigma$ 为置信限。不同置信度的 μ 值可查表得到，如表6-4中 $f = \infty$ 时的 t 值。

实际工作中，当测量次数较少时，往往是由样本平均值来估计总体平均值可能存在的区间，此时，根据 t 分布可知，

$$\mu = \bar{x} \pm ts_{\bar{x}} = \bar{x} \pm t \cdot \frac{s}{\sqrt{n}} = \bar{x} \pm \frac{ts}{\sqrt{n}} \tag{6-28}$$

式（6-28）表示在一定的置信度下，以平均值 $\bar{x}$ 为中心，包括总体平均值 μ 的范围。同理，此范围（$\bar{x} \pm \frac{ts}{\sqrt{n}}$）称为平均值的置信区间。其上限值为（$\bar{x} + \frac{ts}{\sqrt{n}}$），用 x_u 表示；下限为（$\bar{x} - \frac{ts}{\sqrt{n}}$），用 x_1 表示。（$\frac{ts}{\sqrt{n}}$）为置信限。

选定置信度 P，根据 P（或 α）与 f 即可在 t 分布表（表6-4）中查出 $t_{\alpha,f}$值，从样本的平均值和标准偏差，即可求出相应的置信区间。置信度越高，置信区间越大。

置信区间分双侧置信区间和单侧置信区间两种。双侧置信区间是指同时存在大于和小于总体平均值的置信范围，即在一定置信水平下，μ 存在于 x_1 到 x_u 的范围内：

$$x_1 < \mu < x_u$$

单侧置信区间是指 $\mu < x_u$ 或 $\mu > x_1$ 的范围。在实际计算中，除了特别指明，一般是求算双侧置信区间。

例 6－13 在例 6－12 中，5 次测定氟康唑样品中氟含量 $\bar{x}=11.13\%$，$s=0.18\%$。试估计真实值在 95% 置信水平时的可信区间。

解： $P=0.95$，$\alpha=1-P=0.05$，$f=5-1=4$，查表，$t_{0.05,4}=2.78$

$$\mu = \bar{x} \pm \frac{t_{0.05,4} \times s}{\sqrt{n}}$$

$$\frac{t_{0.05,4} \times s}{\sqrt{n}} = \frac{2.78 \times 0.18\%}{\sqrt{5}} = 0.22\%$$

$$\mu = 11.13\% \pm 0.22\%$$

所以，总体平均值（真实值）在置信度 95% 时的可信区间为 10.91%～11.35%。

（三）显著性检验

在药物分析中，当采用两种不同的分析方法对同一样品进行分析，得到的两组数据的平均值不一定完全相符，或者两个不同的操作人员或两个不同的实验室对同一样品进行分析时，两组数据的平均结果存在较大的差异时，就需要判断这两组分析结果的差异是由偶然误差引起的，还是系统误差引起的。如果分析结果之间存在明显的系统误差，就认为它们之间的差异有“显著性”（常称为：存在显著性差异）；否则，就不认为差异有“显著性”（常称为：无显著性差异）。也就是说，分析结果之间的差异纯属偶然误差引起的，是正常的，是人们可以接受的。

判断两组分析结果的差异是否存在系统误差，换句话说，是否存在显著性差异，可用 t 检验和 F 检验法。

1. 平均值与标准值的比较——t 检验法 为了检验分析方法或者操作过程是否存在系统误差，可对标准试样进行若干次分析，再利用 t 检验法判断分析结果的平均值与标准试样的标准值之间是否存在显著性差异。

具体的做法是：首先按式（6－29）计算 t 值，然后选定 P（一般取 95%），查 $t_{\alpha,f}$ 统计值表。

$$t = \frac{|\bar{x} - \mu|}{s}\sqrt{n} \tag{6-29}$$

若 $t \geq t_{\alpha,f}$，说明 t 处于以 μ 为中心的 95% 概率区间之外，这种数据出现的机会是极少的，则 $\bar{x}$ 与 μ 存在显著性差异，说明存在系统误差；若 $t < t_{\alpha,f}$，则无显著性差异，$\bar{x}$ 与 μ 的差异是由随机误差引起的。

例 6－14 在例 6－12 中，采用新方法测定氟康唑标准样品的氟含量 $\bar{x}=11.13\%$，$s=0.18\%$（$n=5$）。试判断该方法是否存在系统误差？

解： 由例 6－11 已知该标准样品的氟含量为 11.30%，则：

$$t = \frac{|\bar{x} - \mu|}{s}\sqrt{n} = \frac{|11.13 - 11.30|}{0.18} \times \sqrt{5} = 2.11$$

选定 $P=0.95$，查表 $t_{\alpha,f}$ 统计值表（表 6－4）得，$t_{0.05,4}=2.78$，

因为 $t < t_{0.05,4}$，所以不认为实测值与已知值之间存在显著性差异，因此不认为新方法存在显著的系统误差。

2. 两组平均值的比较——*F* 检验结合 *t* 检验法　当由不同分析人员或同一分析人员采用不同分析方法分析同一样品，所得到的平均值不相等时，为了检验两组数据间是否存在显著性差异，也可采用 t 检验法。

设两组数据 n_1 和 n_2 的平均值分别为 $\bar{x}_1$ 与 $\bar{x}_2$，标准偏差分别为 s_1 与 s_2，首先用 F 检验法检验两组数据的精密度是否有显著性差异。若样本的标准偏差为 s，则样本方差为 s^2，见式（6－30）。

$$s^2 = \frac{\sum (x - \bar{x})^2}{n - 1} \qquad (6-30)$$

（1）F 检验法　计算两组数据样本的方差，分别用 $s^2_{大}$ 和 $s^2_{小}$ 表示，它们相应地代表方差较大和较小的那组数据的方差。F 定义为

$$F = \frac{s^2_{大}}{s^2_{小}} \qquad (6-31)$$

F 值趋近于 1，说明 $s^2_{大}$ 与 $s^2_{小}$ 相差不大，也就是说这两组数据精密度相差不大；相反，则说明这两组数据精密度相差很大。查一定置信度和自由度情况下的 F 值表（见表 6－5），若 $F \geq F_{表}$，则说明它们之间存在显著性差异。若 $F < F_{表}$，则说明这两组数据精密度无显著性差异，则需要进一步来说明其平均值是否存在显著性差异。

表 6－5　置信度 95% 时 F 值（单边）

$f_{小}$ \ $f_{大}$	2	3	4	5	6	7	8	9	10	∞
2	19.00	19.16	19.25	19.30	19.33	19.36	19.37	19.38	19.39	19.50
3	9.55	9.28	9.12	9.01	8.94	8.88	8.84	8.81	8.78	8.53
4	6.94	6.59	6.39	6.26	6.16	6.09	6.04	6.00	5.96	5.63
5	5.79	5.41	5.19	5.05	4.95	4.88	4.82	4.78	4.74	4.36
6	5.14	4.76	4.53	4.39	4.28	4.21	4.15	4.10	4.06	3.67
7	4.74	4.35	4.12	3.97	3.87	3.79	3.73	3.68	3.63	3.23
8	4.46	4.07	3.84	3.69	3.58	3.50	3.44	3.39	3.34	2.93
9	4.26	3.86	3.63	3.48	3.37	3.29	3.23	3.18	3.13	2.71
10	4.10	3.71	3.48	3.33	3.22	3.14	3.07	3.02	2.97	2.54
∞	3.00	2.60	2.37	2.21	2.10	2.01	1.94	1.88	1.83	1.00

$f_{大}$：大方差数据的自由度；$f_{小}$：小方差数据的自由度。

（2）t 检验法　由于 s_1 与 s_2 无显著性差异，则可认为 $s_1 = s_2 = s$，s 为合并标准偏差，表达式为：

$$s = \sqrt{\frac{\sum (x_{1,i} - \bar{x}_1)^2 + \sum (x_{2,i} - \bar{x}_2)^2}{(n_1 - 1) + (n_2 - 1)}} \qquad (6-32)$$

或，

$$s = \sqrt{\frac{s_1^2(n_1 - 1) + s_2^2(n_2 - 1)}{n_1 + n_2 - 2}} \qquad (6-33)$$

总自由度　　$f = n_1 + n_2 - 2$

设两组数据的真值为μ_1和μ_2，则：

$$\mu_1 = \bar{x}_1 \pm \frac{t \cdot s}{\sqrt{n_1}}$$

$$\mu_2 = \bar{x}_2 \pm \frac{t \cdot s}{\sqrt{n_2}}$$

若两组数据无显著性差异，则$\mu_1 = \mu_2$，故：

$$t = \frac{|\bar{x}_1 - \bar{x}_2|}{s} \times \sqrt{\frac{n_1 \times n_2}{n_1 + n_2}} \qquad (6-34)$$

所以，如果$t \geqslant t_{表}$时，可以认为$\mu_1 \neq \mu_2$，两组分析数据不属于同一总体，即它们之间存在显著差异；反之，当$t < t_{表}$时，可以认为$\mu_1 = \mu_2$，两组分析数据属于同一总体，即它们之间不存在显著差异。

例6－15 用紫外－可见分光光度法（UV）和高效液相色谱法（HPLC）分别测得某样品中维生素A的含量如下：

UV：$\bar{x}_1 = 96.77\%$，$s_1 = 0.24$，$n_1 = 6$

HPLC：$\bar{x}_2 = 96.56\%$，$s_2 = 0.20$，$n_2 = 5$

试说明这两种方法之间是否有显著性差异？

解： 首先用F检验法检验s_1与s_2有无显著差异。

$$F = \frac{s_{大}^2}{s_{小}^2} = \frac{(0.24)^2}{(0.20)^2} = 1.44$$

查表6－5，$f_{大} = 5$，$f_{小} = 4$，得$F_{表} = 6.26$，因$F < F_{表}$，因此s_1与s_2无显著差异。计算合并标准偏差：

$$s = \sqrt{\frac{s_1^2(n_1 - 1) + s_2^2(n_2 - 1)}{n_1 + n_2 - 2}} = \sqrt{\frac{(0.24)^2 \times (6-1) + (0.20)^2 \times (5-1)}{6+5-2}}$$

$$= 0.21$$

再用t检验法检验$\bar{x}_1$和$\bar{x}_2$：

$$t = \frac{|\bar{x}_1 - \bar{x}_2|}{s}\sqrt{\frac{n_1 \times n_2}{n_1 + n_2}} = \frac{|96.77 - 96.56|}{0.21} \times \sqrt{\frac{6 \times 5}{6+5}} = 1.65$$

查表6－4，$f = 5 + 6 - 2 = 9$，$P = 95\%$，得：$t_{表} = 2.26$，则$t < t_{表}$。

因此，这两个方法之间无显著性差异。

值得注意的是，用F检验法检验两组数据的精密度是否有显著性差异时，首先必须确定它是属于单边检验还是双边检验。前者指一组数据的方差只能大于或等于（不可能小于）另一组数据的方差；后者指一组数据的方差可能大于、等于或小于另一组数据的方差。表6－5中列出的F值是单边值，引用时应加以注意。当表6－5中列出的F值用于双边检验时，其显著性水平α应恰为单边检验时的2倍，$\alpha = 0.05 + 0.05 = 0.10$，即相当于显著性水平由5%变为10%，而置信度则由95%变为90%。

（四）可疑数据的取舍

在实验中，得到一组数据之后，往往有个别数据与其他数据相差较远，这一数据称为异常值，又称为可疑值或极端值。一组分析测量数据中可疑值的取舍，可按统计学方法进行处理。

下面介绍三种方法：$4\bar{d}$法、格鲁布斯（Grubbs）法及Q检验法。

1. $4\bar{d}$法　根据正态分布规律，偶然误差超过3σ的测量值出现的概率小于0.3%，故这些测量值通常可以舍去。而单次测量的平均偏差$\delta = 0.80\sigma$，$3\sigma \approx 4\delta$，即偏差超过4δ的个别测定值可以舍去。

对于少量实验数据，用s代替σ，用$\bar{d}$代替δ，所以可以粗略地认为，偏差大于$4\bar{d}$的个别测量值可以舍去。此方法的特点是简便，不需查表。

$4\bar{d}$法的取舍过程为首先剔除可疑值，计算其余数据的平均值$\bar{x}$与平均偏差$\bar{d}$；然后考察可疑值与$\bar{x}$之差是否大于$4\bar{d}$，若$|x - \bar{x}| \geqslant 4\bar{d}$，测定值$x$应舍去，而当$|x - \bar{x}| < 4\bar{d}$时，该测定值应予保留。

例6-16　氟康唑样品中氟含量测定结果为：10.89%、11.03%、11.35%、11.21%、11.18%和11.85%。试问：数据11.85%是否应保留？

解：首先不考虑可疑值11.85%，求得其余5个数据的平均值$\bar{x}$和平均偏差$\bar{d}$为：

$$\bar{x} = \frac{10.89 + 11.03 + 11.35 + 11.21 + 11.18}{5} = 11.13(\%)$$

$$\bar{d} = \frac{0.24 + 0.10 + 0.22 + 0.08 + 0.05}{5} = 0.14(\%)$$

$$|x - \bar{x}| = |11.85 - 11.13| = 0.72 = 5.1\bar{d} > 4\bar{d}$$

所以，数据11.85%应舍弃。

2. 格鲁布斯（Grubbs）法　将一组数据由小到大排列，x_1，x_2，…，x_{n-1}，x_n，求出平均值$\bar{x}$与标准偏差s；并按式（6-35）或式（6-36）计算统计量T。

$$T = \frac{\bar{x} - x_1}{s} \quad (x_1\text{为可疑值}) \qquad (6-35)$$

$$T = \frac{x_n - \bar{x}}{s} \quad (x_n\text{为可疑值}) \qquad (6-36)$$

将T与临界$T_{\alpha,n}$表值（表6-6）中的数据进行对比，若$T \geqslant T_{\alpha,n}$，则可疑值应舍去，否则应保留。

本法的特点是在判断可疑值的过程中，将正态分布中的重要参数$\bar{x}$与s引入进来，可靠性高，但计算略嫌麻烦。

表6-6　$T_{\alpha,n}$值表

n	显著性水平α		
	0.05	0.025	0.01
3	1.15	1.15	1.15
4	1.46	1.48	1.49
5	1.67	1.71	1.75
6	1.82	1.89	1.94
7	1.94	2.02	2.10
8	2.03	2.13	2.22
9	2.11	2.21	2.32
10	2.18	2.29	2.41
11	2.23	2.36	2.48
12	2.29	2.41	2.56

续表

n	显著性水平 α		
	0.05	0.025	0.01
13	2.33	2.46	2.61
14	2.37	2.51	2.63
15	2.41	2.55	2.71
20	2.56	2.71	2.88

例 6－17 例 6－16 中的实验数据，用格鲁布斯法判断时，数据 11.85% 应否保留（置信度 90%）？

解：$\bar{x}=\dfrac{10.89+11.03+11.35+11.21+11.18+11.85}{6}=11.25(\%)$

$$s=\sqrt{\frac{\sum_{i=1}^{n}(x_i-\bar{x})^2}{6-1}}=0.333(\%)$$

$$T=\frac{x_n-\bar{x}}{s}=\frac{11.85-11.25}{0.333}=1.80$$

查表，$T_{0.05,6}=1.82$，　$T<T_{0.05,6}$，故数据 11.85% 应该保留。

3. Q 检验法 将一组数据由小到大排列。x_1，$x_2 \cdots x_{n-1}$，x_n，设 x_n 或 x_1 为可疑值；计算统计量 Q。

$$Q=\frac{x_n-x_{n-1}}{x_n-x_1}\quad (x_n\text{为可疑值})\qquad (6-37)$$

或，

$$Q=\frac{x_2-x_1}{x_n-x_1}\quad (x_1\text{为可疑值})\qquad (6-38)$$

式（6－36）和式（6－37）中，分子为可疑值与其相邻的一个数值的差值，分母为整个数据的极差。Q 值越大，说明可疑值离群越远，至一定界限时，即应舍去。Q 又称为舍弃商。

表 6－7 是不同置信度时的 Q 值。当计算所得 Q 值大于表中的 $Q_{表}$时，该可疑值即应舍去，否则应保留。

表 6－7　Q 值表

置信度	测定次数（n）							
	3	4	5	6	7	8	9	10
90%（$Q_{0.90}$）	0.94	0.76	0.64	0.56	0.51	0.47	0.44	0.41
96%（$Q_{0.96}$）	0.98	0.85	0.73	0.64	0.59	0.54	0.51	0.48
99%（$Q_{0.99}$）	0.99	0.93	0.82	0.74	0.68	0.63	0.60	0.57

例 6－18 在例 6－16 中的实验数据，用 Q 检验法判断时，数据 12.16% 应否保留（置信度 90%）？

解：$Q=\dfrac{x_n-x_{n-1}}{x_n-x_1}=\dfrac{11.85-11.35}{11.85-10.89}=\dfrac{0.50}{0.96}=0.52$

测定次数 $n=6$，查表 6－7，$Q_{0.90}=0.56$，

$Q<Q_{0.90}$，故数据 11.85% 应予以保留。

此结论与例 6－17 的格鲁布斯法所得结论一致，但与例 6－16 的 $4\bar{d}$ 法所得结论相反。

所以，在对可疑值进行统计检验之前就应该确定所采用的检验方法，通常在一项实验的标准操作规程（SOP）中应明确可疑值的检验方法，这样可以使测量数据的取舍免受主观因素的影响，使所得结果合理、可信。

最后应该指出，可疑值的取舍在实验中是一项十分重要的工作。在分析过程中得到一组数据后，如果不能确定个别异常值确系由于“过失”引起的，就不能轻易地舍弃这些数据，而是要用上述统计检验方法进行判断之后，才能确定其取舍。在这一步工作完成后，就可以计算该组数据的平均值、标准偏差以及进行其他有关数理统计工作。

重点小结

药物含量测定常用的分析方法主要有：滴定分析法、紫外－可见分光光度法和高效液相色谱法。

滴定分析法精密度好、准确度高。主要用于原料药物的含量测定。在滴定分析法中，滴定度系指每1ml规定浓度的滴定液所相当的被测药物的质量，计算通式为 $T(\mathrm{mg/ml}) = m \times \frac{a}{b} \times M$。采用直接滴定法测定药物含量时，含量计算式为 $含量(\%) = \frac{V \times T \times F}{W} \times 100$；采用剩余滴定法测定药物含量时，使用A滴定液的滴定度和B滴定液的消耗体积及浓度校正因数计算含量，计算式为 $含量(\%) = \frac{(V^0 - V^S)_B \times F_B \times T_A}{W} \times 100$。

紫外－可见分光光度法主要适用于制剂中药物的含量测定，尤其是定量性检查项目。本法测定药物含量的方法包括对照品比较法和吸收系数法，采用对照品比较法测定时，对照品溶液浓度应为供试品溶液浓度的100%±10%，所用溶剂也应完全一致。含量以相当于标示量的百分数（标示量%）表示，其计算式为 $标示量\% = \frac{c_X \times D \times \overline{W}}{W \times B} \times 100\%$，其中 $c_X = \frac{A_X \times c_R}{A_R}$；采用吸收系数法测定时，药物的吸收系数通常应大于100，并注意仪器的校正和检定。含量计算同对照品比较法，但其中 c_X 的计算式为 $c_X = \frac{A_X}{E_{1\mathrm{cm}}^{1\%} \times 100}(\mathrm{g/ml})$。

高效液相色谱法具有高专属性，适用于制剂中药物的含量测定，常作为复方制剂含量测定的首选方法。采用高效液相色谱法测定药物含量时，应首先进行色谱系统适用性试验（色谱柱的理论板数、分离度、灵敏度、重复性和拖尾因子）。含量计算方法包括内标法和外标法。其中，外标法的含量计算式同紫外－可见分光光度法的对照品比较法，符号 A 表示峰面积；内标法则以待测药物的峰面积与内标物峰面积的比值参与计算。

分析工作中，系统误差会重复出现，大小和正负可以测定；偶然误差具有不确定性，数据符合正态分布规律。误差用于评价分析方法的准确性，偏差衡量测定结果的精密度。实验的测量值一般最后一位是可疑数字，对数字修约时，按“四舍六入五成双”的原则进行。在一定的置信水平下，以平均值 $\bar{x}$ 为中心，包括总体平均值 μ 在内的可信范围，称为置信区间。判断两组分析结果是否存在显著性差异时可用 t 检验和 F 检验法。对测量数据中的疑似异常值的取舍方法主要有 $4\bar{d}$ 法、格鲁布斯（Grubbs）法及 Q 检验法。

（李　清）

第七章　药品质量研究与标准制定

学习目标

1. **掌握**　药品质量研究的基本内容与质量标准制定的基本方法和一般原则；药品质量标准分析方法验证的基本内容。

2. **熟悉**　药品质量研究和稳定性试验的目的与基本内容；药品质量标准中不同分析方法对验证内容的基本要求。

3. **了解**　药品质量研究与质量标准制定的基本程序。

药品质量标准系指根据药物自身的理化和生物学特性，按照批准的来源、处方、生产工艺、贮存运输条件等制订的，用以检验药品质量是否达到用药要求并衡量其质量是否稳定均一的技术规定。本章将基于药品质量标准的制定，着重讨论药品的质量研究、稳定性试验以及分析方法的验证等内容。

扫码“学一学”

第一节　药品质量研究

一、药品质量研究的目的和意义

为保证临床用药的安全、有效与质量可控，药品必须制定有供其生产企业和管理部门及质量检验机构共同遵循的统一的质量标准。药品质量标准是国家对药品的规格及检验方法所做的技术规定。药品在批准注册上市之前，必须制定有科学、合理的质量标准。一个新药质量标准的制定过程中，曾经历临床研究用药品标准、暂行药品标准、试行药品标准、新药校正标准等不同阶段。目前，《药品注册管理办法》以药品注册标准替代原来的暂行、试行和较正标准。上述标准中，最早出现的是临床前药学研究阶段完成的临床研究用药品质量标准。为了制定可靠和有效的药品质量标准，必须对研发的新药进行全面和充分的质量研究。所以，药品质量研究是药品质量标准制定的前提和基础。

二、药品质量研究的主要内容

药品质量标准是对药品质量的规格（项目与限度）及检验方法所做的技术规定，一般包括药品的性状、鉴别、检查和含量测定等项目。为了科学、合理地制定药品质量控制项目的检测方法和允许限度，需对药品的化学结构、理化性质、内在稳定性及其影响因素等进行系统的研究，并根据制备工艺、贮藏和运输条件等进行杂质种类与分布研究和稳定性考察，最后根据研究与考察结果制定相应的检测方法和限度。所以，药品质量研究的主要内容除药品的名称与制法外，还包括药品的性状、鉴别、检查、含量测定等理化质量和稳定性研究。

（一）命名

我国药品的中文名称须按照《中国药品通用名称》收载的名称及其命名原则命名。药品标准收载的药品中文名称均为药品的法定名称。药品的英文名称，除另有规定外，均采用国际非专利药名（international nonproprietary names for pharmaceutical substances，INN）。药物命名的主要原则如下。

（1）药品名称应科学、明确、简短，词干已确定的译名应尽量采用，使同类药品能体现系统性。

根据中文表述的习惯，药品中文名称大都以4个左右的汉字命名为宜。如头孢他啶（ceftazidine）、环丙沙星（ciprofloxacin）、硝苯地平（nifedipine）、普鲁卡因（procaine）等。其中，头孢（cef-）、沙星（-oxacin）、地平（-dipine）和卡因（-caine）又分别是头孢菌素类抗生素、喹诺酮类合成抗菌药、二氢吡啶类钙通道阻滞药和卡因类局麻药的词干。

（2）药品的命名应避免采用可能给患者以暗示的有关药理学、解剖学、生理学、病理学或治疗学的药品名称，并不得用代号命名。

如，对乙酰氨基酚（paracetamol）不能命名为“扑热息痛”；地西泮（diazepam）也不能命名为“安定”。再如，Roussel-Uclaf公司研发的抗早孕药RU-486（代号）注册上市的药品通用名称为米非司酮（mifepristone）。

（3）药品通用名称不采用药品的商品名（包括外文名和中文名）；药品的通用名称（包括INN）及其专用词干的英文及中文译名，也均不得作为商品名或用以组成商品名或用于商标注册。例如，通用名为双嘧达莫（dipyridamole）的药品，其商品名为潘生丁（persantine）。

（4）化学原料药的中文通用名称尽量与INN英文名称相对应。可采取音译、意译或音意合译，一般以音译为主。如，阿司匹林（asprin）、对乙酰氨基酚（paracetamol）、氯硝西泮（clonazepam）等。细则如下。

①与酸成盐或酯类的药品统一采取酸名列前，盐基（或碱基）名列后，如，硫酸链霉素（streptomycin sulfate）、醋酸氢化可的松（hydrocortisone acetate）等。若英文词尾为“-ate”的酯类药，可直接命名为“××酯”，如氯贝丁酯（clofibrate）为氯贝丁酸的乙酯。

②季铵盐类药品，一般将氯、溴置于铵前，如，苯扎溴铵（benzalkonium bromide）、溴新斯的明（neostigmine bromide）。

③对于光学异构体的命名，左旋或右旋，以左或右冠于通用名前，英文冠以levo或dex。如左氧氟沙星（levofloxacin）、右美沙芬（dextromethorphan）；对于特指的消旋体的命名，以消旋冠于通用名前，英文冠以race-，如消旋甲酪氨酸（racemetirosine）。

④对于几何异构体的命名，顺式或反式，以顺或反冠于通用名前，英文冠以cis-或trans-，如顺铂（cisplatin）。

⑤化学结构已确定的天然药物提取物，其外文名称系根据其属种来源命名者，中文名可结合其属种名称命名，如青蒿素（artemisinin）；外文名称不结合物种来源命名者，中文名可采用音译，如吗啡（morphine）、阿米卡星（amikacin）等。

（5）化学药物制剂的命名，原料药名称列前，剂型名称列后，如吲哚美辛胶囊（indometacin capsules）、盐酸普鲁卡因注射液（procaine hydrochloride injection）、盐酸丙卡特罗气雾剂（procaterol hydrochloride aerosol）。另外，药品制剂名称中，说明用途或特点等的形容词，宜列于药品名称之前，如吸收性明胶海绵（absorbable gelatin sponge）、吸入用硫酸沙丁胺醇溶液（salbutamol sulfate solution for inhalation）。对于注射用无菌粉末，原则上命名为“注射用×××”，如注射用头孢唑林钠（cefazolin sodium for injection）；复方制剂根据处方组成的不同情况可采用以下方法命名。

①两组分制剂：原则上将两个药品名称并列，如，注射用头孢哌酮钠舒巴坦钠（cefoperazone sodium and sulbactam sodium for injection）；因为使用词干构成通用名称太长，亦可将每个组分选取 1 ~2 个字的缩字法构成通用名称（不得使用词干），如酚咖片（paracetamol and caffeine tablets）、氨酚待因片（paracetamol and codeine phosphate tablets）；若组分相同处方量不同，使用（量/量）或罗马数字Ⅰ、Ⅱ等标识。

②三组分及以上的制剂：采用缩字法命名，可使用“复方”，取两到三个组分，分别选取一到两个字，构成通用名称。如，复方门冬维甘滴眼液（compound aspartate，vitmin B_6 and dipotassium glycyrrhetate eye drops）、酚麻美敏片（paracetamol，pseudoephedrine hydrochloride，dextromethorphan hydrobromide and chlorphenamine maleate tablets）。

③多组分复方制剂：难以简缩命名者，可由“复方”加主成分的通用名称进行命名，如，复方酮康唑乳膏（compound ketoconazole cream）、复方磺胺甲噁唑片（compound sulfamethoxazole tablets）等；也可采取药名结合品种数进行命名，如，复方氨基酸注射液（18AA－Ⅰ，18AA－Ⅱ）［compound amino acid injection（18AA－Ⅰ，18AA－Ⅱ），由 18 种氨基酸组成，并有不同规格］。

（二）性状表征

药品的性状既是其内在特性的体现，又是其质量的重要表征。在性状研究中，除应据实考察和记载药品的外观、臭味、溶解度及物理常数外，还应记载影响药品内在质量和稳定性的物理特征，如引湿性、晶型等。

对于药品性状的表述及考察方法详见第四章第一节“性状检验”项下，本节主要简介溶解度、熔点和吸收系数的测定以及引湿性和晶型研究的基本要求。

1. 溶解度 通常根据药物的性质，选择精制工艺或制备溶液等所需要的常用溶剂进行溶解度考察试验。常用的溶剂有水、乙醇、乙醚、三氯甲烷、无机酸和碱溶液等。不必罗列过多，避免使用有毒、昂贵或不常用的溶剂。

药品标准性状项下溶解度的描述，按溶解度从大到小依次排列，溶解度相似的溶剂按极性从大到小排列，在酸或碱溶液中的溶解度列于最后。

2. 物理常数 物理常数系指药物固有的物理性质特征，故应采用质量合格的精制品进行测定，并应明确说明精制方法和纯度，并列出实验数据。但是，在药品标准中规定的物理常数限度要求，则是根据符合临床用药要求的供试品测定结果制订。

物理常数的限度制定，还应参考国内外现行版药典及其他文献的结果，以便设置合理的范围。至于选择哪些物理常数纳入到药品标准中以进行质量控制，则应根据不同药品的具体情况针对性地进行选定。

（1）熔点 熔点系为结晶物质被加热到一定温度，当其固液两态的蒸气压达到平衡时，即从固态转变为液态所对应的温度。大多数受热稳定的化合物都有固定的熔点，即在一定压力（通常为大气压）下，固液两态之间的变化非常敏锐，熔距通常为 0.5 ~1.0℃。

熔点测定用温度计应“经熔点测定用对照品校正”。熔点测定用对照品通常有以下几种：香草醛 83℃，乙酰苯胺 116℃，非那西丁 136℃，磺胺 166℃，茴香酸 185℃，磺胺二甲嘧啶 200℃，双氰胺 210.5℃，糖精钠 229℃，咖啡因 237℃，酚酞 263℃。校正时，用待校温度计按规定方法测定选取的校正用对照品的熔点，温度计读数与对照品规定值之差即为校正值。然后，在同一条件下测定供试品的熔点，将其读数经校正值校正，即得实际熔点。

结晶性药物一般均有明确的熔点。进行熔点测定的药物，应该在熔点以下遇热时不分解、晶型不转化，并且其初熔和全熔要易于判断。所以，β－内酰胺类抗生素的药品标准中均无熔点测定；熔点在200℃以上，熔融并同时分解的药物，熔点一般也不列入其药品标准。

药品标准中规定的熔点范围一般约为4℃。合格供试品的熔点应在规定的熔点范围内，并且熔距一般不应超过2℃。供试品初熔前的变化阶段越长，熔距越长，或与规定熔点差距越大，常常反映供试品的质量越差。

例7－1　炔诺孕酮的熔点为204～212℃，熔距在5℃以内；盐酸氯米帕明的熔点为190～196℃，熔距不得超过2℃；盐酸异丙肾上腺素的熔点为165.5～170℃，熔融时同时分解。

（2）吸收系数　物质的稀溶液对紫外－可见光的选择性吸收波长，以及相应的吸收系数是与该物质的共轭结构特征相关的物理常数。

百分吸收系数（$E_{1cm}^{1\%}$）作为物理常数，不仅可用于考察该原料药的质量，也可作为制剂的溶出度和含量测定的依据。因此，凡制剂的含量测定采用$E_{1cm}^{1\%}$值计算的紫外－可见分光光度法，而其原料药的含量测定因精密度的要求而采用其他方法的品种，均应在原料药的性状项下增列“吸收系数”，制剂含量测定中的条件应与吸收系数项下的条件一致，否则须另行测定相应条件下的吸收系数。

$E_{1cm}^{1\%}$应取精制品采用数台紫外－可见分光光度计测定，并统计处理确定。仪器须参照《中国药典》通则0401“紫外－可见分光光度”的要求进行全面校正和检定。测定要求如下。

①仪器：选用5台不同的紫外－可见分光光度计。

②溶剂：溶剂对供试品应化学惰性，保证制备的溶液稳定；避免使用低沸点、易挥发的溶剂；水或甲醇为常用溶剂，当溶液的pH不恒定，并影响到药品的吸收光谱特征时，可采用适宜的缓冲溶液、稀酸或稀碱溶液作为溶剂。

③测定波长：以配制供试品溶液的同批溶剂为空白，在规定的吸收峰波长±2nm范围扫描或测试吸光度，以核对供试品的吸收峰波长位置是否正确。并以吸光度最大的波长作为测定波长。

④吸收池：吸收池应配对使用，并扣除溶剂空白，或由仪器自动扣除空白。

⑤供试品溶液：直接采用精制供试品进行精密定量试验，再按其干燥品或无水物计算。先定量配制高浓度的供试品溶液，再用同批溶剂定量稀释一倍制成低浓度的供试品溶液，并以同批溶剂为空白分别进行吸光度的精密测定。低、高浓度供试品溶液的吸光度应分别在0.3～0.4和0.6～0.8之间。

⑥结果与分析：各供试品溶液应同时精密配制3份，并控制测定环境的温度（25℃±2℃）。同一台仪器测得的吸收系数相对偏差应不超过1.0%，所有仪器测得的吸收系数偏差不超过1.5%，以平均值确定为供试品的吸收系数。在同一台仪器上，对多批供试品进行$E_{1cm}^{1\%}$值测定，统计分析并确定$E_{1cm}^{1\%}$值的合理限度范围，一般在平均值的±5%范围以内。

例7－2　头孢克洛的吸收系数：取本品适量，精密称定，加水溶解并定量稀释制成每1ml中约含20μg的溶液，照紫外－可见分光光度法，在264nm的波长处测定吸光度，吸收系数（$E_{1cm}^{1\%}$）为230～255。

3. 引湿性 药物的引湿性是指在一定温度及湿度条件下该药物吸收水分的能力或程度的特性。供试品为符合药品质量标准的固体原料药物，试验结果可作为选择适宜的药品包装和贮存条件的参考。试验方法如下。

（1）取干燥的具塞玻璃称量瓶（外径为50mm，高为15mm），于试验前一天置于适宜的25℃ ±1℃恒温干燥器（下部放置氯化铵或硫酸铵饱和溶液）或人工气候箱（设定温度为25℃ ±1℃，相对湿度为80% ±2%）内，精密称定重量（m_1）。

（2）取供试品适量，平铺于上述称量瓶中，供试品厚度一般约为1mm，精密称定重量（m_2）。

（3）将称量瓶敞口，并与瓶盖同置于上述恒温恒湿条件下24小时。

（4）盖好称量瓶盖子，精密称定重量（m_3）。

$$\text{增重百分率} = \frac{m_3 - m_2}{m_2 - m_1} \times 100\%$$

（5）引湿性特征描述与引湿性增重的界定如下。

潮解：吸收足量水分形成液体。

极具引湿性：引湿增重不小于15%。

有引湿性：引湿增重小于15%但不小于2%。

略有引湿性：引湿增重小于2%但不小于0.2%。

无或几乎无引湿性：引湿增重小于0.2%。

凡药品有引湿性、风化、遇光变色等与贮藏条件有关的性质，应重点考察记述，并与"贮藏"要求相呼应，以保障药品质量合格。如，盐酸四环素的外观性状规定：本品为黄色结晶性粉末；无臭；略有引湿性；遇光色渐变深，在碱性溶液中易破坏失效。其"贮藏"项下规定：遮光，密封或严封，在干燥处保存。

4. 晶型 当固体药品存在多晶型现象，且不同晶型状态对药品的有效性、安全性或质量可产生影响时，应对药品固体制剂、半固体制剂、混悬剂等中的药用晶型物质状态进行定性或定量控制。药品的药用晶型应选择优势晶型，并保持制剂中晶型状态为优势晶型，以保证药品的有效性、安全性与质量可控。

优势晶型系指当药物存在有多种晶型状态时，晶型物质状态的临床疗效佳、安全、稳定性高等，且适合药品开发的晶型。

由于药用晶型物质的稳定性会影响到药品的临床有效性与安全性，故需要对多晶型药物制剂进行晶型物质状态的稳定性研究。通过晶型物质状态的稳定性研究，可为优势药物晶型物质状态选择、药物制剂处方、制备工艺过程控制、药品贮存条件等提供科学依据。稳定或亚稳定（有条件的稳定）的晶型物质具有成药性，不稳定晶型物质不具有成药性。

（1）药用晶型物质状态的选取 优势药物晶型物质状态可以是一种或多种，故可选择一种晶型作为药用晶型物质，亦可按一定比例选择两种或多种晶型物质的混合状态作为药用晶型物质使用。

（2）晶型样品的制备 采用化学或物理方法，通过改变结晶条件参数可获得不同的固体晶型样品。常用化学方法主要包括：重结晶法、快速溶剂去除法、沉淀法、种晶法等；常用物理方法主要包括：熔融结晶法、晶格物理破坏法、物理转晶法等。

（3）晶型物质状态的稳定性 自然界中的固体物质可处于稳定态、亚稳定态、不稳定态三种状态，晶型物质亦如此。化合物晶型物质状态会随着环境条件变化（如温度、湿度、光照、压力等）而从某种晶型物质状态转变为另外一种晶型物质状态，称为转晶现象。

根据本章第二节稳定性试验项下的影响因素试验方法和条件，考察晶型物质状态对高温、高湿、光照条件的稳定性；采用压力方法考察晶型物质状态对压力的稳定性，观察晶型物质状态及其是否发生转晶现象。

（4）药品晶型质量控制方法　不同药物的不同晶型物质状态对定性鉴别方法或成分量定量分析方法的特异性可以相同或不同，方法包含绝对法和相对方法，可选择有效的质量控制方法。

①晶型种类鉴别（定性方法）：包括绝对鉴别方法和相对鉴别方法。其中，绝对鉴别方法为单晶 X 射线衍射法（SXRD）；相对鉴别方法系借助已知晶型信息来进行晶型种类鉴别的方法，本法适用于不同晶型物质的图谱数据间存在差异晶型种类的鉴别。常用方法有：粉末 X 射线衍射法（PXRD）、红外光谱法（IR）、拉曼光谱法（RM）、差示扫描量热法（DSC）、热重法（TG）、毛细管熔点法（MP）、光学显微法（LM）、偏光显微法（PM）等。

②晶型含量分析（定量方法）：晶型物质含量是表征供试品中所包含的某种特定晶型物质成分量值，用百分数表示晶型含量。晶型含量分析方法指进行供试品晶型成分的定量或限量分析。上述定性分析方法中，可用于定量分析的方法有：SXRD、PXRD、DSC 和 IR。晶型药品质量控制应优先选择定量分析方法。

鉴于不同定量或限量分析技术和方法的基本原理不同，应选择能够表征晶型物质成分与含量呈线性关系的 1～3 个参数作为定量或限量分析的特征性参量。

如药物的晶型、细度或制成溶液后的颜色对质量有较大影响时，须作严格控制，并在“检查”项下另作具体规定。如，棕榈氯霉素混悬液须对 A 晶型进行限度检查。

5. 制剂的性状　制剂的性状应重点考察其外形、颜色和（或）内部（内容物）特征。制剂的性状可能因生产条件的正常波动而略有差异，只要这些差异不影响药品的质量，一般是允许的，并应在性状描述文字中有所体现。

例 7－3　阿司匹林肠溶胶囊的性状：本品内容物为白色颗粒或肠溶衣小丸，除去包衣后显白色。

（三）鉴别试验

药品的鉴别是根据药品的特性，采用专属可靠的方法，对包装所标示的药品的查验与核实试验，不是对未知物质进行的鉴定或结构确证试验。用于验证药品类别的通用试验称为“一般鉴别试验”，记载于《中国药典》通则 0301。其他在各品种正文鉴别项下记载的仅适用于该药的个性化试验称为“特殊鉴别试验”。各类鉴别试验的常用方法详见第四章第二节“一般鉴别试验”和第三节“特殊鉴别试验”，本节仅简单介绍在新药研究中选取鉴别试验法的基本原则。

在药品的质量研究与标准制定中，可供鉴别试验的方法很多。如何选取并纳入药品标准的基本原则如下。

（1）具有一定的专属性、灵敏性和简便性。

（2）尽可能采用药典已有收载的方法。

（3）一般选用 2～4 种不同类型的方法，化学法与仪器法相结合，相互取长补短。

（4）原料药应侧重于具有指纹性的光谱方法，制剂应侧重于抗干扰的专属性色谱方法。

药品鉴别应根据其结构特征进行试验方法的设计和建立，鉴别机制要明确，方法的耐用性要好，并注意结构相似药物可能存在干扰和区分。

对于手性药物，应特别注意立体构型的专属鉴别，如已制订比旋度测定或立体异构体检查项时，可不考虑鉴别方法的立体专属性。

（四）检查项目

药品标准中的检查项目是对药品的安全性、有效性、均一性和纯度四个方面的状态所进行的试验分析。是按照批准的来源、处方、生产工艺、贮藏运输条件等所制订的质量控制指标。所以，药品的检查项目要结合生产工艺、供应和使用过程中可能的变化，有的放矢、全面研究，将能够反映药品质量稳定均一、有利于药品质量控制的项目和指标纳入药品标准，以保障药品的安全和有效。检查的基本内容与方法详见第五章“药物的检查”，本节主要简介各项检查的基本要求。

1. 安全性检查 在新药的临床前药学研究阶段，需进行安全性、有效性与体内动力学行为特征的研究。其中，安全性（safety）研究主要包括急性毒性、长期毒性、致畸、致癌、致突变等毒理学试验；在临床上，药品的安全性系指合格的药品，在正常的用法和用量下，不应引起与用药目的无关和意外的严重不良反应；而在药品质量研究中涉及的安全性则系指药品中存在的某些微量杂质可能对人体产生特殊的生理作用，进而可影响用药的安全性。

在药品质量标准中，体现药品安全性检查的指标主要收载于《中国药典》通则 1100 生物检查法项下。包括：异常毒性、热原、细胞内毒素、升压物质、降压物质、无菌、微生物、过敏性等。这些指标对于注射给药的药品质量控制尤其重要；眼用制剂、烧伤或严重创伤治疗用的外用制剂也必须进行无菌检查。药品质量研究过程中应结合药品的自身特性，进行药品的安全性检查试验研究、方法验证和适宜指标的设置。

例 7－4 葡萄糖注射液的细菌内毒素检查：取本品，依法检查，每 1ml 中含内毒素的量应小于 0.50EU。

此外，重金属、残留溶剂、有关物质、有害元素和黄曲霉毒素等生产工艺相关杂质，抑菌剂、防腐剂和抗氧剂等制剂处方添加物质，均会影响药品使用的安全性，都应照有关的规定进行检查和（或）控制。

2. 有效性检查 药品内在的有效性（efficacy）是指在规定的适应证、用法和用量的条件下，能满足临床治疗疾病或调节生理功能的要求。药品内在的有效性大多数情况下均是以动物试验为基础，并最终以临床疗效来评价。

与药品内在的有效性不同，药品质量控制的有效性则是指研究建立的药品标准所使用的分析检测方法必须有效地满足药品质量检定的专属、灵敏、准确、可靠的要求，所设置的项目和指标限度必须达到对药品的特定临床使用目标的有效控制。

药品的有效性大都通过各种形式的药物制剂来实现，所以制剂的有效性检查常常显得更为重要。制剂必须符合《中国药典》制剂通则的要求或者通过通则 0900 特性检查法项下有关的项目进行控制。如，崩解时限、融变时限、溶出度、释放度、最低装量、吸入剂的雾滴（粒）分布、贴剂黏附力等检查或测定。

3. 均一性检查 药品的均一性（uniformity）是指药物及其制剂按照批准的来源、处方、生产工艺等所生产的每一批次产品的质量以及各批次产品质量之间的一致性，确保所有产品的质量符合质量标准的规定，以满足临床用药的安全性和有效性要求。

所以，原料药物的均一性主要体现为各批次产品纯度的一致性，要求其杂质组成不变、程度可控，对于多组分药物还应包括组分分布的相对恒定；药物制剂的均一性则重点体现为每一批产品各单位剂量之间的均匀程度。如片剂等固体制剂的重量差异、含量均匀度等，由于临床用药都是按单位剂量进行，制剂均一性不合格则有可能造成患者用药的有效性差异，甚至可能出现安全性问题。所以制剂的均一性检查是保障用药安全、有效的重要措施。

4. 纯度检查　药品的纯度（purity）检查系指对药品中所含的杂质进行检查和控制，以使药品达到一定的纯度而满足用药的要求，保障临床用药的安全和有效。

杂质的研究是药品研发的一项重要内容。它包括选择合适的分析方法，准确地分辨与测定杂质的含量并综合药学、毒理及临床研究的结果确定杂质的合理限度。由于药品在临床使用中产生的不良反应除了与药品本身的生理活性有关外，有时与药品中存在的杂质也有很大关系。例如，青霉素等抗生素中的高分子聚合物杂质是引起过敏的主要原因。所以规范地进行杂质的研究，并将其控制在一个安全、合理的限度范围之内，将直接关系到上市药品的质量及安全性。

药品质量标准中规定进行检查的杂质系指在按照规定的工艺和规定的原辅料生产的药品中，由其生产工艺或原辅料带入的杂质，或在贮藏过程中产生的杂质；不包括变更生产工艺或原辅料而产生的其他杂质，也不包括掺入或受污染而引入的外来物质。

（1）杂质检查项目的确定　药品研发过程中，对于一般杂质，可根据生产工艺中涉及的试剂、溶剂、催化剂等确定检查项目；对于特殊杂质，可参照 ICH 等的指导原则对其进行系统研究，采用有效的方法进行分离分析和检测。对于表观含量在 0.1% 及其以上的杂质，以及表观含量在 0.1% 以下的具强烈生物作用的杂质或毒性杂质，予以定性或确证其结构。对在稳定性试验中出现的降解产物，也应按上述要求进行研究。

药品标准中的杂质检查项目应包括经质量研究和稳定性试验检出的，并在批量生产中出现的工艺杂质和降解产物，并包括相应的限度，结构已知或未知的这类杂质属于特定杂质。除降解产物和毒性杂质外，在原料中已经控制的杂质，在制剂中一般不再控制。制剂应重点考察处方工艺和贮藏过程中可能产生或增加的降解杂质，并注意和排除辅料对杂质检查的干扰。

（2）杂质检查方法研究　一般杂质的检查方法可参照《中国药典》通则 0800 限量检查法项下收载的方法；特殊杂质的检查方法应专属、灵敏，首选色谱分析法。选用的方法必须充分考察其分离效能，如用药物的粗制品，或用成品加中间体及可能的副产物，在拟定的色谱条件下进行工艺杂质的分离；同时将成品经强酸、强碱、氧化剂、光照、高温等苛性条件进行强制降解后，进行降解产物的分离，以考察色谱系统的适用性。杂质检查分析方法的建立应按相关要求进行方法验证。

药物研究中发现的工艺杂质和降解产物，应进行分离、纯化或合成制备，以供安全性和质量研究。如无法获得则应在药品申报注册资料和质量标准起草说明中写明理由。

杂质分析时，特定杂质中的已知杂质和毒性杂质，应使用杂质对照品进行保留值（HPLC 的 t_R或 TLC 的 R_f值）定位和含量计算。当无法提供检验用对照品时，可在质量研究阶段测定，并在药品标准中规定相对保留值进行定位，同时以加校正因子或不加校正因子的主成分自身对照法计算。

特定杂质中的未知杂质（如结构未知的主要工艺杂质或降解产物）可用相对保留值定位、以不加校正因子的主成分自身对照法控制限度。

（3）杂质限度的设置　可参照 ICH 等的指南进行研究并设置合理的限度。对于非特定杂质，一般规定限度为不得超过0.10%；对于毒性杂质则应严格规定其限度。杂质检查的项目及其限度设置的原则如下。

①针对性：应针对药品的生产工艺、稳定性、可能存在杂质进行系统研究，确定待检查杂质的项目和限度；例如，硝苯地平遇光不稳定，其原料药和其制剂标准中均规定有杂质Ⅰ和杂质Ⅱ的限度检查。

②合理性：在药品质量的研究阶段，考察的检查项目应尽可能全面，但在制订药品标准时应合理设置其检查的项目。例如，对于无机杂质重金属和砷盐，在研究阶段，必须进行检查研究。但是，许多药品标准的检查项下并没有设置重金属和砷盐的检查。主要原因是这些药品的重金属或砷盐的含量在批准的生产条件和临床使用剂量条件下，均能够满足对药品使用的安全性要求。

杂质限度的设置，既要从安全、有效的角度出发，标准不可太低；也应结合生产和成本的实际，标准不宜过高，以便有效地进行生产，经济地提供药品保障。总之，应根据相关指导原则的要求和生产工艺水平，参考有关文献及各国药典，综合考虑确定比较合理的限度。

例7-5 盐酸二甲双胍及其制剂检查项中有关物质双氰胺的限度均不得过0.02%。双氰胺较严格的低限度，既与该杂质的毒性较大相关，又与盐酸二甲双胍的临床使用剂量较高相关。

例7-6 阿司匹林中游离水杨酸的限度为不得过0.1%；但在其片剂、肠溶片和泡腾片的检查项中，游离水杨酸的限度分别不得过标示量的0.3%、1.5%和3.0%。阿司匹林制剂中游离水杨酸的相对宽松和不同的限度，则既与该杂质相对较低的毒性有关，又与不同的制剂工艺及控制难度相关。

（五）含量测定

药品中所含特定成分的质量占药品总量的分数，即特定成分的质量分数称为该成分的含量。药品的含量测定是指采用规定的试验方法对药品中特定成分的含量进行的测定。

可用于药品含量测定的方法包括滴定分析法、光谱分析法、色谱分析法和生物检定法等。如何选用合适的方法、如何验证方法的适用性、如何确定药品含量的限度，这些问题就是药品含量测定方法学研究的内容。

1. 方法选择的基本原则

（1）化学原料药　化学原料药一般纯度要求高、杂质检查限度控制严格，因此对测定方法与结果的要求是准确、精密、耐用，一般首选滴定分析法。方法建立的要求：供试品的取样量应满足称量与滴定误差的要求；滴定终点应明确；为了排除溶剂及试剂对测定的影响，可用空白试验进行校正。

滴定分析法中，应尽可能采用《中国药典》通则中收载的各种试剂、试液、缓冲液、指示液、滴定液等。如需另法配制或操作需特别注意时，应在方法中详尽说明，例如，温度、避光与否、放置时间等。

具有良好分离的色谱法主要用于多组分药物、滴定法测定时易受干扰的药物等的含量测定。如硫酸庆大霉素C组分、盐酸四环素的含量测定等。所用对照品必须具有纯度高、易于制备和性质稳定等条件。

（2）药物制剂　药物制剂含量测定要求采用具有良好专属性和准确性的方法，宜选用色谱法。尤其是复方制剂的含量测定应首选色谱法。在色谱法中采用率最高的是反相HPLC

法。当辅料不干扰测定时，也可选用 UV 法。同时还应充分考虑辅料、共存物质和降解产物等对测定结果的干扰。测定中应尽量避免使用易挥发、有毒及价格昂贵的有机溶剂，宜用水、甲醇、缓冲液及稀酸或稀碱溶液作为溶剂。

在药品质量研究过程中，应针对性地选用原理不同的两种或两种以上方法进行含量测定方法的比较研究，再择优纳入药品标准草案中。

2. 方法的验证　创新药物的含量测定方法需要研究、建立并验证。即使是仿制药品，有参考资料可循，仍然需要针对生产实际，如来源、处方、生产工艺和稳定性等情况，对分析方法进行研究和验证。分析方法的验证首先要求实验仪器设备符合相关要求，并在此基础上进行药品质量分析检验方法的研究、建立及验证。

（1）对实验室的要求　从事药品质量研究用的实验室应符合国家药品监督管理部门颁布的《药品生产质量管理规范》及其中有关“质量控制实验室管理”的特定要求，即人员、设施、设备应当与产品性质和生产规模相适应；所用仪器设备均应按法定标准进行计量检定；所用试剂应符合相关试剂标准的规定；试验操作者应有良好的专业素质。药品的法定监督检验机构还应符合《药品检验所实验室质量管理规范（试行）》的要求。

（2）分析方法的验证　药品含量测定时，对不同的样品常采用不同的分析方法，因此方法的验证内容也各不相同。验证试验所用样品，一般均为原料药精制品或对照品，通常要求含量不低于 99.5%。常用含量测定方法的验证项目与要求详见本章第二节。

3. 含量限度的制订　药品含量限度是指按规定的方法测定，药品应含有特定物质的质量分数范围。凡规定有“含量测定”的药品，在其药品标准中，均应规定其限度列在来源或 IUPAC 化学命名之后。

药品含量限度的制订，应基于对药品安全性与有效性的保证，同时考虑生产工艺及流通、贮藏的实际，并兼顾分析方法的误差限度。实际生产药品的质量不能低于进行安全性和有效性试验样品的质量，否则须重新进行安全性和有效性的评价。

（1）原料药的含量限度　化学原料药的含量限度范围，大多规定为不得少于 99.0%。若其稳定性差、有关物质含量较高，在确保安全的前提下，主成分的含量限度则常常有所降低，如 β－内酰胺类抗生素药物青霉素 V 钾的含量限度规定为：按无水物计算，含 $C_{16}H_{18}N_2O_5S$ 不得少于 85.7%。但对于化学基本稳定，易精制纯化，且含量采用精密、准确的滴定法测定时，含量限度要求较高，如阿司匹林的含量限度规定为：按干燥品计算，含 $C_9H_8O_4$ 不得少于 99.5%。

（2）药物制剂的含量限度　药物制剂的含量限度范围，应根据不同剂型及规格确定。大多规定为标示量的 95.0%～105.0%，对于规格较小的制剂可适当放宽。如，丁溴东莨菪碱（原料药）规定为：按干燥品计算，含 $C_{21}H_{30}BrNO_4$ 不得少于 99.0%；其胶囊剂（规格 10mg）含量限度规定为：含丁溴东莨菪碱（$C_{21}H_{30}BrNO_4$）应为标示量的 90.0%～110.0%；其注射液（规格 1ml：20mg）则规定为：含丁溴东莨菪碱（$C_{21}H_{30}BrNO_4$）应为标示量的 93.0%～107.0%。

扫码“学一学”

第二节　药品稳定性试验

药品贮藏条件的确定，例如，是否需要避光，是否需要密封，是否需要低温贮藏；药品在一定条件下的贮藏期限，即药品有效期的确定，这些内容都是通过药品稳定性试验来确定的。药品稳定性试验包括影响因素试验、加速试验与长期试验。现将药品稳定性试验的内容与要求介绍如下。

一、药品稳定性试验的基本要求

（一）供试品要求

（1）供试品批次　影响因素试验用1批原料药物或1批制剂进行，如果试验结果不明确，则应加试2个批次样品；加速试验与长期试验要求用3批供试品进行。

（2）供试品批量　原料药物供试品应是一定规模生产的，供试品量相当于制剂稳定性试验所要求的批量，原料药物合成工艺路线、方法、步骤应与大生产一致；药物制剂供试品应是放大试验，至少是中试规模批次的产品，其处方与工艺应与大生产一致。

（3）供试品的质量要求　供试品的质量标准应与临床前研究及临床试验和规模生产所使用的供试品质量标准一致。

（4）供试品的包装　影响因素试验所用供试品应除去包装；加速试验与长期试验所用供试品的包装应与拟上市产品一致。

（二）分析方法要求

稳定性试验所采用的含量测定与有关物质（含降解产物及其他变化所生成的产物）检查方法应具备专属性强、准确、精密、灵敏的特点，以保证药物稳定性试验结果的可靠性。在稳定性试验中，应重视降解产物的检查。

（三）样品来源要求

若放大试验比规模生产的数量要小，则申报者应承诺在获得批准后，从放大试验转入规模生产时，对最初通过生产验证的3批规模生产的产品仍需进行加速试验与长期稳定性试验。

二、药品稳定性试验的内容

（一）影响因素试验

新药在申请临床试验前应在暴露空气中，经强光照射及高温、高湿度环境下，考察各项指标的变化。供试品置适宜的开口容器（如称量瓶或培养皿）中，分散放置，原料药应摊成≤3mm厚的薄层（疏松原料药厚度可略高些）；制剂应除去外包装（注射用无菌粉末如为西林瓶装，不能打开瓶盖，以保持严封的完整性），并根据试验目的和产品特性考虑是否除去内包装。

影响因素试验的目的是：①探讨原料药的固有稳定性，了解影响其稳定性的因素及可能的降解途径与降解产物，为制剂生产工艺、包装、贮藏条件和建立降解产物分析方法提供科学依据；②考察制剂处方的合理性与生产工艺及包装条件。

影响因素试验的方法如下。

1. 高温试验　供试品置适宜的恒温设备中，温度一般高于加速试验温度10℃以上，考察时间点应基于原料药本身的稳定性及影响因素试验条件下稳定性的变化趋势设置。通常可设定为0天、5天、10天、30天等。若供试品含量有明显变化，则在40℃条件下同法进行试验。

2. 高湿试验　供试品置恒湿密闭容器中，在25℃分别于相对湿度90%±5%条件下放置10天，于第5天和第10天取样，按稳定性重点考察项目要求检测，同时准确称量试验前后供试品的重量，以考察供试品的吸湿潮解性能。若吸湿增重5%以上，则在相对湿度75% ±5%条件下，同法进行试验；若吸湿增重5%以下，且其他考察项目符合要求，则不再进行此项试验。恒湿条件可通过在密闭容器如干燥器下部放置饱和盐溶液，根据不同相对湿度的要求，可以选择不同饱和盐溶液（表7－1）。

表7－1　恒湿溶液成分表

相对湿度/%	试剂	适用温度/℃
92.5	KNO_3	25
75 ±1	NaCl	15.5 ~60

3. 强光照射试验　供试品开口放在光照箱或其他适宜的光照装置内，光源可选择任何输出相似于D65/ID65发射标准的光源，或同时暴露于冷白荧光灯和近紫外灯下，并于照度为4500lx ±500lx的条件下放置10天，光源总照度应不低于1.2×10^6Lx · hr，近紫外灯能量不低于200w · hr/m^2，并于第5天和第10天取样，按稳定性重点考察项目进行检测，特别要注意供试品的外观变化。

创新药物应对分解产物的性质进行必要的分析。在加速或长期放置条件下已证明某些降解产物并不形成，则可不必再做专门检查。

冷冻保存的原料药物、中间产物或药物制剂，应验证其在多次反复冻融条件下产品质量的变化情况。

（二）加速试验

新药申请临床研究前，原料药及其制剂应按药品市售包装（原料药物可采用模拟小桶包装，但所用材料与封装条件应与大桶一致），在加速（高温、高湿度环境）条件下进行试验。加速试验的目的是通过加速药物的化学或物理变化，①探讨原料药的稳定性，为制剂设计、包装、运输、贮藏提供必要的资料；②探讨药物制剂的稳定性，为处方设计、工艺改进、质量研究、包装改进、运输、贮藏提供必要的资料。

供试药品要求3批，按市售包装，在温度40℃ ±2℃、相对湿度75% ±5%的条件下放置6个月。检测至少包括初始和末次的3个时间点（如0、3、6月）。如在25℃ ±2℃、相对湿度60% ±5%条件下进行长期试验，当加速试验6个月中任何时间点的质量发生了显著变化，则应在中间条件下，即在温度30℃ ±2℃，相对湿度60% ±5%的情况下（可用Na_2CrO_4饱和溶液，30℃，相对湿度64.8%）进行加速试验，建议的考察时间为12个月，应包括所有的考察项目，检测至少包括初始和末次的4个时间点（如0、6、9、12月）。

对温度特别敏感的药物或制剂，预计只能在冰箱中（4 ~8℃）保存，此种药物或制剂的加速试验，可在温度25℃ ±2℃、相对湿度60% ±5%的条件下进行，时间为6个月。

对拟冷冻贮藏的药物或制剂，应对一批样品在一定温度（如：5℃ ±3℃或25℃ ±2℃）下放置适当的时间进行试验，以了解短期偏离标签贮藏条件（如运输或搬运时）对药物或制剂的影响。

对于含有水性介质的药物制剂，如溶液剂、混悬剂、乳剂、注射液等，可不要求相对湿度。

乳剂、混悬剂、软膏剂、乳膏剂、糊剂、凝胶剂、眼膏剂、栓剂、气雾剂、泡腾片及泡腾颗粒宜直接采用温度30℃ ±2℃，相对湿度60% ±5%的条件进行试验。

对于包装在半透性容器中的药物制剂，如低密度聚乙烯制备的输液袋、塑料安瓿、眼用制剂容器等，则应在温度40℃ ±2℃、相对湿度75% ±5%的条件（可用$CH_3COOK \cdot 1.5\ H_2O$饱和溶液）进行试验。

制剂质量的“显著变化”通常定义为：①用生物或免疫法测定时效价不符合规定；②降解产物超过标准限度要求；③外观、物理常数、功能试验（如颜色、相分离、再分散性、黏结、硬度、每揿剂量）等不符合标准要求；④pH 值不符合规定；⑤12 个制剂单位的溶出度不符合标准的规定。

（三）长期试验

各类药品在取得原料药和制得制剂开始，即应将三个批号的样品按市售包装（原料药物可采用模拟小桶包装，但所用材料与封装条件应与大桶一致），在接近药物的实际贮存条件下进行试验。长期试验的目的是为制订药品的有效期提供依据。

药品按市售包装，在温度25℃ ±2℃、相对湿度60% ±5%的条件下放置12 个月，或在温度30℃ ±2℃、相对湿度65% ±5%的条件下放置12 个月，这是从我国南方与北方气候的差异考虑的，上述两种条件由研究者自行选择。每 3 个月取样一次，分别于 0 个月、3 个月、6 个月、9 个月、12 个月取样，按稳定性重点考察项目进行检测。12 个月以后，仍需继续考察，分别于 18 个月、24 个月、36 个月，取样进行检测。将结果与 0 个月比较，以确定药物的有效期。

由于实验数据的分散性，一般应按 95% 可信限进行统计分析，得出合理的有效期。如 3 批统计分析结果差别较小，取其平均值为有效期；若差别较大，则取其最短的为有效期。如果数据表明，测定结果变化很小，说明药物很稳定，则不作统计分析。

对温度特别敏感的药物，长期试验可在温度5℃ ±3℃的条件下放置12 个月，按上述时间要求进行检测，12 个月以后仍需按规定继续考察，制订在低温贮存条件下的有效期。

对拟冷冻贮藏的药物或制剂，长期试验可在温度 -20℃ ±5℃的条件下至少放置 12 个月，货架期应根据长期试验放置条件下实际时间的数据而定。

对于包装在半透性容器中的药物制剂，则应在温度 25℃ ±2℃、相对湿度 40% ±5%，或 30℃ ±2℃、相对湿度 35% ±5% 的条件进行试验，至于上述两种条件选择哪一种由研究者确定。

对于所有制剂，应充分考虑运输路线、交通工具、距离、时间、条件（温度、湿度、振动情况等）、产品包装（外包装、内包装等）、产品放置和温度监控情况（监控器的数量、位置等）等对产品质量的影响。

此外，有些药物制剂还应考察临用时配制和使用过程中的稳定性。例如，应对配制或稀释后使用、在特殊环境（如高原低压、海洋高盐雾等环境）使用的制剂开展相应的稳定性研究，同时还应对药物的配伍稳定性进行研究，为说明书/标签上的配制、贮藏条件和配制或稀释后的使用期限提供依据。

原料药及常用制剂稳定性重点考察项目见表 7 -2。

表 7 -2　新药（西药）原料药物及常用制剂稳定性重点考察项目参考表

剂型	稳定性重点考察项目
原料药	性状、熔点、含量、有关物质、吸湿性以及根据药品性质选定的考察项目
片　剂	性状、含量、有关物质、崩解时限或溶出度或释放度

续表

剂型	稳定性重点考察项目
胶囊剂	性状、含量、有关物质、崩解时限或溶出度或释放度、水分，软胶囊要检查内容物有无沉淀
注射液	性状、含量、pH 值、可见异物、不溶性微粒、有关物质，应考察无菌
滴眼液	性状、含量、pH 值、可见异物、有关物质；如为混悬液还应考察粒度及分散性；洗眼剂还应考察无菌；眼丸剂应考察粒度与无菌

扫码“学一学”

第三节　分析方法验证

一、分析方法验证的目的与原则

为控制药品的质量，达到临床用药安全有效的目的，需要对药品的鉴别、检查、含量测定等项目进行相关的测试，全面考察药品的质量。为了使测试结果准确、可靠，必须对所采用的分析方法的科学性和可行性进行验证，以充分表明分析方法符合测试项目的目的和要求，这就是通常所说的对药品质量标准的分析方法进行验证。

（一）分析方法验证目的

分析方法验证的目的是证明建立的分析方法适合于相应的检测要求。从本质上讲，分析方法验证就是根据检测项目的要求，预先设置一定的验证内容，并通过设计合理的试验来验证所采用的分析方法能有效控制药品的质量。

在建立药品质量标准时，分析方法需要经过验证，只有经过验证的分析方法才能用于控制药品质量。在药品生产工艺变更、制剂的组分变更、原分析方法进行修订时，质量标准分析方法也需进行验证。当然这个验证可以是全面或部分验证，这一过程称为方法再验证。比如当原料药合成工艺发生改变时，可能引入新的杂质，杂质检查方法和含量测定方法的专属性就需要进行再验证，以证明有关物质检查方法能够检测新引入的杂质，且新引入的杂质对主成分的含量测定应无干扰。当制剂的处方组成改变、辅料变更时，可能会影响鉴别的专属性、溶出度和含量测定的准确度，因此需要对鉴别、含量测定方法等进行再验证。当原料药产地来源发生变更时，可能会影响杂质检查和含量测定的专属性和准确度，因此需要对杂质检查方法和含量测定方法进行再验证。当质量标准中某一项目分析方法发生部分改变时，如采用高效液相色谱法测定含量时，检测波长发生改变，则需要重新进行检测限、专属性、准确度、精密度、线性等内容进行的验证，证明修订后分析方法的合理性、可行性。同样，已有国家标准的药品质量研究中，基于申报的原料药合成工艺、制剂处方中的辅料等一般无法保证与已上市药品的一致性，需对质量标准中部分项目进行方法的再验证。方法验证理由、过程和结果均应记载在药品质量标准起草说明或修订说明中。生物制品质量控制中采用的方法包括理化分析方法和生物测定方法，其中理化分析方法的验证原则与化学药品基本相同，所以可以参照本节所述内容，但在进行具体验证时还需要结合生物制品的特点考虑；相对于理化分析方法而言，生物学测定方法存在更多的影响因素，因此本节所述不涉及生物学测定方法验证的内容。

（二）分析方法验证原则

方法验证的基本原则是每个检测项目采用的分析方法，均需要进行方法验证。方法验证的内容应根据检测项目的要求，结合所采用分析方法的特点确定。同一分析方法用于不同的检测项目会有不同的验证要求。例如，采用高效液相色谱法用于制剂的鉴别和杂质定量测定应进行不同要求的方法验证，前者重点要求验证专属性，而后者重点要求验证专属性、准确度、精密度、定量限。

验证的分析项目有：鉴别试验、杂质测定（限量或定量分析）、原料药或制剂中有效成分含量测定，以及制剂中其他成分（如防腐剂等，中药中其他残留物、添加剂等）的测定。药品溶出度、释放度等特性参数检查中，其溶出量等的测试方法也应做必要的验证。

二、分析方法验证的指标与一般要求

（一）分析方法验证的指标

分析方法验证的指标有：准确度、精密度（包括重复性、中间精密度和重现性）、专属性、检测限、定量限、线性、范围和耐用性。在分析方法验证中，须采用标准物质进行试验。由于分析方法具有各自的特点，并随分析对象而变化，因此需要视具体方法拟订验证的内容。验证的具体指标简单介绍如下。

1. 专属性 专属性（specificity）系指在其他成分，如杂质（包括降解产物）、辅料等可能存在时，采用的分析方法能正确测定出被测物质的能力，也称为选择性（selectivity）。鉴别试验、杂质检查和含量测定方法，均应考察其专属性。如方法专属性不强，应采用多种不同原理的方法予以补充。

（1）鉴别试验 鉴别的目的在于判定被分析物质是目标化合物，而非其他物质。用于鉴别试验的分析方法要求具有较强的专属性，应能区分可能共存的物质或结构相似的化合物。需确证含被分析物质的供试品呈阳性反应，而不含被测成分的供试品，以及结构相似或组分中的有关化合物，应均呈阴性反应。

（2）含量测定和杂质测定 采用色谱法和其他分离分析方法，应附代表性图谱，以说明方法的专属性，并应标明诸成分在图中的位置，色谱法中的分离度应符合要求。

在杂质对照品可获得的情况下，对于主成分的含量测定，可向试样中加入杂质或辅料，并与未加杂质或辅料的试样比较，考察主成分色谱峰及测定结果是否受到干扰。对于杂质的定量测定，也可向试样中加入一定量的杂质，考察杂质与主成分以及杂质之间能否得到分离；并可与未加试样的杂质比较，考察杂质的测定结果是否受到干扰。

在杂质或降解产物不能获得的情况下，可对含有杂质的试样进行测定，并与另一个经验证了的方法或药典方法比较结果。也可用强光照射、高温、高湿、酸（碱）水解或氧化等方法进行加速破坏，以研究可能的降解产物和降解途径对含量测定和杂质测定的影响。含量测定方法应比对两种方法的结果，杂质检查应比对检出的杂质个数，必要时可采用光二极管阵列检测和质谱检测，进行峰纯度检查。

2. 准确度 准确度（accuracy）系指用所建立的方法测定的结果与真实值或参考值接近的程度，一般用回收率（%）表示。准确度应在规定的线性范围内测试。准确度也可由所测定的精密度、线性和专属性推算出来。

（1）化学药含量测定方法的准确度 原料药可用已知纯度的对照品或供试品进行测定。回收率按式（7-1）计算。

$$回收率(\%)=\frac{M_{测得量}}{M_{称取量}}\times 100 \tag{7-1}$$

或用所测定结果与已知准确度的另一个方法测定的结果进行比较。制剂可在处方量空白辅料中加入已知量被测物对照品进行测定。如不能得到制剂辅料的全部组分，可用对照品加样回收法测定，即向待测制剂中加入已知量的被测物对照品进行测定。具体做法是，先用所建立的方法测定待测制剂的含量（本底含量），再向已知本底含量的待测制剂中加入一定量的被测物对照品后测定被测物总量，按式（7－2）计算回收率。

$$回收率(\%)=\frac{M_{测得总量}-M_{本底含量}}{M_{加入量}}\times 100 \qquad (7-2)$$

或用所建立方法的测定结果与已知准确度的另一个方法的测定结果进行比较。

（2）化学药杂质定量测定方法的准确度　可向原料药或制剂中加入已知量杂质对照品进行测定。如不能得到杂质对照品，可用所建立的方法与另一成熟方法（如药典标准方法或经过验证的方法）的测定结果进行比较。

（3）中药化学成分测定方法的准确度　可用已知纯度的对照品进行加样回收率测定，向已知被测成分含量的供试品中再精密加入一定量的已知纯度的被测成分对照品，依法测定。回收率按式（7－2）计算。

在加样回收率试验中须注意对照品的加入量与供试品中被测成分含量之和必须在标准曲线线性范围之内；加入的对照品的量要适当，过小则引起较大的相对误差，过大则干扰成分相对减少，真实性差。

（4）数据要求　在规定范围内，取同一浓度（相当于100%浓度水平）的供试品，用至少测定6份样品的结果进行评价；或设计3种不同浓度，每种浓度各制备3份供试品溶液进行测定，用9份样品的测定结果进行评价。两种方法的选定应考虑分析的目的和样品的浓度范围。

①化学药　应报告已知加入量的回收率（%），或测定结果平均值与真实值之差（d）及其相对标准偏差（RSD%）或置信区间（$\bar{x}\pm\frac{t_{\alpha,f}\times s}{\sqrt{n}}$，a一般为0.05；数据处理详见第六章第四节）。

②中药　应报告供试品取样量、供试品中含有量、对照品加入量、测定结果和回收率（%）计算值，以及回收率（%）的相对标准偏差（RSD%）或置信区间。

样品中待测定成分含量和回收率限度关系可参考表7－3。

表7－3　样品中待测定成分含量和回收率限度

待测定成分含量				回收率限度（%）
（%）	（ppm）	（ppb）	（X/g）	
100			1g	98～101
10			100mg	95～102
1			10mg	92～105
0.1	1000		1mg	90～108
0.01	100		100μg	85～110
0.001	10		10μg	80～115
0.0001	1		1μg	75～120
		10	10ng	70～125

3. 精密度　精密度（precision）系指在规定的测试条件下，同一份均匀供试品，经多次取样测定所得结果之间的接近程度。精密度一般用偏差（d）、标准偏差（s，SD）或相对标准偏差（RSD%）表示，主成分的含量测定和杂质的定量测定应考虑方法的精密度。

精密度验证内容包括重复性（repeatability）、中间精密度（intermediate precision）和重现性（reproducibility）。

（1）重复性　系指在相同条件下，由同一个分析人员连续测定所得结果的精密度，重复性也称为批内精密度。

在规定范围内，取同一浓度（分析方法拟定的样品测定浓度，相当于100%浓度水平）的供试品，用至少6份样品的测定结果进行评价；或设计3种不同浓度，每个浓度各制备3份供试品溶液进行测定，用至少9份样品的测定结果进行评价。采用至少9份测定结果进行评价时，浓度的设定应考虑样品的浓度范围。

（2）中间精密度　系指在同一个实验室，不同时间由不同分析人员用不同设备测定结果之间的精密度。

为考察随机变动因素对精密度的影响，应进行中间精密度试验。变动因素为不同日期、不同分析人员、不同设备。

（3）重现性　系指在不同实验室由不同分析人员测定结果之间的精密度。

国家药品质量标准采用的分析方法，应进行重现性试验。例如，建立药典分析方法时，通过不同实验室协同检验获得重现性结果。协同检验的目的、过程和重现性结果均应记载在起草说明中。应注意重现性试验所用样品的质量一致性和储存运输中的环境因素对该一致性的影响，以免影响重现性试验结果。

（4）数据要求　均应报告偏差、标准偏差、相对标准偏差或置信区间。样品中待测定成分含量和精密度RSD可接受范围参考表7－4（计算公式，重复性：$RSDr = C^{-0.15}$；重现性：$RSD_R = 2C^{-0.15}$，其中C为待测定成分含量），可接受范围可在给出数值0.5～2倍区间（精密度与被分析物的性质、基质复杂程度、样品溶液的制备和检测方法等密切相关，在限度设定时应充分考虑）。在基质复杂、组分含量低于0.01%及多成分等分析中，精密度限度可适当放宽。

表7－4　样品中待测定成分含量与精密度可接受范围

待测定成分含量				重复性	重视性
(%)	(ppm)	(ppb)	(X/g)	(RSD_r%)	(RSD_R%)
100			1g	1	2
10			100mg	1.5	3
1			10mg	2	4
0.1	1000		1mg	3	6
0.01	100		100μg	4	8
0.001	10		10μg	6	11
0.0001	1		1μg	8	16
		10	10ng	15	32

4. 检测限　检测限（limit of detection，LOD）系指试样中被测物质能被检测出的最低浓度或量。试样中含有高于检测限水平的被测物质能被可靠地检测出，但不能准确定量。所以，检测限仅作为限度试验指标和定性鉴别的依据，没有定量意义。该验证指标的意义在于考察方法是否具备灵敏的检测能力，常用的方法如下。

（1）直观法　用含已知浓度被测物质的试样进行分析，试验出能被可靠地检测出的最低浓度或最小量。

（2）信噪比法　用于能显示基线噪声的仪器分析方法，即把已知低浓度试样测出的信号与空白样品测出的信号进行比较，计算出能被可靠地检测出的最低浓度或量。一般以信噪比为3∶1或2∶1时相应浓度或注入仪器的量确定检测限。

（3）基于响应值标准偏差法　按照公式（7－3）计算。

$$LOD = 3.3\delta/S \qquad (7-3)$$

式中，LOD为检测限；δ为响应值的标准偏差；S为标准曲线的斜率。其中，δ可以通过下列方法测得。

①测定空白值，计算标准偏差。

②测定标准曲线，以标准曲线的剩余标准偏差或是截距的标准偏差来代替。

本法适用于不能显示噪声水平的仪器分析方法，以空白值的标准偏差（或替代值）作为噪声水平，并以信噪比为3.3∶1时的相应浓度作为检测限，计算公式中的S系将计算出的LOD值的信号强度单位转换为浓度单位。

上述计算方法获得的检测限数据须用含量相近的样品进行验证。应附测定图谱，说明试验过程和检测限结果。

5. 定量限　定量限（limit of quantitation，LOQ）系指试样中被测物质能被定量测定的最低浓度或量，其测定结果应符合准确度和精密度的要求。定量限体现了分析方法是否具备灵敏的定量检测能力。对微量或痕量药物分析、定量测定杂质和降解产物时，应确定方法的定量限，以保证微量或痕量杂质能够被准确测定。常用的方法同“检测限”项下，只是相关参数的要求更高，方法如下。

（1）直观法　用含已知浓度被测物质的试样进行分析，试验出能被可靠地定量测定的最低浓度或量。

（2）信噪比法　照“检测限”项下（2）信噪比法测定。一般以信噪比为10∶1时相应浓度或注入仪器的量确定定量限。

（3）基于响应值标准偏差法　按照公式（7－4）计算。

$$LOQ = 10\delta/S \qquad (7-4)$$

式中，LOQ为定量限；其他符号的意义与计算同“检测限”项下的计算公式（7－3）。

上述计算方法获得的定量限数据须用含量相近的样品进行验证。应附测定图谱，说明试验过程和定量限结果，包括准确度和精密度验证数据。

6. 线性　线性（linearity）系指在设计的范围内，测定响应值或其经数字转化的形式与试样中被测物质浓度呈比例关系的程度。线性是定量测定的基础，涉及定量测定的项目，如主成分含量测定和杂质定量试验均需要验证线性。

应在设计的范围内，制备至少5种不同浓度的系列对照品溶液，分别测定；以测得的响应信号对被测物质的浓度作图，确定浓度－响应关系：①若浓度－响应关系呈线性，则用最小二乘法进行线性回归，计算回归方程与相关系数。②若浓度－响应关系呈非线性，可将响应信号经数学转换后，再进行线性回归计算；或者采用非线性模型描述浓度－响应关系，计算关系函数与相关参数。应列出回归方程、残差平方和、线性图（或其他数学模型）。

7. 范围　范围（range）系指分析方法达到精密度、准确度和线性要求时的高低限浓度或量的区间。涉及定量测定的检测项目均需要对范围进行验证，如主成分含量测定、含量均匀度、溶出度或释放度，特殊元素或特殊杂质的定量检查等。

范围应根据分析方法的具体应用及其线性、准确度、精密度结果和要求确定。

（1）含量测定　范围一般为测定浓度的 80% ~120%。

（2）定量性检查　包括原料药中特殊元素的检查和制剂含量均匀度、溶出度或释放度检查项，范围如下。

①特殊元素含量检查　范围一般为规定限度下限的 -20% 至上限的 +20%。

②含量均匀度检查　范围一般为测定浓度的 70% ~130%。特殊剂型，如气雾剂和喷雾剂，范围可适当放宽。

③溶出度或释放度检查中的溶出量测定　范围一般为限度的 ±30%，如规定了限度范围，则应为下限的 -20% 至上限的 +20%。如规定了数个限度范围，则应为最低下限的 -20% 至最高上限的 +20%。

（3）杂质测定　范围应根据初步实际测定数据，拟定为杂质报告水平至规定限度的 120%。如果杂质检查与含量测定同时进行，用峰面积归一化法计算，则线性范围应为杂质规定限度的 -20% 至含量限度（或上限）的 +20%。

（4）中药分析　范围应根据分析方法的具体应用和线性、准确度、精密度结果及要求确定。对于有毒的、具特殊功效或药理作用的成分，其验证范围应大于被限定含量的区间。

8. 耐用性　耐用性（robustness）系指测定条件有小的变动时，测定结果不受影响的承受程度，为所建立的方法用于日常检验提供依据。耐用性表明测定结果的偏差在可接受范围内，测定条件的最大可变动范围。开始研究分析方法时，就应考虑其耐用性。如果测试条件要求苛刻，则应在方法中写明，并注明可以接受的变动范围，可以先采用均匀设计确定主要影响因素，再通过单因素分析等确定变动范围。

典型的变动因素有：被测溶液的稳定性、样品的提取次数、时间等。

液相色谱法中典型的变动因素有：不同品牌或不同批号的同类型色谱柱、柱温；流动相的组成、pH 值、流速等。

气相色谱法中变动因素有：不同品牌或批号的色谱柱、不同类型的担体、柱温、载气流速、进样口和检测器温度等。

经试验，测定条件小的变动应能满足系统适用性试验要求，以确保方法的可靠性。

以上所述各分析项目与验证指标的关系可见表 7-5 所示。

表 7-5　分析项目与验证指标

验证指标		分析项目			
		鉴别	杂质测定		含量测定及溶出量测定
			定量	限度	
专属性①		+	+	+	+
准确度		-	+	-	+
精密度	重复性	-	+	-	+
	中间精密度	-	+②	-	+②
检测限		-③	-③	+	-
定量限		-	+	-	-
线性		-	+	-	+
范围		-	+	-	+
耐用性		+	+	+	+

①如一种方法不够专属，可用其他分析方法予以补充；②已有重现性验证，不需要验证中间精密度；③视具体情况予以验证。

总的来说，方法验证应围绕验证目的和一般原则来进行，方法验证指标的选择和试验方案设计应系统、合理，验证过程应规范、严谨。并非每个检测项目的分析方法都需进行所有指标的验证，但同时也要注意验证指标应充分，足以证明采用的分析方法的合理性。如杂质限度试验一般需要验证专属性和检测限，而对于准确度、精密度、线性、定量限等涉及定量测定的指标，则一般不需要进行验证；但如需对特殊杂质进行定量测定，则除检测限视具体情况而定外，其他各项指标均需验证。

而且方法验证指标之间相互关联，是一个整体，方法验证均注重整体性和系统性。例如，对于鉴别项目所需要的专属性，一种分析方法不太可能完全鉴别被分析药物，可同时采用两种或两种以上鉴别方法，以加强鉴别项目的整体专属性。另外，在方法验证指标之间也存在较多的关联性，可以相互补充。例如，原料药含量测定采用滴定分析法时，因为不能区分杂质而导致方法缺乏专属性，建议在杂质检查时采用专属性强的色谱法，以提高整体检测方法的专属性。

（二）分析方法验证基本过程与一般要求

在药品质量研究与质量标准分析方法建立的过程中，不同的分析方法对应不同的验证指标与数据要求。综合考虑药品质量标准的科学性、准确性及分析方法的可操作性，分析过程会对各项验证指标进行一定的取舍。下面以原料药中有关物质检查为例，具体说明药品质量标准分析方法验证基本过程与一般要求。

1. 专属性　在有关物质检查中，分析方法要求专属、灵敏。为验证有关物质分析方法的专属性，可根据药物的合成工艺及储存条件，以含工艺杂质的合成粗品或重结晶母液和（或）供试品中添加合成中间体、副产物等可能的工艺杂质，以及不同条件下的强制降解产物等作为试验样品，考察专属性。其中，对于手性药物，尤其要重视光学异构体的研究与控制，应验证分析方法的立体专属性。

将空白溶剂、各试验样品进样分析，对各工艺杂质或降解产物进行定位，并考察各杂质峰之间及与主成分峰之间的分离度，应不小于1.5。尤其应注意难分离组分之间的分离情况，调整并优化色谱条件，使其分离度符合要求。同时可根据难分离组分的分离情况，制备系统适用性试验用溶液，用于分析检验时的色谱系统适用性试验。

2. 定量限与线性

（1）杂质限度与检查方法　根据初步分析获得的样品中各杂质的含量数据，以及各表观含量超出0.1%的已知杂质的药理、毒理试验结果，并根据日剂量及ICH的相关规定，或参考各国药典，如USP、BP、EP、JP等规定的杂质及其限度，拟定采用外标法检查的有对照品的已知杂质及其限度，或采用相对保留时间（RRT）与加校正因子主成分自身对照法检查的难以批量提供对照品的已知杂质及其限度。

例如，拟采用外标法检查已知杂质A、B、C和D，设定其限度分别为0.01%、0.1%、0.05%和0.002%；采用不加校正因子的主成分自身对照法检查未知杂质，设定限度为0.1%。

（2）定量限与检测限　取各杂质对照品，用信噪比法测定各杂质的定量限与检测限；对计算获得的定量限与检测限数据，用与计算值相近浓度的样品进行信噪比验证，并对定量限的准确度与精密度进行验证，应符合要求。例如测得上述杂质A、B、C、D的定量限浓度分别为0.02、0.05、0.01和0.01μg/ml；检测限浓度分别为0.006、0.015、0.003和0.003μg/ml。

（3）线性　比较各杂质的定量限水平，参考各杂质的质量控制限度，确定线性验证的浓度区间。以与质量控制限度水平最接近的杂质的定量限水平（限度与定量限的比值最小，不考虑单位）为基准，设定各杂质的外标对照浓度水平，进而确定各杂质的线性浓度区间。

例如，根据上述杂质的限度与定量限水平的比值：杂质 A 为 0.5（0.01/0.02）、杂质 B 为 2（0.1/0.05）、杂质 C 为 5（0.05/0.01）、杂质 D 为 0.2（0.002/0.01）。其中，杂质 D 的限度与其定量限最接近，因此以杂质 D 定量限水平为基准，设定线性浓度区间。例如，以定量限浓度作为线性的下限浓度，以其 10 倍的浓度作为限度值（通常杂质的鉴定限与质控限为报告限的 2 倍或 3 倍以上，报告限应不低于定量限），以限度值 2 倍的浓度作为线性的上限浓度。杂质 D 的线性浓度区间设定为：0.01 ~ 0.2μg/ml（相当于限度值的 10% ~ 200%）；同法设定其他各杂质的线性浓度区间分别为：0.05 ~ 1.0μg/ml（杂质 A）、0.5 ~ 10μg/ml（杂质 B）和 0.25 ~ 5μg/ml（杂质 C）。相应地，供试品浓度应为 5mg/ml。若供试品在该浓度下难以溶解，可适当降低上述杂质限度值的浓度，但不低于定量限的 2 倍。

若以供试品浓度的 0.1% 作为主成分自身对照浓度，则自身对照的线性浓度区间为 0.5 ~ 10μg/ml。

根据上述浓度区间，精密称取各杂质及主成分对照品，制备系列杂质及主成分对照品溶液，分别测定。以测得的响应信号作为被测物浓度的函数作图，用最小二乘法进行线性回归，计算回归方程（$y = a + bx$）的截距（a）、斜率（b）及相关系数。其中，各浓度点的回归值与实测值的相对标准偏差 $RSD\%$ [$RSD\% = \sqrt{\dfrac{\sum_{i=1}^{n}(\hat{y}_i - y_i)^2}{n-1}} \Big/ \bar{y} \times 100\%$] 应符合“精密度”项下的 RSD% 的限度要求；限度值浓度下的响应值 bx 与 y 的比值 $R\%$（$R\% = \dfrac{bx}{y} \times 100\%$）应符合“准确度”项下回收率的限度要求；$r$ 应不小于 0.99。

（4）相对校正因子　以主成分对照品线性关系斜率分别除以各杂质对照品线性关系斜率，即得各杂质相对于主成分的相对校正因子。若该相对校正因子在 0.9 ~ 1.1 之间，可用不加校正因子主成分自身对照法计算相应杂质的含量。相对校正因子亦须在规定范围（±20%）内验证“准确度”（与外标法比较）、“精密度”（3 浓度 9 样品）及耐用性。

3. 准确度　以上述设定的各杂质限度浓度作为 100% 浓度水平：杂质 A 为 0.5μg/ml（0.01%），杂质 B 为 5μg/ml（0.1%）、杂质 C 为 2.5μg/ml（0.05%）、杂质 D 为 0.1μg/ml（0.002%），主成分自身对照为 5μg/ml（0.1%）。

若用 25ml 量瓶制备供试品溶液，取 125mg（100% 浓度水平为 5mg/ml）的供试品 9 份，分别加入 80%、100%、120% 三浓度水平杂质 A、B、C、D 对照品各 3 份（以杂质 A 为例：100% 浓度水平为 0.5μg/ml，25ml 应含 12.5μg；三浓度水平的加入量分别为 10、12.5 和 15μg。可以将其制成适当浓度的溶液，如 2.5μg/ml 分别加入 4、5 和 6ml），照供试品溶液制备方法操作、测定，采用上述制备的线性方程（或外标法）计算各杂质的测得量，分别扣除样品本底值后计算回收率。用 9 份样品测定的回收率进行评价，应报告已知加入量的平均回收率（%）及相对标准偏差（$RSD\%$）或平均回收率的置信区间（置信度一般为 95%）。样品中待测成分的含量或限度水平和回收率限度关系可参考表 7 - 3。

4. 精密度　包括重复性与中间精密度。均应报告标准偏差、相对标准偏差或置信区间。

（1）重复性　取供试品 6 份（或分别添加限度量的各杂质），按规定的方法制备供试品溶液（相当于100%浓度水平），分别进样分析，测量各杂质峰面积并计算其相对标准偏差 *RSD*（%，$n=6$）。样品中待测定成分含量水平和重复性可接受范围参考表7－4中“重复性”项下。

（2）中间精密度　由另一名研究人员，于另一工作日，另取供试品6份（或分别添加限度量的各杂质），按规定的方法制备供试品溶液（相当于100%浓度水平），在另一台仪器上进样分析，测量各杂质峰面积，合并计算两研究人员分别测得的各杂质峰面积的相对标准偏差 *RSD*（%，$n=12$）。样品中待测定成分含量水平和中间精密度可接受范围参考表7－5中“重现性”项下。

在样品测定时，应符合《中国药典》通则0512“高效液相色谱法”中的相关规定：按各品种项下规定的杂质限度，将供试品溶液稀释成与杂质限度相当的溶液，作为对照溶液；进样，记录色谱图，必要时，调节纵坐标范围（以噪声水平可接受为限）使对照溶液的主成分色谱峰的峰高达满量程的10%～25%。除另有规定外，通常含量低于0.5%的杂质，峰面积的 *RSD*（%，$n=5\sim6$）应小于10%；含量在0.5%～2%的杂质，峰面积的 *RSD* 应小于5%；含量大于2%的杂质，峰面积的 *RSD* 应小于2%。

5. 耐用性

（1）溶液稳定性　取供试品溶液或添加杂质对照品的供试品溶液，在室温下放置，于不同时间测定，考察溶液的稳定性，一般考查至8或24小时以上。在稳定的时间内，杂质的数目不应增加或减少；在各时间点测得杂质的含量与0时测得的含量无统计学差异，或二者比值符合“准确度”项下的回收率限度要求，或各时间点测得的杂质的含量（包括0时的含量）的相对标准偏差 *RSD*% 符合“精密度”项下的限度要求。

（2）色谱条件的耐用性　取供试品溶液或添加杂质对照品的供试品溶液，或富含降解产物（尤其是难分离杂质）的强制降解样品溶液，在不同的色谱条件下试验，即可得到耐用性评价结果。色谱条件的改变，例如，色谱柱的内径、长度，填充剂粒径，柱温；流动相的组分比例、pH值，流速；进样量；检测器灵敏度等的改变，均应在《中国药典》通则0512“高效液相色谱法”中规定允许变动的条件范围内进行。若此时各测定杂质之间及与主成分之间的分离状态良好，各杂质的定量值与设定的条件下得到的数值无统计学差异，或各条件下得到的数值（包括0时的数值）的相对标准偏差 *RSD*% 符合“精密度”项下的限度要求，则说明该分析方法耐用性良好。

第四节　药品质量标准制定

扫码“学一学”

一、药品质量标准制定基础与原则

（一）药品质量标准制定的基础

根据药品管理法的规定，未经CFDA批准的新药不得投入生产，批准新药的同时即颁布其质量标准。所以，新药质量标准的制定和新药的研制密切相关。通常，研究及制定新药质量标准的基础工作可从以下几方面着手。

1. 文献资料的查阅及调整　如果研制的是结构全新的创新药物，那么该药就没有文献资料可查。但是，要搞清楚这是否是全新的创新药物，需要查阅大量的文献资料。虽然结构全新的创新药物没有直接的文献可查，但可以查阅结构相似化合物的文献作为参考。如果研制的是仿制药物，应系统地查阅有关文献资料，一方面供研究及制定质量标准时参考；另一方面在把制定的新药质量标准（草案）上报 CFDA 审批时也应该把有关的文献资料一起上报，这是新药审批的要求。

2. 有关研究资料的了解 在研究及制定新药质量标准时应对该药有关的研究资料，例如化学结构、晶型、异构体、合成工艺、制剂工艺、制剂辅料、添加剂等进行了解，因为这些资料具有重要的参考价值及指导作用。

（二）药品质量标准制定与起草说明的原则

1. 药品质量标准制定的原则

（1）安全有效性 药品质量的优劣，主要表现为安全（即不良反应小）、有效（即疗效肯定）。药物的不良反应，一方面是由药物本身造成的；另一方面可能是由引入的杂质所造成的。因此，在进行新药研究时，要对可能产生的杂质进行深入的研究，对那些毒副作用较大的杂质要加以严格的控制。药品的有效性，依赖其主成分的含量；某些药品还与自身的结构和晶型有着密切的关系。在研究和制定质量标准时，应建立准确、可靠的检测方法以测定药物的含量，并对无效或低效的异构体和晶型等加以控制，以确保药品的质量。

（2）先进性 在制定药品质量标准的过程中，建立质量分析方法时，在我国国情允许的情况下，应尽可能采用较先进的理念和分析技术。

（3）针对性 在制定药品质量标准时，要合理确定检验的项目及其控制指标。首先要从生产工艺、贮藏及运输条件等影响药品质量的因素着手，有针对性地规定检测项目。在确定各个检验项目的限度标准时，在确保药品质量的前提下，要充分考虑规模化大生产时可能达到的实际水平。其次，在制定药品质量标准时还要充分考虑到药品临床用药途径与方法的实际情况，合理规定检验的项目和限度。一般而言，对内服药品的质量要求严些，注射用药和麻醉用药更严，而外用药品要求可以稍宽。

（4）规范性 药品质量研究与质量标准制定，尤其是新药的标准制定，要按照 CFDA 制订的基本原则、基本要求和一般的研究规则进行；质量研究资料按照 ICH 协调一致的 CTD 格式要求撰写，制定的质量标准的文本应按照《中国药典》格式书写。

综上所述，对药品质量标准的制定或修订，必须坚持质量第一，充分体现“安全有效、技术先进、经济合理、不断完善”的原则，使标准能起到提高药品质量、保证择优发展和促进对外贸易的作用。

2. 药品质量标准起草说明的原则

（1）原料药标准的起草说明 应包括下列内容：①概况。说明本品的临床用途；我国投产历史，有关工艺改革及重大科研成就；国外药典收载情况；目前国内生产情况和质量水平。②生产工艺。用化学反应式表明合成的路线，或用简明的工艺流程表示。要说明成品的精制方法及可能引入成品中的杂质，如国内生产采用有不同的工艺路线或精制方法，应分别列出，并尽可能注明生产厂家。③标准制定的意见或理由。按标准内容依次说明（包括产品质量的具体数据或生产企业检验结果的统计）。对鉴别、检查和含量测定，除已载入药典通则的方法以外，要根据现有资料（引用文献）说明其原理，特别是对操作中的注意事项应加以说明。对个别进行过方法学研究的项目，应另附专题研究报告。④与国外药典及原标准进行对比，并对本标准的水平进行评价。⑤列出起草单位和复核单位对本标准的复核意见（包括本标准中尚存在的问题，以及今后的改进意见）。⑥列出主要的参考文献。

（2）新增制剂标准的起草说明 应包括：①处方。列出附加成分与药用辅料的品名和用量，如国内生产有多种处方时，应尽可能分别列出（注明生产厂），并进行比较。②制法。列出简要的制备方法。③标准制定的意见和理由。除了与新增原料药要求相同外，还应有对制剂的稳定性考察材料并提出有效期建议的说明。

（3）原有品种标准的修订说明　对修订部分，根据下列情况分别说明：①对通则方法有实质性修改的项目（如崩解时限检查法、栓剂、气雾剂等），还应说明照新通则对产品进行考核的结果，并列出具体数据；②对原标准的检验方法进行过修改的项目，或新增的检验项目，要说明增修订的理由、方法的来源，并写出产品的检验数据，含量测定方法的检验数据，以及与国外药典相应项目的比较。对于不修订部分，要写出综合材料说明不修订的理由。

（4）其他说明　值得强调的是，起草说明中应阐明曾经做过的有关实验研究，包括不成熟的、尚待完善的或失败的，暂未或不能收载为正文的检定方法的理由，并提供相关的实验资料，以便有关部门审查其实验设计是否合理，以确定为主观或客观原因，从而判定是否需要进一步的实验研究。

起草说明的书写格式应按质量标准项目依次予以说明，与其研究报告不同，不能以综述性讨论代替。

二、药品质量标准制定工作的长期性

一个新药在临床前的研究中，其质量标准，即临床研究用药品质量标准和其他的研究资料（如药效学、毒理学、处方与生产工艺等资料）均应按照新药注册要求完成，然后一起依次上报省或直辖市的药品检验检测机构、CFDA 的主管部门审批。若经审核批准进行临床研究，在此期间要求进一步完善临床研究用药品质量标准；若临床研究完成并获得批准注册，则完善后的临床研究用药品质量标准修订为新药注册标准。此后，其他研究资料，如药效、毒理、临床研究资料等均已完成历史使命，可存档备用，唯有质量标准将伴随产品“终身”。只要有药品生产、销售、使用，就要有质量标准监测和保证。

一个药品的质量标准，随着科学技术和生产水平的不断发展与提高，也将相应地提高。如果原有的质量标准不足以控制药品质量时，可以修订某项指标、补充新的内容、增删某些项目，甚至可以改进一些检验技术。视具体情况，有些 CFDA 制订的标准可上升为药典标准；同时药典标准中某些由于医疗水平、生产技术或检验技术的发展而显得陈旧落后的品种，也可列入药品标准，甚至淘汰。所以，一个药品的质量标准仅在某一历史阶段有效，而不是固定不变。总之，药品质量标准的制订是一项长期的不断完善的研究工作，它在新药的研制和对老药的再评价中均具有相当重要的意义。

三、药品质量研究与标准制定示例

以创新药物马来酸蒿乙醚胺（结构式如下）为例，探讨新药质量研究与质量标准制定的一般过程。

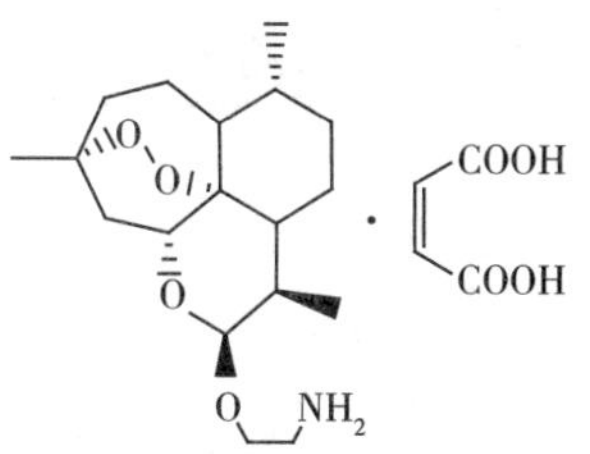

$C_{17}H_{29}NO_5 \cdot C_4H_4O_4$　443.49

（一）马来酸蒿乙醚胺的质量研究

1. 性状

（1）外观　经对三批样品考察，三批样品均为白色粉末状。

（2）色泽与臭味　经对三批样品考察，三批样品均为白色粉末，无臭。

（3）溶解度　按《中国药典》二部凡例十五（2）条规定方法，分别试验了不同溶剂的溶解度。结果显示：马来酸蒿乙醚胺在不同溶剂中的溶解度如下：在甲醇、二甲亚砜、冰醋酸中均易溶解，在水和乙醇中溶解，在二氯甲烷和氢氧化钠试液中微溶解，在稀盐酸中极微溶解，在乙酸乙酯中不溶。

（4）物理常数

①熔点　照毛细管法（《中国药典》通则 0612 熔点测定法第一法）测定。结果显示：三批样品在 134℃时颜色从白色变为红色，继续升温后出现深红色，139℃开始液化，141℃液化完全，并发生分解变成黑色。经显微熔点测定仪法验证，结果一致。拟定：马来酸蒿乙醚胺的熔点为 138～142℃，供试品熔距小于 3℃。

②比旋度　蒿乙醚胺结构中含有 8 个手性碳原子，具有旋光性，故测定比旋度。方法：精密称取样品约 0. 1g，用无水乙醇溶解并定量稀释至 10ml，在 20℃下测定；选择 0. 1dm 长的测定管，以溶剂作为空白，照旋光度测定法（《中国药典》通则 0621）测定。对照品及三批样品测定结果见表 7－6。拟定：马来酸蒿乙醚胺在无水乙醇中的 $[\alpha]_D^{20}$ 为 +102°～+108°，符合要求。

表 7－6　马来酸蒿乙醚胺比旋度测定结果（20℃）

批号	浓度/g·100ml^{-1}	旋光度/度	$[\alpha]_D^{20}$/度
对照品	1. 001	+0. 1024	+102. 3
P01	1. 003	+0. 1051	+104. 8
P02	0. 992	+0. 1023	+103. 1
P03	1. 004	+0. 1081	+107. 7

（5）多晶型　多晶型的筛选研究发现马来酸蒿乙醚胺以单一、稳定、高结晶度的晶体形态存在。没有发现马来酸蒿乙醚胺存在多晶现象，也没有发现任何溶剂化物、水合物存在。研究结果表明该药物结晶过程稳定、可控。在药物的合成、重结晶、制剂生产等过程中晶型改变的可能性小，药物固体状态稳定。

马来酸蒿乙醚胺原料药为晶体状态，并且在各不同的实验条件或结晶方法中，初始原料晶型没有发生转晶现象。

2. 鉴别

（1）马来酸的鉴别试验

原理：利用马来酸蒿乙醚胺中马来酸的不饱和键具有还原性，可使高锰酸钾（$KMnO_4$）还原褪色并生成红棕色二氧化锰（MnO_2）沉淀进行鉴别。

方法：取本品约 5mg，置试管中，加无水乙醇 1ml 使溶解，加高锰酸钾试液 2 滴，紫色立即消失，加热生成红棕色沉淀。

结果：经对照品及 3 批样品试验，均呈阳性反应；空白对照呈阴性反应。

（2）蒿乙醚胺的鉴别试验

1）化学鉴别法

①过氧基的鉴别反应

原理：利用蒿乙醚胺的过氧基具有氧化性，可与碘化钾（KI）发生氧化还原反应，生成的单质（I_2），后者与淀粉显色进行鉴别。

方法：取本品约5mg，置试管中，加无水乙醇2ml使溶解，加碘化钾试液0.4ml、稀硫酸2.5ml与淀粉指示液4滴，立即显紫色。

结果：经对照品及3批样品试验，均呈阳性反应；空白对照呈阴性反应。

②脂肪伯氨基的鉴别反应

原理：利用蒿乙醚胺脂肪族伯氨基可与亚硝基铁氰化钠［$Na_2Fe(NO)(CN)_5$］反应显色，进行鉴别。

方法：取本品约5mg，置试管中，加水0.5ml使溶解，加入亚硝基铁氰化钠试液2滴、丙酮2滴与碳酸氢钠0.2g，在60℃水浴加热1分钟，即显红紫色。

结果：经对照品及3批样品试验，均呈阳性反应；空白对照呈阴性反应。

2）红外光谱鉴别法

原理：本品分子结构中含氨基、过氧基等，应有典型的红外吸收光谱图，故可以通过其与对照品的红外光谱图的一致性鉴别。

方法：马来酸蒿乙醚胺与溴化钾（KBr）压片，进行红外光谱测定，其红外光吸收图谱与对照品（已进行结构确证）的图谱一致。

结果：经对3批样品检测，红外光吸收图谱均与对照品的红外图谱一致。

3. 杂质检查

（1）一般杂质检查

1）氯化物检查法　按《中国药典》通则0801氯化物检查法试验。

①方法：取样品0.50g，加水溶解使成25ml，再加稀硝酸10ml，过滤至溶液澄清；置50ml纳氏比色管中，加水使成约40ml，摇匀，即得供试品溶液；另分别取0（空白试验）、1.0、2.0、4.0、5.0、8.0和10.0ml的标准氯化钠溶液（10μg Cl/ml），置50ml纳氏比色管中，加稀硝酸10ml，加水使成40ml，摇匀，即得对照溶液。于供试品溶液与对照溶液中，分别加入硝酸银试液1.0ml，用水稀释使成50ml，摇匀，在暗处放置5分钟，同置黑色背景上，从比色管上方向下观察、比较。

②方法灵敏度：与空白对照比较，2.0ml标准氯化钠溶液制成的对照溶液显示可见浑浊。所以，本法氯化物的最低检出量（灵敏度）为样品量的0.004%。

③结果：与空白对照比较，三批供试品溶液均未见浑浊。

④结论：经三批样品试验，氯化物含量均小于检出限量（0.004%），建议不列入质量标准。

2）硫酸盐检查法　按《中国药典》通则0802硫酸盐检查法试验。

①方法：取样品0.50g，加水溶解使成约40ml，置50ml纳氏比色管中，加稀盐酸2ml，摇匀，即得供试品溶液；另分别取0（空白对照）、0.2、0.5、1.0、2.0、4.0ml的标准硫酸钾溶液（K_2SO_4 100μg/ml），置50ml纳氏比色管中，加水使成约40ml，加稀盐酸2ml，摇匀，即得对照溶液。于供试品溶液与对照溶液中，分别加入25%氯化钡试液5.0ml，用水稀释使成50ml，摇匀，暗处放置10分钟，同置黑色背景上，从比色管上方向下观察、比较。

②方法灵敏度：与空白对照比较，0.5ml标准硫酸钾溶液制成的对照溶液显示可见浑浊。所以，本法硫酸盐的最低检出量（灵敏度）为样品量的0.01%。

③结果：三批供试品溶液均显浑浊，但其浑浊不比 2.0ml 标准硫酸钾溶液制成的对照溶液更浓。

④结论：经对三批样品试验，硫酸盐含量均小于 0.04%。

3）铁盐检查法　按《中国药典》通则 0807 铁盐检查法试验。

①方法：取样品 0.50g，加水溶解使成 25ml，移置 50ml 纳氏比色管中，加稀盐酸 4ml 与过硫酸铵 50mg，用水稀释使成 35ml 后，加 30% 硫氰酸铵溶液 3.0ml，再加水适量稀释成 50ml，摇匀；如显色，立即与一定量标准铁溶液制成的对照溶液比较，即得。

②对照溶液的制备：分别取标准铁溶液（10μg Fe/ml）0（空白对照）、0.1、0.4、0.5、0.6ml，置 50ml 纳氏比色管中，加水使成 25ml，加稀盐酸 4ml 与过硫酸铵 50mg，用水稀释使成 35ml，加 30% 硫氰酸铵溶液 3.0ml，再加水适量稀释成 50ml，摇匀，即得。

③方法灵敏度：与空白对照比较，0.1ml 标准铁溶液制成的对照溶液显示可见红色。所以，本法铁盐的最低检出量（灵敏度）为样品量的 0.0002%。

④结果：三批供试品溶液均未显色。

⑤结论：经三批样品试验，铁盐含量均小于检出限量（0.0002%），建议此项不列入质量标准。

4）重金属检查法　按《中国药典》通则 0821 重金属检查法第二法试验。

①方法：取炽灼残渣项下的残渣，加硝酸 0.5ml，蒸干，至氧化氮蒸气除尽后，放冷，加盐酸 2ml，置水浴上蒸干后加水 15ml，滴加氨试液至对酚酞指示液显中性，再加醋酸盐缓冲液（pH 3.5）2ml，微热溶解后，移置 25ml 纳氏比色管中，加水稀释成 25ml，即得供试品溶液；另取制备供试品溶液的试剂，置瓷皿中蒸干后，加醋酸盐缓冲液 2ml 与水 2ml，微热溶解后，移置 25ml 纳氏比色管中，加标准铅溶液（10μg Pb/ml）0（空白对照）、0.1、0.25、0.5、1.0ml，再用水稀释至 25ml，即得对照溶液。于供试品溶液和对照溶液中，分别加硫代乙酰胺 2.0ml，摇匀，放置 2 分钟，置白纸上，自上向下透视，样品管中显出的颜色与对照管比较，即得。

②方法灵敏度：与空白对照比较，0.25ml 标准铅溶液制成的对照溶液显示可见橙黄色。所以，本法重金属的最低检出量（灵敏度）为样品量的 0.0005%。

③结果：三批供试品溶液均未显色。

④结论：经三批样品试验，重金属含量均小于 0.0005%。建议此项不列入质量标准。

5）砷盐检查法　按《中国药典》通则 0822 砷盐检查法第一法试验。

①方法：取样品 0.50g，加氢氧化钙 1g 混合，加水少量，搅拌均匀，加热干燥后，先用小火烧灼炭化，再在 550℃ 炽灼使完全灰化，放冷，加水 23ml 与盐酸 5ml，置试砷瓶中，加碘化钾试液 5ml 与酸性氯化亚锡试液 5 滴，在室温放置 10 分钟后，加锌粒 2g，立即将导气管（事先已装妥醋酸铅棉花和溴化汞试纸）密塞于瓶上，室温反应 45 分钟，取出溴化汞试纸，即得。将生成的砷斑与标准砷斑比较。

②标准砷斑的制备：精密量取标准砷溶液（1μg As/ml）0.5、1.0、2.0ml，按供试品方法处理后置试砷瓶中，加盐酸 5ml 与水适量，使成 28ml，再加碘化钾试液 5ml 与酸性氯化亚锡试液 5 滴，在室温放置 10 分钟后，加锌粒 2g，立即将导气管（事先已装妥醋酸铅棉花和溴化汞试纸）密塞于瓶上，室温反应 45 分钟，取出溴化汞试纸，即得。

③方法灵敏度：0.5ml 标准砷溶液制成的标准砷斑显示黄色斑点。所以，本法砷盐的最低检出量（灵敏度）为样品量的 0.0001%。

④结果：三批供试品均检出可见砷斑，但砷斑颜色浅于 1.0ml 标准砷溶液制成的标准

砷斑颜色。

⑤结论：经三批样品试验，砷盐含量均小于0.0002%。

6）水分测定法　按《中国药典》通则0832水分测定法第一法1.容量滴定法测定。

①方法：精密称取供试品适量，以甲醇为溶剂，用水分测定仪直接测定。

②结果：经对照品及三批样品测定，本品含水分少于0.15%。

③结论：水分测定结果显示本品无结晶水，亦无引湿性（见“引湿性试验”项下）。建议此项不列入质量标准。

7）干燥失重测定法　按《中国药典》通则0831干燥失重测定法测定。

①方法：取样品1.0g，置与样品相同条件下干燥至恒重的扁形称量瓶中，精密称定，置于减压干燥器（抽真空后压力为0.005MPa）中干燥至恒重。从减失的重量和取样量计算样品的干燥失重。

②结果：经三批样品测定，减失重量均少于0.4%。

③结论：测定结果符合《中国药典》常规限度要求（0.5%）。拟定减失重量不得过0.5%。

8）炽灼残渣检查法　按《中国药典》通则0841炽灼残渣检查法测定。

①方法：取样品1.0g，置已炽灼至恒重的坩埚中，精密称定，缓缓炽灼至完全炭化，放冷至室温；加硫酸0.5～1ml使湿润，低温加热至硫酸蒸气除尽后，在600℃炽灼使完全灰化，移至干燥器内，放冷至室温，精密称定后，再在600℃炽灼至恒重，即得（残渣留作重金属检查）。

②结果：经三批样品测定，炽灼残渣均少于0.15%。

③结论：测定结果超出《中国药典》常规限度要求（0.1%）。经六批样品测定，炽灼残渣均小于0.35%。故此，拟将质量标准（草案）中的炽灼残渣的限量定为小于0.45%。

9）引湿性试验　按《中国药典》通则9103“药物引湿性试验指导原则”试验方法测定。

①方法：取经减压干燥后的样品适量，置于开口的扁形称量瓶（外径为50mm，高为15mm）中，在25℃±1℃恒温干燥器（下部放置氯化铵或硫酸铵饱和溶液）中放置24小时，准确称量试验前后样品的重量。从增加的重量和取样量计算供试品的吸湿增重。

②结果：经三批样品测定，重量无明显增加（<0.2%）。

③结论：本品不具有引湿性。

（2）有关物质检查

1）合成路线　马来酸蒿乙醚胺是在结构上对青蒿素进行修饰，获得的一种新的青蒿素衍生物马来酸盐。其合成路线及可能产生的副产物见图7-1。

根据马来酸蒿乙醚胺和已知结构的有关物质的性质，建立高效液相色谱法进行有关物质检查。

2）色谱系统Ⅰ（适用于有关物质Y_1～Y_6的分离检测）

①色谱条件：色谱柱：C18柱（4.6mm×150mm，5μm）；流动相：乙腈-10mmol/L碳酸铵溶液（48∶52，V/V），流速：1ml/min；紫外检测波长：210nm；柱温：40℃；进样量：20μl。

②方法专属性验证：有关物质的分离：取已知结构的有关物质（合成中间体与副产物）Y_1～Y_6各适量，分别溶于溶剂［乙腈-水（1∶1，V/V），下同］中，取20μl注入高效液相色谱仪，在上述色谱条件下分离，色谱图见图7-2。从色谱图中可以看到6种有关物质

能够较好地分离。

取马来酸蒿乙醚胺样品适量，溶于溶剂中，与前述有关物质对照品混合液混合后，取20μl注入高效液相色谱仪，记录色谱图（图7－3），得各组分相应的保留时间（表7－7）。

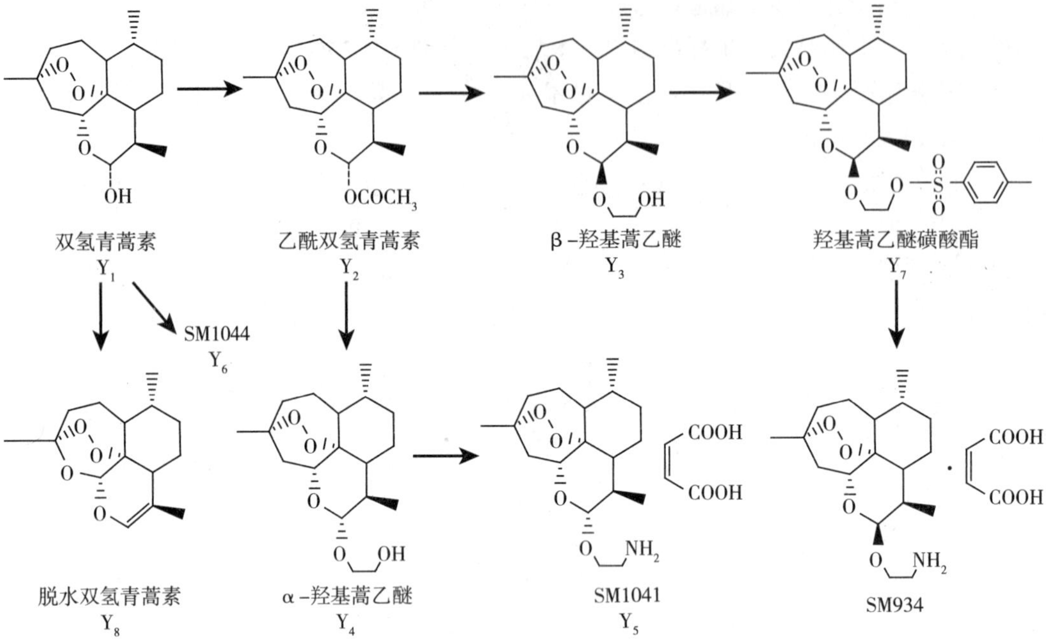

图7－1　马来酸蒿乙醚胺合成路线及可能的有关物质

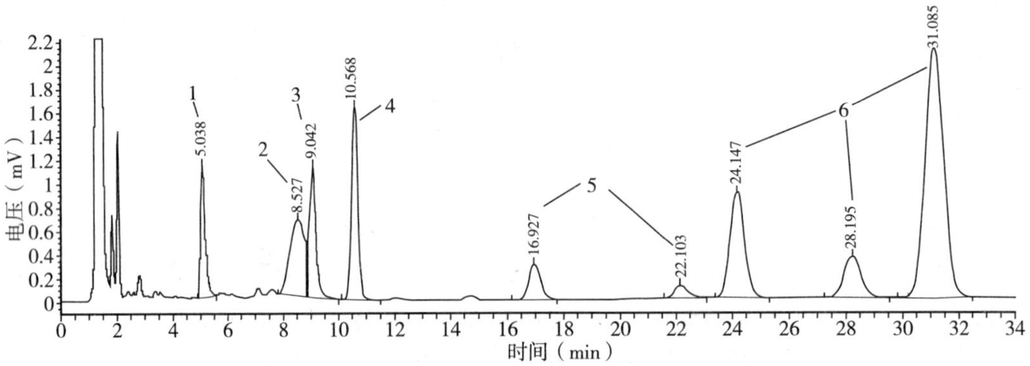

图7－2　6种有关物质对照品HPLC色谱图

1. Y_5；2. Y_1；3. Y_4；4. Y_3；5. Y_6；6. Y_2

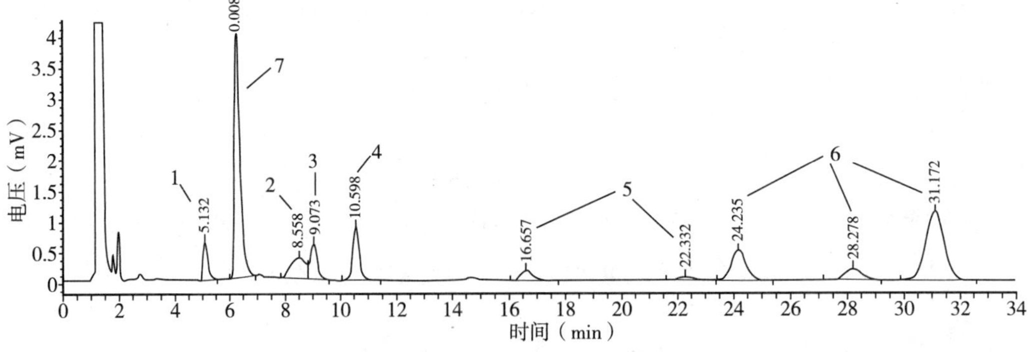

图7－3　6种有关物质对照品和SM934 HPLC色谱图

1. Y_5；2. Y_1；3. Y_4；4. Y_3；5. Y_6；6. Y_2；7. SM934

表 7－7　已知结构有关物质的保留时间

有关物质	保留时间/min	相对保留时间
SM1041（Y5）	5.13	0.73
SM934	6.91	1.00
双氢青蒿素（Y1）	8.56	1.24
α－羟基蒿乙醚（Y4）	9.07	1.31
β－羟基蒿乙醚（Y3）	10.60	1.53
SM1044（Y6）	16.66，22.33	2.41，3.23
乙酰双氢青蒿素（Y2）	24.24，28.28，31.18	3.51，4.09，4.51

从色谱图（图 7－3）中可见看到，SM934 色谱峰与 6 种有关物质色谱峰分离完全，有关物质与 SM934 之间的分离度大于 1.5，有关物质对 SM934 测定没有干扰。此色谱条件能够进行 SM934 的有关物质检查。

分解产物的分离：样品经强酸（6mol/L 盐酸溶液室温放置 10 分钟）、强碱（2mol/L 氢氧化钠溶液室温放置 10 分钟）、氧化剂（30% 过氧化氢溶液室温放置 30 分钟）、高温（100℃加热 10 分钟），强光（4500lx 照射 5 天）强制降解，各降解产物（酸、碱降解产物先行中和）依法制成供试品溶液，进样分析。结果显示：蒿乙醚胺主峰和各分解产物峰分离良好，以强酸分解产物为例，色谱图见图 7－4。说明本法专属性强，适用于马来酸蒿乙醚胺（SM934）及其有关物质的分离测定。

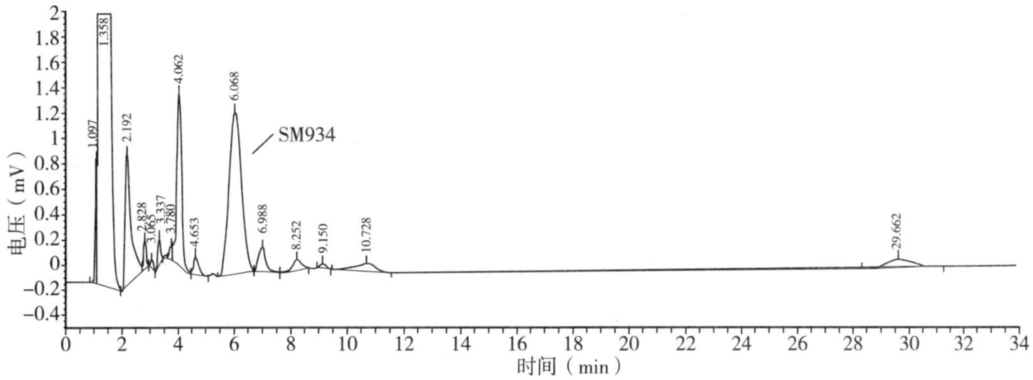

图 7－4　马来酸蒿乙醚胺（SM934）酸降解产物 HPLC 色谱图

③样品测定

溶液的制备：精密称取马来酸蒿乙醚胺供试品约 0.05g，置 10ml 量瓶中，加溶剂溶解并稀释至刻度，摇匀，作为供试品溶液；精密量取 1.0ml，置 100ml 量瓶中，加溶剂稀释至刻度，摇匀，作为对照溶液。用主成分自身对照法定量。

测定法：照高效液相色谱法测定，取供试品溶液 20μl 注入高效液相色谱仪，记录色谱图至主成分峰保留时间的 4.5 倍以上。供试品溶液的色谱图中如有杂质峰，各杂质峰面积的和不得大于对照液主峰面积的 1.5 倍（1.5%）。

结果：经检测，马来酸蒿乙醚胺对照品和三批样品中有关物质的含量分别为 0.07%（对照品）、0.22%（P01）、0.11%（P02）和 0.13%（P03），典型色谱图见图 7－5。

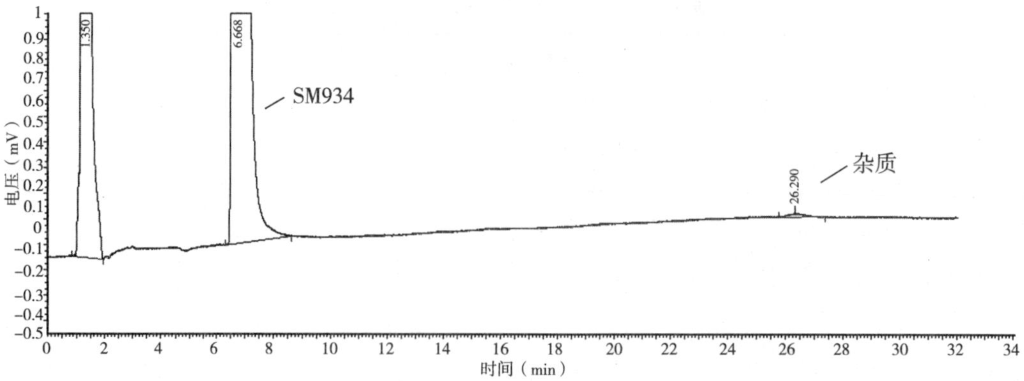

图 7－5　马来酸蒿乙醚胺（批号 P01）有关物质检查典型色谱图

④方法耐用性验证

不同色谱柱：色谱柱Ⅰ，Dikma Diamonsil C18 柱（4.6mm × 150mm，5μm）；色谱柱Ⅱ，TechMate 日本资生堂 C18 柱（4.6mm × 150mm，5μm）。

试验法：取马来酸蒿乙醚胺供试品约 0.05g，精密称定，置 10ml 量瓶中，加溶剂使溶解并稀释至刻度，摇匀；精密量取 1.25ml，置 25ml 量瓶中，用溶剂稀释至刻度，摇匀，作为供试品溶液。分别用不同色谱柱分离检测，结果见表 7－8。

表 7－8　不同色谱柱杂质检测结果

批号	色谱柱	保留时间/min	相对保留时间	相对百分含量/%
P05	Ⅰ	23.77	2.70	0.14
	Ⅱ	20.12	2.83	0.09
P06	Ⅰ	23.89	2.69	0.10
	Ⅱ	20.14	2.83	0.13
P07	Ⅰ	23.98	2.71	0.14
	Ⅱ	19.96	2.83	0.22

结论：由结果可得，两根色谱柱 Dikma Diamonsil C_{18} 柱和 TechMate 日本资生堂 C18 柱对 SM934 杂质的相对保留时间和相对百分含量无显著差异。

3）色谱系统Ⅱ（适用于有关物质 Y_7 的分离检测）　羟基蒿乙醚磺酸酯（Y_7）的疏水性较强，在色谱系统Ⅰ的条件下，在 C18 柱上强保留，出峰时间过长。因此，色谱系统Ⅰ的基础上，改变流动相的比例，提高洗脱能力，单独测定羟基蒿乙醚磺酸酯。

①色谱条件：色谱柱：C18 柱（4.6mm × 150mm，5μm）；流动相：乙腈－10mmol/L 碳酸铵溶液（70∶30，V/V），流速：1ml/min；紫外检测波长：210nm。柱温：40℃。进样量：20μl。

②方法灵敏度：本方法对 Y_7 的最低检出浓度为 0.08μg/ml。

③有关物质检查

羟基蒿乙醚磺酸酯对照溶液制备：精密称取羟基蒿乙醚磺酸酯 0.005g，置 10ml 量瓶中，加入溶剂溶解并稀释至刻度，摇匀；精密量取 1.0ml，置 100ml 量瓶中，加入溶剂稀释至刻度，摇匀，作为羟基蒿乙醚磺酸酯对照溶液。

供试品溶液的制备：同色谱系统Ⅰ。

测定法：取羟基蒿乙醚磺酸酯对照溶液 20μl 注入高效液相色谱仪，记录羟基蒿乙醚磺酸酯保留时间和峰面积。取供试品溶液 20μl 注入高效液相色谱仪，记录到羟基蒿乙醚磺酸酯保留时间。供试品溶液的色谱图中如有羟基蒿乙醚磺酸酯杂质峰，测量杂质峰面积，不得大于羟基蒿乙醚磺酸酯对照溶液色谱中主成分峰的峰面积（0.1%）。

有关物质检查结果：在色谱系统Ⅱ条件下，Y_7 对照溶液的色谱图见图 7－6。经对照品和三批样品检测，均未检出 Y_7（羟基蒿乙醚磺酸酯）（<0.0016%）。

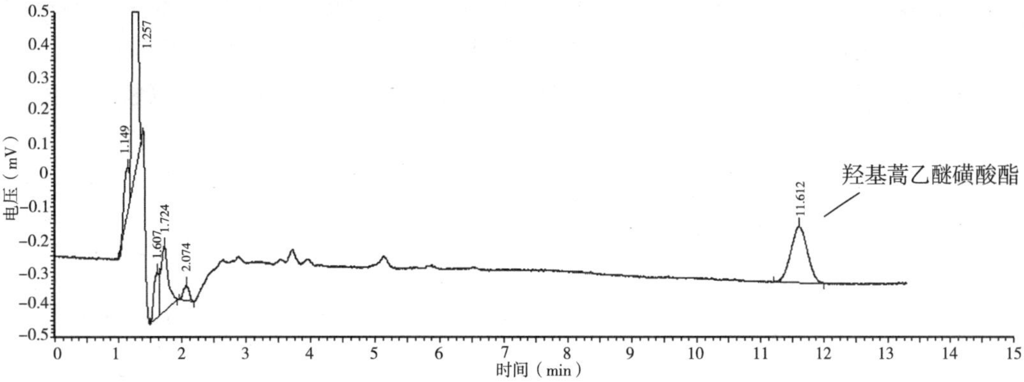

图 7－6　Y_7 羟基蒿乙醚磺酸酯对照溶液在色谱系统Ⅱ条件下的 HPLC 色谱图

④讨论：羟基蒿乙醚磺酸酯的极性和 SM934 及其他已知结构的有关物质的极性差异较大，在色谱系统Ⅰ条件下，出峰时间大于 60 分钟。尝试使用梯度洗脱的方法，但在梯度洗脱的条件下，基线漂移波动严重，影响有关物质的定位和定量。使用 C8 柱的条件下，有关物质和 SM934 的出峰时间有所提前，但是羟基蒿乙醚磺酸酯的出峰时间仍然相对较长，与 C18 柱没有显著性差异。

因此，选择在色谱系统Ⅰ条件下，通过提高有机相的比例，建立单独测定羟基蒿乙醚磺酸酯的色谱条件，以外标法检查。

经检测，羟基蒿乙醚磺酸酯的灵敏度为 0.08μg/ml，对照品及三批样品中均未检出（<0.0016%）。在质量研究过程中，经对多批样品的检测，均未检出 Y_7 羟基蒿乙醚磺酸酯（<0.0016%）。建议不将其杂质 Y_7 羟基蒿乙醚磺酸酯的检测列入质量标准。

4）色谱系统Ⅲ（适用于有关物质 Y_8 的分离检测）　脱水双氢青蒿素（Y_8）是一种极性非常小的物质，是在制备乙酰双氢青蒿素时产生的副产物。其溶解度与 SM934 相差非常大，在能溶解 SM934 的溶剂中均难溶解，在色谱系统Ⅰ、Ⅱ的条件下均无法有效分离和测定。因此，通过进一步提高乙腈比例改变色谱条件和溶剂，建立测定脱水双氢青蒿素的色谱系统Ⅲ。

①色谱条件：Shimadzu LC－10AD 型高效液相色谱仪（包括 LC－10AD 二元泵，SPD－A 紫外检测器，STO－10A 柱温箱，含有 20μl 定量环的手动进样器，日本岛津公司）；N－2000 SP1 色谱工作站（浙江大学智达信息工程有限公司）。色谱柱：Dikma Diamonsil C_{18} 柱（4.6mm×150mm，5μm）。流动相：乙腈－10mmol/L 碳酸铵溶液（82∶18，V/V）。流速：1ml/min。紫外检测波长：210nm。柱温：40℃。进样量：20μl。

②方法灵敏度：Y_8 脱水双氢青蒿素的最低检出浓度为 5μg/ml。

③有关物质检查

脱水双氢青蒿素对照品溶液制备：精密称取脱水双氢青蒿素 0.005g 置于 10ml 量瓶中，加入 0.4% 吐温乙腈溶液溶解并稀释至刻度，摇匀；精密量取 1.0ml，置 100ml 量瓶中，加入0.4%吐温乙腈溶液稀释至刻度，摇匀，作为脱水双氢青蒿素对照品溶液。

供试品溶液制备：精密称取SM934约0.05g，置10ml量瓶中，加入0.4%吐温乙腈溶液溶解并稀释至刻度，摇匀，作为供试品溶液。

测定法：取脱水双氢青蒿素对照品溶液20μl，注入高效液相色谱仪，记录脱水双氢青蒿素保留时间和峰面积。取SM934供试品溶液20μl，注入高效液相色谱仪，记录到脱水双氢青蒿素保留时间。供试品溶液的色谱图中如有脱水双氢青蒿素杂质峰，测量杂质峰面积，不得大于脱水双氢青蒿素对照品溶液中主成分峰的峰面积（0.1%）。

有关物质检查结果：经对照品和三批样品的检测，均未检出Y8脱水双氢青蒿素（<0.1%）。见图7-7。

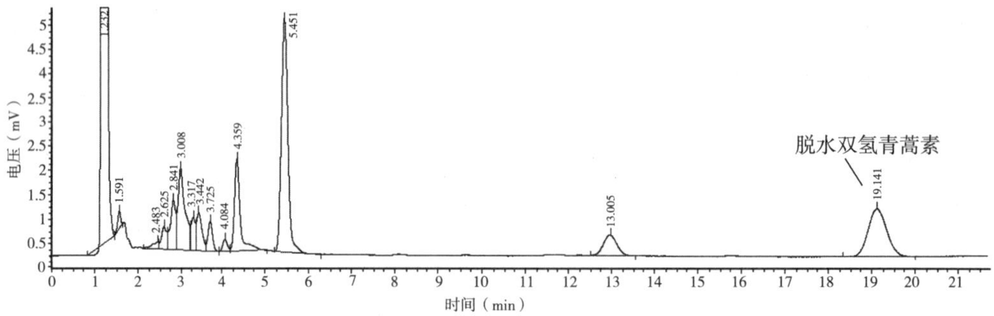

图7-7　Y_8脱水双氢青蒿素与其他杂质Y_1~Y_7在色谱系统Ⅲ条件下的色谱图

④讨论：脱水双氢青蒿素的极性与SM934相差极大，在能溶解SM934的溶剂中均难溶解。选择使用表面活性剂来增加脱水双氢青蒿素的溶解度。配制0.4%吐温乙腈溶液，使得脱水双氢青蒿素能够在其中溶解，而SM934也能在其中溶解，通过色谱检测，吐温不干扰样品的检测。

脱水双氢青蒿素的极性非常小，因此有机相的比例提高到82%（V/V），能够使它出峰且不影响其他有关物质的出峰，见图7-7。从图中可以看到，有些有关物质在此条件下没有相应的检测峰，用吐温作为助溶剂不适宜用来检测其他有关物质。

经检测，脱水双氢青蒿素的检测限为5μg/ml，对照品及三批样品中均未检出（<0.1%）。在进行质量标准研究时，检测的多批非质量研究用样品，同样未检出脱水双氢青蒿素（<0.1%）。建议不将杂质Y_8脱水双氢青蒿素列入质量标准。

5）总结　分别建立了三种色谱系统。在色谱系统Ⅰ中，能够很好地分离6种杂质和SM934，使用主成分自身对照法进行有关物质的定量；色谱系统Ⅱ用于测定β-对甲苯磺酸酯蒿乙醚的检测限为0.08μg/ml，检测多批样品均未检出（<0.0016%）；色谱系统Ⅲ用于测定脱水双氢青蒿素的检测限为5μg/ml，检测多批样品均未检出（<0.1%）。而且，β-对甲苯磺酸酯蒿乙醚和脱水双氢青蒿素为合成过程的中间体，在稳定性试验中，其含量未见显著增加。因此，建议色谱系统Ⅱ和色谱系统Ⅲ均不列入质量标准中。

6）主要有关物质结构的初步推测　经多批样品检查结果发现，在色谱系统Ⅰ条件下，样品中测得的有关物质（保留时间为26.2分钟）与已知结构的有关物质无法对应，样品中存在的是一种与已知有关物质结构不相同的杂质（图7-5）。

对未知结构的杂质进行分析，HPLC-MS/MS是一种强有力的分析仪器。因为色谱系统Ⅰ条件不适宜进行液质联用分析，因此建立一种新的色谱条件进行主要有关物质结构的初步推测。

①色谱分离条件：色谱柱：Sepax Saphire C18 柱（150mm×4.6mm，5μm）；流动相：水（含0.001mol/L 甲酸）-乙腈（含0.001mol/L 甲酸）（52:48，V/V）；流速：1ml/min，分流出0.2ml/min 进入质谱检测器分析。进样量：20μl；紫外检测波长：215nm。

②质谱检测条件：采用 ESI 离子源。在正离子检测方式下，选择 Q1 full scan 和 production scan 进行一级和二级质谱分析。质谱检测工作参数见表7-9。

表7-9　质谱检测工作条件

喷雾电压（V）	鞘气（arb）	辅气（arb）	毛细管温度（℃）	碰撞能量（V）	透镜电压（V）	源内 CID（V）
4800	35	10	300	21	147	-10

③试验结果

高效液相色谱检测结果：在上述试验条件和215nm 检测波长下，在6.8分钟处检测到一个杂质小峰，见图7-8。

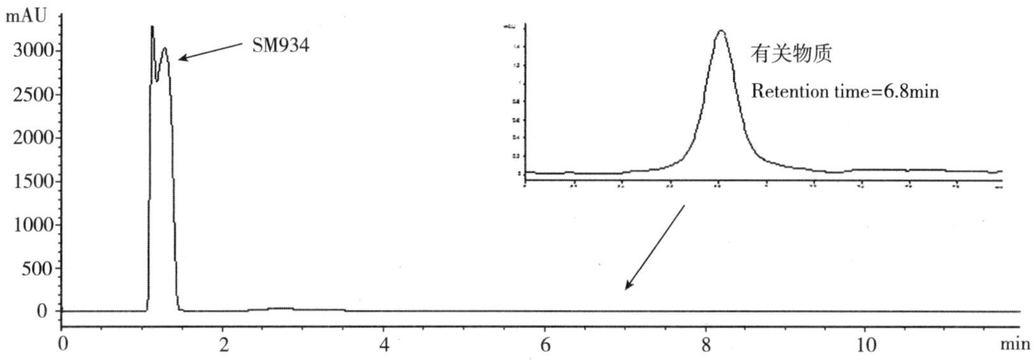

图7-8　在215nm 检测波长下的 LC-UV 检测图谱

质谱检测结果：对在 ESI（+）下 m/z 150~1500 进行 Q1 全扫描后，在质谱色谱图上，7.0分钟处出现一明显的峰，质谱分析结果表明，这个峰相应物质的 m/z 可能为221、239、256、284、356或566（图7-9和图7-10）。对在 ESI（-）下 m/z 150~1500 进行 Q1 全扫描后，未见明显峰，所以可能该物质在 ESI（-）下几无响应。

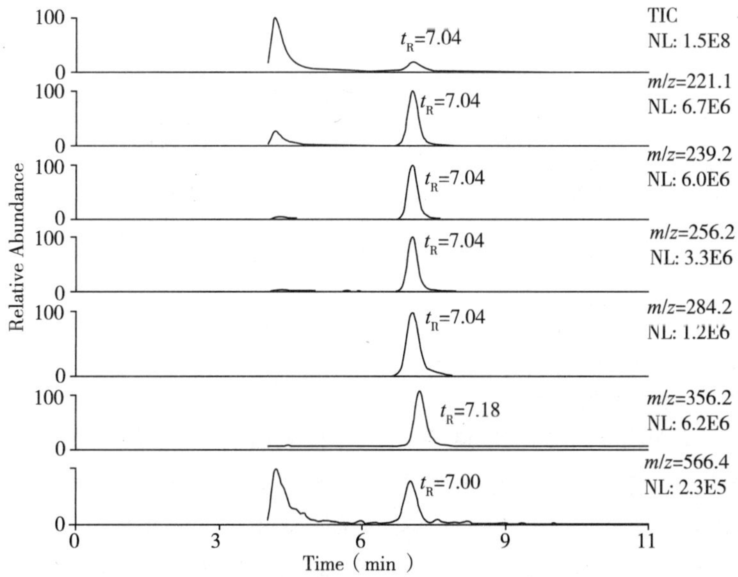

图7-9　在 m/z 150~1500 范围内的 Q1 全扫描色谱图谱

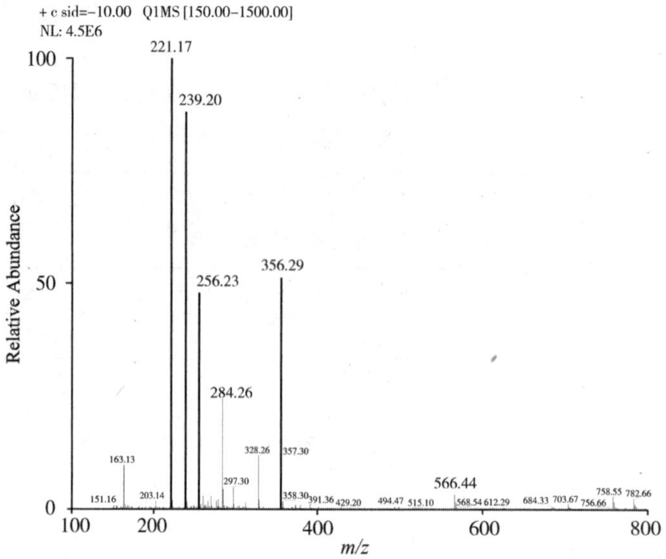

图 7-10 在 m/z 150～1500 范围内的 Q1 全扫描质谱图谱

对 m/z 221、239、256、284、356 和 566 进行不同能级的子离子扫描以获取足够多的结构信息。研究发现，这些物质有较为类似的碎片信息（表 7-10）。

表 7-10 碎片信息

Q1（m/z）	Collision energy（eV）	Product ion（m/z）
221	18	203，185，175，163，161，145，143，135，130，121，117，107，105，95，93
	22	203，163，161，145，143，135，130，121，117，107，105，95，93
	25	203，163，161，145，143，135，130，121，117，107，105，95，93
239	12	221，203，163，145，135
	18	221，203，163，161，145，135，121，107，93
	25	221，203，163，161，145，135，130，121，119，107，105，95，93
256	12	239，221，203，163，145
	18	221，203，175，163，161，145，135
	25	221，203，175，163，161，145，135，130，121，119，107，95，93
284	12	267，249，239，221，203，193，163
	15	267，249，239，221，203，193，175，163，157，145
356	12	267，249，231，221，207，163，161，145，90
	15	267，249，231，221，207，203，189，163，161，145，90
566	12	328，267
	18	328，310，267，221，189，163
	25	350，328，310，267，249，207，189，163，145，143，107

④初步结论：对批号 P04 的 SM934 在 215nm 检测波长下进行 UV 检测发现，在 6.8 分钟处有一杂质小峰，经质谱检测器分析发现该峰相应 m/z 为 221、239、256、284、356 或 566。对其进行 Product ion scan 发现，这些物质有较为类似的碎片信息，共有碎片有 163 和 145 等。将此杂质峰命名为 SM449，并根据这些离子的信息，初步推测出该有关物质的结构，见图 7-11。

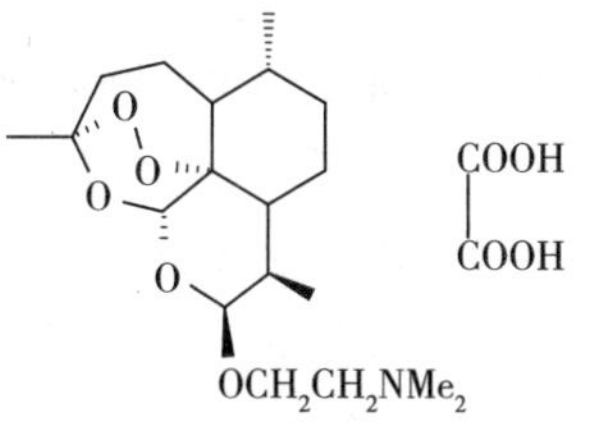

图 7-11　SM449 初步推测的结构式

7）主要有关物质 SM449 结构的确证　根据初步推测的杂质结构进一步合成出了 SM449 样品，并进行相关研究，以确定其是否与 SM934 样品中的杂质为同一物质。

①色谱分离条件：色谱柱：Sepax Saphire C_{18} 柱（150mm × 4.6mm，5μm），流动相：0.01mol/L 醋酸铵溶液 - 乙腈（52∶48，*v/v*），流速：1ml/min，分流出 0.2ml/min 进入质谱检测器分析。进样量：20μl；UV 波长：215nm。

②质谱检测条件：采用 ESI 离子源。在正离子检测方式下，选择 Q1 full scan 和 Product ion scan 进行一级和二级质谱分析。质谱检测工作参数见表 7-11。

③试验结果：在上述试验条件和 215nm 检测波长下，SM449 溶液（10μg/ml）和 SM934 样品溶液（5mg/ml）中的有关物质峰的出峰时间基本一致（6.9 分钟）。经对 ESI（+）下 *m/z* 150 ~ 800 进行 Q1 全扫描后发现，在质谱色谱图上 SM449 和 SM934 中有关物质的保留时间均在 7.0 分钟附近，且峰较明显。质谱分析结果表明，SM449 样品和 SM934 中的相关物质均有 *m/z* 为 356 的主峰和 *m/z* 为 221 的峰，此外还有其他碎片峰（图 7-12）。

表 7-11　质谱检测工作条件

喷雾电压/V	鞘气/arb	辅气/arb	毛细管温度/℃	碰撞能量/V	透镜电压/V	源内 CID/V
4800	35	10	300	21	147	-10

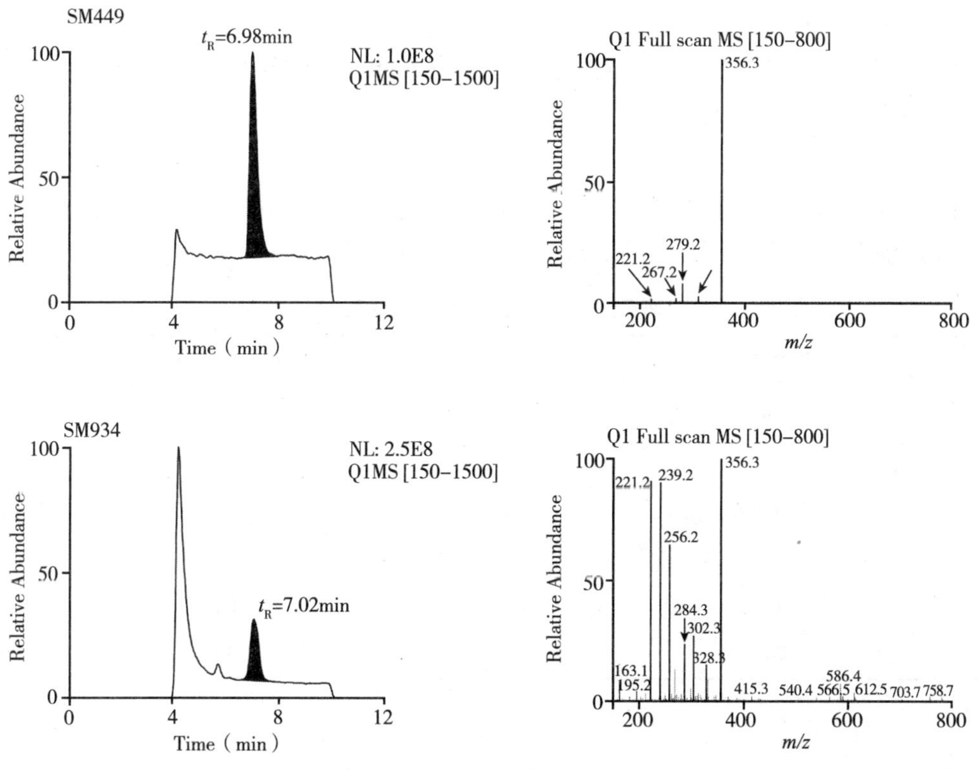

图 7-12　在 *m/z* 150-800 范围内的 Q1 全扫描色谱（左）、质谱（右）图谱

对 SM934 和 SM449 中 m/z 为 356 的峰进行 Product ion scan 以获取其碎片信息。研究发现，两者子离子碎片相似，均有 m/z 为 267、249、231、221、207、189、163、145、90、72 等的碎片峰。且 267、163、90 均为主要碎片离子。

④结论：对提供的 SM449 在 215nm 检测波长下进行 UV 检测发现，其和 SM934 中有关物质有相同的保留时间。在完全相同的检测条件下，经质谱检测发现 SM449 中该峰相应 m/z 为 356，而 SM934 中除了 356 外，221、239、256 的强度也较高。对两者的 m/z 356 峰进行 Product ion scan 发现，这两个峰相应的物质有完全一致的碎片。因此，根据结构推测进一步合成出的 SM449 是 SM934 的有关物质，其结构式见图 7－13。

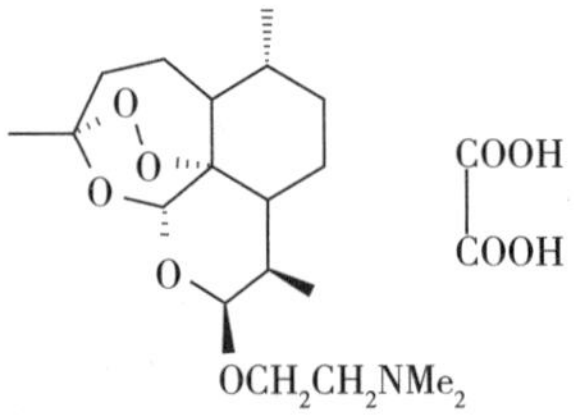

图 7－13　SM449 的结构式

（3）残留溶剂测定法　照《中国药典》通则 0521 气相色谱法测定。

SM934 在合成中使用到的有机溶剂有：甲醇、乙醇、二氯甲烷、乙酸乙酯、石油醚和 N，N－二甲基甲酰胺。建立气相色谱法测定 SM934 有机溶剂残留的方法，并确定限量。

1）色谱条件　色谱柱：Dikma DM－5（5% 二苯基－95% 二甲基聚硅氧烷）（30m × 250μm，0.25μm）。柱温：起始为 31℃，维持 3 分钟，再以 50℃/min 升至 250℃，并停留 2 分钟。进样口温度：220℃；检测器温度：240℃。载气：高纯氮，流速：2.5ml/min；分流比为 40∶1；尾吹：20ml/min。检测器：FID（空气流速 400ml/min，氢气流速 40ml/min）。进样量：1.0μl。

2）方法建立与验证

①对照品储备液制备：取 25ml 量瓶，加入二甲亚砜适量，依次精密称取甲醇 0.1360g、乙醇 0.1343g、乙酸乙酯 0.1355g、石油醚 0.1513g、二氯甲烷 0.1302g、二甲基甲酰胺 0.1393g，置于量瓶中，加入二甲亚砜溶解并稀释至刻度，摇匀；精密吸取 5.0ml，置 50ml 量瓶中，加二甲亚砜稀释至刻度，摇匀，作为对照品储备液。

②系统适用性试验：精密吸取对照品储备液 0.5ml，置 10ml 量瓶中，用二甲亚砜稀释至刻度，摇匀，进样 1.0μl，记录色谱图，得到各待测溶剂峰的理论板数，均不低于 5000，各待测溶剂峰之间的分离度均大于 1.5。

③方法专属性：根据本法测定待测有机溶剂，得到相应的保留时间，见表 7－12。各组分之间的分离度大于 1.5，且峰形较好，见图 7－14 和图 7－15。

表 7－12　待测有机溶剂保留时间

待测溶剂	保留时间/min
甲醇	1.209
乙醇	1.326
二氯甲烷	1.537
石油醚	1.886
乙酸乙酯	2.095
二甲基甲酰胺	4.309

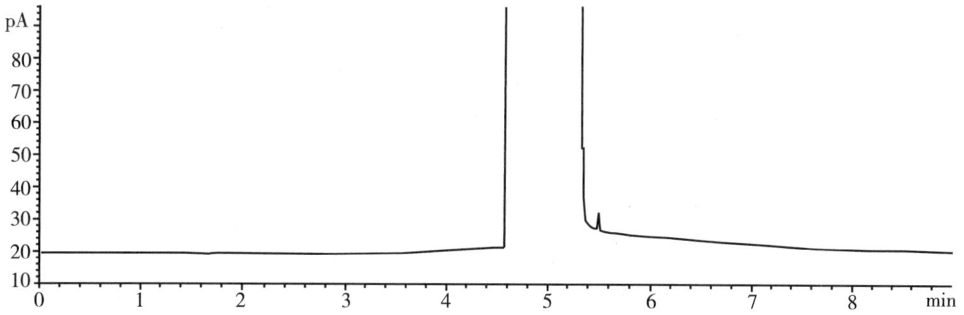

图7－14　空白二甲亚砜气相色谱图

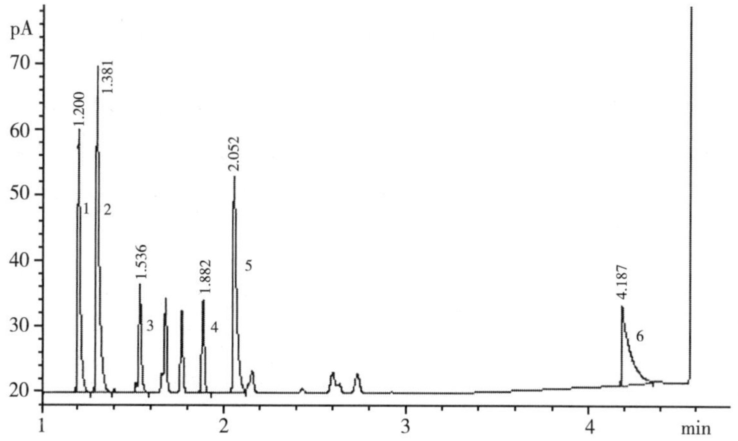

图7－15　待测有机溶剂气相色谱图

1. 甲醇；2. 乙醇；3. 二氯甲烷；4. 石油醚；5. 乙酸乙酯；6. 二甲基甲酰胺

④灵敏度：取对照品储备液，经逐步稀释测定，得到本法对各待测溶剂的检测限（S/N＝3），见表7－13。

⑤标准曲线：精密吸取对照品储备液0.25、0.5、1.0、2.0和4.0ml，分置10ml量瓶中，用二甲亚砜稀释至刻度，混匀，进样1.0μl。记录色谱图，测量各待测溶剂峰面积，以待测溶剂峰面积（y）对浓度（x，μg/ml）回归，得到各待测溶剂的线性回归方程（表7－13）。

表7－13　待测溶剂的回归方程、线性范围与检测限

溶剂	回归方程/$n=5$	线性范围/μg·ml^{-1}	检测限/μg·ml^{-1}
甲醇	$y=0.1647x+0.2574$（$r>0.9999$）	13.6～217.6	0.91
乙醇	$y=0.2417x+0.2980$（$r>0.9999$）	13.4～214.9	0.90
二氯甲烷	$y=0.0619x+0.1397$（$r>0.9999$）	13.0～208.3	2.60
石油醚	$y=0.0626x+0.3374$（$r=0.9987$）	15.1～242.1	3.03
乙酸乙酯	$y=0.1974x+0.0615$（$r>0.9999$）	13.6～216.8	0.90
二甲基甲酰胺	$y=0.1516x+0.4943$（$r=0.9999$）	13.9～222.9	2.79

⑥精密度试验：分别精密吸取对照品储备液0.5、1.0、2.0ml，分别置10ml量瓶中，用二甲亚砜稀释至刻度，混匀，作为低、中、高三个浓度的对照品溶液。三个浓度分别连续5次进样1.0μl，记录色谱图，测量各待测溶剂峰面积，计算得甲醇、乙醇、二氯甲烷、石油醚、乙酸乙酯、二甲基甲酰胺峰面积的*RSD*，如表7－14所示。

表 7－14　精密度 *RSD* 测定结果（*n*＝5）

待测溶剂	精密度 *RSD*/%		
	低浓度	中浓度	高浓度
甲醇	3.0	1.1	2.2
乙醇	2.7	2.1	2.1
二氯甲烷	4.0	3.6	1.7
石油醚	4.9	8.8	4.4
乙酸乙酯	4.5	2.4	2.0
二甲基甲酰胺	3.8	3.0	2.7

⑦加样回收率：精密称取定 SM934 样品（批号为：P01080917）约 30mg 共 9 份，分置 10ml 量瓶中，精密加入对照品储备液 0.5、1.0 和 2.0ml 各 3 份，分别用二甲亚砜稀释至刻度，混匀，进样 1.0μl，记录色谱图，测量各待测溶剂峰面积，计算回收率，结果见表7－15 所示。

表 7－15　方法回收率测定结果（%，*n*＝3）

待测溶剂	方法回收率/%		
	低浓度	中浓度	高浓度
甲醇	101.3	99.2	99.8
乙醇	100.5	99.6	99.9
二氯甲烷	101.3	100.0	100.1
石油醚	94.5	98.5	98.6
乙酸乙酯	105.6	97.9	100.0
二甲基甲酰胺	100.8	96.9	100.0

3）样品测定　精密称定 SM934 对照品及 3 批样品各约 30mg，置 10ml 量瓶中，加二甲亚砜使溶解并稀释至刻度，混匀，进样 1.0μl。记录色谱图，测量峰面积，计算样品中各有机溶剂残留量。测得二氯甲烷、二甲基甲酰胺均低于检测限。各有机溶剂残留量测定结果见表 7－16，典型色谱图见图 7－16。

表 7－16　有机溶剂残留量测定结果（%）

批号	甲醇	乙醇	二氯甲烷	石油醚	乙酸乙酯	二甲基甲酰胺
对照品	—	0.0548	—	0.0191	0.0054	—
P01	0.0046	0.0782	—	0.0421	0.0076	—
P02	—	0.0564	—	0.0497	0.0069	—
P03	—	0.0762	—	0.0649	0.0105	—

“—”表示残留量低于检测限。

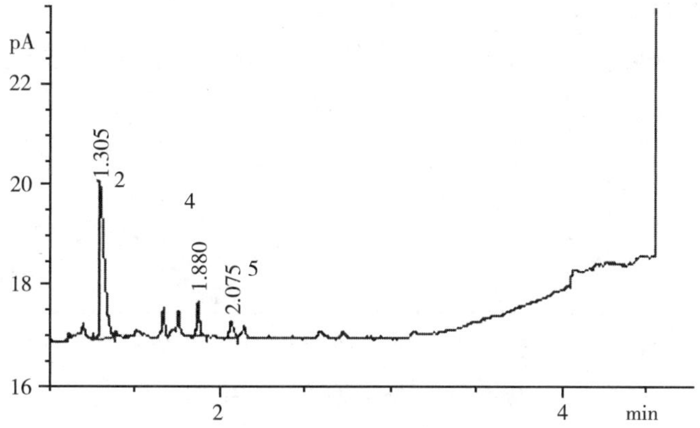

图 7－16　样品有机溶剂测定典型气相色谱图

2. 乙醇；4. 石油醚；5. 乙酸乙酯

4）结论　根据对照品和三批样品的测定结果，二氯甲烷和二甲基甲酰胺均低于检测限（0.0087% 和 0.0093%），甲醇、乙醇、石油醚和乙酸乙酯的检出量均远低于《中国药典》通则的限量规定，建议不列入质量标准。

5）讨论　石油醚一共出三个峰，考虑到为了更好地定量，根据峰型，选择保留时间为 1.887 分钟的第三个峰作为定量峰。

4. 含量测定　以非水滴定法为例作以介绍。照《中国药典》通则 0702 非水溶液滴定法中第一法测定。

（1）原理　马来酸蒿乙醚胺（SM934）结构中有一个脂肪族伯氨基，具有弱碱性，能够在冰醋酸溶剂中，用高氯酸进行非水滴定，用电位法指示终点。

（2）测定方法　取 SM934 约 0.3g，精密称定，加无水冰醋酸 20ml，振摇使溶解，照电位滴定法（《中国药典》通则 0701），用高氯酸滴定液（0.1mol/L）滴定，并将滴定的结果用空白试验校正，即得。每 1ml 高氯酸滴定液（0.1mol/L）相当于 44.35mg 的 $C_{17}H_{29}NO_5 \cdot C_4H_4O_4$。

①样品滴定曲线：以电位 E（－mV）对滴定体积 V（ml）作滴定曲线图及其一阶和二阶导数（单位体积的电位差）图，见图 7－17～图 7－19。

从图 7－17～图 7－19 中可以看出，SM934 在冰醋酸溶剂中，用高氯酸滴定液进行滴定时，存在明显的突跃，用电位法可以计算滴定终点。用指示剂同时指示终点显示，结晶紫指示剂的颜色从紫色变为黄绿色。

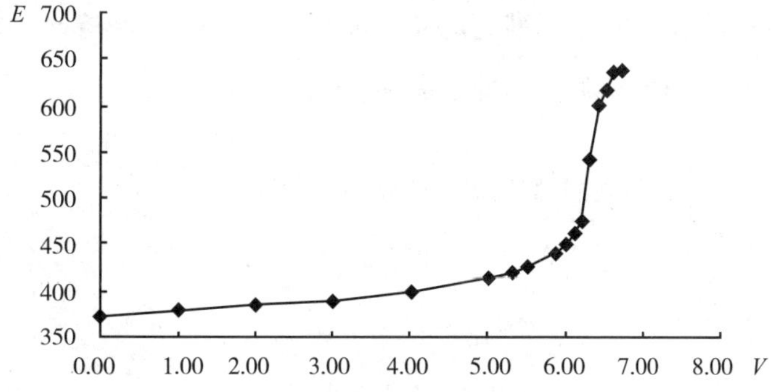

图 7－17　滴定曲线 E—V 图

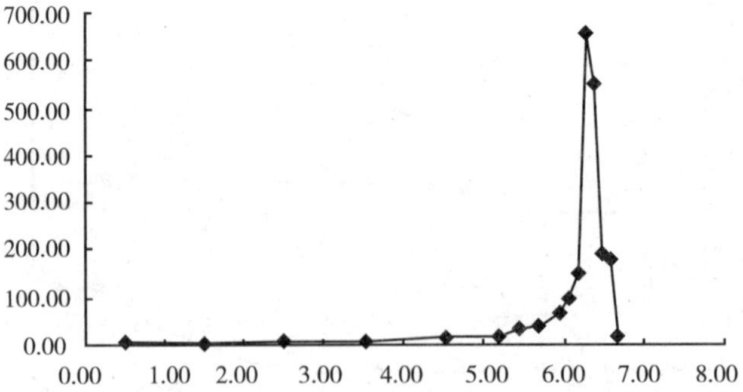

图 7-18 滴定曲线一阶导数图

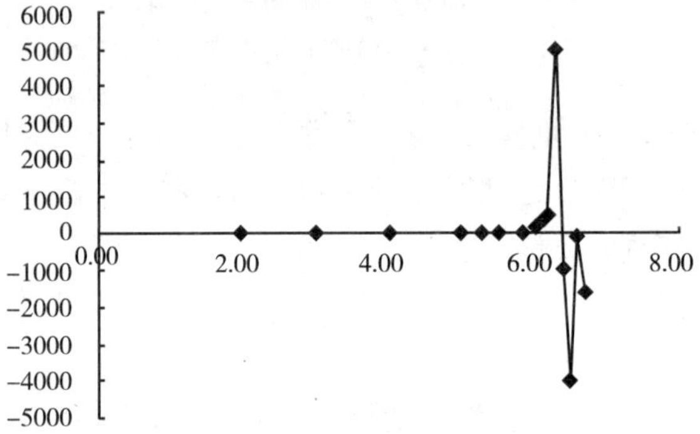

图 7-19 滴定曲线二阶导数图

②方法验证：在 80% ~120% 范围内，方法准确度、精密度（重复性与中间精密度）、耐用性（溶液稳定性）等均符合含量水平在 100% 的要求（回收率在 98% ~101%，重复性 *RSD*≤1%，中间精密度 *RSD*≤2%）。

③样品测定：经对三批样品测定，结果见表 7-17 所示。

表 7-17 非水滴定法测定 SM934 含量结果

批号	测得含量（%）	*RSD*（%，*n*=5）
P01	99.35	0.09
P02	99.31	0.10
P03	99.53	0.11

④结论：非水滴定法能够测定 SM934，结果准确可靠。

（二）马来酸蒿乙醚胺质量标准与起草说明

1. 马来酸蒿乙醚胺原料药质量标准（草案）

马来酸蒿乙醚胺 Malaisuanha yimi'an

Aminoarteether Maleate

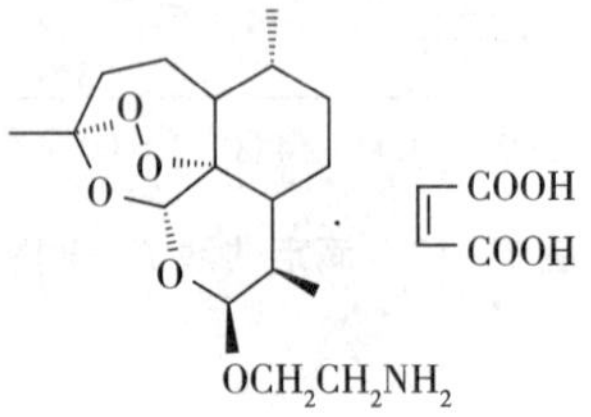

$C_{17}H_{29}NO_5 \cdot C_4H_4O_4$ 443.49

本品为（3*R*，5a*S*，6*R*，8a*S*，9*R*，10*S*，12*R*，12a*R*）－十氢－10－氨基乙氧基－3，6，9，－三甲基－3，12－桥氧－12*H*－吡喃并［4，3－j］－1，2－苯并二噻平的马来酸盐。按干燥品计算，含 $C_{17}H_{29}NO_5 \cdot C_4H_4O_4$ 不得少于98.0%。

【性状】本品为白色粉末，无臭。

本品在甲醇、二甲亚砜、冰醋酸中易溶解，在水和乙醇中溶解，在二氯甲烷和氢氧化钠试液中微溶解，在稀盐酸中极微溶解，在乙酸乙酯中不溶。

熔点本品的熔点（通则0612）为138～143℃。

比旋度取本品，精密称定，加无水乙醇溶解并定量稀释制成每1ml中含10mg的溶液，依法测定（通则0621），比旋度为＋102°至＋108°。

【鉴别】（1）取本品约5mg，置试管中，加无水乙醇2ml使溶解，加碘化钾试液0.4ml、稀硫酸2.5ml与淀粉指示液4滴，立即显紫色。

（2）取本品约5mg，置试管中，加水0.5ml使溶解，加亚硝基铁氰化钠试液2滴、丙酮2滴与碳酸氢钠0.2g，在60℃水浴加热1分钟，即显红紫色。

（3）取本品约5mg，置试管中，加无水乙醇1ml使溶解，加高锰酸钾试液2滴，紫色立即消失，加热即生成红棕色沉淀。

（4）本品的红外光吸收光谱应与对照品的图谱一致。

【检查】硫酸盐　取本品0.50g，依法检查（通则0802），与标准硫酸钾溶液2.5ml制成的对照液比较，不得更浓（0.05%）。

有关物质　照高效液相色谱法（通则0512）测定。

溶剂　乙腈－水（1∶1）溶液。

供试品溶液　取本品约50mg，置10ml量瓶中，加溶剂溶解并稀释至刻度，摇匀。

供试溶液　精密量取供试品溶液1ml，置100ml量瓶中，加溶剂稀释至刻度，摇匀。

系统适用性溶液　取马来酸蒿乙醚胺对照品约10mg，加1mol/L盐酸溶液1.0ml，室温放置10分钟，加入1mol/L氢氧化钠溶液1.0ml，摇匀。

色谱条件　用十八烷基硅烷键合硅胶为填充剂，以乙腈－0.01mol/L碳酸铵溶液（48∶52）为流动相；检测波长为210nm；进样体积20μl。

系统适用性要求　系统适用性溶液色谱图中，理论板数按马来酸蒿乙醚胺峰计算应不低于2500，马来酸蒿乙醚胺峰与相邻杂质峰的分离度应符合要求。

测定法　精密量取供试品溶液与对照溶液各20μl，分别注入液相色谱仪，记录色谱图至主成分峰保留时间的4.5倍。

限度　供试品溶液的色谱图中如有杂质峰，单个杂质峰面积不得大于对照溶液主峰面积的0.5倍（0.5%），各杂质峰面积的和不得大于对照溶液主峰面积的1.5倍（1.5%）

干燥失重　取本品，减压干燥至恒重，减失重量不得过0.50%（通则0831）。

炽灼残渣　取本品1.0g，依法检查（通则0841），遗留残渣不得过0.45%。

砷盐　取本品0.50g，加氢氧化钙1g，混合，加水少量，搅拌均匀，加热干燥后，先用小火烧灼使炭化，再在550℃炽灼使完全灰化，放冷，加水23ml与盐酸5ml，依法检查（通则0822第一法），与标准砷溶液2.0ml所得砷斑比较，不得更深（0.0004%）。

【含量测定】 照高效液相色谱法（通则0512）测定。

溶剂 乙腈-水（1∶1）溶液。

供试品溶液 取本品适量，精密称定，加流动相溶解并定量稀释制成每1ml中约含0.25mg的溶液，摇匀。

对照品溶液 取马来酸蒿乙醚胺对照品适量，精密称定，加溶剂溶解并定量稀释制成每1ml中约含0.25mg的溶液，摇匀。

系统适用性溶液、色谱条件和系统适用性要求 见有关物质项下，进样体积20μl。

测定法 精密量取供试品溶液与对照品溶液，分别注入液相色谱仪，记录色谱图，按外标法以峰面积计算。

【类别】 免疫调节药

【贮藏】 密封，在阴凉干燥处保存。

【制剂】 马来酸蒿乙醚胺片

【有效期】 暂定一年半

2. 马来酸蒿乙醚胺质量标准（草案）起草说明

（1）命名 本品命名为马来酸蒿乙醚胺，英文名为aminoarteether maleate，化学名为（3*R*，5a*S*，6*R*，8a*S*，9*R*，10*S*，12*R*，12a*R*）-十氢-10-氨基乙氧基-3，6，9，-三甲基-3，12-桥氧-12*H*-吡喃并［4，3-j］-1，2-苯并二噻平的马来酸盐。

（2）含量限度 根据样品含量测定的结果和稳定性试验的结果，样品经加速试验和长期试验后，其含量在98.5%~99.0%之间，故将含量限度定为不少于98.0%。

（3）性状

1）外观 根据实际样品观察结果，本品外观呈白色粉末，无臭。经稳定性研究发现，本品经高温试验后会变成红色或咖啡色，同时含量下降、有关物质增加，不符合质量标准的要求。故本品的外观规定为白色粉末，无臭。

2）溶解度 照《中国药典》2020年版二部凡例十五（2）的要求，对本品在几种不同极性的溶剂中的溶解度进行考察，根据试验结果，确定本品的溶解度。

3）物理常数

①熔点：本品用毛细管法（《中国药典》2020年版通则0612）测定熔点，对照品的熔点为138~141℃，三批样品的熔点分别为139~142℃、138~141℃和138~140℃，规定本品的熔点。

②比旋度：依法测定（《中国药典》2020年版通则0621），对照品的比旋度为+102°，三批样品的比旋度分别为+105°、+103°和+108°。故规定样品的比旋度为+102°至+108°。

③吸收系数 本品不含有共轭紫外吸收基团，没有紫外特征吸收波长，建议紫外吸收系数不列入质量标准。

（4）鉴别

1）氧化显色反应 由于本品含有过氧基团，具有氧化性，可与碘化钾（KI）发生氧化还原反应，氧化生成的碘（I_2）与淀粉显蓝色。经试验，对照品及三批样品均显阳性反应，可用于鉴别。

2）脂肪族伯氨基反应　由于本品含有脂肪族伯氨基，可与亚硝基铁氰化钠反应显色。经试验，对照品及三批样品均显阳性反应，可用于鉴别。

3）马来酸鉴别反应　由于本品是马来酸盐，马来酸的还原性可使高锰酸钾还原褪色，并产生二氧化锰沉淀。经试验，对照品及三批样品均显阳性反应，可用于鉴别。

4）红外光谱鉴别　由于本品分子结构中含过氧键、氨基等，应有典型的红外吸收光谱图，故可以通过其与对照品的红外光谱图的一致性比较鉴别。

（5）检查

1）一般杂质

①氯化物和铁盐　依法检查，氯化物含量均小于0.004%（《中国药典》2020年版通则0801）；铁盐含量均小于0.0002%（《中国药典》2020年版通则0807）。均低于各自的检测限。由于此两种杂质均无毒性，且含量较低，建议不列入质量标准。

②硫酸盐　依法检查（《中国药典》通则0802），多批样品硫酸盐的含量均小于0.04%。故，将硫酸盐的限度定为小于0.05%。

③水分　照水分测定法（《中国药典》2020年版通则0832第一法1）测定，对照品及三批样品水分含量分别为0.077%、0.105%、0.095%和0.080%，且样品不具有引湿性，建议不列入质量标准。

④干燥失重　照干燥失重测定法（《中国药典》2020年版通则0931），减压干燥至恒重，三批样品的减失重量分别为0.313%、0.273%和0.270%，建议干燥失重的减失重量限度定为0.50%。

⑤炽灼残渣　依法检查（《中国药典》2020年版通则0841），因为残渣用于重金属检查，所以炽灼温度为600℃，根据试验结果，三批研究样品的炽灼残渣分别为0.09%、0.08%和0.14%；三批稳定性试验样品的炽灼残渣分别为0.26%、0.32%和0.08%。故此，建议炽灼残渣定为不得超过0.45%。

⑥重金属　本品为多元有机酸盐，易与重金属生成配位结构，故采用重金属检查法（《中国药典》2020年版通则0821）第二法，用炽灼残渣项下遗留的残渣进行检查。经试验，三批样品的重金属均未超过0.0005%，低于检测限，建议不列入质量标准。

⑦砷盐　本品为多元有机酸盐，易与砷盐生成配位结构，故采用有机破坏法处理样品，与氢氧化钙在550℃炽灼灰化后，依法检查（《中国药典》2020版通则0822第一法），三批样品的砷盐含量均小于0.0002%。建议砷盐的限度定为0.0004%。

2）有关物质

①根据质量研究资料，本品采用反相高效液相色谱法成功分离了主成分与其有关物质。用本法对马来酸蒿乙醚胺的合成中体、副产物等有关物质进行分离，发现马来酸蒿乙醚胺主峰与其各杂质峰分离完全；另外，样品经过强酸、强碱等强制降解后测定发现，马来酸蒿乙醚胺主峰与各降解产物峰亦分离完全。所以，可用于“有关物质”的检查。

②在方法学研究过程中，建立了三套色谱系统。在色谱系统Ⅰ中，能够很好地分离6种杂质（包括中间体和副产物），使用主成分自身对照法进行有关物质的定量。考虑到使杂质能够完全出峰，将运行时间定为主成分峰保留时间的4.5倍，从而对有关物质进行定量；

色谱系统Ⅱ用来测定β－对甲苯磺酸酯蒿乙醚，β－对甲苯磺酸酯蒿乙醚的检测限为0.08μg/ml，经对多批样品检测，均未检出。色谱系统Ⅲ用来测定脱水双氢青蒿素，脱水双氢青蒿素的检测限为5μg/ml，经对多批样品检测，亦均未检出。因此，建议色谱系统Ⅱ和色谱系统Ⅲ均不列入质量标准。

③经过对三批样品检查，0天样品的总有关物质约为0.3%。经加速试验6个月后，有关物质含量略有增加，至约0.8%；长期试验12个月后，有关物质约增加至0.5%。考虑药品的稳定性和安全性，建议将有关物质总量的限度定为1.5%。

3）有机溶剂残留量　照《中国药典》2020年版通则0861的要求，照气相色谱法（《中国药典》2020年版通则0521），采用自建并经验证的方法进行测定。经验证，方法准确、可靠；经对三批样品检测，本品合成过程使用的溶剂中，二氯甲烷和二甲基甲酰胺均低于检测限（0.0087%和0.0093%），甲醇、乙醇、石油醚和乙酸乙酯的检出量均远低于《中国药典》的限量规定，故建议有机溶剂的残留量不列入质量标准。

（6）含量测定　根据质量研究资料，分别采用非水溶液滴定法和高效液相色谱法。经过方法验证，两方法均可用于马来酸蒿乙醚胺的含量测定。建议选择高效液相色谱法作为马来酸蒿乙醚胺的含量测定方法。

扫码“练一练”

重点小结

药品质量标准是用于药品质量控制的技术规定，是对药品生产流通进行管理的法定依据。药品质量标准的制订以安全有效性、先进性、针对性和规范性为原则，不断促进药品质量的提高。

药品质量研究的主要内容有：命名、性状表征、鉴别试验、检查项目、含量测定、贮藏。原料药与制剂的质量研究的侧重点略有不同，原料药在确证化学结构或组成的基础上进行，更注重于自身的理化性质、杂质控制及稳定性；而制剂在原料药研究的基础上进行，结合制剂处方工艺，更注重于安全性、有效性、均一性和稳定性。

药品的稳定性试验可以确定药品的处方工艺、贮藏条件及有效期等。药品稳定性试验的内容有：影响因素试验、加速试验和长期试验。其中，影响因素试验包括：高温试验、高湿度试验和强光照射试验；加速试验采用市售包装，在较实际贮藏条件更为严苛的条件下试验；长期试验采用市售包装，在接近实际贮藏条件下试验。各项试验，在不同时间点分别取样，检测稳定性重点考察项目。

为证明药品质量标准分析方法符合检测要求，需进行分析方法的验证，其内容有：准确度、精密度（包括：重复性、中间精密度和重现性）、专属性、检测限、定量限、线性、范围和耐用性。分析方法的验证试验采用标准物质进行，并根据不同的分析方法拟定不同的验证内容与数据要求，如杂质的定量测定需要验证除检测限以外的所有项目，而杂质的限度试验则只需验证方法的专属性、检测限及耐用性。

（郁颖佳）

第二篇

药物分析各论

本篇为药物分析的基本知识部分，是药物分析的重要内容，是药学各专业方向必修的药物分析学专业知识部分。本篇将介绍临床常用的七大类药物的分析，以《中国药典》(2020 年版) 收载的质量标准为基础，以结构 - 性质 - 分析方法为主线，阐述典型药物的结构特点、特征性质及其在质量分析中的潜在应用，并简述相关药物及剂型的质量分析法。

通过本篇的学习，培养学生掌握临床常用典型药物的鉴别与含量测定的基本原理与方法要点，以及特殊杂质的来源与检查法；熟悉和了解各类药物及其剂型的相关分析方法。为从事药品质量研究与标准制定及药品质量检验工作奠定药物分析学专业知识与技能。

本篇适用于本科药学、药物分析、药物制剂等专业学生的学习或药学其他相关专业方向学生节选学习。

第八章　芳酸及其酯类药物分析

学习目标

1. **掌握**　阿司匹林化学结构－性质－分析方法之间的关系；阿司匹林的鉴别与酸碱滴定法测定含量的原理与方法要点。

2. **熟悉**　阿司匹林的杂质及其检查方法；本类药物其他典型药物的结构特征与鉴别和含量测定方法。

3. **了解**　本类药物的其他分析方法。

芳酸及其酯类（aromatic acids and their esters）药物系指分子结构中具有芳香环取代的一类羧酸及其衍生物。本章重点讨论苯甲酸、水杨酸、苯丙酸及其酯类药物的分析，以阿司匹林为代表，阐述本类药物的结构特征、化学性质与分析方法的关系，探讨典型药物的鉴别与含量测定法的基本原理与基本方法、特殊杂质的来源与检查法。

扫码“学一学”

第一节　分类与典型药物

芳酸为芳基取代的羧酸，本章主要探讨以苯环取代的芳酸及其酯类药物。以苯环取代的芳酸及其酯类化合物的结构中既有苯环、又有羧基，根据苯环的取代位置不同，芳酸类化合物可分为苯甲酸类、苯乙酸类、苯丙酸类等。其中，羧基的邻位有酚羟基取代的苯甲酸称为水杨酸。本节将分类介绍苯甲酸类、水杨酸类、苯丙酸类的典型药物。

一、苯甲酸类药物

苯甲酸类药物为苯甲酸及其衍生物，分子结构中羧基与苯环直接相连，游离羧基呈较强的酸性、可成盐或成酯。ChP 收载的苯甲酸类典型药物有苯甲酸及其钠盐、丙磺舒、甲芬那酸等。其中，苯甲酸为消毒防腐药，丙磺舒用于慢性痛风的治疗，甲芬那酸为非甾体类抗炎药，结构如下。

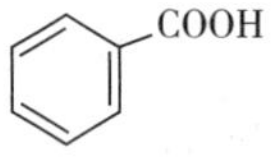

苯甲酸（benzoic acid）

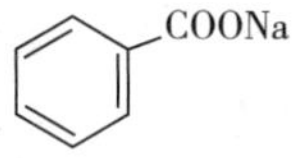

苯甲酸钠（sodium benzoate）

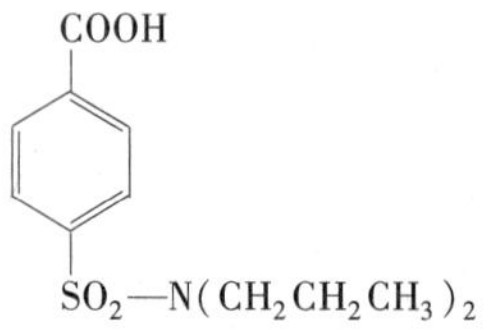

丙磺舒（probenecid）

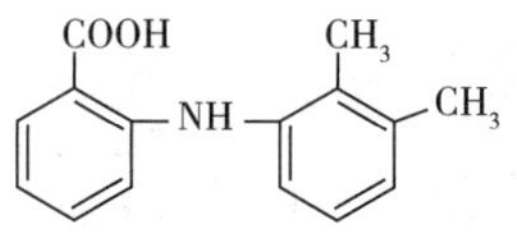

甲芬那酸（mefenamic acid）

二、水杨酸类药物

植物来源的水杨酸是人类最早使用的解热镇痛药之一，水杨酸类药物为水杨酸及其衍生物。水杨酸为邻羟基苯甲酸，由于分子结构中邻位羟基与羰基形成分子内氢键，其游离羧基的酸性增强。由于水杨酸的酸性较强，对胃肠道的刺激大，现仅供外用，为常用的消毒防腐药。阿司匹林为水杨酸乙酰化物，阿司匹林的问世开启了化学合成非甾体抗炎药的临床应用。但阿司匹林在大剂量口服或长期使用时仍对胃黏膜有刺激，因此将阿司匹林制成酯的衍生物，在临床上应用的主要为贝诺酯等。贝诺酯是由对乙酰氨基酚与阿司匹林形成的酯，由于阿司匹林中的羧基成酯，故对胃壁的刺激作用较小。ChP 收载的本类药物有水杨酸、阿司匹林、对氨基水杨酸钠、二氟尼柳、双水杨酯、贝诺酯等。典型药物结构如下所示。

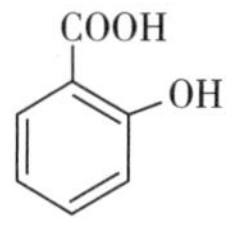

水杨酸（salicylic acid）

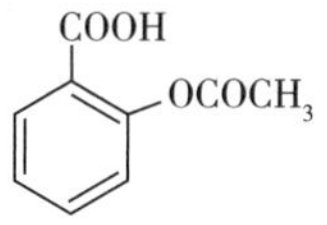

阿司匹林（aspirin）

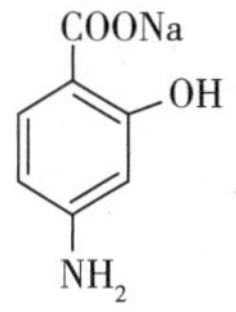

对氨基水杨酸钠（sodium aminosalicylate）

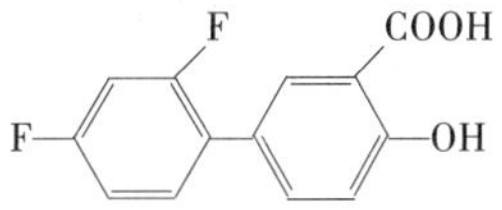

二氟尼柳（diflunisal）

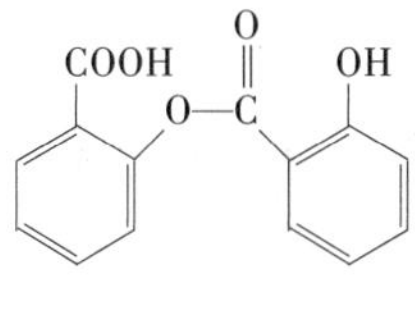

双水杨酯（salsalate）

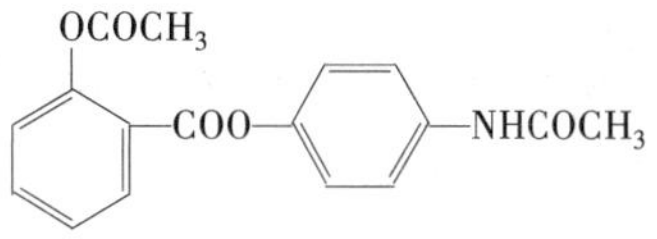

贝诺酯（benorilate）

三、苯丙酸类药物

苯丙酸类药物为 2 位苯基取代的丙酸衍生物，在结构上与苯甲酸和水杨酸类不同的是，羧基与苯环并非直接相连，因此该类药物的酸性相对较弱，通常不制成盐或酯。ChP 收载的本类药物多在取代苯环的间位和对位有取代，常见的药物有布洛芬、酮洛芬、萘普生等。苯丙酸类的基本结构与典型药物如下所示。

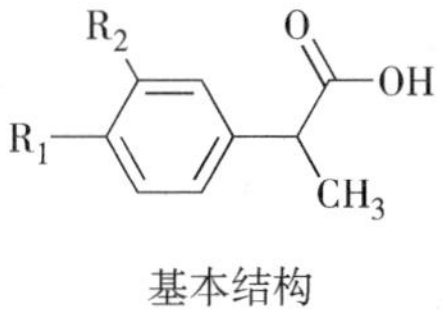

基本结构

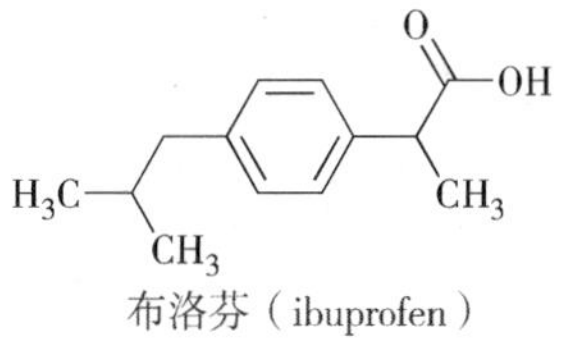

布洛芬（ibuprofen）

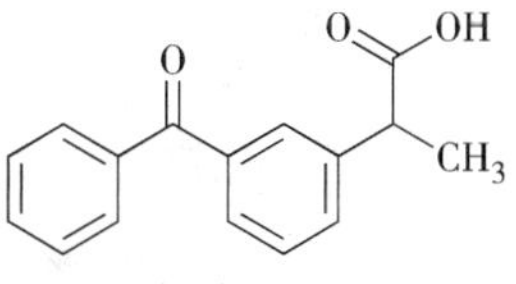

酮洛芬（ketoprofen）

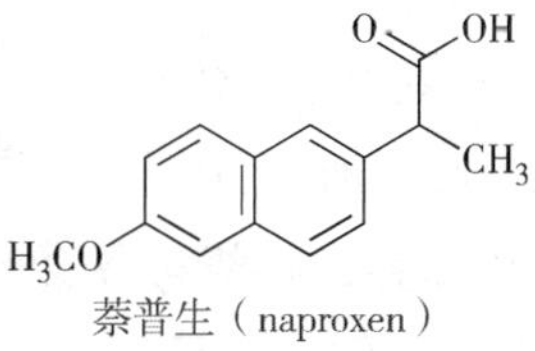

萘普生（naproxen）

扫码“学一学”

第二节 阿司匹林的分析

一、性质与分析方法

阿司匹林为水杨酸的乙酰化物，结构中既含有苯环和羧基，又含有乙酰化的邻位酚羟基，主要性质与分析方法介绍如下。

（一）酸性

水杨酸由于羧基与邻位羟基形成分子内氢键，其酸性（$pK_a = 2.95$）比苯甲酸的酸性（$pK_a = 4.26$）更强。阿司匹林由于羟基的酯化，无法形成分子内氢键，其酸性（$pK_a = 3.49$）较水杨酸弱，但仍比苯甲酸的酸性强。利用其酸性，可用酸碱滴定法测定含量。

（二）水解反应

阿司匹林具有酯键，可发生水解，生成水杨酸与醋酸。酸或碱可加速水解反应，尤其在碱性介质中加热时，水解反应可进行完全。

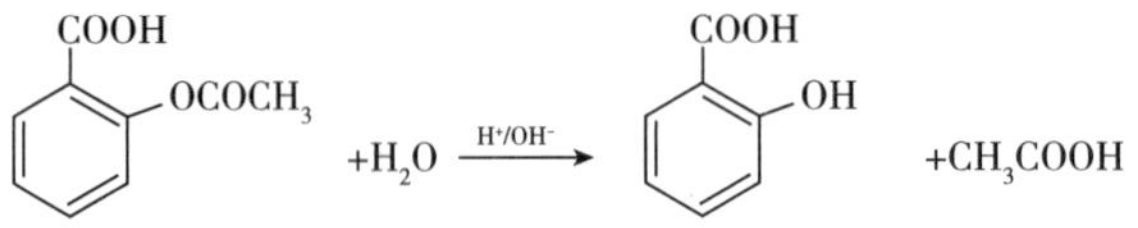

可利用水解产物水杨酸和醋酸的性质予以鉴别。亦可采用水解后剩余滴定法测定含量。由于阿司匹林在生产和贮藏过程中易水解，故对其原料药和制剂通常应检查水解产生的游离水杨酸。

（三）光谱特征

阿司匹林分子结构中含有共轭体系和特征基团，具有紫外和红外特征吸收，可用于鉴别。紫外特征吸收还可用于含量测定。

二、鉴别

（一）化学鉴别法

1. 三氯化铁显色反应 阿司匹林分子结构中无游离的酚羟基，不能直接与三氯化铁试液反应，但阿司匹林经水解生成的水杨酸可与三氯化铁反应显色。

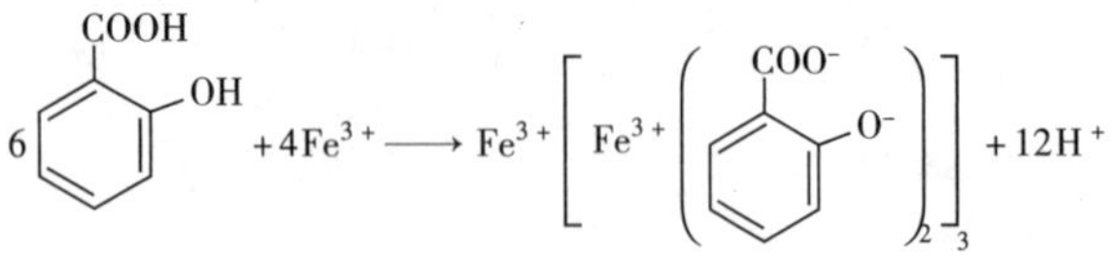

水杨酸鉴别试验详见第四章第三节“四、其他一般鉴别试验”，反应适宜的 pH 值为 4～6，在强酸性溶液中配位化合物分解。

方法：取本品约 0.1g，加水 10ml，煮沸，放冷，加三氯化铁试液 1 滴，即显紫堇色。

2. 水解反应 阿司匹林在碳酸钠溶液中水解生成水杨酸钠与醋酸钠，经稀硫酸酸化后析出水杨酸沉淀，同时生成的醋酸具有特臭。

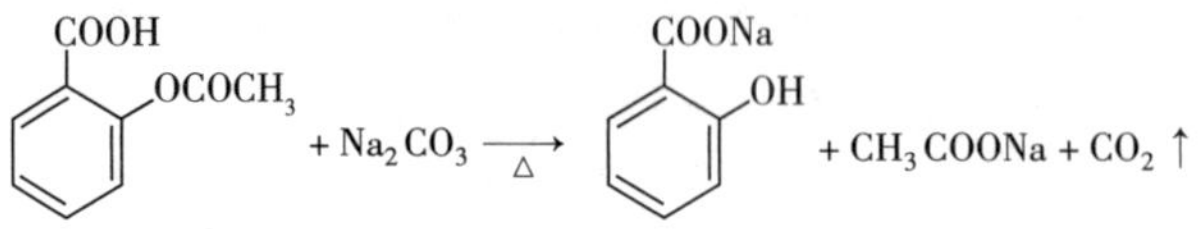

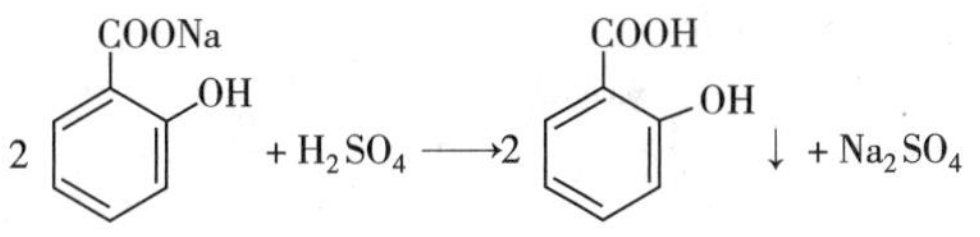

$$2CH_3COONa + H_2SO_4 \rightarrow 2CH_3COOH\uparrow + Na_2SO_4$$

方法：取本品约0.5g，加碳酸钠试液10ml，煮沸2分钟后，放冷，加过量的稀硫酸，即析出白色沉淀，并产生醋酸的臭气。

（二）光谱鉴别法

本品的红外光吸收图谱应与《药品红外光谱集》中的对照图谱（图8－1）一致。

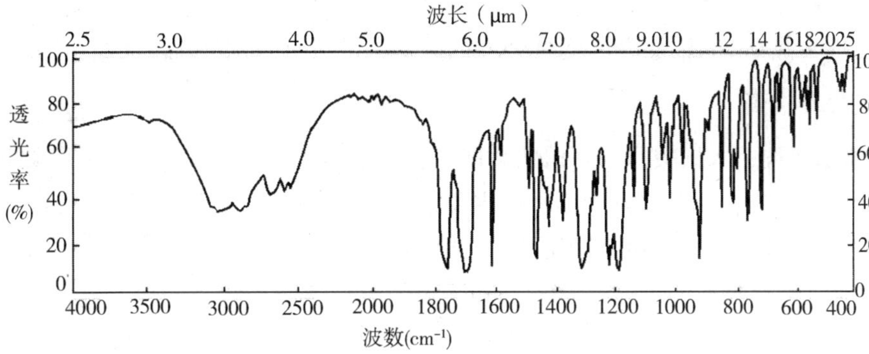

图8－1 阿司匹林红外光吸收图谱

三、检查

阿司匹林的制备工艺多以苯酚钠为起始原料，与二氧化碳反应生成水杨酸钠，经酸化得到中间体水杨酸，后者经醋酐酰化即得本品，合成路线如下所示。

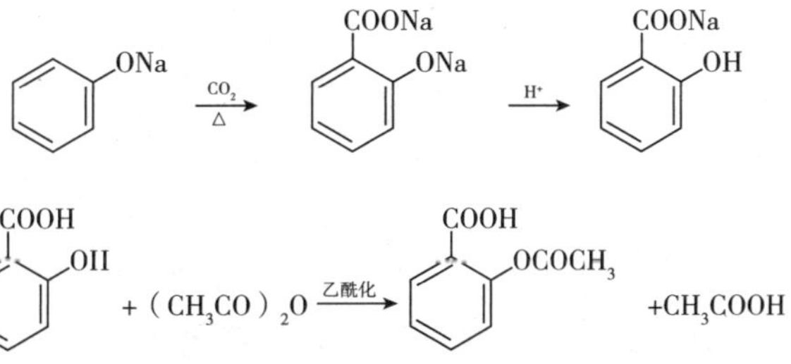

根据上述合成工艺，阿司匹林中除炽灼残渣、重金属等一般杂质外，可能存在的特殊杂质包括合成起始原料苯酚与中间体水杨酸及其相关副产物。其中，水杨酸不仅来自生产工艺，亦可来自贮藏过程的水解，是阿司匹林的主要杂质。可根据不同杂质的溶解特性与色谱行为分类检查，主要检查项目有溶液澄清度、游离水杨酸与有关物质。

（一）特性检查

1. 溶液的澄清度 在生产工艺中引入的中性副产物，如醋酸苯酯、水杨酸苯酯和乙酰水杨酸苯酯等，使阿司匹林的溶解特性发生改变。

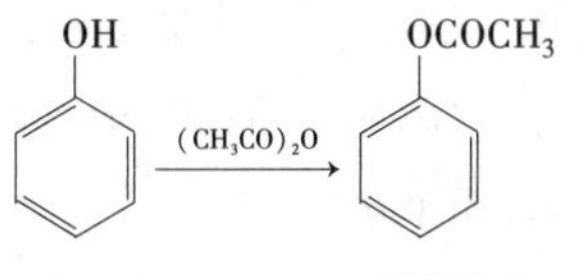

醋酸苯酯

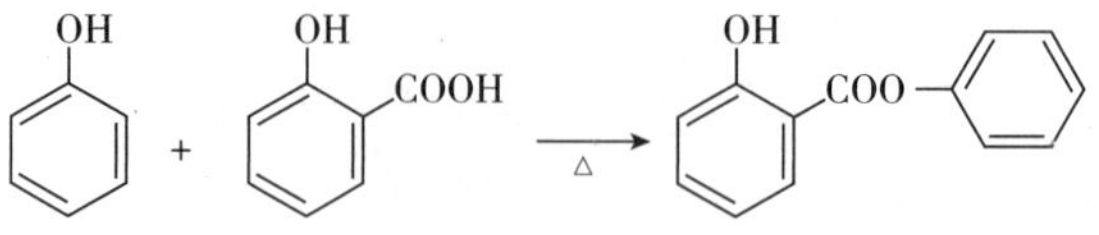

水杨酸苯酯

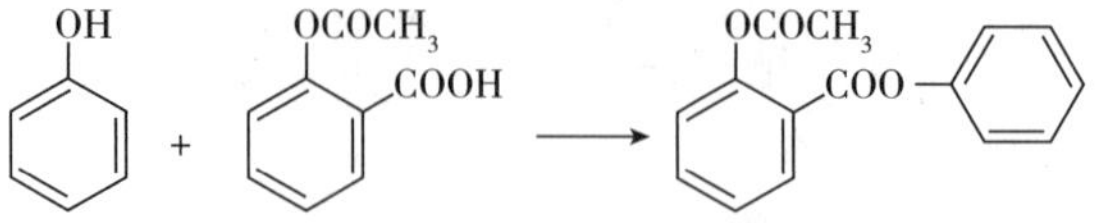

乙酰水杨酸苯酯

由于该类杂质不含羧基，不溶于碱性溶液。可利用该类杂质与阿司匹林在碳酸钠试液中的溶解行为的差异控制其限量。

方法：取本品0.50g，加温热至约45℃的碳酸钠试液10ml溶解后，溶液应澄清。

（二）杂质检查

1. 游离水杨酸 水杨酸即是阿司匹林的工艺杂质（合成中间体），也是贮藏过程中的主要降解产物。水杨酸不仅是阿司匹林的主要杂质，也可被进一步氧化生成系列有色杂质，ChP采用HPLC法以杂质对照品对照法检查。

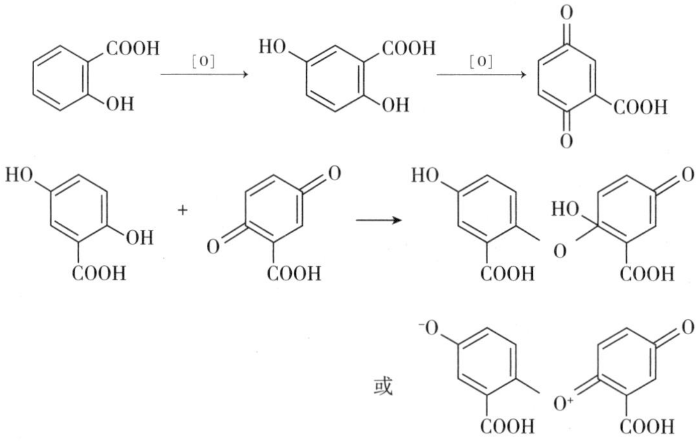

方法：取本品约0.1g，精密称定，置10ml量瓶中，加1%冰醋酸甲醇溶液适量，振摇使溶解，并稀释至刻度，摇匀，作为供试品溶液；取水杨酸对照品约10mg，精密称定，置100ml量瓶中，加1%冰醋酸甲醇溶液适量使溶解并稀释至刻度，摇匀，精密量取5ml，置50ml量瓶中，用1%冰醋酸甲醇溶液稀释至刻度，摇匀，作为对照品溶液。用十八烷基硅烷键合硅胶为填充剂；以乙腈－四氢呋喃－冰醋酸－水（20∶5∶5∶70）为流动相；检测波长为303nm，进样体积10μl。理论板数按水杨酸峰计算不低于5000，阿司匹林峰与水杨酸峰的分离度应符合要求。精密量取供试品溶液、对照品溶液，分别注入液相色谱仪，记录色谱图。供试品溶液色谱图中如有与水杨酸峰保留时间一致的色谱峰，按外标法以峰面积计算，不得过0.1%。

2. 有关物质 阿司匹林中的特殊杂质，除水杨酸、中性副产物外，还有多种水杨酸的衍生物，如乙酰水杨酸酐（ASAN）、乙酰水杨酰水杨酸（ASSA）和水杨酰水杨酸（SSA）等。所以，ChP在检查溶液澄清度与游离水杨酸的基础上，采用反相高效液相色谱法以主成分自身对照法检查有关物质。方法如下。

以游离水杨酸检查项下流动相为流动相A，乙腈为流动相B，线性梯度洗脱，检测波长为 276nm。游离水杨酸检查项下的供试品溶液进样，色谱图中如有杂质峰，除水杨酸峰（游离水杨酸检查项下的水杨酸对照品溶液主峰）外，其他各杂质峰面积的和不得大于对照溶液主峰面积（0.5%）。供试品溶液色谱图中任何小于灵敏度试验主峰面积（0.05%）的峰可忽略不计。色谱图见图 8－2。

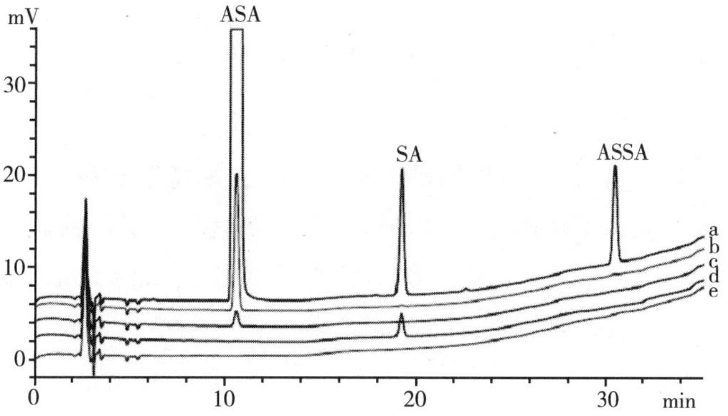

图 8－2　阿司匹林有关物质检查 HPLC 色谱图

a. 阿司匹林供试品（10mg/ml）；b. 0.5% 自身对照（50μg/ml）；c. 0.05% 自身对照（灵敏度试验 5μg/ml）；d. 水杨酸对照（10μg/ml）；e. 空白

ASA. 阿司匹林；SA. 水杨酸；ASSA. 乙酰水杨酰水杨酸

四、含量测定

1. 原理　阿司匹林分子结构中的游离羧基具有一定的酸性，可与碱定量中和。故可在醇性溶液中，以酚酞为指示剂，用氢氧化钠滴定液直接滴定。反应式如下所示。

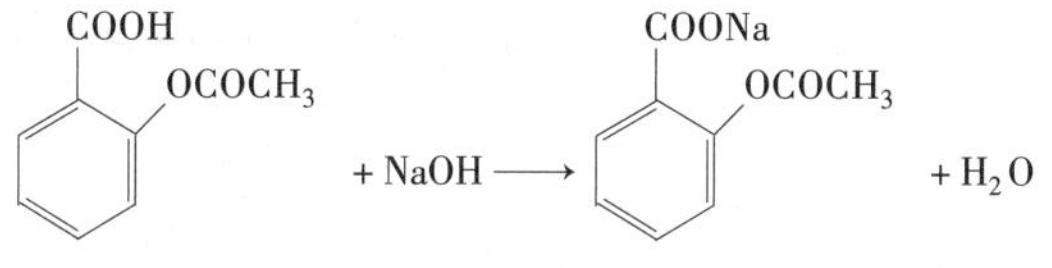

2. 方法　取本品约 0.4g，精密称定，加中性乙醇（对酚酞指示液显中性）20ml 溶解后，加酚酞指示液 3 滴，用氢氧化钠滴定液（0.1mol/L）滴定。每 1ml 氢氧化钠滴定液（0.1mol/L）相当于 18.02mg 的 $C_9H_8O_4$。

3. 讨论

（1）滴定度　阿司匹林的摩尔质量为 180.16，阿司匹林与氢氧化钠滴定反应的摩尔比为 1∶1，氢氧化钠滴定液（0.1mol/L）的滴定度 $T = 180.16 \times 1/1 \times 0.1 = 18.02$（mg/ml）。

（2）溶剂　阿司匹林在水中微溶，在乙醇中易溶，故以乙醇为溶剂。因为阿司匹林 $pK_a = 3.49$，其钠盐显碱性，故使用酚酞为指示剂。而乙醇对酚酞指示剂显酸性，当用氢氧化钠滴定至酚酞变色点时，溶剂乙醇消耗滴定液。因此，乙醇在用作溶剂之前，滴加酚酞指示液后用氢氧化钠滴定液滴定至粉红色（对酚酞指示剂显中性），以消除溶剂对滴定的干扰。

（3）操作要点　滴定应在不断振摇下稍快地进行，以防止局部碱浓度过大致使阿司匹林水解。

（4）方法特点　本法简便、快速，但专属性差，受阿司匹林的水解产物水杨酸及醋酸的干扰。故本法主要用于阿司匹林原料药的含量测定，不适用于水杨酸含量较高的制剂的测定。

扫码“学一学”

第三节 相关药物的分析

一、鉴别

（一）化学鉴别法

1. 水杨酸类显色反应 除阿司匹林外，其他水杨酸类药物，如二氟尼柳、对氨基水杨酸钠均含有游离酚羟基，可溶于乙醇或盐酸酸化后与三氯化铁显色；双水杨酯、贝诺酯含有酰化的酚羟基，可在碱性下水解生成水杨酸，经酸化后与三氯化铁试液显色。

例 8－1 贝诺酯的鉴别：取本品约 0.2g，加氢氧化钠试液 5ml，煮沸，放冷，滤过，滤液加盐酸适量至显微酸性，加三氯化铁试液 2 滴，即显紫堇色。

2. 苯甲酸类沉淀反应 在碱性溶液，苯甲酸及其盐在中性溶液中，亦可与三氯化铁试液反应，生成苯甲酸铁盐沉淀，可与水杨酸类药物相区别。详见第四章第三节“四、其他一般鉴别试验”。

例 8－2 丙磺舒的鉴别：取本品约 5mg，加 0.1mol/L 氢氧化钠溶液 0.2ml，用水稀释至 2ml（pH 5.0～6.0），加三氯化铁试液 1 滴，即生成米黄色沉淀。沉淀物结构式为：

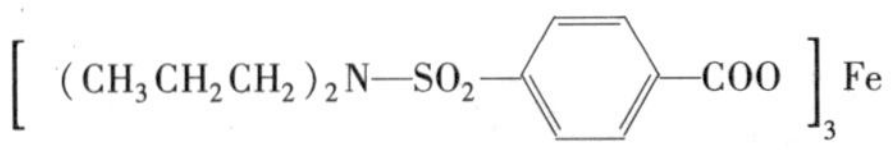

3. 其他鉴别反应 本类药物的其他典型化学鉴别反应见表 8－1。

表 8－1 ChP 收载的部分芳酸类药物的化学鉴别法

药物名称	特征基团	鉴别试验
丙磺舒	磺酰胺	本品 0.1g，加氢氧化钠 1 粒，小火加热熔融（生成亚硫酸钠），残渣加硝酸数滴（氧化成硫酸盐），再加盐酸溶解，加水少许稀释，滤过，滤液显硫酸盐反应①
贝诺酯	芳伯胺	本品约 0.1g，加稀盐酸 5ml，煮沸，放冷，滤过，滤液显芳香第一胺的鉴别反应②
酮洛芬	二苯甲酮	本品约 50mg，加乙醇 1ml 使溶解，加二硝基苯肼试液 1ml，摇匀，加热至沸，放冷，即产生橙色沉淀

注：①详见第四章第三节“一、无机阴离子的鉴别”；②详见第四章第三节“四、其他一般鉴别试验”

（二）光谱鉴别法

1. 紫外分光光度法 本类药物分子结构中具有苯环和羧基，其紫外吸收光谱具有一定的特征性，可用于鉴别。紫外光谱鉴别主要有 4 种：①规定最大吸收波长法；②规定最大与最小吸收波长法；③规定最大吸收波长及其吸光度法；④规定最大吸收波长及其吸光度比值法。

本类药物的紫外光谱鉴别法见表 8－2。

表 8－2 ChP 收载的部分芳酸类药物的紫外光谱鉴别法

药物名称	方法	规　　定
萘普生	①法	甲醇溶液（30μg/ml）在 262nm、271nm、317nm 与 331nm 的波长处有最大吸收
布洛芬	②法	0.4% 氢氧化钠溶液（0.25mg/ml）在 265nm 与 273nm 的波长处有最大吸收，在 245nm 与 271nm 的波长处有最小吸收，在 259nm 的波长处有一肩峰

续表

药物名称	方法	规　定
甲芬那酸	③法	0.01mol/L 盐酸甲醇溶液（20μg/ml）在 279nm 与 350nm 的波长处有最大吸收，其吸光度分别为 0.69～0.74 与 0.56～0.60
二氟尼柳	④法	0.1mol/L 盐酸乙醇溶液（20μg/ml）在 251nm 与 315nm 的波长处有最大吸收，吸光度比值应为 4.2～4.6

2. 红外分光光度法　本类药物的原料药与部分制剂采用红外光谱法鉴别。

二、杂质检查

本类药物中其他典型药物的特殊杂质及其检查方法见表 8－3。

表 8－3　ChP 收载的部分芳酸类药物的特殊杂质检查法

药物名称	特殊杂质	检查方法与限度
甲芬那酸	有关物质	RP－HPLC 法：不加校正因子的主成分自身对照法，单个杂质 0.1%；杂质总量 0.5%
	2,3－二甲基苯胺	GC 法：杂质对照品对照法，限度 0.01% 色谱条件：聚乙二醇（PEG－20M）为固定液的毛细管色谱柱，溶液直接进样法
对氨基水杨酸钠	间氨基酚	IP－HPLC 法：杂质对照品对照法，限度 0.25% 离子对反相色谱法，反离子为 10% 四丁基氢氧化铵溶液（19∶1000）
二氟尼柳	有关物质 A	TLC 法：主成分自身对照法，单个杂质限度 0.5% 硅胶 GF_{254} 薄层板，紫外光灯（254nm）下检视
	有关物质 B	RP－HPLC 法：主成分自身对照法，杂质总量限度 0.5%
双水杨酯	游离水杨酸	紫外分光光度法：供试品与水杨酸制成三氯甲烷溶液，用硝酸铁溶液显色并提取后，在 530nm 波长处测定并比较吸光度（限量 0.5%）
贝诺酯	对氨基酚	比色法：本品 1.0g，加甲醇溶液（1→2）20ml，搅匀，加碱性亚硝基铁氰化钠试液 1ml，摇匀，放置 30 分钟，不得显蓝绿色
	游离水杨酸	比色法：本品 0.1g，加乙醇 5ml 溶解后，加水适量，滤入 50ml 比色管中，加水使成 50ml，立即加新制的稀硫酸铁铵溶液 1ml，摇匀，30 秒钟内如显色，与对照液［水杨酸溶液（0.1mg/ml）1ml，加乙醇 5ml 与水 44ml，再加上述新制的稀硫酸铁铵溶液 1ml，摇匀］比较，不得更深（限量 0.1%）
	有关物质	RP－HPLC 法：对乙酰氨基酚，杂质对照品对照法，限度 0.1%；其他杂质，不加校正因子的主成分自身对照法，单个杂质 0.5%，杂质总量 1.0%
萘普生	6－甲氧基－2－萘乙酮	RP－HPLC 法：杂质对照品对照法，限度 0.1%；其他杂质：不加校正因子的主成分自身对照法，单个杂质 0.2%，杂质总量 0.5%

三、含量测定

（一）酸碱滴定法

1. 直接滴定法　除阿司匹林外，ChP 收载的苯甲酸、水杨酸、甲芬那酸、二氟尼柳、双水杨酯、布洛芬、酮洛芬、萘普生均采用氢氧化钠滴定液直接滴定法测定含量。

测定时，水杨酸、苯甲酸以中性稀乙醇为溶剂；甲芬那酸在乙醇中微溶，在水中不溶，因此以微温的无水中性乙醇为溶剂；二氟尼柳、萘普生在甲醇中溶解度较大，故以甲醇－水为溶剂；双水杨酯以乙醇为溶剂，用氢氧化钠直接滴定，并将滴定结果用空白试验校正。

2. 水解后剩余滴定法　氢氧化钠滴定液直接滴定法测定阿司匹林含量，操作简便，为 ChP 所采用。但本法在滴定过程中，尤其是近终点时，溶液偏碱性易于使阿司匹林酯结构水解，进而导致滴定终点时的酚酞指示液红色褪色，致使终点判断困难。故此，USP40、JP17均采用水解后剩余滴定法。

例8－3 USP40－NF35阿司匹林的含量测定：取本品约1.5g，精密称定，置烧瓶中，加氢氧化钠滴定液（0.5mol/L）50.0ml，混合，缓缓煮沸10分钟，加酚酞指示液，用硫酸滴定液（0.25mol/L）滴定过量的氢氧化钠，并将滴定结果用空白试验校正。每1ml氢氧化钠滴定液（0.5mol/L）相当于45.04mg的$C_9H_8O_4$。

反应式如下：

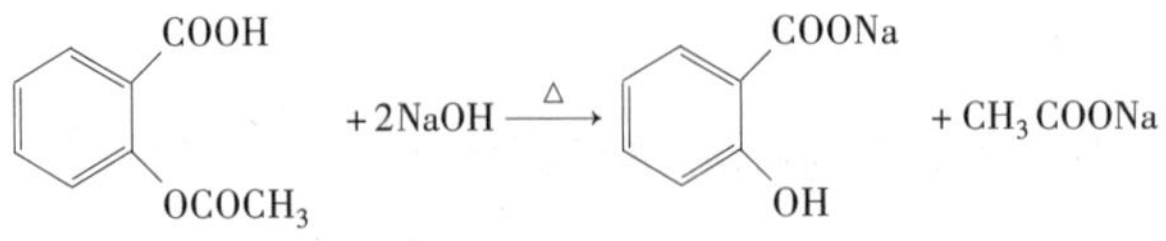

$$2NaOH + H_2SO_4 \longrightarrow Na_2SO_4 + 2H_2O$$

由上述反应式可知：阿司匹林与氢氧化钠反应的摩尔比为1∶2。

该法测定阿司匹林含量，虽可避免终点判断误差，但在阿司匹林的水解过程中，剩余的氢氧化钠滴定液易吸收空气中的二氧化碳，致使测定结果偏高，故应在相同条件下进行空白试验校正。JP 17在水解过程中，更是使用了附带二氧化碳吸收管（soda lime，即氢氧化钙与氢氧化碱混合物）的回流冷凝器，以减少二氧化碳的影响。

（二）其他滴定法

芳酸钠盐类药物为强碱弱酸盐，呈碱性，可用标准酸滴定液滴定法测定含量。但由于在滴定过程中生成的游离芳酸干扰终点的正确判断，可采用双相滴定法或非水溶液滴定法测定含量。

1. 双相滴定法 本法使用溶剂萃取原理，在滴定过程中使用与水不互溶的有机溶剂及时移除生成的游离芳酸，使其不干扰测定。

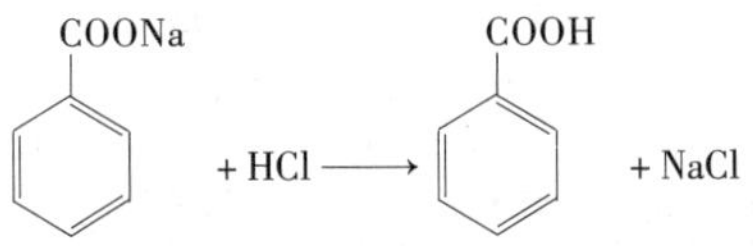

例8－4 JP 17苯甲酸钠的含量测定：精密称取预先干燥至恒重的本品约1.5g，置300ml具塞烧瓶中，加水25ml使溶解后，加乙醚75ml与溴酚蓝指示液10滴，用盐酸滴定液（0.5mol/L）滴定，随滴随强烈振摇，至水层显持续的亮绿色。每1ml盐酸滴定液（0.5mol/L）相当于72.05mg的$C_7H_5NaO_2$。

2. 非水溶液滴定法 芳酸钠盐在冰醋酸中可用高氯酸滴定液滴定，生成的游离芳酸可溶于冰醋酸，且在冰醋酸中不显酸性，对滴定无干扰。

例8－5 苯甲酸钠的含量测定：取本品，经105℃干燥至恒重，取约0.12g，精密称定，加冰醋酸20ml使溶解，加结晶紫指示液1滴，用高氯酸滴定液（0.1mol/L）滴定至溶液显绿色，并将滴定的结果用空白试验校正。每1ml高氯酸滴定液（0.1mol/L）相当于14.41mg的$C_7H_5NaO_2$。

（三）高效液相色谱法

ChP收载的贝诺酯、对氨基水杨酸钠、丙磺舒的含量测定采用反相高效液相色谱法，按外标法以峰面积定量。

例8-6　对氨基水杨酸钠的含量测定　照高效液相色谱法（通则0512）测定。

供试品溶液　取本品，精密称定，加流动相溶解并稀释制成每1ml中约含70μg的溶液，摇匀。

对照品溶液　取对氨基水杨酸钠对照品，精密称定，加流动相溶解并稀释制成每1ml中约含70μg的溶液，摇匀。

色谱条件　用十八烷基硅烷键合硅胶为填充剂，以甲醇-10%四丁基氢氧化铵溶液-0.05mol/L磷酸氢二钠-0.05mol/L磷酸二氢钠（200：19：400：400）为流动相；检测波长为265nm；进样体积20μl。

系统适用性要求　理论板数按对氨基水杨酸钠峰计算不低于3000，对氨基水杨酸钠峰与相邻杂质峰的分离度应符合要求。

测定法　精密量取供试品溶液与对照品溶液，分别注入液相色谱仪，记录色谱图。按外标法以峰面积计算，即得。

由于对氨基水杨酸为酸碱两性化合物，在流动相可部分解离形成酸根阴离子或分子内盐，导致其在ODS色谱柱上的保留行为不一致，形成拖尾峰甚至产生峰分裂。采用离子对色谱法，在流动相中加入带正电荷的四丁基氢氧化铵，与对氨基水杨酸根阴离子生成非解离型的离子对，改善色谱峰的对称性、提高方法的重现性。

第四节　剂型分析

扫码“学一学”

一、鉴别

1. 与原料药相同的方法　当制剂辅料对鉴别试验干扰不显著时，可直接采用原料药的鉴别方法。

例8-7　贝诺酯片的鉴别（1）：取本品的细粉适量，照贝诺酯项下的鉴别（1）、（3）试验，应显相同的反应。其中，鉴别（1）为三氯化铁显色反应；（3）为稀盐酸水解后的芳香第一胺类的鉴别反应。

但若辅料的干扰显著时，则需去除辅料后鉴别。

例8-8　丙磺舒片的鉴别（1）：取本品的细粉适量（约相当于丙磺舒0.25g），加丙酮30ml使丙磺舒溶解，滤过，滤液滴加水适量使析出沉淀，滤过，滤液照丙磺舒项下的鉴别（1）、（2）项试验，显相同的反应。其中，鉴别（1）为三氯化铁显色反应；（2）为氢氧化钠熔融分解后的硫酸盐鉴别反应。

例8-9　布洛芬片的鉴别（2）：取本品5片，研细，加丙酮20ml使布洛芬溶解，滤过，取滤液挥干，真空干燥后测定。本品的红外光吸收图谱应与对照的图谱（光谱图集943图）一致。

2. 与原料药不同的方法　当含量测定采用紫外分光光度法时，可使用含量测定项下的溶液测定最大吸收波长；当含量测定采用HPLC法时，也可利用含量测定项下记录的色谱图，以保留时间鉴别；或采用TLC法。

例8-10　丙磺舒片的鉴别（2）：取含量测定项下溶液，照紫外-可见分光光度法测定，在225nm与249nm的波长处有最大吸收。

例8-11　贝诺酯片的鉴别（2）：在含量测定项下记录的色谱图中，供试品溶液主峰的保留时间应与对照品溶液主峰的保留时间一致。

例 8-12 二氟尼柳片的鉴别（3）：取本品的内容物适量（约相当于二氟尼柳 50mg），加甲醇 5ml，振摇使二氟尼柳溶解，滤过，滤液作为供试品溶液；另取二氟尼柳对照品适量，用甲醇溶解制成每 1ml 中约含 10mg 的溶液，作为对照品溶液；采用硅胶 GF_{254} 薄层板，以正己烷-二氧六环-冰醋酸（85∶10∶5）为展开剂；吸取上述两种溶液各 5μl，分别点于同一薄层板上，展开，晾干，置于紫外光灯（254nm）下检视，供试品溶液所显主斑点的位置和颜色与对照品溶液的主斑点相同。

二、杂质检查

在药物制剂的制备过程中特殊杂质不再显著增加时，可不再进行杂质检查。如 ChP 收载的丙磺舒片。

若药物易于分解，如阿司匹林、双水杨酯、贝诺酯等易于水解，在制剂的制备过程中，水杨酸含量可进一步增加，故在制剂中亦须检查游离水杨酸。

例 8-13 阿司匹林片中"游离水杨酸"的检查：取本品细粉适量（约相当于阿司匹林 0.5g），精密称定，置 100ml 量瓶中，加 1% 冰醋酸的甲醇溶液振摇使阿司匹林溶解，并稀释至刻度，摇匀，用薄膜滤过，取续滤液作为供试品溶液（临用新制）；取水杨酸对照品约 15mg，精密称定，置 50ml 量瓶中，加 1% 冰醋酸的甲醇溶液溶解并稀释至刻度，摇匀，精密量取 5ml，置 100ml 量瓶中，用 1% 冰醋酸的甲醇溶液稀释至刻度，摇匀，作为对照品溶液。照阿司匹林中游离水杨酸项下的方法测定，按外标法以峰面积计算，不得过标示量的 0.3%。

由于阿司匹林不同制剂的制备工艺不同，水杨酸含量差异显著，ChP 规定：阿司匹林肠溶片、肠溶胶囊、泡腾片及栓剂中游离水杨酸的限量分别为 1.5%、1.0%、3.0% 和 3.0%。

三、含量测定

本类药物制剂的含量测定，除个别品种，如双水杨酯片采用与原料药相同的酸碱滴定法外。ChP 收载的丙磺舒片、二氟尼柳片、胶囊等少数品种采用紫外分光光度法，其他主要采用高效液相色谱法。

（一）紫外分光光度法

例 8-14 二氟尼柳片的含量测定：照紫外-可见分光光度法（通则 0401）测定。取本品 20 片，精密称定，研细，精密称取适量（约相当于二氟尼柳 0.1g），置 100ml 量瓶中，加 0.1mol/L 的盐酸乙醇溶液适量，超声使二氟尼柳溶解，放冷，用 0.1mol/L 的盐酸乙醇溶液稀释至刻度，摇匀，滤过，精密量取续滤液 5ml，置 100ml 量瓶中，用 0.1mol/L 盐酸乙醇溶液稀释至刻度，摇匀，作供试品溶液；另取二氟尼柳对照品适量，精密称定，用 0.1mol/L 盐酸乙醇溶液溶解并定量稀释制成每 1ml 中约含 50μg 的溶液作为对照品溶液。取供试品溶液与对照品溶液，在 315nm 的波长处测定吸光度，计算，即得。

（二）高效液相色谱法

例 8-15 阿司匹林栓的含量测定　照高效液相色谱法（通则 0512）测定。

溶剂　1% 冰醋酸的甲醇溶液

供试品溶液　取本品5粒，精密称定，置小烧杯中，在40～50℃水浴上微温熔融，在不断搅拌下冷却至室温，精密称取适量（约相当于阿司匹林0.1g），置50ml量瓶中，加溶剂适量，在40～50℃水浴中充分振摇使阿司匹林溶解，放冷，用溶剂稀释至刻度，摇匀，置冰浴中冷却1小时，取出，迅速滤过，取续滤液作为供试品贮备液。精密量取供试品贮备液5ml，置100ml量瓶中，用溶剂释至刻度，摇匀。

对照品溶液　取阿司匹林对照品，精密称定，加溶剂振摇使溶解并定量稀释制成每1ml中约含0.1mg的溶液。

色谱条件　用十八烷基硅烷键合硅胶为填充剂，以乙腈－四氢呋喃－冰醋酸－水（20：5：5：70）为流动相；检测波长为276nm；进样体积10μl。

系统适用性要求　理论板数按阿司匹林峰计算不低于3000，阿司匹林峰与水杨酸峰的分离度应符合要求。

测定法　精密量取供试品溶液与对照品溶液，分别注入液相色谱仪，记录色谱图。按外标法以峰面积计算，即得。

本法为离子抑制反相高效液相色谱法，流动相中加入冰醋酸是为了抑制阿司匹林的解离。

ChP收载的芳酸及其酯类药物制剂含量测定的色谱条件与定量方法见表8－4。

表8－4　ChP收载的部分芳酸及其酯类药物制剂的含量测定方法

药物剂型	色谱条件			定量方法
	色谱柱	流动相	检测波长	
贝诺酯片	C18柱	水（用磷酸调节pH值至3.5）－甲醇（44:56）	240nm	外标法
对氨基水杨酸钠肠溶片/注射用对氨基水杨酸钠	C18柱	甲醇－10%四丁基氢氧化铵溶液－0.05mol/L磷酸氢二钠－0.05mol/L磷酸二氢钠（200:19:400:400）	265nm	外标法
阿司匹林片/肠溶片/肠溶胶囊/泡腾片/栓	C18柱	乙腈－四氢呋喃－冰醋酸－水（20:5:5:70）	276nm	外标法
甲芬那酸片/胶囊	C18柱	0.05mol/L磷酸二氢铵溶液（用氨试液调节pH值至5.0）－乙腈－四氢呋喃（40:46:14）	254nm	外标法
布洛芬片/胶囊/缓释胶囊/口服溶液/糖浆	C18柱	醋酸钠缓冲液（取醋酸钠6.13g，加水750ml使溶解，用冰醋酸调节pH值至2.5）－乙腈（40:60）	263nm	外标法
布洛芬混悬滴剂	C18柱	甲醇－乙腈－水－磷酸（65:10:25:0.03）	220nm	外标法
酮洛芬搽剂/酮洛芬肠溶胶囊	C18柱	磷酸盐缓冲液（取磷酸二氢钾6.8g，加水溶解并稀释至100ml，用磷酸调节pH值至3.5±0.1）－乙腈－水（2:43:55）	255nm	外标法
萘普生片/胶囊/颗粒/栓	C18柱	甲醇－0.01mol/L磷酸二氢钾溶液（75:25），用磷酸调节pH值至3.0	272nm	外标法

扫码“练一练”

重点小结

芳酸及其酯类药物分子结构共同的特点：具有芳环、羧基及其他取代基团。本类药物具有以下共性：①游离羧基呈酸性，可与碱中和成盐，该反应可用于本类药物的含量测定；

②取代苯环在紫外光区具有较强吸收，可用于本类药物的鉴别。不同的芳酸类药物含有不同的可供分析的官能团，如：①含有酚羟基或水解后产生游离酚羟基的药物，与三氯化铁试液反应，呈紫堇色，可用于药物的鉴别；②含有酯基，可发生水解反应，可用于含有酯基的本类药物的鉴别和含量测定。

本类药物的鉴别试验主要有：①水杨酸类与苯甲酸类的三氯化铁反应；②阿司匹林水解产物醋酸与水杨酸的鉴别反应；③紫外分光光度法与红外光谱法；④丙磺舒的硫元素、贝诺酯的芳伯胺、酮洛芬的二苯甲酮基的反应。

本类药物的特殊杂质检查主要有：①阿司匹林中游离水杨酸与有关物质的 HPLC 法；②甲芬那酸中2，3-二甲基苯胺的 GC 法；③对氨基水杨酸钠中间氨基酚的 IP-HPLC 法；④双水杨酯中游离水杨酸的紫外分光光度法；⑤贝诺酯中对氨基酚、游离水杨酸的比色法；⑥萘普生中6-甲氧基-2-萘乙酮的 RP-HPLC 法。

本类药物的含量测定方法有：①阿司匹林、布洛芬与双水杨酯的酸碱滴定法；②苯甲酸钠的双相滴定法与非水溶液滴定法；③其他药物及其制剂的紫外分光光度法与 HPLC 法。

（赵云丽）

第九章　胺类药物的分析

学习目标

1. **掌握**　芳胺与巴比妥类药物的化学结构－性质－分析方法之间的关系；本类典型药物的结构特征与鉴别反应。

2. **熟悉**　盐酸普鲁卡因、肾上腺素和苯巴比妥的杂质及其检查方法，含量测定法的原理与方法要点。

3. **了解**　本类药物的其他分析方法。

胺类药物涉及面较广，国内外药典收载的品种也较多。本章重点介绍芳胺类、芳烃胺类药物中的苯乙胺类和苯丙胺类药物以及巴比妥类药物的分析方法及有关药物的质量控制方法。

第一节　分类与典型药物

一、芳胺类药物

芳胺类药物为含有芳伯氨基或酰化芳胺结构的药物，主要包括具有芳伯氨基的对氨基苯甲酸酯类药物和芳伯氨基被酰化的芳酰胺类药物。

（一）对氨基苯甲酸酯类药物

1. 基本结构　本类药物分子中均具有对氨基苯甲酸酯的母核，其结构通式如下所示。

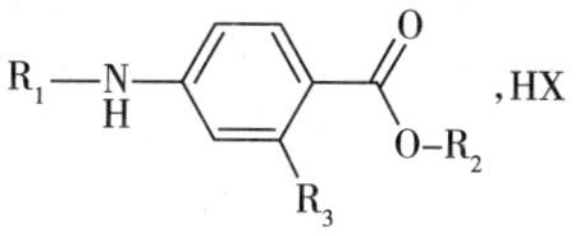

2. 典型药物　本类药物主要有苯佐卡因、盐酸普鲁卡因、盐酸氯普鲁卡因和具有芳仲胺结构的盐酸丁卡因等局部麻醉药。此外，盐酸普鲁卡因胺（抗心律失常药）由于化学结构与盐酸普鲁卡因不同之处仅在酯键改为酰胺键，化学性质与本类药物很相似，故也在此一并列入讨论。表9－1列举了ChP收载的几种本类药物。

表9－1　对氨基苯甲酸酯类典型药物

药物名称	R_1	R_2	R_3	HX
苯佐卡因 (benzocaine)	—H	$—CH_2CH_3$	—H	
盐酸普鲁卡因 (procaine hydrochloride)	—H	$—(CH_2)_2N(C_2H_5)_2$	—H	HCl
盐酸丁卡因 (tetracaine hydrochloride)	$—(CH_2)_3CH_3$	$—(CH_2)_2N(CH_3)_2$	—H	HCl
盐酸普鲁卡因胺 (procainamide hydrochloride)	—H	$—(CH_2)_2N(C_2H_5)_2$ (—COO 替换为—CONH)	—H	HCl

扫码“学一学”

（二）酰胺类药物

1. 基本结构 本类药物分子中都具有酰苯胺母核，结构通式如下所示。

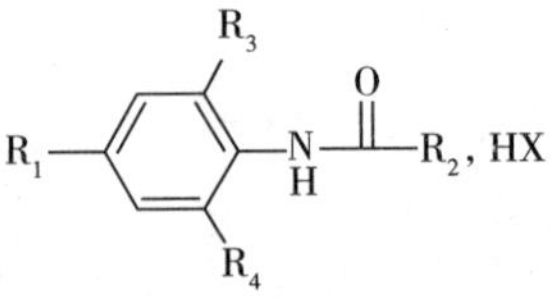

2. 典型药物 本类药物包括对乙酰氨基酚解热镇痛药，盐酸利多卡因、盐酸布比卡因和盐酸罗哌卡因等局部麻醉药，醋氨苯砜抗麻风药和盐酸妥卡尼抗心律失常药等。表 9－2 列举了 ChP 收载的本类典型药物。

表 9－2 酰胺类典型药物

药物名称	R_1	R_2	R_3	R_4	HX
对乙酰氨基酚（paracetamol）	$—OH$	$—CH_3$			
盐酸利多卡因（lidocaine hydrochloride）		$—(CH_2)_2N(C_2H_5)_2$	$—CH_3$	$—CH_3$	HCl
盐酸布比卡因（bupivacaine hydrochloride）		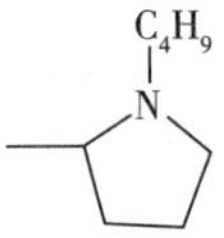	$—CH_3$	$—CH_3$	HCl
盐酸罗哌卡因（ropivacaine hydrochloride）		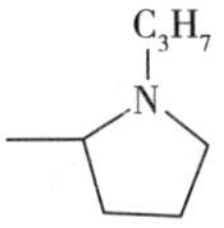	$—CH_3$	$—CH_3$	HCl
盐酸妥卡尼（tocainide hydrochloride）		$—CH(NH_2)CH_3$	$—CH_3$	$—CH_3$	HCl
醋氨苯砜（acedapsone）	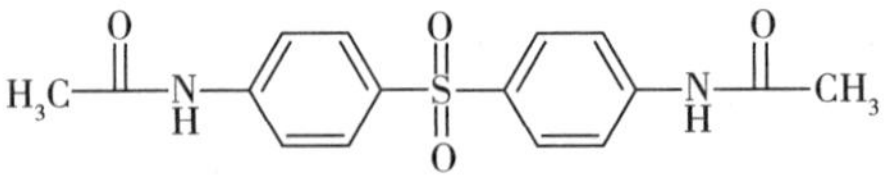				

二、芳烃胺类药物

芳烃胺类药物主要包括苯乙胺类和苯丙胺类药物，分述如下。

（一）苯乙胺类药物

1. 基本结构 本类药物为拟肾上腺素类药物，具有苯乙胺的基本结构，通式如下所示。

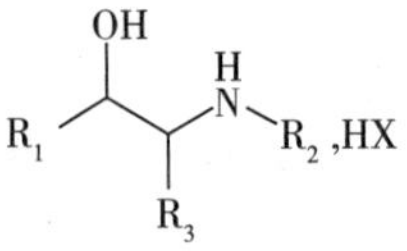

2. 典型药物 本类药物包括肾上腺素、盐酸异丙肾上腺素、重酒石酸去甲肾上腺素、盐酸多巴胺和硫酸特布他林等儿茶酚胺类药物。表 9－3 列举了 ChP 收载的本类典型药物。

表 9－3　苯乙胺类典型药物

药物名称	R_1	R_2	R_3	HX
肾上腺素 (adrenaline)	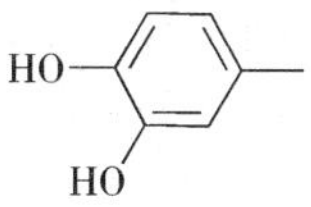	$—CH_3$	—H	
盐酸异丙肾上腺素 (isoprenaline hydrochloride)	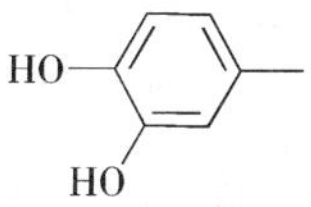	$—CH(CH_3)_2$	—H	HCl
重酒石酸去甲肾上腺素 (noradrenaline bitartrate)	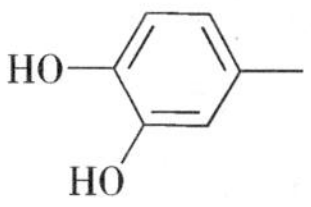	—H	—H	CH(OH)COOH | CH(OH)COOH
盐酸多巴胺 (dopamine hydrochloride)	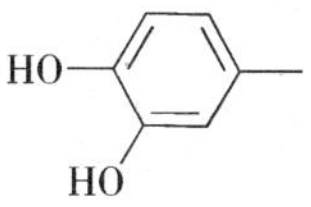	—H	—H	HCl
硫酸特布他林 (terbutaline sulfate)	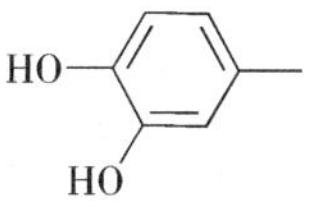	$—C(CH_3)_3$	—H	H_2SO_4
盐酸去氧肾上腺素 (phenylephrine hydrochloride)	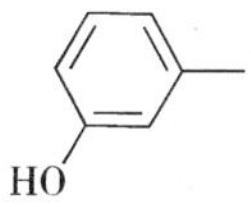	$—CH_3$	—H	HCl
重酒石酸间羟胺 (metaraminolbitartrate)	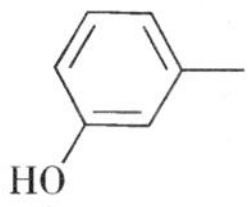	—H	$—CH_3$	CH(OH)COOH | CH(OH)COOH
硫酸沙丁胺醇 (salbutamol sulfate)	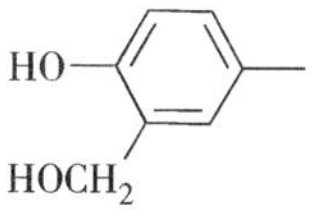	$—CH(CH_3)_2$	—H	H_2SO_4
盐酸甲氧明 (methoxamine hydrochloride)	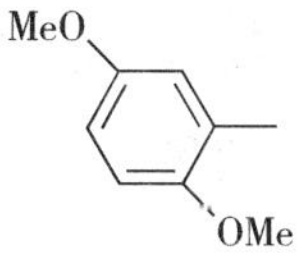	—H	$—CH_3$	HCl
盐酸氯丙那林 (clorprenaline hydrochloride)	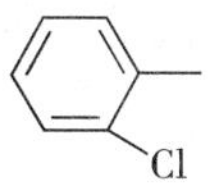	$—CH(CH_3)_2$	—H	HCl
盐酸克仑特罗 (clenbuterol hydrochloride)	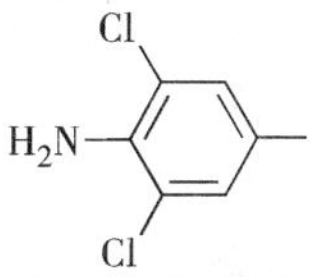	$—C(CH_3)_3$	—H	HCl

（二）苯丙胺类药物

1. 基本结构　本类药物均具有苯丙胺的基本结构，是一类作用于肾素－血管紧张素系统，能够有效地调节、控制人体血压，治疗充血性心力衰竭的含羧基的血管紧张素转化酶(ACE) 抑制剂。其结构通式为：

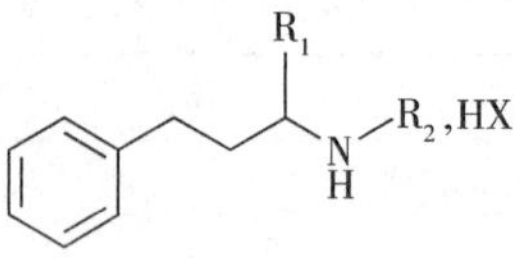

2. 典型药物 包括 ChP 收载的马来酸依那普利、雷米普利、赖诺普利、盐酸喹那普利，以及 USP40、EP9 和 JP17 收载的盐酸贝那普利和西拉普利等。具体结构见表 9－4 所示。

表 9－4 苯丙胺类典型药物

药物名称	R_1	R_2	HX
马来酸依那普利 (enalapril maleate)	$-C(=O)-O-CH_2CH_3$	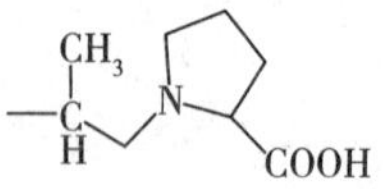	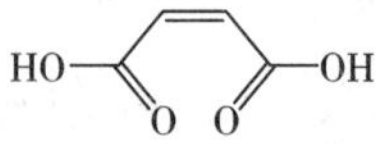
雷米普利 (ramipril)	$-C(=O)-O-CH_2CH_3$	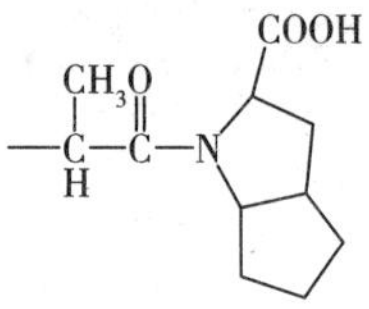	
赖诺普利 (lisinopril)	—COOH	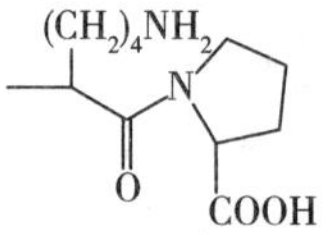	
盐酸喹那普利 (quinapril hydrochloride)	$-C(=O)-O-CH_2CH_3$	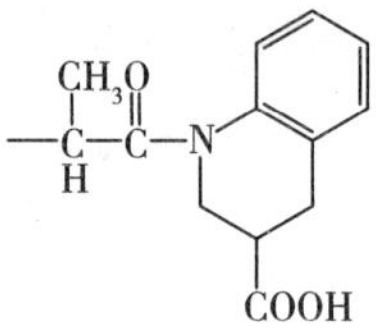	HCl
盐酸贝那普利 (benazepril hydrochloride)	$-C(=O)-O-CH_2CH_3$	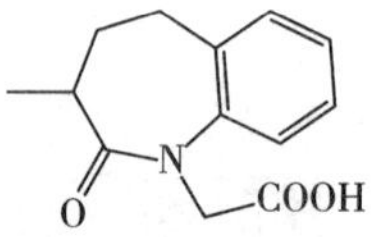	HCl
西拉普利 (cilazapril)	$-C(=O)-O-CH_2CH_3$	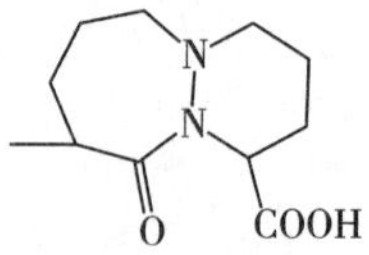	

三、芳氧丙醇胺类药物

1. 基本结构 本类药物是具有芳氧丙醇胺基本骨架的一类药物。具有 β 受体阻滞的作用，临床上主要用于治疗心律失常，缓解心绞痛以及降低血压等，是一类应用较广泛的心血管疾病治疗药。其基本骨架为：

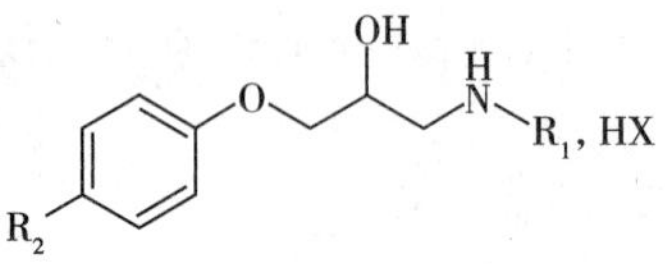

2. **典型药物**　包括 ChP 收载的酒石酸美托洛尔、阿替洛尔、盐酸艾司洛尔、氧烯洛尔、盐酸普萘洛尔、盐酸卡替洛尔等。各典型药物结构见表 9－5 所示。

表 9－5　芳氧丙醇胺类典型药物

药物名称	R_1	R_2	HX
酒石酸美托洛尔 (metoprolol tartaric acid)	$—CH(CH_3)_2$	$—(CH_2)_2OCH_3$	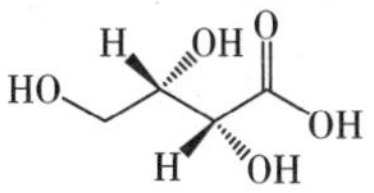
阿替洛尔 (atenolol)	$—CH(CH_3)_2$	$—CH_2—C(=O)—NH_2$	
盐酸艾司洛尔 (esmolol hydrochloride)	$—CH(CH_3)_2$	$—(CH_2)_2—C(=O)—O—CH_3$	HCl
氧烯洛尔 (apsolox)	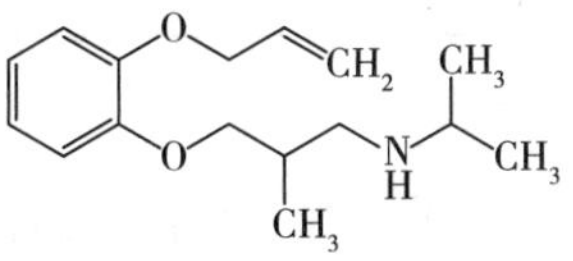		
盐酸普萘洛尔 (propranolol hydrochloride)	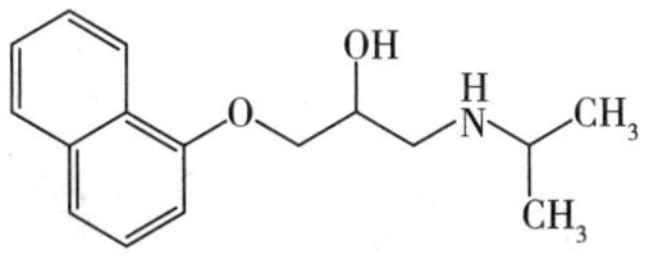		HCl
盐酸卡替洛尔 (carteolol hydrochloride)	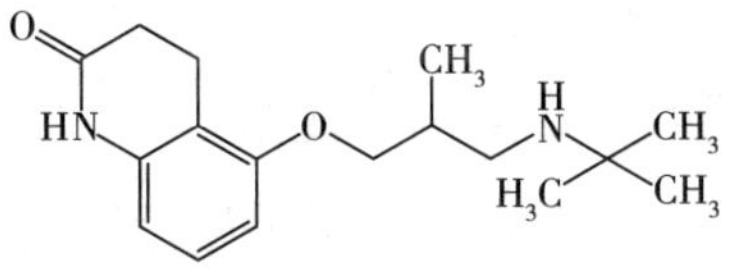		HCl

四、丙二酰脲类药物

1. **基本结构**　丙二酰脲（又称巴比妥酸）类药物，是一类作用于中枢神经系统的镇静剂，属于巴比妥酸的衍生物，其应用范围可以从轻度镇静到完全麻醉，还可以用作抗焦虑药、安眠药、抗痉挛药。长期使用则会导致成瘾性。巴比妥类药物目前在临床上已很大程度上被苯二氮䓬类药物所替代，后者过量服用后产生的副作用远小于前者。不过，在全身麻醉或癫痫的治疗中仍会使用巴比妥类药物。其基本骨架为：

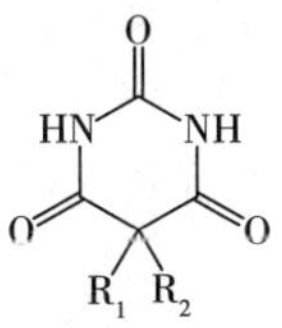

2. **典型药物**　包括 ChP 收载的苯巴比妥与异戊巴比妥及其钠盐、司可巴比妥钠、注射用硫喷妥钠等。各典型药物结构见表 9－6 所示。

表 9－6 丙二酰脲类典型药物

药物名称	R_1	R_2
苯巴比妥 (phenobarbital)	$—CH_2CH_3$	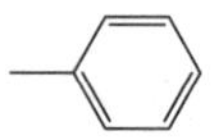
异戊巴比妥 (amobarbital)	$—CH_2CH_3$	$—(CH_2)_2CH(CH_3)_2$
司可巴比妥钠 (secobarbital Sodium)	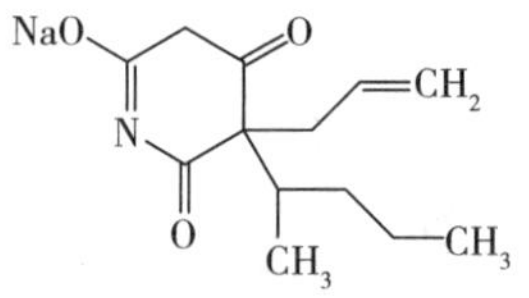	
硫喷妥钠 (thiopental sodium)	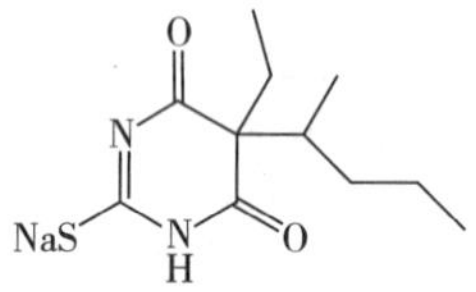	

第二节　盐酸普鲁卡因的分析

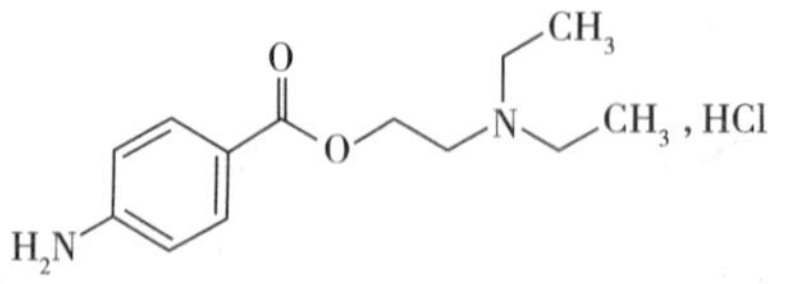

$C_{13}H_{20}N_2O_2 \cdot HCl$　272.77

本品为4－氨基苯甲酸－2－（二乙氨基）乙酯盐酸盐。按干燥品计算，含 $C_{13}H_{20}N_2O_2 \cdot HCl$ 不得少于99.0%。

一、性质与分析方法

1. 水解特性　因分子结构中含有酯键，故易水解。水解反应的快慢受光、热或碱性条件的影响。水解产物为对氨基苯甲酸（*p*-aminobenzoic acid，PABA）。

2. 弱碱性　分子结构中脂烃胺侧链为叔胺氮原子，故具有弱碱性。能与生物碱沉淀剂发生沉淀反应，可用于鉴别；在水溶液中不能用标准酸直接滴定，可在非水溶剂体系中用非水溶液滴定法测定含量。

3. 芳伯氨基特性　分子结构中具有芳伯氨基，故显重氮化－偶合反应，与芳醛缩合生成 Schiff 碱反应，可用于鉴别；亦可采用基于重氮化反应的亚硝酸钠滴定法测定含量。

4. 光谱特征　盐酸普鲁卡因结构中含有共轭体系和特征基团，具有紫外和红外特征吸收，可用于鉴别。

二、鉴别

1. 重氮化－偶合反应　盐酸普鲁卡因的分子结构中具有芳伯氨基，可发生重氮化反应，生成的重氮盐可与碱性 β－萘酚偶合生成有色的偶氮染料。

方法：取供试品约50mg，加稀盐酸1ml，必要时缓缓煮沸使溶解，放冷，加0.1mol/L亚硝酸钠溶液数滴，滴加碱性 β－萘酚试液数滴，即生成橙红色沉淀，反应如下：

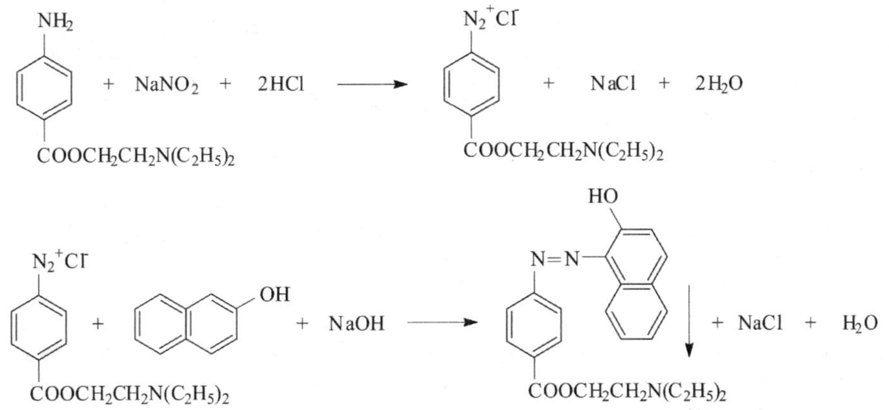

2. **水解产物反应**　药物分子中有些具有酯键结构，在碱性条件下可水解，利用其水解产物的特性或与某些试剂的反应可进行鉴别。ChP 采用此法鉴别盐酸普鲁卡因。

方法：取本品约 0.1g，加水 2ml 溶解后，加 10% 氢氧化钠溶液 1ml，即生成白色沉淀（普鲁卡因）；加热，沉淀变为油状物（普鲁卡因）；继续加热，油状物消失（水解生成可溶于水的对氨基苯甲酸钠），并产生的蒸气（二乙氨基乙醇）能使湿润的红色石蕊试纸变为蓝色；放冷，加盐酸酸化，即析出白色沉淀（对氨基苯甲酸）。此沉淀能溶于过量的盐酸，反应如下：

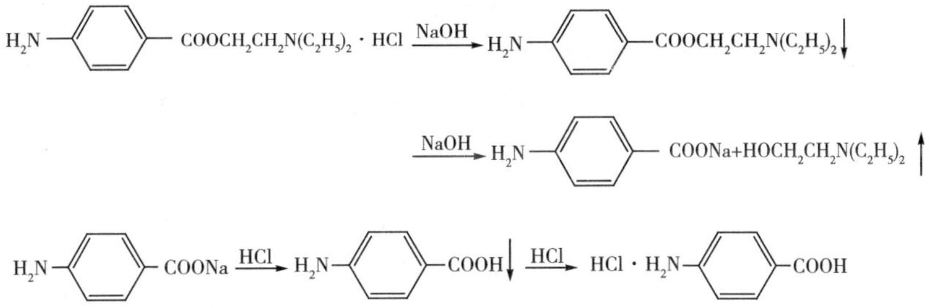

3. **紫外分光光度法**　盐酸普鲁卡因分子结构中含有苯环，具有紫外吸收光谱特征。因此，国内外药典常采用紫外分光光度法鉴别。

4. **红外分光光度法**　红外吸收光谱具有特征性强、专属性好的特点。因此，国内外药典均把红外分光光度法作为一种常规的鉴别方法。该法特别适用于化学结构比较复杂、化学结构相互之间差别较小的药物的鉴别与区别。因为这些药物采用其他理化方法难以进行区别，而用红外吸收光谱法就比较容易区别。盐酸普鲁卡因红外吸收图谱应与《药品红外光谱集》收载的对照图谱（图 9－1）一致；各峰归属见表 9－7。

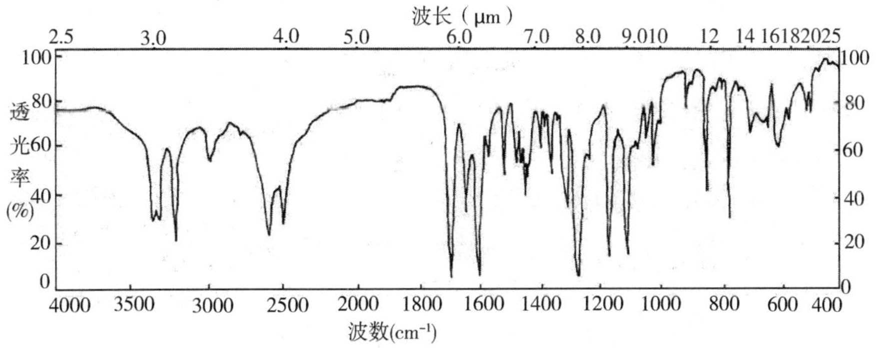

图 9－1　盐酸普鲁卡因的红外吸收图谱（氯化钾压片）

表 9－7　盐酸普鲁卡因红外吸收图谱峰归属分析

峰位（cm^{-1}）	归属
3315，3200	ν_{NH_2}（伯胺）
2585	ν_{N-H}^{+}（氨基）
1692	$\nu_{C=O}$（酯羰基）
1645	δ_{N-H}（氨基）
1604，1520	$\nu_{C=C}$（苯环）
1271，1170，1115	ν_{C-O}（酯基）

三、特殊杂质检查

对氨基苯甲酸：照高效液相色谱法（通则 0512）测定。取本品，精密称定，加水溶解并定量稀释制成每 1ml 中含 0.2mg 的溶液，作为供试品溶液；另取对氨基苯甲酸对照品，精密称定，加水溶解并定量制成每 1ml 中含 1μg 的溶液，作为对照品溶液；取供试品溶液 1ml 与对照品溶液 9ml 混合均匀，作为系统适用性溶液。用十八烷基硅烷键合硅胶为填充剂；以含 0.1% 庚烷磺酸钠的 0.05mol/L 磷酸二氢钾溶液（用磷酸调节 pH 值至 3.0）－甲醇（68∶32）为流动相；检测波长为 279nm；进样体积 10ml。理论板数按对氨基苯甲酸峰计算不低于 2000，盐酸普鲁卡因峰和对氨基苯甲酸峰的分离度应大于 2.0。精密量取供试品溶液与对照品溶液各 10μl，分别注入液相色谱仪，记录色谱图。供试品溶液色谱图中如有与对氨基苯甲酸峰保留时间一致的色谱峰，按外标法以峰面积计算，不得过 0.5%。

四、含量测定

盐酸普鲁卡因结构中具有芳伯氨基，在酸性溶液中可与亚硝酸钠反应，可用亚硝酸钠滴定法测定含量。由于本法适用范围广，常被国内外药典所采用。

1. 基本原理　具有芳伯氨基或水解后生成芳伯氨基的药物在酸性溶液中与亚硝酸钠定量发生重氮化反应，生成重氮盐，可用永停滴定法指示反应终点。

$$Ar-NHCOR+H_2O\xrightarrow[\triangle]{H^+}Ar-NH_2+RCOOH$$

$$Ar-NH_2+NaNO_2+2HCl\longrightarrow Ar-N_2^+Cl^-+NaCl+2H_2O$$

2. 测定法　取本品约 0.6g，精密称定，置烧杯中，加水 40ml 与盐酸溶液（1→2）15ml，置电磁搅拌器上，搅拌使溶解，再加溴化钾（KBr）2g，插入铂－铂电极，照永停滴定法（通则 0701），在 15～25℃，用亚硝酸钠滴定液（0.1mol/L）滴定。每 1ml 亚硝酸钠滴定液（0.1mol/L）相当于 27.28mg 的 $C_{13}H_{20}N_2O_2\cdot HCl$。

3. 亚硝酸钠滴定法的主要条件　重氮化反应的速度受多种因素的影响，亚硝酸钠滴定液及反应生成的重氮盐也不够稳定，因此在测定中应注意以下反应条件。

（1）酸种类与催化剂　在不同矿酸体系中，重氮化反应速度不同，即氢溴酸＞盐酸＞硝酸、硫酸，由于氢溴酸非常用试剂，多用盐酸；但为了加快反应速度，往往加入适量的溴化钾，使与体系中的盐酸作用生成氢溴酸，进而起到加速作用。重氮化的反应历程如下。

$$NaNO_2+HCl\longrightarrow HNO_2+NaCl$$

$$HNO_2+HCl\longrightarrow NOCl+H_2O$$

$$Ar—NH_2 \xrightarrow[慢]{NO^+Cl^-} Ar—NH—NO \xrightarrow[快]{} Ar—N=N—OH \xrightarrow[快]{} Ar—N_2^+Cl^-$$

由于整个反应的速度取决于第一步，而第一步反应的快慢与含芳伯氨基化合物中芳伯氨基的游离程度及亚硝酰正离子（NO^+）的浓度有密切关系。一方面，若芳伯氨基的碱性较弱，则在一定强度酸性溶液中成盐的比例较小，即游离芳伯氨基多，重氮化反应速度就快；反之，则游离芳伯氨基较少，重氮化反应速度就慢。另一方面，在测定中向供试溶液中加入适量溴化钾（ChP 规定加入 2g），可提高 NO^+ 的浓度，使重氮化反应速度加快。原理如下。

溴化钾与盐酸作用产生溴化氢，后者与亚硝酸作用生成 NOBr：

$$HNO_2 + HBr \longrightarrow NOBr + H_2O \tag{9-1}$$

若供试溶液中仅有盐酸，则生成 NOCl：

$$HNO_2 + HCl \longrightarrow NOCl + H_2O \tag{9-2}$$

由于式（9-1）的平衡常数比式（9-2）的大约 300 倍，即生成的 NOBr 量比 NOCl 的量大得多，也就是：当加入溴化钾后，在供试液中可以提高 NO^+ 的浓度，从而加速了重氮化反应。

（2）酸用量　因胺类药物的盐酸盐较其他矿酸盐（如硫酸盐）的溶解度大，反应速度也较快，所以多采用盐酸。按照重氮化反应的计量关系式，芳伯胺与盐酸的摩尔比为 1∶2，实际测定时盐酸的用量要大于理论量，尤其是某些在酸中较难溶解的药物，往往要多加一些。因为过量的盐酸有利于：①重氮化反应速度加快；②重氮盐在酸性溶液中稳定；③防止生成偶氮氨基化合物而影响测定结果。

$$Ar—N_2^+Cl^- + H_2N—Ar \rightleftharpoons Ar—N \longrightarrow N=NH—Ar + HCl$$

酸度加大，反应向左进行，故可防止偶氮氨基化合物的生成。但若酸度过大，又可阻碍芳伯氨基的游离，反而影响重氮化反应速度。在太浓的盐酸中还可使亚硝酸分解。所以，加入盐酸的量一般按芳胺类药物与酸的摩尔比为 1∶（2.5～6）。

（3）滴定温度　重氮化反应的速度与温度成正比，但是生成的重氮盐又随温度升高而加速分解。

$$Ar—N_2^+Cl^- + H_2O \longrightarrow Ar—OH + N_2\uparrow + HCl$$

一般地，温度每升高 10℃，重氮化反应速度加快 2.5 倍，但同时重氮盐分解的速度亦相应地加速 2 倍。所以，为减少重氮盐的分解，以提高方法的准确度，滴定一般在较低温度下进行，通常可在室温（10～30℃）下进行，其中 15℃以下结果较准确。

（4）滴定速度　重氮化反应速度相对较慢，尤其在较低温度下的反应速度更慢，故滴定速度不宜过快。同时，为了避免滴定过程中亚硝酸挥发和分解，滴定时宜将滴定管尖端插入液面下约 2/3 处，迅速滴定至近终点，随滴随搅拌（即，一次性将大部分亚硝酸钠滴定液在搅拌条件下迅速加入），以提高 NO^+ 的浓度，使其尽快反应。然后，将滴定管尖端提出液面，用少量水淋洗尖端，洗液并入溶液中，再继续缓缓滴定。尤其是在近终点时，因尚未反应的芳伯氨基药物的浓度极稀，重氮化反应速度极慢，须在最后一滴加入后，搅拌 1～5 分钟，再确定终点是否真正到达。这样可以缩短滴定时间，也不影响滴定的结果。

4. 终点指示方法　亚硝酸钠滴定法的终点指示方法有电位滴定法、永停滴定法、外指示剂法和内指示剂法等。ChP 采用永停滴定法指示终点。

永停滴定法的装置如图 9-2 所示，图中 E 和 E′为两个惰性铂（Pt）电极，G 为电流计。用于亚硝酸钠滴定法终点指示时，调节 R_1 使加在电极上的电压约为 50mV，将铂－铂电极插入供试品溶液中，用亚硝酸钠滴定液（0.1mol/L 或 0.05mol/L）滴定，观察滴定过程中电流计指针的变化：终点前，溶液中无亚硝酸，线路无电流通过，电流计指针指零；终点时溶液中有微量过量的亚硝酸存在，电极即起氧化还原反应，线路中遂有电流通过，此时电流计指针突然偏转，并不再回复，即为滴定终点。

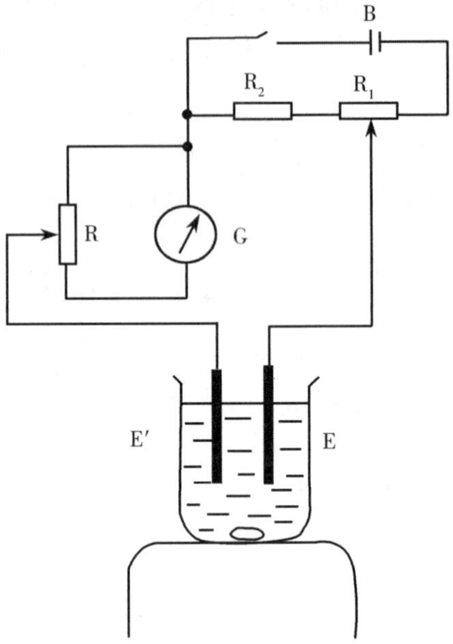

图 9－2　永停滴定装置图

扫码“学一学”

第三节　肾上腺素的分析

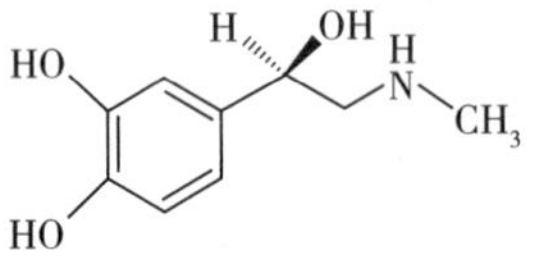

$C_9H_{13}NO_3$　183.21

本品为（*R*）－4－［2－（甲氨基）－1－羟基乙基］－1，2－苯二酚。按干燥品计算，含 $C_9H_{13}NO_3$ 不得少于 98.5%。

一、性质与分析方法

1. 弱碱性　分子结构中具有烃氨基侧链，其中氮为仲胺氮，故显弱碱性，基于其弱碱性，可用非水溶液滴定法测定含量；另外，本类药物的游离碱难溶于水，易溶于有机溶剂，其盐可溶于水，基于该性质，可采用提取酸碱滴定法测定本类药物及其制剂的含量。

2. 酚羟基特性　分子结构中具有邻苯二酚结构，可与重金属离子配位呈色，或被氧化剂氧化为醌式结构而呈色，可用于肾上腺素及其他含邻苯二酚结构的药物的鉴别。

3. 光学活性　具有手性碳原子，具有旋光性，比旋度为－50.0°～－53.5°，可通过其比旋度测定控制右旋体含量。

二、鉴别

1. 与三氯化铁反应　肾上腺素分子结构中若具有酚羟基，可与 Fe^{3+} 离子配位显色，加入碱性溶液，随即被高铁离子氧化而显紫色或紫红色等。

方法：取本品约 2mg，加盐酸溶液（9→1000）2～3 滴溶解后，加水 2ml 与三氯化铁试液 1 滴，即显翠绿色；再加氨试液 1 滴，即变紫色，最后变成紫红色。

2. 与甲醛－硫酸反应　与甲醛在硫酸中反应，形成具有醌式结构的红色化合物。

3. 氧化反应　肾上腺素分子结构中具有酚羟基，易被碘、过氧化氢、铁氰化钾等氧化剂氧化而呈现不同的颜色。肾上腺素在酸性条件下，被过氧化氢氧化后，生成肾上腺素红显血红色，放置可变为棕色多聚体。

方法：取本品 10mg，加盐酸溶液（9→1000）2ml 溶解后，加过氧化氢试液 10 滴，煮沸，即显血红色。

三、特殊杂质检查

1. 酮体检查　肾上腺素在生产中由其酮体氢化还原制得，若氢化不完全，易引入酮体杂质，所以要进行酮体检查。

方法：照紫外－可见分光光度法（通则 0401）测定。取本品，加盐酸溶液（9→2000）制成每 1ml 中含 2.0mg 的溶液。在 310nm 的波长处测定，吸光度不得过 0.05。

2. 有关物质　照高效液相色谱法（通则 0512）测定。取本品约 10mg，精密称定，置 10ml 量瓶中，加盐酸 0.1ml 使溶解，用流动相稀释至刻度，摇匀，作为供试品溶液；精密量取供试品溶液 1ml，置 500ml 量瓶中，用流动相稀释至刻度，摇匀，作为对照溶液；另取本品 50mg，置 50ml 量瓶中，加浓过氧化氢溶液 1ml，放置过夜，加盐酸 0.5ml，加流动相稀释至刻度，摇匀，作为氧化破坏溶液；取重酒石酸去甲肾上腺素对照品适量，加氧化破坏溶液溶解并稀释制成每 1ml 中含 20μg 的溶液，作为系统适用性溶液。用十八烷基硅烷键合硅胶为填充剂；以硫酸氢四甲基铵溶液（取硫酸氢四甲基铵 4.0g、庚烷磺酸钠 1.1g 与 0.1mol/L 乙二胺四醋酸二钠溶液 2ml，用水溶解并稀释至 950ml）－甲醇（95∶5）（用 1mol/L 氢氧化钠溶液调节 pH 值至 3.5）为流动相，流速为每分钟 2ml；检测波长为 205nm；进样体积 20μl。去甲肾上腺素峰与肾上腺素峰之间应出现两个未知杂质峰；理论板数按去甲肾上腺素峰计算不低于 3000；去甲肾上腺素峰、肾上腺素峰与相邻杂质峰的分离度均应符合要求。精密量取供试品溶液和对照溶液，分别注入液相色谱仪，记录色谱图。供试品溶液色谱图中如有杂质峰，单个杂质峰面积不得大于对照溶液的主峰面积（0.2%），各杂质峰面积的和不得大于对照溶液主峰面积的 2.5 倍（0.5%）。

四、含量测定

1. 基本原理　非水溶液滴定法是利用非水溶剂的特点来改变物质的酸碱相对强度，即在水溶液中呈弱酸性或弱碱性的化合物，由于酸碱度太弱，难以有效指示滴定的终点。如果选择某些适当的非水溶剂为溶媒，可使化合物的相对酸碱度增强而成为强酸或强碱，可使原来在水中不能完全进行的滴定反应得以顺利进行；非水溶剂还能使在水中不能溶解的药物的溶解增大，可扩大滴定分析的应用范围。非水溶液滴定法包括非水碱量法和非水酸量法。肾上腺素药物具有仲烃胺结构，具有弱碱性，在冰醋酸中碱性增强，可采用非水碱量法测定含量。

2. 常用的测定条件 非水碱量法通常是以冰醋酸为溶剂，高氯酸为滴定液，测定弱碱性药物及其盐类，如氢卤酸盐、磷酸盐、硫酸盐或有机酸盐的分析方法，在药物含量测定中应用非常广泛。

（1）溶剂与试剂 弱碱的滴定宜选择酸性溶剂，冰醋酸是滴定弱碱性物质最常用的溶剂，其用量通常为10~30ml。若供试品为氢卤酸盐，除另有规定外，在可加入醋酸汞试液（5%醋酸汞的冰醋酸溶液）3~5ml后，再进行滴定（因醋酸汞试液具有一定毒性，故在方法建立时，应尽量减少使用）；若供试品如为磷酸盐，可直接滴定；若为硫酸盐也可直接滴定，但滴定至其成硫酸氢盐为止；若供试品为硝酸盐时，因硝酸可使指示剂褪色，终点极难观察，遇此情况应以电位滴定法指示终点为宜。

（2）滴定液 非水碱量法通常使用高氯酸的冰醋酸溶液作滴定液，因为高氯酸在冰醋酸中有较强的酸性，且绝大多数有机碱的高氯酸盐易溶于有机溶剂，有利于滴定的进行。高氯酸滴定液受温度影响较大，因此样品的测定与标定应在同一温度进行，若温度差超过10℃，应重新标定滴定液的浓度校正因数（F）。

（3）指示剂 非水碱量法可用指示剂或电位法指示终点，常用的指示剂为结晶紫。

3. 测定法 取本品约0.15g，精密称定，加冰醋酸10ml，振摇溶解后，加结晶紫指示液1滴，用高氯酸滴定液（0.1mol/L）滴定至溶液显蓝绿色，并将滴定的结果用空白试验校正。每1ml高氯酸滴定液（0.1mol/L）相当于18.32mg的$C_9H_{13}NO_3$。

4. 注意事项 高氯酸滴定液标定或样品测定时，滴定液的消耗量一般约为8ml，应使用10ml的半微量滴定管，其分度值通常为0.05ml。

扫码“学一学”

第四节 苯巴比妥的分析

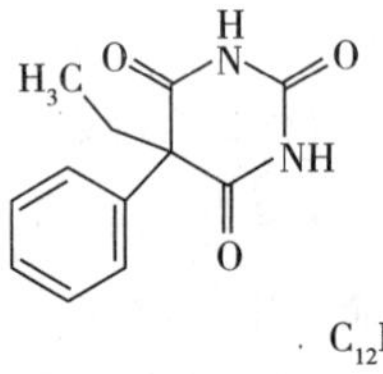

$C_{12}H_{12}N_2O_3$ 232.24

本品为5-乙基-5-苯基-2，4，6（1*H*，3*H*，5*H*）-嘧啶三酮。按干燥品计算，含$C_{12}H_{12}N_2O_3$不得少于98.5%。

一、性质与分析方法

（一）丙二酰脲母核结构的一般性质

1. 弱酸性 苯巴比妥具有巴比妥类药物母核的环状结构，其1，3-二酰亚胺结构能发生酮式-烯醇式互变异构，在水溶液中发生二级电离。

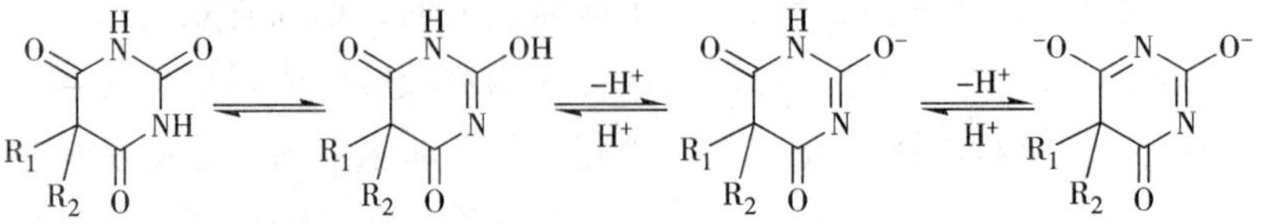

由于本类药物可发生电离，具有弱酸性（pK_a 为7.3～8.4），可与强碱反应成盐。作为丙二酰脲结构的一般性质，可采用酸碱滴定法或非水酸量法测定苯巴比妥及本类药物的含量。

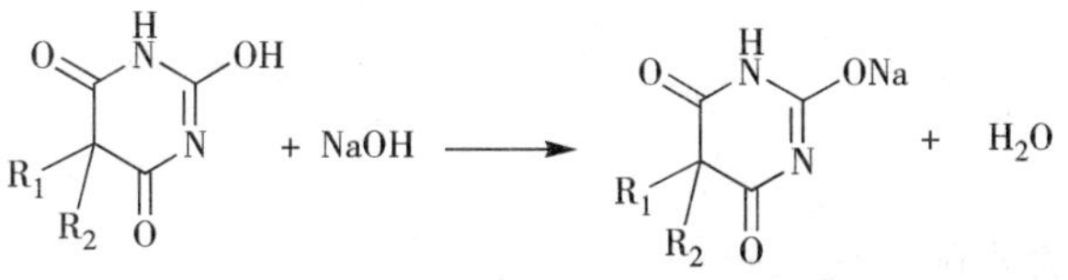

2. 水解反应　分子结构中的酰亚胺基团与碱溶液共沸，即发生水解反应并释放氨气，可使红色石蕊试纸变蓝，作为丙二酰脲结构的一般性质，可用于苯巴比妥及本类药物的鉴别。

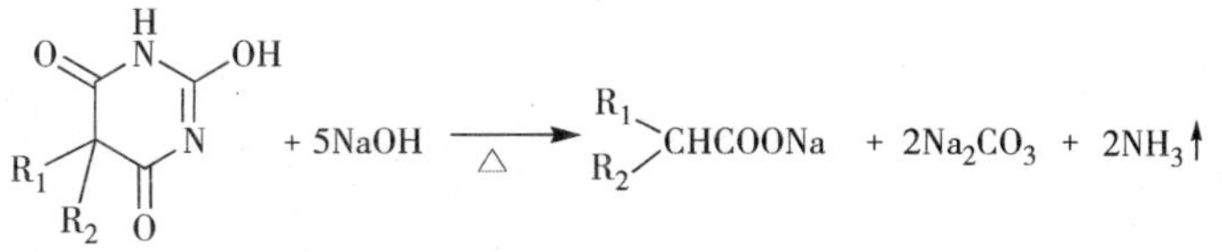

3. 与金属离子反应　分子结构中的酰亚胺基团，在碱性下发生酮式－烯醇式互变及酸式解离后，可与某些金属离子，如 Ag^+、Cu^{2+} 等反应生成沉淀或显色。

（1）与硝酸银反应：本类药物在碳酸钠溶液中发生酸式解离后，与硝酸银试液反应，生成可溶性一银盐，继续与过量的硝酸银反应生成不溶性二银盐沉淀。作为丙二酰脲结构的一般性质，可用于苯巴比妥及本类药物的鉴别与含量测定。

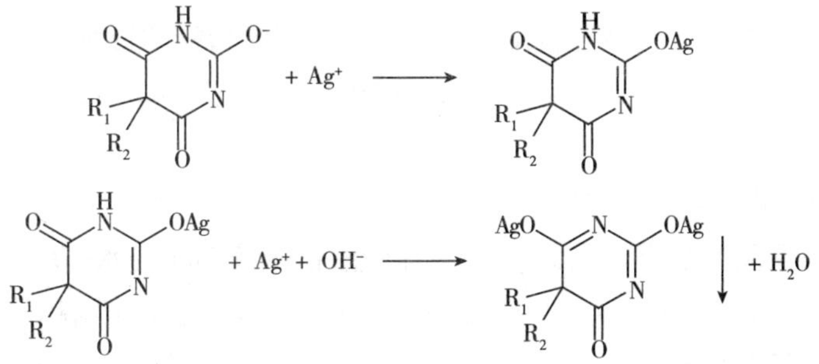

（2）与硫酸铜反应：本类药物在吡啶溶液中发生酸式解离后，与铜吡啶试液（硫酸铜的吡啶－水溶液）反应，生成稳定的配位化合物而显紫堇色。作为丙二酰脲结构的一般性质，可用于苯巴比妥及本类药物的鉴别；因硫喷妥钠与铜吡啶试液反应生成绿色沉淀，故本反应可用于区别硫喷妥钠。

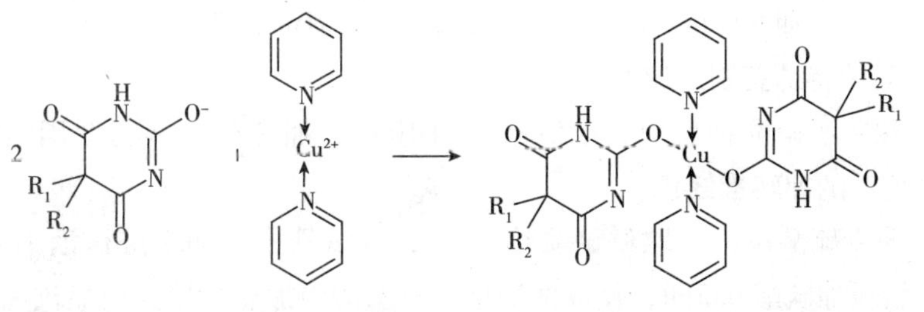

4. 与芳醛缩合反应　分子结构中酰亚胺基团上的氢较活泼，可在硫酸存在下与香草醛发生缩合反应，生成棕红色沉淀。作为丙二酰脲结构的一般性质，可用于苯巴比妥及本类药物的鉴别。

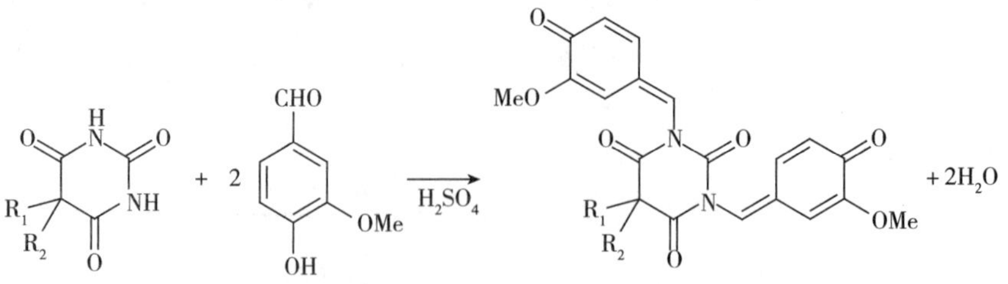

（二）苯巴比妥的芳环取代基性质

1. 与硝酸钾－硫酸反应 苯巴比妥分子结构中具有苯环，与硝酸钾－硫酸共热，可发生硝基化反应，生成黄色硝基化合物。作为苯巴比妥的特性，可用于苯巴比妥的鉴别及与丙二酰脲类其他药物，如异戊巴比妥、司可巴比妥、硫喷妥钠等的区别。

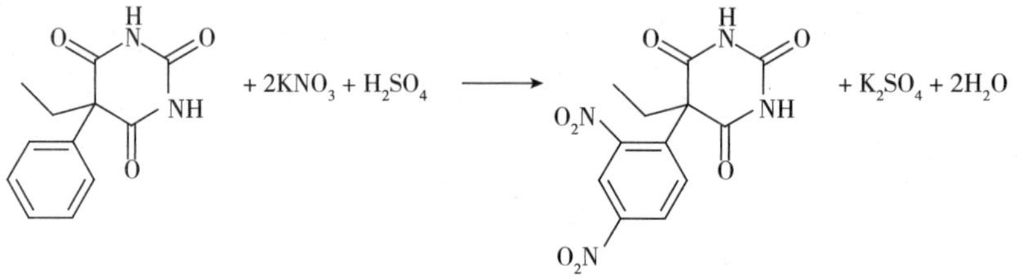

2. 与亚硝酸钠－硫酸反应 苯巴比妥与亚硝酸钠－硫酸反应，生成橙黄色产物，并随即变为橙红色。反应原理尚不明确，可能为苯环的亚硝基化反应。作为苯巴比妥的特性，可用于苯巴比妥的鉴别及与丙二酰脲类其他药物的区别。

3. 与甲醛－硫酸反应 苯巴比妥可与甲醛－硫酸反应，生成玫瑰红色产物。作为苯巴比妥的特性，可用于苯巴比妥的鉴别及与丙二酰脲类其他药物的区别。

二、鉴别

1. 丙二酰脲类的一般鉴别反应

（1）与硝酸银反应：取供试品约0.1g，加碳酸钠试液1ml与水10ml，振摇2分钟，滤过，滤液中逐滴加入硝酸银试液，即生成白色沉淀，振摇，沉淀即溶解；继续滴加过量的硝酸银试液，沉淀不再溶解。

巴比妥类药物的一银盐可溶于水，而二银盐不溶。反应中第一次出现的白色沉淀是由于硝酸银局部过浓，产生少量巴比妥二银盐，振摇后，转换为可溶性的一银盐，继续滴加硝酸银至过量，则完全生成白色二银盐沉淀。

（2）与硫酸铜反应：取供试品约50mg，加吡啶溶液（1→10）5ml，溶解后，加铜吡啶试液（取硫酸铜4g，加水90ml溶解后，加吡啶30ml）1ml，即生成紫色沉淀。

2. 苯巴比妥的特殊鉴别反应

（1）与硫酸－亚硝酸钠反应：取供试品约10mg，加硫酸2滴与亚硝酸钠约5mg，混合，即显橙黄色，随即转橙红色。

（2）与甲醛－硫酸反应：取供试品约50mg，置试管中，加甲醛试液1ml，加热煮沸，冷却，沿管壁缓缓加硫酸0.5ml，使成两液层，置水浴中加热，接界面显玫瑰红色。

3. 红外分光光度法 苯巴比妥具有羰基、酰胺和苯环结构，有特征红外光谱，可用于鉴别。

三、特殊杂质检查

1. 有关物质　照高效液相色谱法（通则 0512）测定。取本品，加流动相溶解并稀释制成每 1ml 中含 1mg 的溶液，作为供试品溶液；精密量取 1ml，置 200ml 量瓶中，用流动相稀释至刻度，摇匀，作为对照溶液。用辛烷基硅烷键合硅胶为填充剂；以乙腈 - 水（25 : 75）为流动相，检测波长为 220nm；进样体积 5μl；理论板数按苯巴比妥峰计算不低于 2500，苯巴比妥峰与相邻杂质峰的分离度应符合要求。精密量取对照溶液与供试品溶液，分别注入液相色谱仪，记录色谱图至主成分峰保留时间的 3 倍，供试品溶液色谱图中如有杂质峰，单个杂质峰面积不得大于对照溶液主峰面积（0.5%），各杂质峰面积的和不得大于对照溶液主峰面积的 2 倍（1.0%）。

2. 中性或碱性物质　取本品 1.0g，置分液漏斗中，加氢氧化钠试液 10ml 溶解后，加水 5ml 与乙醚 25ml，振摇 1 分钟，分取醚层，用水振摇洗涤 3 次，每次 5ml，取醚液经干燥滤纸滤过，滤液置 105℃ 恒重的蒸发皿中，蒸干，在 105℃ 干燥 1 小时，遗留残渣不得过 3mg。

四、含量测定

1. 银量法　ChP 采用银量法测定苯巴比妥的含量，以电位法指示终点。方法如下。

取本品约 0.2g，精密称定，加甲醇 40ml 使溶解，再加新制的 3% 无水碳酸钠溶液 15ml，照电位滴定法（通则 0701），用硝酸银滴定液（0.1mol/L）滴定，每 1ml 硝酸银滴定液（0.1mol/L）相当于 23.22mg 的 $C_{12}H_{12}N_2O_3$。

滴定反应的原理系利用丙二酰脲类可在碱性溶液中与硝酸银反应的一般性质。即，利用滴定过程中先生成可溶性一银盐，化学计量点稍过，过量的银离子与苯巴比妥生成难溶的二银盐。曾利用二银盐的浑浊指示终点，但实际操作时，终点不易准确判断，故采用电位法指示。

2. 酸碱滴定法　EP8.0 收载的苯巴比妥，利用巴比妥类药物的弱酸性，采用酸碱滴定法测定含量，用氢氧化钠滴定液直接滴定。方法如下。

取本品 0.200g，溶于乙醇（96%）40ml 中，加水 20ml，用 0.1mol/L 氢氧化钠滴定，用电位法指示终点。1ml 0.1mol/L 氢氧化钠相当于 23.22mg 的 $C_{12}H_{12}N_2O_3$。

第五节　相关药物的分析

前面几节分别介绍了对氨基苯甲酸酯类药物盐酸普鲁卡因、苯乙胺类药物肾上腺素以及巴比妥类药物苯巴比妥的分析方法，本节将芳胺和巴比妥类药物中其他相关药物的特殊鉴别反应、特殊杂质检查和含量测定方法汇总于表 9 - 8。

表 9 - 8　相关药物的分析

药物名称	特殊鉴别试验	特殊杂质检查	含量测定
盐酸丁卡因	硝酸反应：在水溶液中遇硝酸，即显黄色	有关物质：薄层色谱法，对丁氨基苯甲酸对照法	乙醇 - 水溶液，氢氧化钠滴定液（0.1mol/L），电位滴定法
盐酸利多卡因	硫酸铜反应：在碳酸钠试液中，与硫酸铜试液反应，生成蓝紫色配合物，转溶于三氯甲烷显黄色	2，6 - 二甲基苯胺：高效液相色谱法	高效液相色谱法

续表

药物名称	特殊鉴别试验	特殊杂质检查	含量测定
对乙酰氨基酚	（1）三氯化铁反应：水溶液中与三氯化铁试液反应，显蓝紫色。 （2）酸水解后重氮化－偶合反应：重氮盐与碱性 β－萘酚试液反应，显红色	（1）对氨基酚及有关物质：高效液相色谱法 （2）对氯苯乙酰胺：高效液相色谱法	紫外－可见分光光度法，吸收系数法（$E_{1cm}^{1\%}$ =715）
重酒石酸去甲肾上腺素	（1）三氯化铁反应：与三氯化铁试液显翠绿色，缓缓加碳酸氢钠试液，即显蓝色，最后变成红色 （2）碘氧化反应：酒石酸氢钾的饱和溶液中，加碘试液，放置5分钟，加硫代硫酸钠试液，溶液为无色或仅显微红色或淡紫色（与肾上腺素或异丙肾上腺素的区别）	（1）酮体：紫外－可见分光光度法 （2）有关物质：离子对（庚烷磺酸钠）色谱法，主成分自身对照法	非水溶液滴定法
硫酸沙丁胺醇	三氯化铁反应：与三氯化铁试液显紫色，加碳酸氢钠试液，成橙黄色浑浊液	（1）沙丁胺酮：紫外－可见分光光度法 （2）有关物质：离子对（庚烷磺酸钠）色谱法，主成分自身对照法	非水溶液滴定法
马来酸依那普利	高锰酸钾反应：加稀硫酸、高锰酸钾试液，红色消失	有关物质：高效液相色谱法，主成分自身对照法	非水溶液滴定法
阿替洛尔	紫外－可见分光光度法	有关物质：高效液相色谱法，主成分自身对照法	高效液相色谱法
司可巴比妥钠	加成反应：加碘试液，即显棕黄色，5分钟内消失	中性或碱性物质：同苯巴比妥检查法	剩余溴量法

第六节　剂型分析

ChP 收载的芳胺与巴比妥类药物制剂类型有片剂（包括咀嚼片、泡腾片）、注射液、栓剂、胶囊、颗粒剂、滴剂和凝胶剂九种剂型，本节将对部分剂型进行分析，见表9－9。

表9－9　剂型分析

药物剂型	特殊杂质检查	含量测定
盐酸氯普鲁卡因注射液	对氨基苯甲酸：高效液相色谱法	高效液相色谱法
对乙酰氨基酚片	对氨基酚：高效液相色谱法	紫外－可见分光光度法
重酒石酸去甲肾上腺素注射液	有关物质：高效液相色谱法；对氨基苯甲酸：外标法；其他有关物质：主成分自身对照法	离子对（庚烷磺酸钠）高效液相色谱法
马来酸依那普利片	有关物质：高效液相色谱法，主成分自身对照法	高效液相色谱法
注射用硫喷妥钠	有关物质：薄层色谱法，主成分自身对照法	紫外－可见分光光度法
阿替洛尔片	有关物质：高效液相色谱法，主成分自身对照法	高效液相色谱法

扫码"练一练"

重点小结

胺类药物分子结构共同的特点是：具有氨基或其他含氮基团。本类药物具有弱碱性可用于本类药物的鉴别与含量测定。不同的胺类药物含有不同的可供分析的官能团，如：①

具有芳伯氨基的药物可发生重氮化反应；②具有酯键结构的药物，在碱性条件下可水解，继而发生其他反应；③某些分子结构中具有邻苯二酚（或酚羟基）结构，可与重金属离子配位呈色，或易氧化变色。

本类药物的鉴别试验主要有：①具有芳伯氨基或潜在芳伯氨基的重氮化－偶合反应；②丙二酰脲类的银盐反应和铜盐反应；③紫外分光光度法与红外光谱法等。

本类药物的含量测定方法有：①盐酸普鲁卡因的亚硝酸钠滴定法；②肾上腺素的非水溶液滴定法；③巴比妥类药物的银量法、酸碱滴定法等。

（周婷婷）

第十章　生物碱类药物的分析

学习目标

1. **掌握**　生物碱类典型药物的化学结构－性质－分析方法之间的关系；非水滴定法、酸性染料比色法及提取酸碱滴定法测定含量的原理与操作要点。

2. **熟悉**　生物碱类药物的色谱法分析法。

3. **了解**　生物碱类药物的其他分析方法。

生物碱（alkaloid）是一类存在于生物（主要为植物，但有的也存在于动物）体内中的含氮有机化合物。大多数生物碱有复杂的环状结构，并具有显著的生物活性。生物碱类药物大多数呈碱性，能和酸成盐。有些来源于植物而不呈碱性的含氮有机化合物，因有明显的生物活性，亦被包括在生物碱的范围内。例如，秋水仙碱（colchicine）呈中性反应；茶碱（theophylline）和可可豆碱（theobromine）呈酸性反应；吗啡（morphine）和槟榔碱（arecaadine）呈两性反应。再者，部分来源于天然的含氮有机化合物，如某些维生素、氨基酸、肽类等，则不属于“生物碱”的范围。因此，生物碱类又被定义为含有负氧化态氮原子、存在于生物有机体中的环状化合物。

生物碱均含有碳、氢和氮三种元素，大多数还含有氧，个别含其他元素，如美登木碱（maytansine）含氯。生物碱大都具有含氮杂环的化学结构，少数为有机胺类，如麻黄碱（ephedrine）和伪麻黄碱（pseudo－ephedrine）等。游离的生物碱，大多不溶或难溶于水，而能溶或易溶于有机溶剂（如三氯甲烷、乙醚、醇类或其混合液等），也可在稀酸水溶液中成盐而溶解。某些生物碱能溶于水，如麻黄碱、烟碱（nicotine）、毒扁豆碱（physostigmine）、秋水仙碱、咖啡因（caffeine）等。一些具有两性的生物碱（吗啡），或酸性的生物碱（茶碱），也可溶于碱溶液中。一些碱性极弱的生物碱，如咖啡因、利血平（reserpine），则不能与酸结合成稳定的盐。生物碱的盐类，多易溶于水，而不溶或难溶于有机溶剂。这一特性是用于该类药物提取和分析的重要依据。

第一节　分类与典型药物

扫码“学一学”

生物碱类化合物基本母核多种多样，一些结构式还没有完全确定，而且随着新的生物碱的发现，分类也将随之而更新。目前，生物碱的分类方法常有以下三种：一是按照分离得到生物碱的植物或动物来源进行分类，如石蒜生物碱、长春花生物碱、黄连生物碱等；二是按照生源结合化学结构进行分类，如来源于鸟氨酸的吡咯生物碱、来源于色氨酸的吲哚生物碱、来源于异戊烯的萜类生物碱等；三是按照化学结构中的基本母核进行分类，本章将采用此分类方法介绍临床上常用的生物碱类药物的结构、性质和分析方法，包括苯烃胺类（phenhydrocarbon amines）、托烷类（tropanes）、异喹啉类（isoquinolines）、吲哚类（indoles）和黄嘌呤类（xanthines）。

一、苯烃胺类生物碱

（一）结构特点

苯烃胺类生物碱含有苯烃胺结构，氮原子不在环内而在侧链上，属于脂肪胺类，其碱性较一般生物碱强，易与酸成盐。ChP 收载的苯烃胺类生物碱典型药物有盐酸麻黄碱（ephedrine hydrochloride）、盐酸伪麻黄碱（pseudoephedrine hydrochloride）及秋水仙碱（colchicine）等。其中，盐酸麻黄碱和盐酸伪麻黄碱为 β 肾上腺受体激动药，秋水仙碱为抗痛风和抗肿瘤药，其结构式分别为：

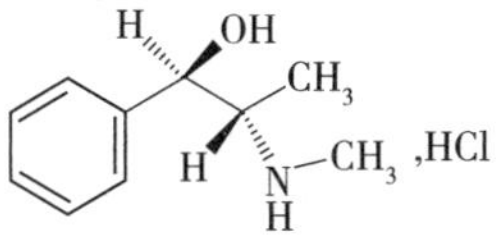

盐酸麻黄碱

（ephedrine hydrochloride）

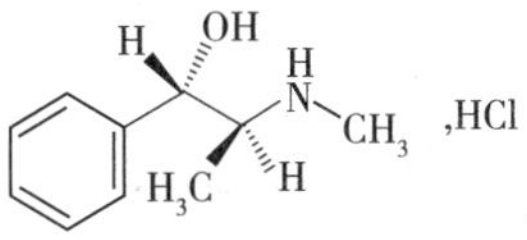

盐酸伪麻黄碱

（pseudoephedrine hydrochloride）

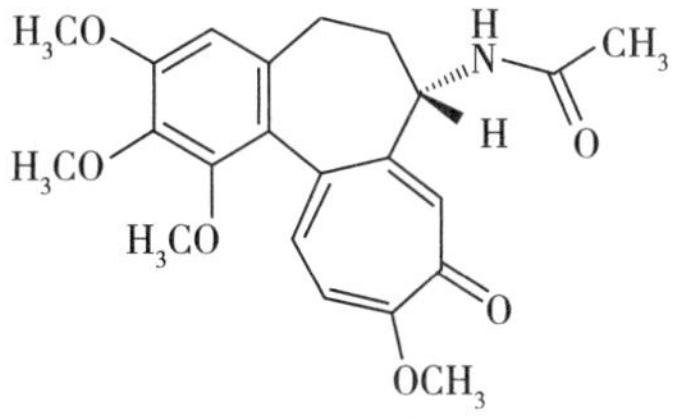

秋水仙碱（colchicine）

（二）理化性质

1. 碱性　麻黄碱、伪麻黄碱和秋水仙碱分子结构中的脂烃胺侧链为仲胺氮原子，故具有碱性。在水溶液中不能用标准酸直接滴定，只能在非水溶剂体系中滴定。麻黄碱、伪麻黄碱的碱性较强，易与酸成盐；秋水仙碱由于酰胺键的 p ~ π 共轭，故碱性减弱，几呈中性，$pK_a = 1.84$。

2. 紫外及红外吸收光谱特征　苯烃胺类生物碱的分子结构中，均含有芳环和不饱和双键结构，在紫外和红外光谱区均有特征吸收。如盐酸伪麻黄碱的水溶液在 251nm、257nm、263nm 的波长处有最大吸收，秋水仙碱的水溶液在 243nm、350nm 的波长处有最大吸收。

3. 旋光性　该类生物碱的侧链上具有不对称碳原子，具有旋光性。如盐酸麻黄碱和秋水仙碱均为左旋体，其比旋度分别为 −33°至 −35.5°、−42.5°至 −45.0°；盐酸伪麻黄碱为右旋体，其比旋度为 +61.0°至 +62.5°。

二、托烷类生物碱

（一）结构特点

该类生物碱的结构特点是由莨菪烷衍生的氨基醇和不同有机酸缩合而成的酯类，易水解。ChP 收载的托烷类生物碱典型药物有硫酸阿托品、氢溴酸山莨菪碱和氢溴酸东莨菪碱等。其结构式分别为：

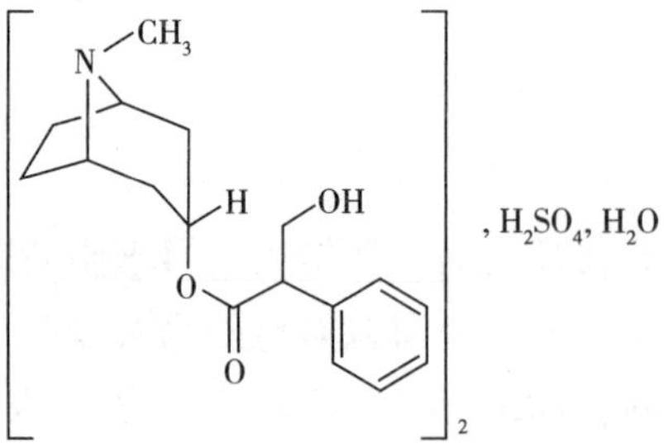

硫酸阿托品
（atropine sulfate）

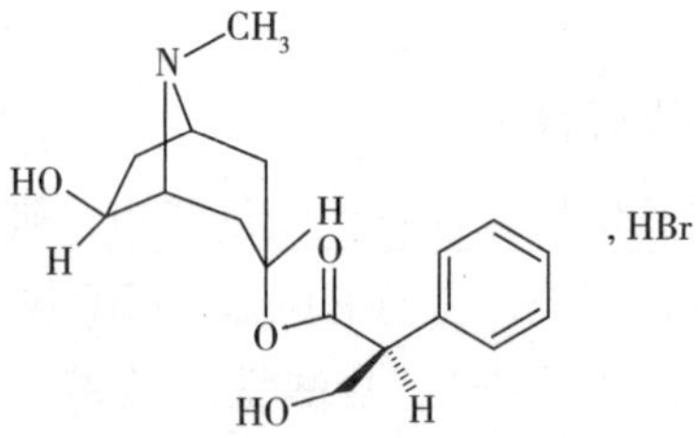

氢溴酸山莨菪碱
（anisodamine hydrobromide）

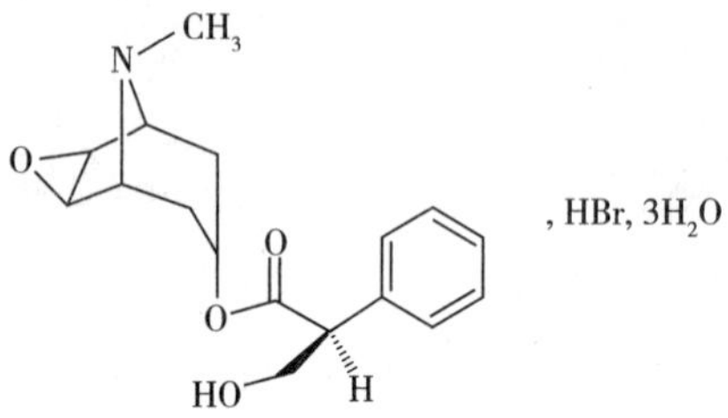

氢溴酸东莨菪碱（scopolamine hydrobromide）

（二）理化性质

1. 水解性 阿托品、山莨菪碱和东莨菪碱分子结构中，具有酯键，易水解成莨菪醇和莨菪酸。

2. 弱碱性 阿托品、山莨菪碱和东莨菪碱分子结构中，五元脂环上有叔胺氮原子，具有较强碱性，易与酸成盐；与生物碱沉淀剂发生沉淀反应；在非水溶剂体系中用高氯酸直接滴定。

3. 旋光性 山莨菪碱、东莨菪碱分子结构中有不对称碳原子，均呈左旋体，比旋度分别为 -9.0°至 -11.5°和 -24°至 -27°。而硫酸阿托品结构中虽也有不对称碳原子，但因外消旋化而为消旋体，无旋光性。

4. 紫外及红外吸收光谱特征 此类生物碱的结构中有苯环、羰基、羟基、氨基，在紫外和红外光谱区具有特征吸收。

三、喹啉类生物碱

（一）结构特点

本类生物碱是具有喹啉环结构的一类化合物，典型药物有抗疟疾药物硫酸奎宁和硫酸奎尼丁。结构如下：

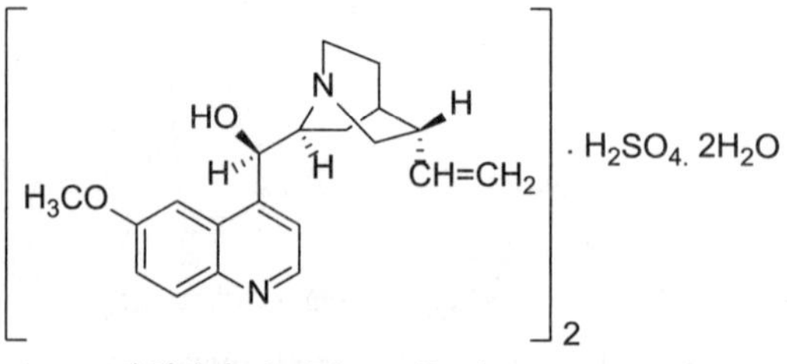

硫酸奎宁 (quinine sulfate)

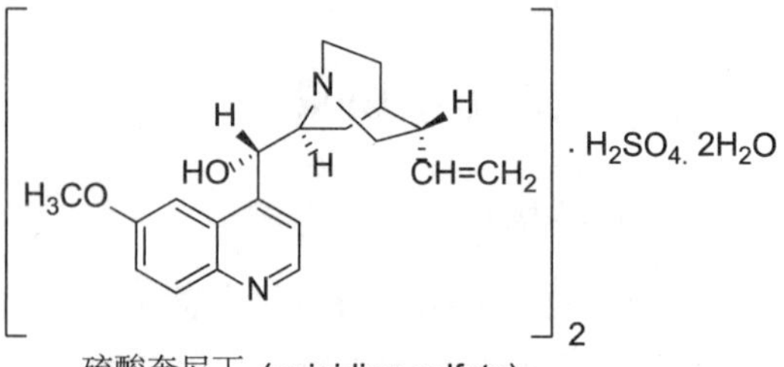

硫酸奎尼丁 (quinidine sulfate)

（二）理化性质

1. **碱性**　奎宁为二元生物碱，其中奎宁环上的氮原子的碱性较强（pKa 8.8），能与强酸形成稳定的盐，如奎宁和奎尼丁均与二元酸硫酸成盐。而喹啉环上的氮原子碱性较弱（pK_a 4.2），不能与硫酸成盐。

2. **旋光性**　硫酸奎宁和硫酸奎尼丁分子结构中均具有不对称碳原子，具有旋光性，为左旋体。

3. **荧光特性**　硫酸奎宁在稀硫酸溶液中均显蓝色荧光。

4. **紫外吸收光谱特征**　由于喹啉类药物的分子结构中含有喹啉杂环，具有共轭体系，具有特征的紫外和红外吸收光谱。

四、异喹啉类生物碱

（一）结构特点

该类生物碱属苄基异喹啉衍生物，又是菲的部分饱和衍生物。典型药物有镇痛药盐酸吗啡和磷酸可待因，吗啡拮抗剂氢溴酸烯丙吗啡和盐酸纳洛酮等。结构式为：

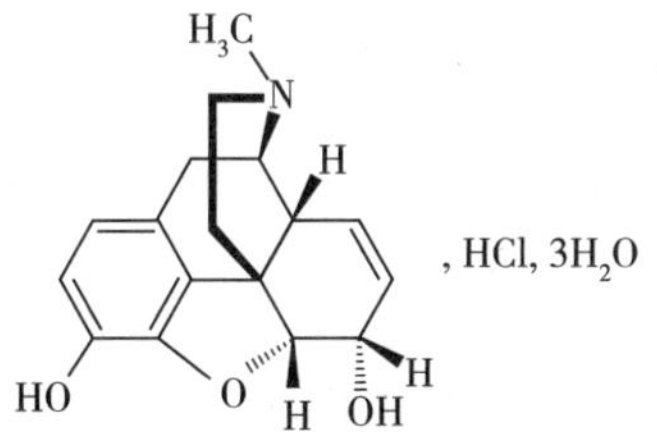

盐酸吗啡（morphine hydrochloride）

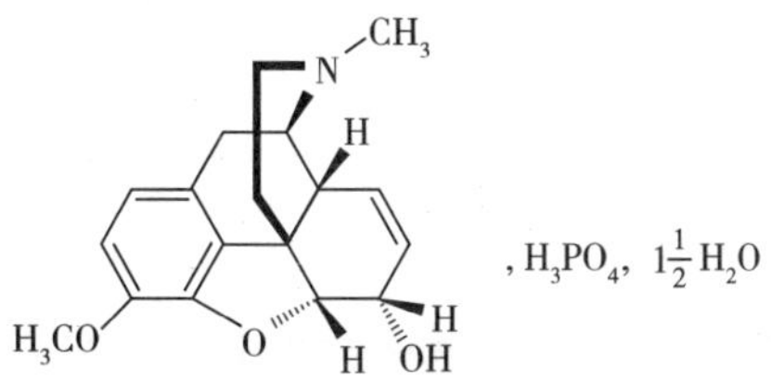

磷酸可待因（codeine phosphate）

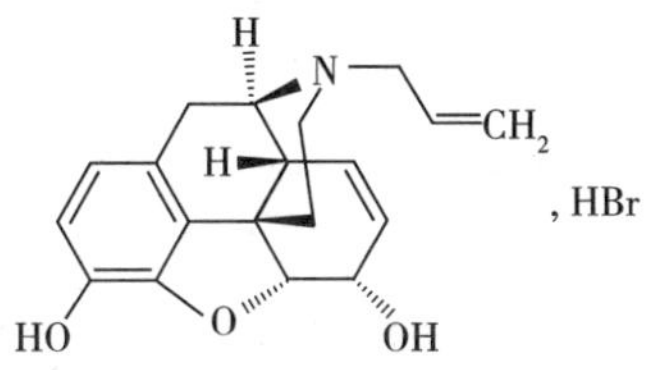

氢溴酸烯丙吗啡（nalorphine hydrobromide）

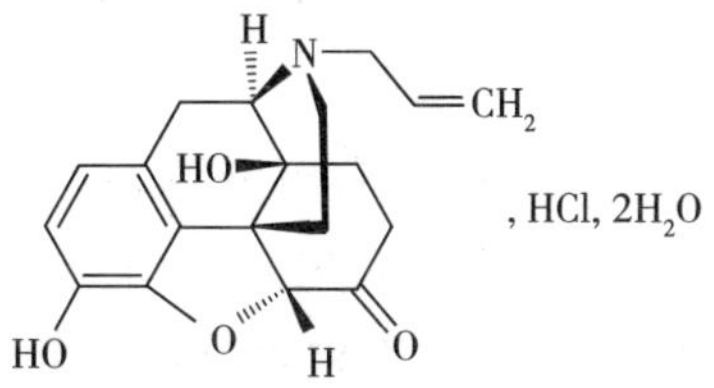

盐酸纳洛酮（naloxone hydrochloride）

（二）理化性质

1. **碱性**　吗啡、烯丙吗啡和纳洛酮分子中都含有酚羟基和叔氨基，属两性化合物，但碱性略强；而可待因分子中仅有叔胺基团，无酚羟基，碱性较吗啡稍强。

2. **溶解性**　这类生物碱在三氯甲烷和乙醚中溶解度均较小，吗啡、烯丙吗啡和纳洛酮含有酚羟基，略显酸性，可溶于碱性水溶液中。

3. **旋光性**　盐酸吗啡、盐酸纳洛酮、氢溴酸烯丙吗啡等分子结构中均含有不对称碳原子，均具有旋光性，其比旋度分别为 −110.0° ~ −115.0°、−170° ~ −181°、−100° ~ −105°。

4. **紫外及红外吸收光谱特征**　异喹啉环为芳杂环，在紫外及红外光谱区均具有特征的吸收。

五、吲哚类生物碱

（一）结构特点

该类生物碱是具有吲哚分子骨架的一类化合物，主要由色氨酸衍生而成，结构中含有吲哚环和两个碱性强弱不同的氮原子。典型药物有抗高血压药利血平、子宫收缩药麦角新碱、抗震颤麻痹药士的宁（strychnine）、抗肿瘤药物长春碱（vinblastine）及长春新碱（vincristine）。代表性药物的结构式为：

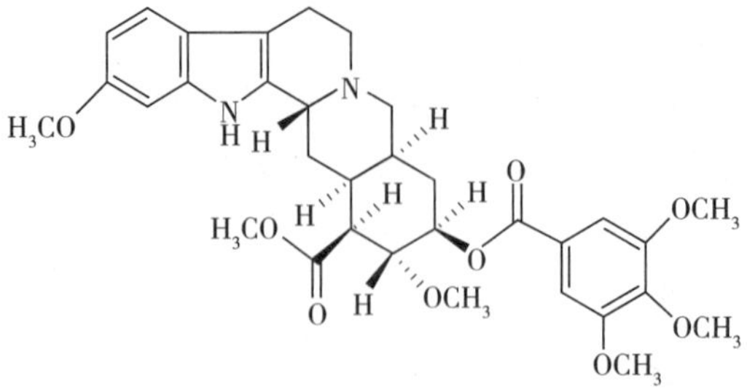

利血平（reserpine）

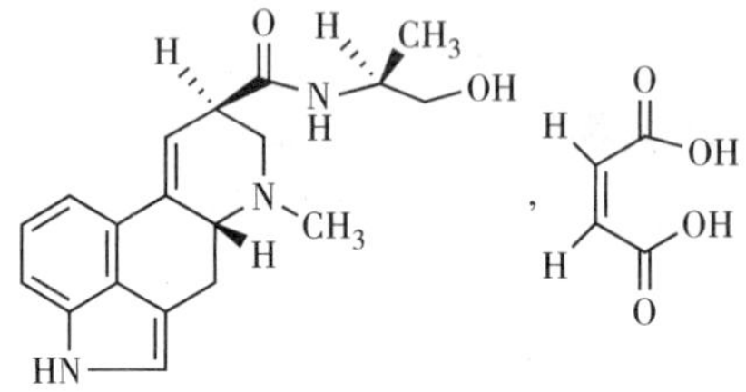

马来酸麦角新碱（ergometrine meleate）

（二）理化性质

1. 碱性 吲哚类生物碱结构中的吲哚氮与芳香环共轭，氮上的电子云密度小，碱性极弱，不能与酸成盐。利血平结构中的脂环叔胺氮由于受空间位阻的影响，pK_{b1} 为 7.93，碱性极弱，不能与酸结合成稳定的盐，而以游离状态存在。麦角新碱结构中的脂环叔胺氮具有一定碱性，可与马来酸成盐。

2. 水解性 利血平含有酯的结构，与弱碱接触或受热易水解。

3. 旋光度 利血平和马来酸麦角新碱的分子结构中含有不对称碳原子，具有旋光性。利血平为左旋体，在三氯甲烷中易溶，其在三氯甲烷中的比旋度为 $-115° \sim -131°$；马来酸麦角新碱为右旋体，在水中略溶，其比旋度为 $+53° \sim +56°$。

4. 紫外及红外吸收光谱特征 吲哚环为芳杂环，在紫外和红外光谱区具有特征吸收。

六、黄嘌呤类生物碱

（一）结构特点

该类生物碱含有黄嘌呤母核，结构是由咪唑和嘧啶相骈合的二环化合物，分子结构中含有四个氮原子。典型药物有中枢兴奋药咖啡因和平滑肌松弛药茶碱。结构式为：

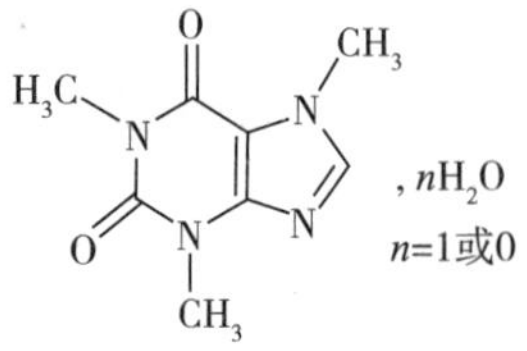

咖啡因（caffeine）

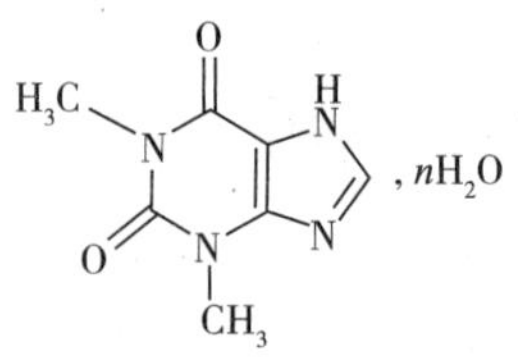

茶碱（theophylline）

（二）理化性质

1. 碱性 咖啡因和茶碱的分子结构中虽然含有四个氮原子，但受到 p－π 共轭影响，几不呈碱性，咖啡因的 pK_b 为 14.15，不易与酸结合成盐；茶碱氮原子的氢非常活泼，而使呈酸性。

2. **溶解性**　咖啡因可溶于水，茶碱结构中含有活泼氢原子，易溶于碱的水溶液中。

扫码"学一学"

第二节　生物碱类药物的鉴别

一、沉淀反应

大多数生物碱，可利用其在酸性水溶液中，与某些沉淀剂反应，生成难溶于水的盐或配合物的反应鉴别。常用的生物碱沉淀试剂多为重金属盐类或大分子有机酸类，主要有碘-碘化钾试液（Wagner 试剂）、碘化铋钾试液（Dragendorff 试剂）、碘化汞钾试液（Mayer 或 Valser 试剂）、三硝基苯酚试液（Hager 试剂）、磷钨酸钼试液（Folin - Denis 试剂）、磷钨酸试液（Scheibler 试剂）、硅钨酸试液（Bertrand 试剂）、鞣酸试液、氯化汞试液等。例如氢溴酸东莨菪碱的鉴别：本品水溶液经氨试液碱化，三氯甲烷提取并蒸干溶剂后，加氯化汞的乙醇液，即生成白色沉淀。

二、显色反应

生物碱可与显色剂发生氧化和/或脱水、缩合等反应显色，或由于试剂被还原而显色，均可用于鉴别。常用的显色剂有：硫酸、硝酸、钼酸-硫酸、钒酸-硫酸、亚硒酸-硫酸、甲醛-硫酸和含少量硝酸的硫酸等试液。某些生物碱与一些显色试剂的显色反应见表10-1。

表 10-1　某些生物碱的显色反应

生物碱	试剂						
	硫酸	硝酸	甲醛-硫酸	钼酸-硫酸	钒酸-硫酸	硝酸-硫酸	亚硒酸-硫酸
麻黄碱	—	黄色	茶色	—	红色	—	—
阿托品	—	—	橙色	—	红色	—	—
吗啡	—	橙红色	紫-深紫色	紫-棕绿色	褐绿色	黄褐色	黄绿→绿色
阿扑吗啡	—	暗紫色	紫→蓝色	紫→绿色	紫→绿色	血红色	褐紫→暗褐色
可待因	蓝色	黄色	洋红-黄棕色	绿-蓝色	绿-蓝色	黄褐色	绿→蓝→橄榄绿色
罂粟碱	—	黄橙色	深红-棕色	紫→绿色	绿色	橙色	暗绿蓝→红色
秋水仙碱	黄色	紫→黄色	紫→橙色	黄绿色	绿色	紫→黄色	—
毛果芸香碱	—	—	—	—	红色	—	—

三、官能团反应

1. **双缩脲反应**　系芳香环侧链具有氨基醇结构生物碱药物的特征反应，如盐酸麻黄碱和盐酸伪麻黄碱的鉴别。盐酸麻黄碱与硫酸铜试液及氢氧化钠试液作用生成蓝紫色配位化合物；经乙醚振摇提取后，醚层显紫红色，水层变成蓝色（硫酸铜的颜色）。反应式如下。

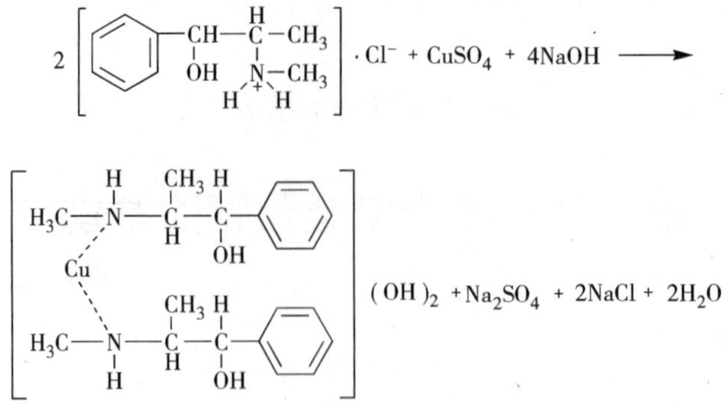

2. Vitaili 反应　为莨菪酸结构的特征反应，阿托品、山莨菪碱、东莨菪碱经水解均可生成莨菪酸，所以本类药物均显 Vitaili 反应，即药物与发烟硝酸共热即得黄色的三硝基衍生物；冷后，加醇制氢氧化钾少许，即显深紫色。反应式如下。

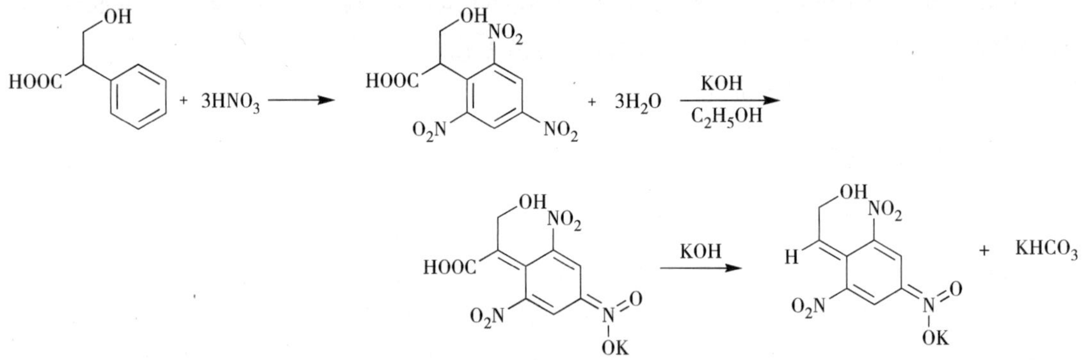

3. 绿奎宁反应　奎宁是 6－位含氧喹啉衍生物，可以发生绿奎宁反应（thalleioquin reaction）。反应的基本机制为 6－位含氧喹啉经氯水（或溴水）氧化氯化后以氨水处理缩合，生成绿色的二醌基亚胺的铵盐。反应式如下：

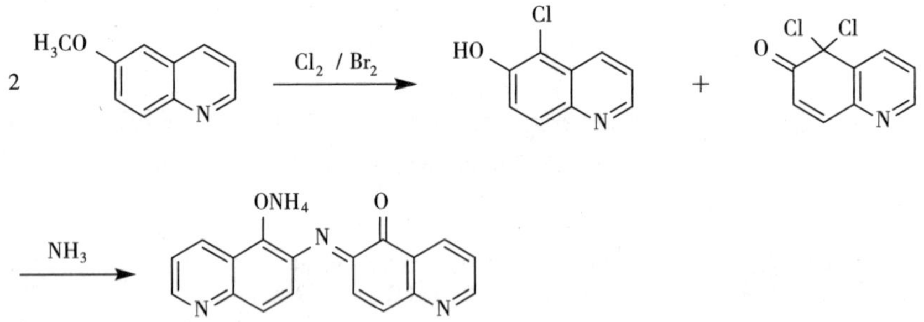

ChP 硫酸奎宁和硫酸奎尼丁均采用该反应进行鉴别。如硫酸奎宁的鉴别：

取本品约 20mg，加水 20ml 溶解后，分取溶液 5ml，加溴试液 3 滴和氨试液 1ml，即显翠绿色。

4. Marquis 反应　为吗啡、烯丙吗啡、可待因、纳洛酮结构中含有酚羟基异喹啉生物碱的特征反应，该类药物遇甲醛－硫酸可形成醌式结构的有色化合物。

5. 紫脲酸铵反应　为黄嘌呤类生物碱的特征反应，咖啡因或茶碱加盐酸和氯酸钾，在水浴上共热蒸干，残渣遇氨气即呈紫色；再加氢氧化钠溶液，颜色即消失。以咖啡因为例，其反应过程如下。

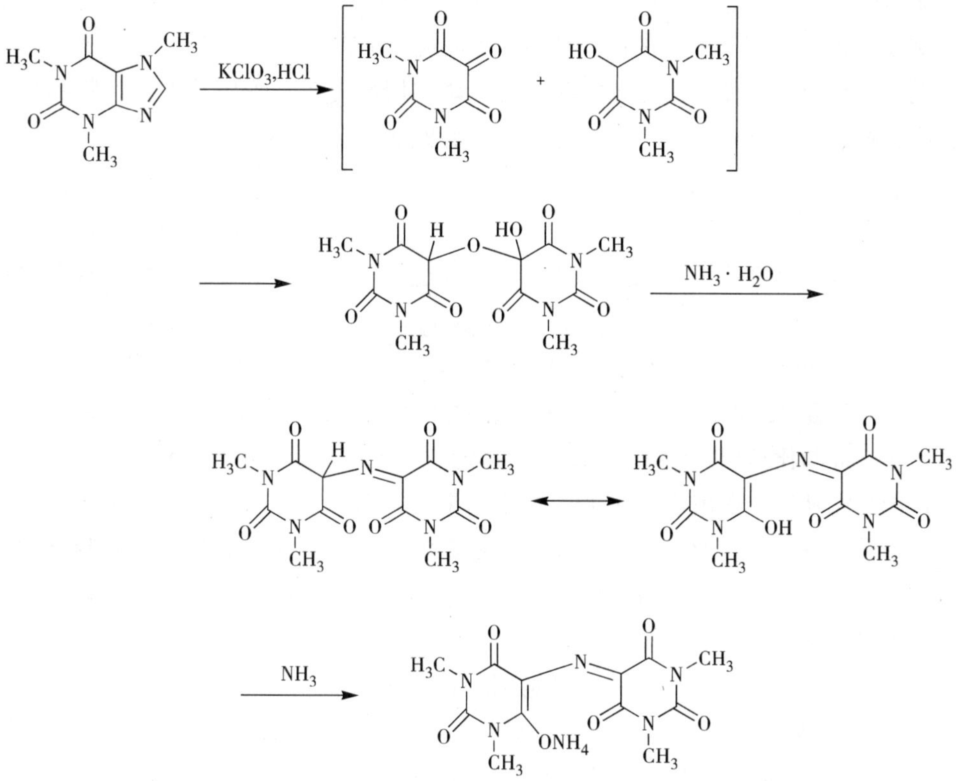

紫脲酸铵

四、光谱特征

红外吸收光谱法能反映分子结构的细微特征，准确度高，专属性强，是鉴别药物真伪的有效方法；本法作为 ChP 鉴别生物碱类药物的主要方法之一，是将药品在规定条件获得的红外吸收光谱与《药品红外光谱集》中的相应标准图谱比较，如与标准图谱完全一致，即视为同一药物。ChP 收载的盐酸吗啡、磷酸可待因、盐酸小檗碱及盐酸罂粟碱等均利用它们的红外光谱进行鉴别。

第三节　生物碱类药物的杂质检查

扫码"学一学"

生物碱类药物在提取或合成过程中常引入其他生物碱，为了保证用药的安全、有效，采用物理特征法、化学反应法、薄层色谱法、高效液相色谱法等方法严格控制杂质限量。其中，最常用的方法为薄层色谱法和高效液相色谱法。

一、物理特征法

利用药物和杂质在颜色、溶解行为、旋光性质、对光吸收等方面的选择性差异，检查杂质是否符合限量规定。

例 10-1　硫酸阿托品中莨菪碱的检查法：取本品，按干燥品计算，加水溶解并制成每 1ml 中含 50mg 的溶液，依法测定，旋光度不得过 -0.40°。

硫酸阿托品中检查莨菪碱时，莨菪碱是因消旋不完全引入的，为左旋体，因此规定旋光度不得过 -0.40°。

例 10－2 利血平中氧化产物的检查法：取本品 20mg，置 100ml 量瓶中，加冰醋酸溶解并稀释至刻度，摇匀，在 388nm 的波长处测定吸光度，不得过 0.10。

利血平在生产和贮存过程中，受光照和空气氧化作用而变质。利用其氧化产物和药物主成分对光的选择性吸收的差异，可采用紫外分光光度法进行检查。

二、化学反应法

化学反应法是利用待测杂质与化学试剂特有的呈色反应，判断所含杂质是否符合规定的方法。

例 10－3 秋水仙碱中去甲秋水仙碱的检查法：取本品 0.05g，加水 5ml 溶解后，加三氯化铁试液 0.1ml，摇匀，如显绿色，与同体积的对照溶液（取比色用氯化钴液 1ml、比色用重铬酸钾液 1.5ml 与比色用硫酸铜液 2.5ml，摇匀，即得）比较，不得更深。

秋水仙碱因最初从百合科植物秋水仙中提取出来而得名，也称秋水仙素，现多从百合科植物丽江山慈菇的球茎中提取制备。它在微生物和酶的作用下往往会发生不同程度的降解，其主要降解产物为去甲秋水仙碱，系秋水仙碱的甲氧基脱去甲基形成游离酚羟基结构。因此，ChP 采用三氯化铁试液检查去甲秋水仙碱。

例 10－4 盐酸吗啡中阿扑吗啡和罂粟酸的检查法

阿扑吗啡：取本品 50mg，加水 4ml 溶解后，加碳酸氢钠 0.10g 与 0.1mol/L 碘溶液 1 滴，加乙醚 5ml，振摇提取，静置分层后，乙醚层不得显红色，水层不得显绿色。

罂粟酸：取本品 0.15g，加水 5ml 溶解后，加稀盐酸 5ml 与三氯化铁试液 2 滴，不得显红色。

吗啡在酸性溶液中加热，可发生脱水、经分子重排反应，生成阿扑吗啡。将本品水溶液加稍过量的碳酸氢钠，如含阿扑吗啡，其水溶液在碳酸氢钠碱性条件下，加碘试液氧化阿扑吗啡生成水溶性绿色化合物，此产物能溶于乙醚呈深宝石红色，水层仍显绿色，故规定乙醚层不得显红色，水层不得显绿色以控制阿扑吗啡的限量。阿片中含有罂粟酸，在提取吗啡时，如去除不尽，可能引入。罂粟酸在微酸性溶液中，遇三氯化铁生成红色的罂粟酸铁，故规定不得显红色以控制罂粟酸的限量。

三、色谱法

当杂质的结构不能确定，或无杂质对照品时，通常采用色谱法中的主成分自身稀释对照法控制未知杂质的限量。如硫酸奎宁中的其他金鸡纳碱（TLC）、马来酸麦角新碱中的有关物质（TLC）、盐酸吗啡中的有关物质（HPLC）等均采用本法控制有关物质的量。

1. 高效液相色谱法 HPLC 法分离效能高、专属性强、检测灵敏，是特殊杂质检查的有效方法，在 ChP 中大部分生物碱类药物的有关物质检查均采用 HPLC 法。

例 10－5 盐酸伪麻黄碱中有关物质的检查法：照高效液相色谱法测定。取本品，加流动相溶解并制成每 1ml 中含 2mg 的溶液，作为供试品溶液；精密量取适量，加流动相稀释制成每 1ml 中含 10μg 的溶液作为对照溶液；取盐酸麻黄碱对照品约 10mg，置 100ml 量瓶中，加供试品溶液 5ml，加流动相溶解并稀释至刻度，摇匀，作为系统适用性溶液。用苯基硅烷键合硅胶为填充剂；以 1.16% 醋酸铵溶液－甲醇（94∶6，用醋酸调节 pH 值至 4.0）为流动相；检测波长为 257nm；进样体积 20ml。理论板数按伪麻黄碱峰计算不低于 2000，伪麻黄碱峰与麻黄碱峰的分离度应大于 2.0。精密量取对照溶液与供试品溶液，分别注入液相色谱仪，记录色谱图至伪麻黄碱峰保留时间的2倍。供试品溶液的色谱图中如有杂质峰，单个杂质峰面积不得大于对照溶液主峰面积（0.5%）；各杂质峰面积的和不得大于对照溶液主峰面积的2倍（1.0%）。供试品溶液的色谱图中小于对照溶液主峰面积0.1倍的峰可忽略不计。

麻黄碱和伪麻黄碱均是从麻黄科植物草麻黄、中麻黄或木贼麻黄中提取的一类生物碱。麻黄碱和伪麻黄碱属仲胺衍生物，互为旋光异构体，结构区别在于C_1的构型不同。麻黄中含有多种生物碱，以麻黄碱和伪麻黄碱为主，其次是甲基麻黄碱、甲基伪麻黄碱和去甲基麻黄碱、去甲基伪麻黄碱。麻黄生物碱分子中的氮原子均在侧链上。对于这些与药物结构及性质相似的杂质，需分离后再检查。色谱法适合于分离并检测生物碱中的有关物质，ChP对盐酸麻黄碱、盐酸伪麻黄碱及秋水仙碱中有关物质的检查均采用高效液相色谱法。

2. 薄层色谱法　由于具有设备简单、操作方便等特点，尤其可采用显色法检查无紫外吸收的杂质，目前TLC法仍被许多国家药典收载用于药物中杂质的检查。

例10－6　咖啡因中有关物质的检查法：照薄层色谱法（通则0502）试验。取本品，加三氯甲烷－甲醇（3∶2）溶解制成每1ml中约含20mg的溶液，作为供试品溶液；精密量取适量，加上述溶剂定量稀释成每1ml中约含0.10mg的溶液，作为对照溶液。采用硅胶GF_{254}薄层板，以正丁醇－丙酮－三氯甲烷－浓氨溶液（40∶30∶30∶10）为展开剂。吸取供试品溶液与对照品溶液各10μl，点于同一薄层板上，展开，晾干，在紫外光灯（254nm）下检视。供试品溶液如显杂质斑点，与对照溶液的主斑点比较，不得更深。

自身稀释对照法适用于杂质的结构不能确定，或无杂质对照品时的检查，由于无需使用对照品，且能同时检查多种杂质，所以应用较为广泛，尤其常用于有关物质的检查，但应注意供试品及待检杂质与显色剂应显色相同，且灵敏度相近。

3. 气相色谱法　在生产中多用有机溶剂提取游离生物碱及其盐类，所用的有机溶剂常常会残留在生物碱类药物中。ChP常采用气相色谱法对生物碱中残留溶剂进行检查（通则0861）。

第四节　生物碱类药物的含量测定

扫码“学一学”

生物碱类药物的含量测定方法很多，常用的有非水溶液滴定法、提取－酸碱滴定法、紫外分光光度法、酸性染料比色法、气相色谱法、高效液相色谱法等。非水溶液滴定法是利用氮原子的碱性在非水介质中进行的中和滴定法，是本类药物最常用的含量测定法；提取－酸碱滴定法是将样品碱化、有机溶剂提取后再进行酸碱滴定的方法，常用于生物碱制剂的含量测定；紫外分光光度法于特定波长处测定生物碱含量，可用于大多数生物碱的含量测定；酸性染料比色法是根据生物碱与酸性染料在一定条件下生成有色复合物，再用分光光度法测定的方法，完成总碱的测定。另外，虽然在本章中不进行详细介绍，但几乎所有类型的生物碱均可采用HPLC法测定；若是有荧光的生物碱亦可用荧光光度法测定；有挥发性的生物碱组分则可以用GC法或HPLC法测定。大多数生物碱分子生物碱类药物的碱性随着氮原子在分子中结合状态的不同而异，碱性的强弱又直接影响提取分离以及含量分析方法。但原料药大都采用非水溶液滴定法。现就非水溶液滴定法和酸碱滴定法的原理、条件、应用等作简要讨论。

一、非水溶液滴定法

大多数生物碱类药物分子结构中含有碱性中心，但在水溶液中显示的碱性较弱，不能直接进行中和滴定。而在酸性非水介质中，则能显出较强的碱性，可以顺利地进行中和滴定。非水溶液滴定法是在非水溶剂中进行的酸碱滴定法，在非水溶剂中，用强酸滴定生物碱类药物的方法，通常称为非水碱量法。非水碱量法常用酸性非水溶剂（如冰醋酸或醋酐），某些惰性溶剂（如甲苯、三氯甲烷等）亦被使用。国内外药典多采用高氯酸的冰醋酸溶液为滴定剂，在冰醋酸溶液中滴定的方法测定生物碱类药物及其盐类原料药的含量。

1. 基本原理 临床上使用的生物碱类药物绝大多数为盐类，故用高氯酸滴定生物碱盐类的过程实际上是一个置换滴定的过程，即强酸置换出与有机弱碱结合的（相对于滴定剂）较弱的酸。其反应原理可用以下通式表示。

$$BH^{+}\cdot A^{-} + HClO_4 \longrightarrow BH^{+}\cdot ClO_4^{-} + HA$$

式中，$BH^{+}\cdot A^{-}$ 表示生物碱盐类，HA 表示被置换出的弱酸。HA 的酸性强弱对滴定反应程度有影响；如果影响测定结果，必须采取措施予以除去。

2. 一般方法 非水溶液滴定法为半微量测定法，一般方法是：精密称取供试品适量［约消耗高氯酸滴定液（0.1mol/L）8ml］，加冰醋酸 10～30ml 使溶解，加各品种项下规定的指示液 1～2 滴，用高氯酸滴定液（0.1mol/L）滴定，终点颜色以电位滴定时的突跃点为准，并将滴定的结果用空白试验校正。

3. 适应范围 本法主要用于 $pK_b>8$ 的有机弱碱性药物及其盐类的含量测定，也可用于生物碱类药物的制剂含量测定。

对于碱性较弱的生物碱类药物，只要选择合适的溶剂、滴定剂和指示终点的方法，可使 pK_b 为 8～13 的生物碱类药物采用本法滴定。由于醋酐解离生成的醋酐合乙酰离子 $[CH_3CO^{+}\cdot(CH_3CO)_2O]$ 比醋酸合质子 $(H^{+}\cdot CH_3COOH)$ 的酸性更强，故当生物碱类药物的 $pK_b>10$ 时，可在溶剂冰醋酸中加入不同量的醋酐，甚至以醋酐为溶剂，有利于碱性药物的相对碱性增强，而获得满意的滴定结果。例如，ChP 测定咖啡因（$pK_b=14.2$）的含量时，采用非水溶液高氯酸滴定法，溶剂为醋酐－冰醋酸（5∶1）混合液，滴定效果较好。

4. 酸根的影响 被置换出的酸类（HA），在冰醋酸介质中的酸性以下列次序递减：

高氯酸＞氢溴酸＞硫酸＞盐酸＞硝酸＞磷酸

（1）氢卤酸的影响 在测定生物碱的氢卤酸盐时，由于被置换出的氢卤酸的酸性相当强，反应不能进行完全，影响滴定终点。一般处理方法是加入醋酸汞试液，使其生成在醋酸中难解离的卤化汞，以消除其干扰，例如 ChP 测定盐酸麻黄碱的含量。

$$2[B]\cdot HX + Hg(Ac)_2 \longrightarrow 2[B]\cdot HAc + HgX_2$$

当醋酸汞加入量不足时，测定结果偏低；过量时不影响测定结果。一般醋酸汞试液的加入量为 3～5ml。

（2）其他酸根的影响

①硫酸盐：硫酸虽然是二元酸，但在冰醋酸介质中，生物碱的硫酸盐如用高氯酸液直接滴定时，只能发生一级解离，即只供给一个 H^{+}，即高氯酸只与一个摩尔的生物碱作用，而另一摩尔的碱则形成硫酸氢盐。以高氯酸直接滴定生物碱硫酸盐时，需注意生物碱硫酸盐的结构，准确判断摩尔比，才能准确计算结果。如硫酸奎宁中含有二分子奎宁，每分子奎宁含有 2 个碱性氮原子，高氯酸滴定了 3 个碱性氮原子，还有 1 个氮原子与硫酸氢根形

成硫酸氢盐，故硫酸奎宁与高氯酸反应的化学计量摩尔比为1∶3；同理，硫酸阿托品与高氯酸反应的化学计量摩尔比为1∶1。反应式如下。

$$(C_{20}H_{24}N_2 \cdot H^+)_2 \cdot SO_4^{2-} + 3HClO_4 \longrightarrow (C_{20}H_{24}N_2 \cdot 2H^+) \cdot 2ClO_4^- + (C_{20}H_{24}N_2 \cdot 2H^+) \cdot HSO_4^+ \cdot ClO_4^-$$

硫酸阿托品的化学结构式简写为 $(BH^+)_2 \cdot SO_4^{2-}$，反应式如下。

$$(BH^+)_2 \cdot SO_4^{2-} + HClO_4 \longrightarrow BH^+ \cdot ClO_4^- + BH^+ \cdot HSO_4^+$$

②生物碱的磷酸盐：磷酸虽是无机酸，但酸性弱，可按常法直接滴定。如ChP测定磷酸可待因的含量时，以冰醋酸为溶剂，用高氯酸直接滴定。

③生物碱的硝酸盐：在滴定时生成的硝酸具有氧化性，可氧化破坏指示剂而使其褪色，终点极难观察。此时，可采用电位滴定法指示终点。例如ChP测定硝酸毛果芸香碱的含量时采用电位滴定法指示终点。

5. 高氯酸滴定液的稳定性　由于冰醋酸具有挥发性，且膨胀系数较大。所以，温度和贮存条件的变化都会影响滴定剂的浓度。若滴定供试品与标定高氯酸滴定液时的温度差超过10℃，则应重新标定；若未超过10℃，则可根据下式将高氯酸滴定液的浓度加以校正。

$$N_1 = \frac{N_0}{1 + 0.0011(t_1 - t_0)}$$

式中，0.0011为冰醋酸的体积膨胀系数；t_0 为标定高氯酸滴定液时的温度；t_1 为滴定供试品时的温度；N_0 为 t_0 时高氯酸滴定液的浓度；N_1 为 t_1 时高氯酸滴定液的浓度。

6. 指示终点的方法　常用指示剂法和电位滴定法指示终点。

指示剂的种类很多，目前国内外药典使用的指示剂有结晶紫（crystal violet）、橙黄Ⅳ（orange Ⅳ）、萘酚苯甲醇（naphtholbezein）、喹哪啶红（quinaldine red）、孔雀绿（malachite green）、甲基红、甲基橙、溴百里酚蓝－溴甲酚红混合指示剂等。其中，最常用的指示剂结晶紫，其酸式色为黄色、碱式色为紫色，由碱性区域到酸性区域的颜色变化为紫色、蓝紫色、蓝色、蓝绿色、绿色、黄绿色、黄色。

电位滴定法一般采用玻璃－甘汞电极，以玻璃电极为指示电极、饱和甘汞电极为参比电极。为了避免水分的干扰，饱和甘汞电极的玻璃套管内应盛装氯化钾的饱和无水甲醇溶液；亦可采用银－氯化银电极为参比电极；或使用复合电极。

7. 应用示例　**例10－7**　盐酸麻黄碱含量测定法：取本品约0.15g，精密称定，加冰醋酸10ml，加热溶解后，加醋酸汞试液4ml与结晶紫指示液1滴，用高氯酸滴定液（0.1mol/L）滴定至溶液显翠绿色，并将滴定的结果用空白试验校正。每1ml高氯酸滴定液（0.1mol/L）相当于20.17mg的 $C_{10}H_{15}NO \cdot HCl$。

例10－8　盐酸罂粟碱含量测定法：取本品约0.3g，精密称定，加冰醋酸30ml与醋酐20ml使溶解后，照电位滴定法，用高氯酸滴定液（0.1mol/L）滴定，并将滴定结果用空白试验校正。每1ml高氯酸滴定液（0.1mol/L）相当于37.58mg的 $C_{20}H_{21}NO_4 \cdot HCl$。

二、酸碱滴定法

生物碱类药物分子在水溶液中通常显示弱碱性，不能直接采用酸碱滴定法测定含量。但部分生物碱盐酸盐类药物，可在水－醇溶液中采用酸碱滴定法测定含量。

1. 基本原理　生物碱分子在水溶液中显示弱碱性，其共轭酸（生物碱的氢卤酸盐，如盐酸盐）在水溶液中则显示较强的酸性，可与强碱发生中和反应。所以，生物碱氢卤酸盐类药物可采用酸碱滴定法测定含量。反应式如下。

$$B \cdot HX + NaOH \longrightarrow B + NaX + H_2O$$

以 BH^+ 表示生物碱的共轭酸，上述中和反应式可简化为：

$$BH^+ + OH^- \longrightarrow B + H_2O$$

影响本反应的是游离生物碱（B）的碱性，若游离生物碱的碱性较强，则将影响滴定终点。由于供试品（生物碱氢卤酸盐）不溶于有机溶剂，而生成的游离生物碱不溶于水，所以本法采用能同时溶解二者的与水互溶的极性有机溶剂，即乙醇为滴定溶剂。

2. 终点指示方法 常用电位滴定法指示终点。若游离生物碱的碱性极弱，对终点突跃无显著影响，则可采用指示剂法指示终点。凡是变色范围全部或部分落在滴定突跃范围内的指示剂均可以用来指示终点，所以酸性指示剂（甲基橙、甲基红）和碱性指示剂（酚酞）均可用于本法的终点指示。

3. 一般方法 对于生物碱氢卤酸盐，尤其盐酸盐可用乙醇为溶剂，用氢氧化钠滴定液直接滴定；对于游离生物碱则一般采用间接滴定法，即先溶解于定量且过量的标准酸溶液中，再用标准碱溶液回滴定。

4. 适应范围 本法适用于碱性较弱的生物碱及其氢卤酸盐的含量测定。

5. 应用示例

例 10－9 盐酸阿扑吗啡的含量测定法：取本品约 0.25g，精密称定，加 0.01mol/L 盐酸溶液 5ml 与乙醇 50ml 使溶解后，照电位滴定法，用氢氧化钠滴定液（0.1mol/L）滴定，两个突跃点体积的差为滴定体积。每 1ml 氢氧化钠滴定液（0.1mol/L）相当于 30.38mg 的 $C_{17}H_{17}NO_2 \cdot HCl$。

例 10－10 消旋山莨菪碱的含量测定法：取本品 0.25g，精密称定，加乙醇（对甲基红指示液呈中性）5ml 使溶解，精密加盐酸滴定液（0.1mol/L）20ml，加甲基红指示液 1 滴，用氢氧化钠滴定液（0.1mol/L）滴定，并将滴定的结果用空白试验校正。每 1ml 盐酸滴定液（0.1mol/L）相当于 30.54mg 的 $C_{17}H_{23}NO_4$。

6. 说明 在例 10－10 中，因为本法滴定的是非活性部位盐酸，若盐酸对阿扑吗啡的中和度不是 100%，则可导致据此计算得的活性部位阿扑吗啡的含量偏高（中和度大于 100%）或偏低（中和度小于 100%）。为消除由于盐酸中和度导致的测定偏差，在滴定前加入少量盐酸，确保有过量的盐酸（中和度大于 100%）。在滴定至第一突跃点时，过量的盐酸恰被中和，即中和度恰为 100%，此时消耗的滴定液体积相当于空白消耗值；在此基础上，滴定至盐酸恰被完全中和，至第二突跃点（化学计量点）。所以，至化学计量点消耗的滴定液体积应扣除空白消耗值，即两个突跃点体积的差为滴定体积。

扫码“学一学”

第五节　剂型分析

ChP 收载的生物碱类药物的剂型主要有片剂、注射液、滴鼻液、缓释片等，如盐酸麻黄碱滴鼻液、硫酸阿托品片、盐酸吗啡缓释片、磷酸可待因糖浆、茶碱缓释片等。生物碱类药物各种制剂的分析方法与原料药不同，大多采用提取－酸碱滴定法、酸性染料比色法、紫外分光光度法、气相色谱法和反相高效液相色谱法测定含量，对于固体制剂的溶出度与释放度、含量均匀度的测定一般采用紫外－可见分光光度法或高效液相色谱法。本节仅介绍较为常用的提取－酸碱滴定法、酸性染料比色法及高效液相色谱法。

一、提取－酸碱滴定法

生物碱类药物中一些碱性较强的（$pK_b = 6 \sim 9$）生物碱盐类，经碱化、有机溶剂提取后，用相应的酸碱滴定法测定。

（一）基本原理

本法系利用生物碱盐类与游离生物碱在水和与水不相混溶的有机溶剂中溶解度不同的性质进行提取分离后的酸碱滴定法。

（二）一般方法

将供试品溶于水或溶于稀矿酸中，加入适当的碱性试剂使生物碱游离，再用合适的有机溶剂分次振摇提取，使游离的生物碱完全转溶于有机溶剂中，合并有机相，用水洗涤，除去混存的碱化试剂和水溶性杂质，再用无水硫酸钠或西黄蓍胶脱水，滤过。此时得到含游离生物碱的有机溶剂提取液，按下列方法之一进行测定。

1. 直接滴定法　将有机溶剂蒸干，残渣加中性乙醇溶解后，用盐酸或硫酸滴定液直接滴定，该法适用于碱性较强的生物碱。对于多数生物碱则是将有机溶剂蒸干后，残渣照非水溶液滴定法，以冰醋酸为溶剂，用高氯酸滴定液直接滴定。亦可不经蒸干，直接经脱水（无水硫酸钠或干燥滤纸滤过），加入适量醋酐于指示剂后，用高氯酸滴定液直接滴定，如ChP收载的硫酸奎宁片的含量测定；某些注射液也可不经溶剂提取，直接蒸干并于105℃干燥后，照非水溶液滴定法测定，如ChP收载的磷酸可待因注射液的含量测定法。

2. 剩余滴定法　将有机溶剂蒸干，残渣加过量的标准酸滴定液溶解后，再用标准碱滴定液回滴定剩余的标准酸滴定液。如遇挥发性生物碱如麻黄碱、烟碱等极易分解的生物碱，应蒸至近干，加入酸滴定液使生物碱成盐，再继续加热除尽残余的有机溶剂，放冷，再依法滴定。

3. 双相剩余滴定法　不蒸去有机溶剂，直接加入过量酸滴定液，生物碱转溶于酸滴定液中，再以碱滴定液回滴定。

（三）讨论

1. 碱化试剂　能使生物碱游离的碱，常用的有氨水、氢氧化钠、碳酸钠、碳酸氢钠、氢氧化钙和氧化镁等。选择碱化试剂时应考虑到生物碱的性质及其共存物的影响。

（1）含酯结构的生物碱　如阿托品、东莨菪碱和利血平等，与强碱接触或受热，易引起水解或分解。

（2）含酚性结构生物碱　如吗啡等可与强碱形成酚性盐溶于水，难以被有机溶剂提取。

（3）与脂肪性物质共存的生物碱　强碱提取时易发生乳化而使提取不完全。

氨水是最常用的碱化剂，其 pK_b 为4.76，足以使大部分生物碱（pK_b 为 $6 \sim 9$）游离，又不会使生物碱分解和与生物碱成盐，且氨又具挥发性，在蒸发溶剂时可除去，因此对测定无干扰。

2. 提取溶剂　选择合适的有机溶剂是提取－酸碱滴定法的关键之一。其选择的条件是：①与水不相混溶，沸点低；②对生物碱具有极大的溶解度，而对其他物质不溶或几乎不溶的；③所选择的有机溶剂对生物碱及碱化试剂应为化学惰性。例如，氢氧化碱与三氯甲烷长时间接触，可使三氯甲烷分解，故提取强碱性生物碱时，不宜用三氯甲烷为提取溶剂，也不宜完全蒸干；小檗碱可与苯、三氯甲烷生成不溶性的分子结合体，在提取小檗碱时，不宜使用苯、三氯甲烷等溶剂。

虽然三氯甲烷可与少数生物碱生成不溶性盐，但三氯甲烷是最常用和最有效的提取溶剂。应注意，为避免三氯甲烷受热分解，一般是将三氯甲烷提取液蒸发至近干，即加入酸滴定液，然后再加热除尽三氯甲烷。

乙醚也是常用的提取溶剂，尤其是使用氢氧化碱为碱化试剂时，更常用乙醚作为提取溶剂。乙醚的缺点是在水中溶解度较大，以及对生物碱的溶解度较小，常需多次提取。为了减少乙醚在水中的溶解度，可加中性盐如氯化钠，使水层饱和，以使其与水充分分离而使提取完全。蒸发时应特别注意，宜先通风或吹入空气使乙醚尽量挥发，然后再行干燥，因为乙醚易于氧化为过氧化物，蒸干时易引起爆炸。

此外，三氯甲烷与乙醚或醇类的混合溶剂、二氯甲烷等也是常用的提取溶剂。

3. 提取操作 按规定的分析方法正确操作，是可以提取完全的，提取溶剂和提取次数可参考以下原则：一般提取4次，通常第一次用量至少应为液体体积的一半，以后几次所用的溶剂应为第一次用量的一半。如果生物碱量或水液体积很少时，则第一次提取溶剂的用量应与液体体积相等。

4. 指示剂的选择 滴定时指示剂的选择很重要。由于生物碱的碱性不强，用强酸滴定时，生成强酸弱碱盐，其溶液呈酸性，故应选用变色范围在酸性区域的指示剂如甲基红、溴酚蓝和溴甲酚紫等。例如，在水溶液中生物碱的 pK_b 为6～7时，可用变色范围4.2～6.3的甲基红为指示剂（由红变黄），pK_b 值为7～8时宜选用变色范围3.0～4.6的溴酚蓝为指示剂（由黄变蓝）；$pK_b>8$ 时，碱性太弱，在水中不能滴定。一些常用生物碱的 pK_b 值、化学计量点pH值（pT值）等详见表10－2。

表10－2 常见生物碱中和法和指示剂的选择

药品名称	pK_b	化学计量点pH值（pT值）		滴定突跃（pH值）	适宜指示剂
		（0.1mol/L）	（0.01mol/L）		
阿托品	4.35	5.40	5.90	3.8～7.2	甲基红
吗　啡	6.13	4.55	5.05	4.0～5.2	甲基红
可待因	6.04	4.64	5.15	3.6～6.3	甲基红
罂粟碱	8.10	3.60	4.10	3.8～4.6	溴酚蓝

5. 乳化的预防和消除 用提取－酸碱滴定法测定生物碱含量时，由于长时间剧烈振摇，在提取过程中有时会发生乳化现象，特别是提取中草药制剂时更易发生。

为了预防乳化，可采用弱碱性的碱化试剂；在保证提取完全的条件下，避免过于猛烈的振摇。

如已形成乳化，可选用下列方法之一破坏乳化层：①用玻棒轻轻搅拌；②旋转或轻轻振摇分液漏斗；③添加少量有机相或水相或乙醇或饱和氯化钠溶液数滴，并轻轻转动分液漏斗；④经少量脱脂棉过滤；⑤用热毛巾或电吹风加热分液漏斗外部。

（四）应用实例

例10－11 二盐酸奎宁注射液的含量测定法：精密量取本品适量，加水定量稀释制成每1ml中含15mg的溶液，精密量取10ml，置分液漏斗中，加水使成20ml，加氨试液使成碱性，用三氯甲烷分次振摇提取，第一次25ml，以后每次各10ml，至奎宁提尽为止，每次得到的三氯甲烷均用同一份水洗涤2次，每次5ml，洗液用三氯甲烷10ml振摇提取，合并三氯甲烷液，置水浴上蒸去三氯甲烷，加无水乙醇2ml，再蒸干，在105℃干燥1小时，放冷，加醋酐 5ml 与冰醋酸 10ml 使溶解，加结晶紫指示液 1 滴，用高氯酸滴定液（0.1mol/L）滴定至溶液显蓝色，并将滴定的结果用空白试验校正。每 1ml 高氯酸滴定液（0.1mol/L）相当于 19.87mg 的 $C_{20}H_{24}N_2O_2 \cdot 2HCl$。

例 10－12　磷酸氯喹注射液的含量测定法：精密量取本品适量（约相当于磷酸氯喹 0.3g），用水稀释至 30ml，加 20% 氢氧化钠溶液 3ml，摇匀，用乙醚提取 4 次，每次 20ml，合并乙醚液，用 10ml 水洗涤，水洗涤液再用 15ml 乙醚提取 1 次，合并前后两次的乙醚液，蒸发至近 2～3ml 时，精密加盐酸滴定液（0.1mol/L）25ml，温热蒸去乙醚并使残渣溶解，冷却，加溴甲酚绿指示液数滴，用氢氧化钠滴定液（0.1mol/L）滴定。每 1ml 盐酸滴定液（0.1mol/L）相当于 25.79mg 的 $C_{18}H_{26}ClN_3 \cdot 2H_3PO_4$。

例 10－13　止喘灵注射液中总生物碱的含量测定法：精密量取本品 10ml，置分液漏斗中，加 1mol/L 氢氧化钠溶液 0.5ml，用三氯甲烷提取 4 次（10ml、10ml、5ml、5ml），合并三氯甲烷液，置具塞锥形瓶中，精密加硫酸滴定液（0.01mol/L）10ml 及新沸过的冷水 10ml，充分振摇，加茜素磺酸钠指示液 1～2 滴，用氢氧化钠滴定液（0.02mol/L）滴定至淡红色，并将滴定结果用空白试验校正。每 1ml 硫酸滴定液（0.01mol/L）相当于 3.305mg 的麻黄碱（$C_{10}H_{15}NO$）。本品每 1ml 含总生物碱以麻黄碱（$C_{10}H_{15}NO$）计，应为 0.50～0.80mg。

二、酸性染料比色法

酸性染料比色法是利用生物碱类药物，在一定的 pH 条件下，可与某些酸性染料结合显色，进而采用分光光度法测定含量的方法。该法灵敏度高，样品需要量少，并具有一定的专属性和准确度，适用于量少的供试品和小剂量生物碱类药物制剂的定量分析。如硫酸阿托品片、注射液，氢溴酸山莨菪碱片、注射液等的含量测定采用酸性染料比色法。

（一）基本原理

在适当的 pH 介质中，生物碱类药物（B）可与氢离子结合成阳离子（BH^+），一些酸性染料（HIn）可解离成阴离子（In^-），两种离子定量结合，生成有色离子对（BH^+In^-），可以被有机溶剂定量萃取，在特征波长处测定有机相中有色离子对的吸光度，或测定有机相经酸化（或碱化）后，离子对释放出的酸性染料 HIn（或染料阴离子 In^-）在酸性（或碱性）水相的吸光度，即可以进行生物碱类药物的含量测定。

其反应式如下。

$$B + H^+ \rightleftharpoons BH^+$$

$$HIn \rightleftharpoons H^+ + In^-$$

$$BH^+ + In^- \rightleftharpoons (BH^+ \cdot In^-)_{水相} \rightleftharpoons (BH^+ \cdot In^-)_{有机相} \qquad (10-1)$$

常用的酸性染料有溴甲酚绿（bromocresol green）、溴麝香草酚蓝（bromo－thymol blue）、溴甲酚紫（bromocresol purple）、溴酚蓝（bromophenol blue）等。

（二）影响因素

应用酸性染料比色法时，能否成功的关键，在于提取是否完全。提取过程存在以下平衡。

$$BH^+_{水相} + In^-_{水相} \rightleftharpoons (BH^+ \cdot In^-)_{有机相}$$

$$提取常数\ E = \frac{[BH^+ \cdot In^-]_{有机相}}{[BH^+]_{水相}[In^-]_{水相}} \qquad (10-2)$$

由式（10－2）所示，提取常数越大，提取率越高；反之，提取率越低。因此，本法的影响因素主要包括：水相的 pH、酸性染料的种类、有机溶剂的种类与性质、有机相中的水分及酸性染料中的有色杂质。

1. 水相最佳 pH 值的选择 选择一个水相的最适 pH 值是至关重要的，从式（10－1）的平衡式可知，水相中 pH 值过低，抑制了酸性染料的解离，使 In^- 浓度太低，而影响离子对的形成；水相中 pH 值过高，生物碱药物呈游离状态，离子对浓度降低，此时有机相萃取的不是离子对而是生物碱本身。根据生物碱和酸性染料的 pK_a 值以及两相中分配系数，选择一个最佳 pH 值，使生物碱药物和酸性染料分别全部以 BH^+ 和 In^- 状态存在，是酸性染料比色法至关重要的试验条件。

2. 酸性染料的选择 酸性染料应符合以下条件：①能够与生物碱类药物定量结合，而且生成的离子对能溶于有机溶剂中，生成的离子对在最大吸收波长处有较高的吸光度；②染料及其解离后的阴离子不被（或只有很少量）被有机相提取（空白吸收很小）。

酸性染料常用者多为磺酸酞类的指示剂，ChP 中托烷类生物碱药物含量测定，所选用的酸性染料为溴甲酚绿。

酸性染料浓度的高低对测定结果影响不大，只要有足够量即可。增加酸性染料的浓度可以提高测定的灵敏度。但如果浓度太高，则易产生严重的乳化层，且不易去除，往往影响测定的结果。

3. 有机溶剂的选择 有机溶剂应对生物碱类药物与酸性染料形成的离子对有极大的溶解度，易于提取完全，提取的溶液有较高的吸收度，在水中溶解度小，与其混溶的微量水分易于除去。常用的有机溶剂有三氯甲烷、二氯甲烷等；二氯乙烯、苯、甲苯、四氯化碳等尽管也适宜，由于其毒性及环境污染而不宜采用。

4. 水分的影响 以有机溶剂提取离子对时，应严防混入水分。水分的混入可能使有机相浑浊而且带入了水相中的过量染料，影响比色测定的准确性。在萃取过程中，一般多采用加入脱水剂，或经干燥滤纸过滤的方法，以除去混入的水分。

5. 酸性染料中有色杂质的影响 酸性染料中的一些有色杂质也会被有机溶剂萃取而干扰测定结果。必要时，可在加入供试品之前，将缓冲液与酸性染料的混合液先用所选用的有机溶剂萃取并弃去萃取液，以除去酸性染料中的有色杂质。

（三）应用示列

本法主要适用于紫外吸收弱、标示量低的生物碱类药物制剂的含量或含量均匀度的测定。

例 10－15 硫酸阿托品片的含量测定法：取本品 20 片，精密称定，研细，精密称取适量（约相当于硫酸阿托品 2.5mg），置 50ml 量瓶中，加水振摇使硫酸阿托品溶解并稀释至刻度，滤过，取续滤液，作为供试品溶液。另取硫酸阿托品对照品约 25mg，精密称定，置 25ml 量瓶中，加水溶解并稀释至刻度，摇匀，精密量取 5ml，置 100ml 量瓶中，用水稀释至刻度，摇匀，作为对照品溶液。

精密量取供试品溶液与对照品溶液各 2ml，分别置预先精密加入三氯甲烷 10ml 的分液漏斗中，各加溴甲酚绿溶液（取溴甲酚绿 50mg 与邻苯二甲酸氢钾 1.021g，加 0.2mol/L 氢氧化钠溶液 6.0ml 使溶解，再用水稀释至 100ml，摇匀，必要时滤过）2.0ml，振摇提取 2 分钟后，静置使分层，分取澄清的三氯甲烷液，在 420nm 的波长处分别测定吸光度，计算，并将结果与 1.027 相乘，即得。

三、高效液相色谱法

高效液相色谱法是分析生物碱类药物最常用的方法，该法具有分离模式与检测手段多样、选择和专属性强、重复性好、分析速度快、适用范围广等优点。ChP 收载的生物碱类药物的有关物质检查绝大多数采用 HPLC 法，各国药典中采用 HPLC 法对生物碱类药物的含量和有关物质进行直接分析测定的比例亦不断增加。

反相高效液相色谱法最常用，采用反相高效液相色谱分析生物碱类药物时，固定相由于受空间位阻的影响烷基硅烷键合硅胶表面的硅醇基并未全部硅烷化，生物碱中的 $-\overset{|}{N}-$ 基可与填料上的残余 $-\overset{|}{\underset{|}{Si}}-OH$ 基结合而造成色谱峰拖尾，分离效能下降。因此，为了改善分离条件，可以采取以下措施：①在流动相中加入含氮碱性扫尾剂，抑制碱性药物与硅醇基作用造成的色谱峰拖尾。目前，常用的碱性试剂有醋酸铵、三乙胺、二乙胺、乙腈等。②采用端基封尾柱，经特别封端处理的化学键合固定相用于有机碱性药物 HPLC 分析时，流动相中不加扫尾剂也能获得相对较好的色谱峰。③调整流动相的 pH，抑制生物碱类药物的解离，改变它们的色谱保留行为。④在流动相中加入离子对试剂，分析生物碱类药物通常使用阴离子型离子对试剂，常用的阴离子型离子对试剂有戊烷磺酸钠、庚烷磺酸钠、十二烷磺酸钠或十二烷基硫酸钠（月桂基硫酸钠）、高氯酸、三氟乙酸等。如 ChP 中消旋山莨菪碱片含量测定使用三乙胺为扫尾剂；ChP 中硫酸吗啡缓释片含量测定采用庚烷磺酸钠作为离子对试剂；USP 40 中硫酸奎宁胶囊的含量测定，则同时使用二乙胺为扫尾剂、甲磺酸为离子对试剂（流动相 pH 2.6）。

例 10－15　盐酸麻黄碱滴鼻液的含量测定　照高效液相色谱法（通则 0512）测定。

精密量取本品适量，加流动相稀释制成每 1ml 中约含 30μg 的溶液，作为供试品溶液；另取盐酸麻黄碱对照品，同法制备对照品溶液。用十八烷基硅烷键合硅胶为填充剂；以磷酸盐缓冲液（取磷酸二氢钾 6.8g，三乙胺 5ml，磷酸 4ml，加水至 1000ml，用稀磷酸或氢氧化钠试液调节 pH 值至 3.0 ± 0.1）－乙腈（90：10）为流动相；检测波长为 210nm；进样体积 10μl。理论板数按盐酸麻黄碱峰计算不低于 3000，盐酸麻黄碱峰与相邻杂质峰的分离度应符合要求。精密量取供试品溶液与对照品溶液，分别注入液相色谱仪，记录色谱图。按外标法以峰面积计算，即得。

重点小结

扫码“练一练”

生物碱类药物分子结构共同的特点是含氮的有机化合物，具有以下共性：①大多数具有碱性，能和酸结合成盐，本性质可用于含量测定；②大多数生物碱游离时水溶性差，而成盐后水溶性增大，本性质常用于提取－酸碱滴定法；③大多数生物碱具有手性碳原子，且天然产物多为左旋；④大多数生物碱均可与某些酸类、重属盐类以及一些较大分子量的复盐（生物碱沉淀试剂）反应，生成盐或复盐或配位化合物沉淀，本性质常用于该类药物的鉴别；⑤大多数生物碱能与一些强酸或混合试剂（如硫酸、甲醛－硫酸等）反应而显色，本性质亦可用于该类药物的鉴别。

本类药物种类繁多，依据不同类别进行的鉴别试验主要有：①氨基醇结构生物碱药物的双缩脲反应；②莨菪酸结构的 Vitaili 反应；③含有酚羟基的异喹啉类生物碱的 Marquis 反应；④吲哚类生物碱的芳醛缩合反应；⑤黄嘌呤类生物碱的紫脲酸铵反应；⑥鉴别吗啡的 Frohde 反应以及区分吗啡和可待因的还原反应。

本类药物的特殊杂质及其检查法主要有：①盐酸吗啡中阿扑吗啡的显色法；②硫酸阿托品中莨菪碱的旋光法；③氢溴酸东莨菪碱中还原性杂质的氧化还原法；④利血平中氧化产物的紫外分光光度法；⑤氢溴本东莨菪碱中其他生物碱的 TLC 法；⑥茶碱中有关物质的 RP-HPLC 法。

本类药物的含量测定方法有：①生物碱原料药及制剂的非水碱量滴定法；②碱性较强的生物碱类的提取-酸碱滴定法；③其他药物及其制剂的紫外分光光度法、气相色谱法与高效液相色谱法。

（邱净英）

第十一章　杂环类药物的分析

学习目标

1. **掌握**　吡啶类、吩噻嗪类、喹诺酮类和苯并二氮杂䓬类药物的基本结构与典型药物的结构特征；盐酸氯丙嗪的化学结构－性质－分析方法之间的关系；盐酸氯丙嗪的鉴别、杂质检查与含量测定法。

2. **熟悉**　异烟肼、尼可刹米、硝苯地平、诺氟沙星、地西泮的特征鉴别与含量测定法。

3. **了解**　本类药物的其他分析方法。

杂环类化合物是指碳环中夹杂有其他元素原子（杂原子）的环状有机化合物，常见的杂原子有氧、硫、氮等。杂环类化合物种类繁多、数量庞大，在自然界中分布广泛，其中不少具有生理活性，如生物碱、维生素、抗生素等。杂环类药物已成为现代药物中应用较广、品种较多的一大类药物。本章主要讨论吡啶类、吩噻嗪类、喹诺酮类和苯并二氮杂䓬类药物的分析，以盐酸氯丙嗪为代表，阐述本类药物的结构特征、化学性质与分析方法之间的关系，重点探讨典型药物的鉴别与含量测定法的基本原理与基本方法、特殊杂质的来源与检查法。

扫码“学一学”

第一节　分类与典型药物

杂环类药物按其所含杂原子的种类和数目、环的元数与环数的不同，可分成许多不同的类别，如呋喃类、吡唑酮类、吡啶及哌啶类、嘧啶类、喹啉类、托烷类、吩噻嗪类、喹诺酮类、苯并二氮杂䓬类等。根据环上取代基的位置、类型及数目的不同又可衍生出数目众多的同系列药物。本节将分类介绍应用比较广泛的吡啶类、吩噻嗪类、喹诺酮类和苯并二氮杂䓬类药物的基本结构，并对典型药物的结构特征予以重点讨论。

一、吡啶类药物

1. 基本结构　吡啶类药物的分子结构中均含有吡啶环（或二氢吡啶环）：

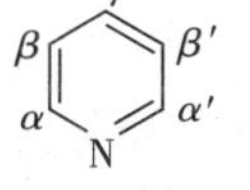

2. 典型药物　ChP 收载的典型药物有异烟肼、尼可刹米和硝苯地平等。本类药物在结构上的差异主要表现在吡啶环上取代基及其取代位置的不同：异烟肼是在吡啶环的 γ 位有酰肼基取代；尼可刹米则是吡啶环 β 位上有酰胺基取代；硝苯地平分子结构中的吡啶环则为二氢吡啶环，其 α 位有甲基取代、β－位有羧酸甲酯取代、γ 位有邻硝基苯取代。异烟肼化学名为 4－吡啶甲酰肼，1951 年开始用于治疗结核病，尼可刹米为酰胺类中枢神经兴奋药，硝苯地平则是最早应用于临床的二氢吡啶类钙通道阻滞药。结构如下。

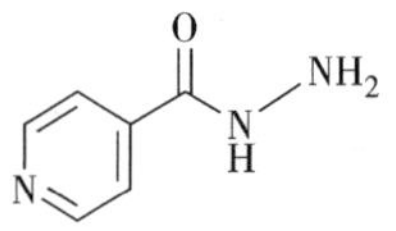
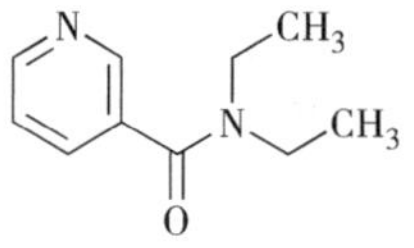
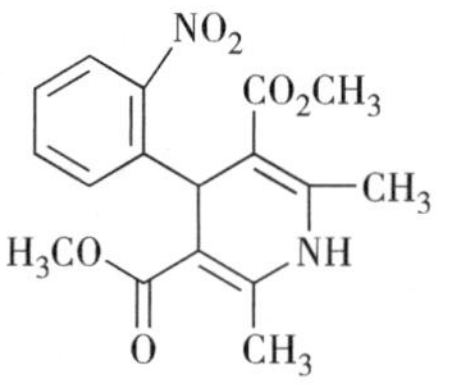

异烟肼（isoniazid） 尼可刹米（nikethamide） 硝苯地平（nifedipine）

二、吩噻嗪类药物

1. 基本结构 吩噻嗪亦称苯并噻嗪，吩噻嗪类药物是苯并噻嗪的衍生物。本类药物分子结构中具有共同的硫氮杂蒽母核，结构通式如下。

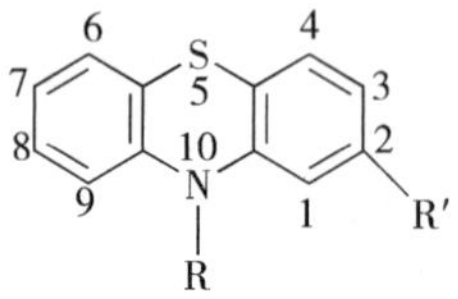

2. 典型药物 临床上使用的吩噻嗪类药物多为盐酸盐，常用的药物有：盐酸异丙嗪、盐酸氯丙嗪、盐酸硫利达嗪、奋乃静等。其中，除盐酸异丙嗪为抗组胺药外，其余均为抗精神病药。本类药物在结构上的差异主要表现在母核10位与2位C上的R与R′取代基的不同：R基团为具有2~3个碳链的二甲氨基或二乙氨基，或为氮杂环，如哌嗪或哌啶衍生物等。R′基团通常为 -H（未取代）、-Cl、$-CF_3$、$-OCH_3$、$-SCH_3$ 等。典型药物结构如下。

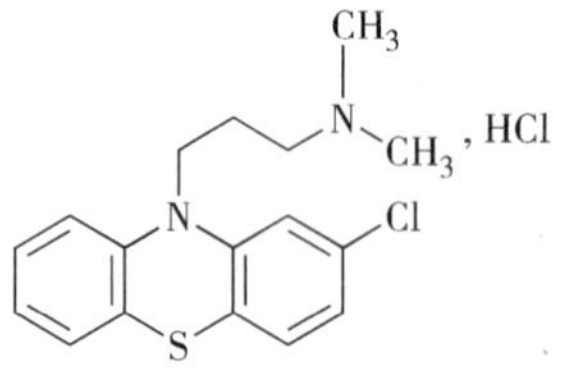
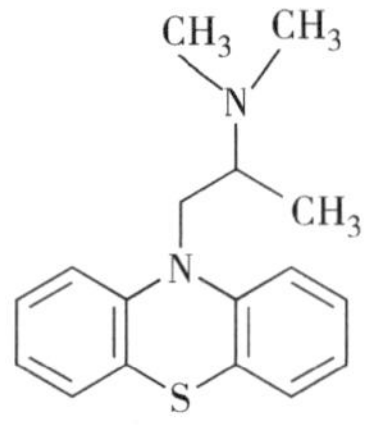

盐酸氯丙嗪（chlorpromazine hydrochloride） 盐酸异丙嗪（promethazine hydrochloride）

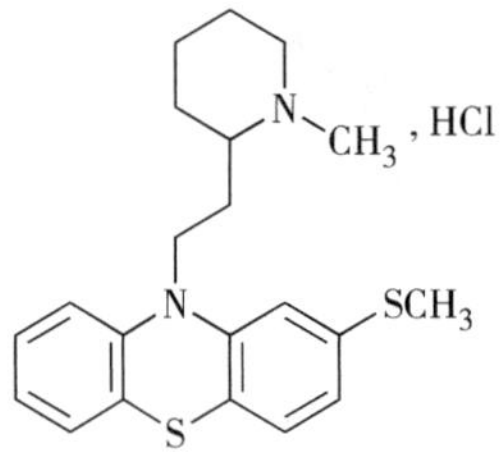
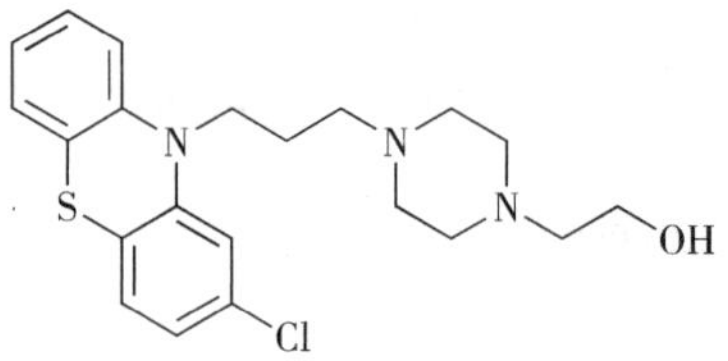

盐酸硫利达嗪（thioridazine hydrochloride） 奋乃静（perphenazine）

三、喹诺酮类药物

1. 基本结构 喹诺酮类药物为临床常用的广谱抗菌药。本类药物具有4-吡啶酮-3-羧酸的基本结构，是吡酮酸（Ⅰ）的衍生物。在含有此基本骨架的几种杂环体系中，临床应用最多的药物具有苯并4-吡啶酮-3-羧酸（Ⅱ）（又称为4-喹诺酮-3-羧酸）母核结构，故常称本类药物为喹诺酮类抗菌药。

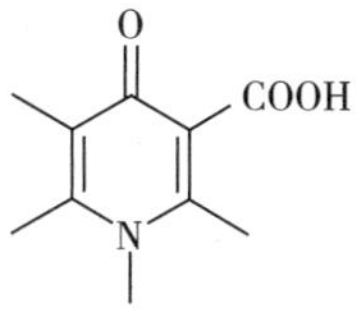

（Ⅰ）

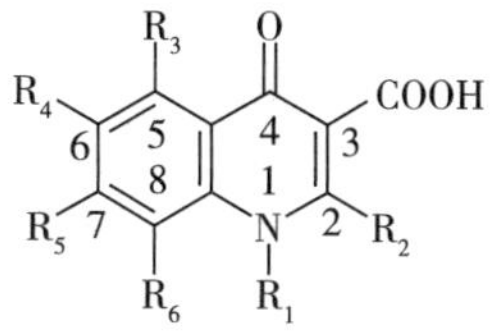

（Ⅱ）

2. 典型药物　自1962年发现首个喹诺酮类药物萘啶酸（nalidixic acid）以来，该类药物发展迅速，至20世纪70年代中期，第二代喹诺酮类药物吡哌酸等上市，其后出现的第三代、第四代氟喹诺酮类药物至今已开发有50多种。临床常用的喹诺酮类药物有诺氟沙星、甲磺酸培氟沙星、环丙沙星、氟罗沙星、氧氟沙星等。此类药物已经成为目前临床上使用非常广泛的一类抗菌药，其中一些药物的抗菌作用与疗效可与第三代头孢菌素媲美。典型药物结构如下。

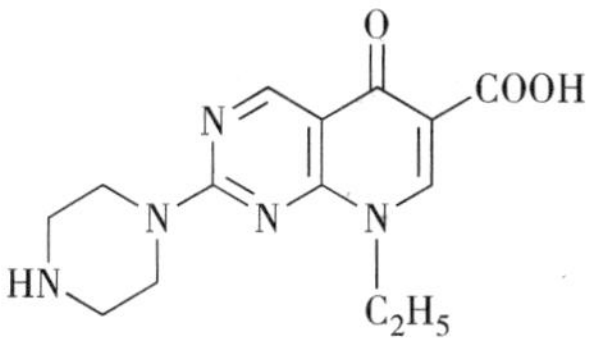

吡哌酸（pipemidic acid）

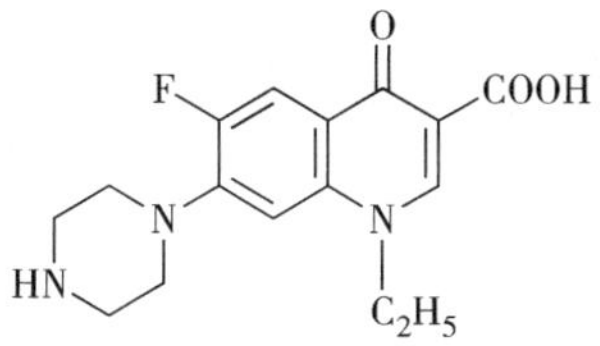

诺氟沙星（norfloxacin）

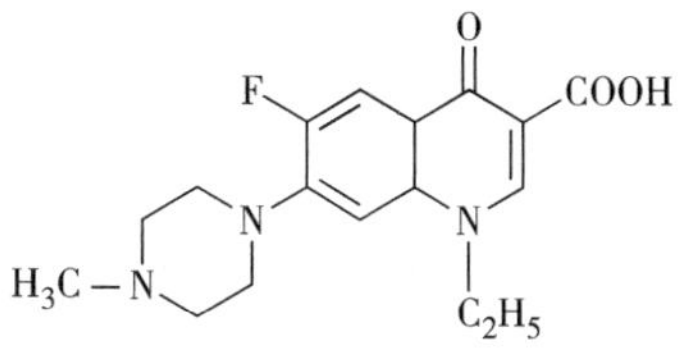

培氟沙星（pefloxacin）

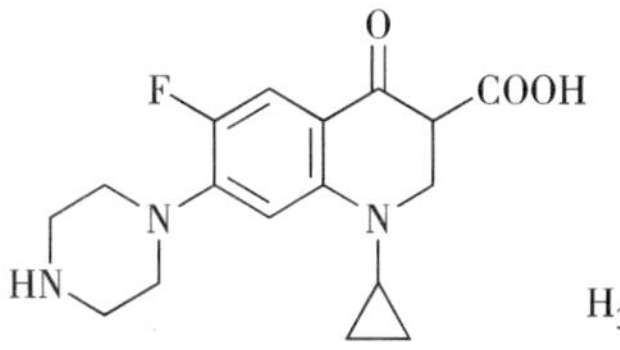

环丙沙星（ciprofloxacin）

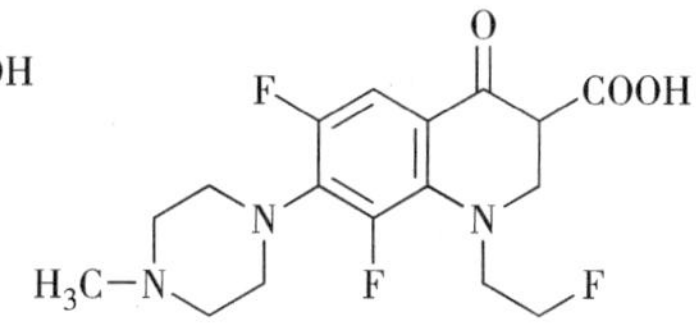

氟罗沙星（fleroxacin）

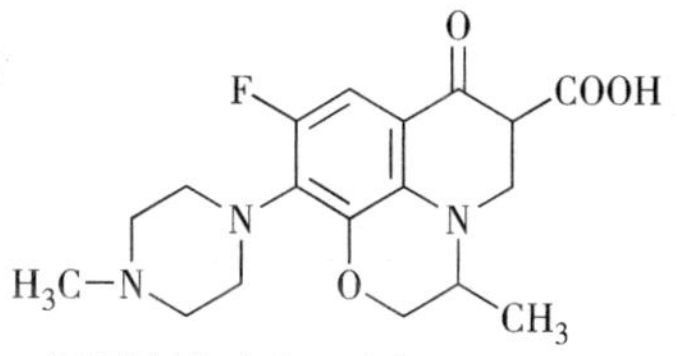

氧氟沙星（ofloxacin）

四、苯并二氮杂䓬类药物

1. 基本结构　苯并二氮杂䓬类药物为苯环与七元含氮杂环稠合而成，其中1，4-苯并二氮杂䓬类药物是目前临床应用最广泛的抗焦虑、抗惊厥药。结构通式如下。

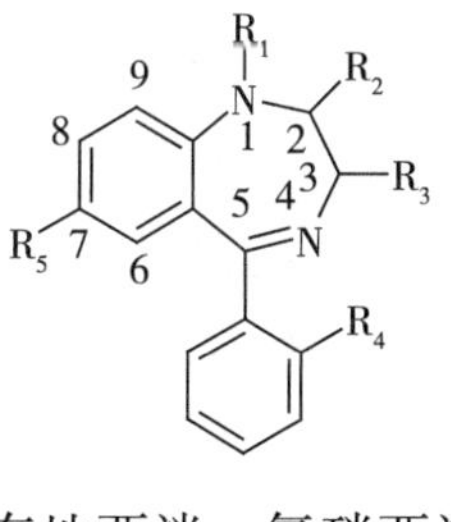

2. 典型药物　常用的本类药物有地西泮、氯硝西泮、奥沙西泮、氯氮䓬、阿普唑仑、三唑仑等。结构如下。

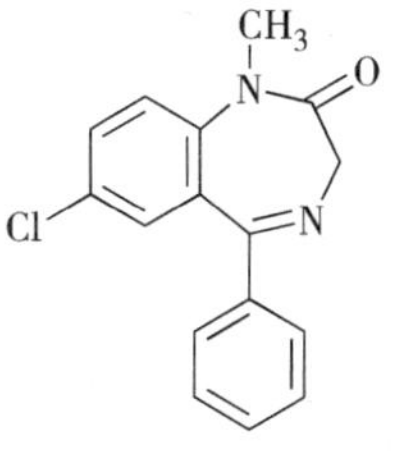

地西泮（diazepam）

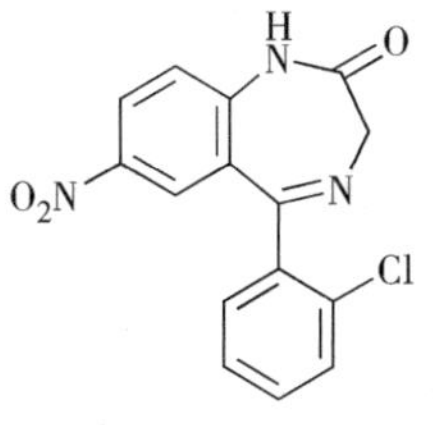

氯硝西泮（clonazepam）

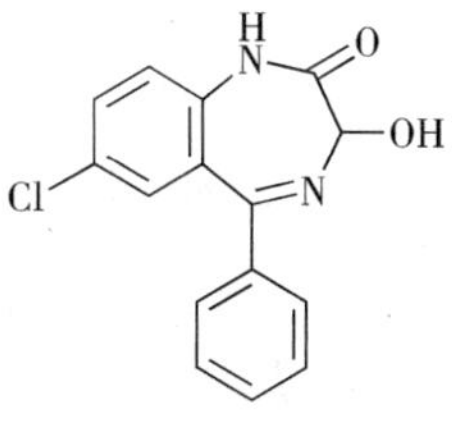

奥沙西泮（oxazepam）

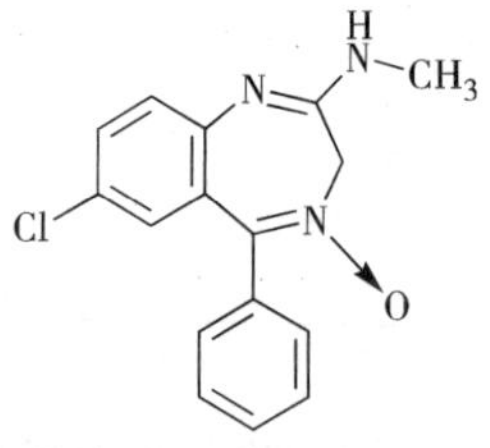

氯氮䓬（chlordiazepoxide）

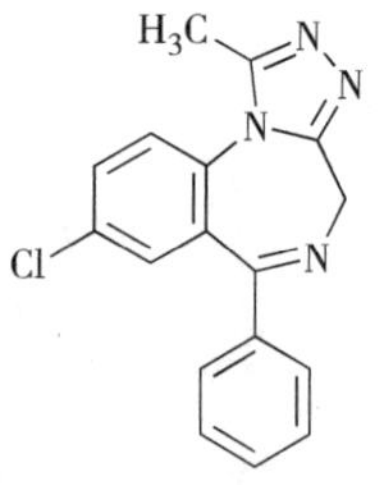

阿普唑仑（alprazolam）

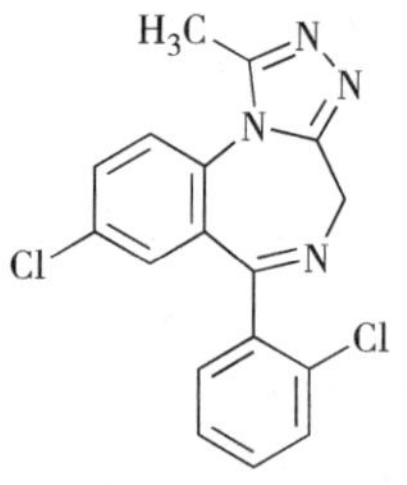

三唑仑（triazolam）

扫码“学一学”

第二节　硝苯地平的分析

一、性质与分析方法

硝苯地平结构中的吡啶环为二氢吡啶环，具有还原性，并可发生酸式解离，主要性质与分析方法如下。

（一）二氢吡啶环的性质

1. 还原性　硝苯地平分子中的二氢吡啶环，具有还原性，可用氧化还原反应鉴别和氧化还原滴定法进行含量测定。

2. 解离性　硝苯地平与碱作用后，二氢吡啶环 1,4 - 位氢可发生解离，并形成 p - π 共轭的共振体系而发生颜色变化，可用于鉴别。

（二）硝基的氧化性

硝苯地平芳环上硝基具有氧化性，可被还原剂还原为芳伯氨基，可用重氮化 - 偶合反应鉴别。

（三）光谱特征

硝苯地平结构中芳杂环，具有紫外和红外特征吸收，可用于鉴别。

（四）不稳定性

硝苯地平遇光极不稳定，分子内及分子间可发生光化学歧化反应，生成硝基苯吡啶衍生物及亚硝基苯吡啶衍生物。尤其亚硝基苯吡啶衍生物对人体极为有害，因此硝苯地平需检查该类有关物质，并且在生产、贮藏以及分析检验过程中应注意避光。

二、鉴别

（一）化学鉴别法

1. 二氢吡啶的解离反应　硝苯地平的丙酮或甲醇溶液遇碱可发生酸式解离，形成 p - π 共轭的共振体系而显红色。ChP 采用本法鉴别硝苯地平及其同类药物尼群地平、尼索地平等。

方法：取本品约 25mg，加丙酮 1ml 溶解，加 20% 氢氧化钠溶液 3 ~ 5 滴，振摇，溶液显橙红色。

2. 重氮化 - 偶合反应　利用硝苯地平芳环上硝基的氧化性，将其还原为芳伯氨基后，可用重氮化 - 偶合反应鉴别。

例 11－1　EP9 硝苯地平的鉴别：取本品 25mg，加盐酸－水－乙醇混合溶液（1.5∶3.5∶5）10ml，温热，加入锌粒 0.5g，放置 5 分钟（时时振摇），滤过，滤液加亚硝酸钠溶液（10g/L）5ml，放置 2 分钟，再加入氨基磺酸铵溶液（50g/L）2ml，强烈振摇，加入盐酸萘乙二胺溶液（5g/L）2ml，即显红色（持续 5 分钟以上）。

（二）光谱鉴别法

硝苯地平等二氢吡啶类药物在紫外光区有特征吸收，其最大、最小吸收波长，或百分吸收系数，或吸光度比值均可供鉴别。

ChP 方法：取本品适量，加三氯甲烷 2ml 使溶解，加无水乙醇制成每 1ml 约含 15μg 的溶液，照紫外－可见分光光度法（通则 0401）测定，在 237nm 的波长处有最大吸收，在 320～355nm 的波长处有较大的宽幅吸收。

另外，硝苯地平可采用红外分光光度法鉴别。

三、杂质检查

硝苯地平由邻硝基苯甲醛、乙酰乙酸甲酯和氨水缩合而成。

硝苯地平遇光极不稳定，分子内或分子间易发生光化学歧化反应，在紫外光下生成硝苯地平衍生物 2,6－二甲基－4－（2－硝基苯基）－3,5－吡啶二甲酸二甲酯，在日光及漫射光下易生成亚硝基吡啶衍生物 2,6－二甲基－4－（2－亚硝基苯基）－3,5－吡啶二甲酸二甲酯，后者为硝苯地平的主要光分解物，对人体极为有害。ChP 分别将其称为杂质Ⅰ和杂质Ⅱ，其化学结构如下。

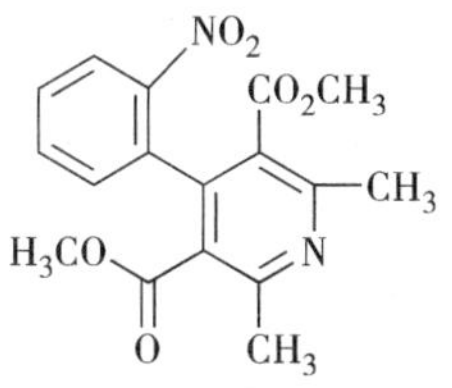

（Ⅰ）

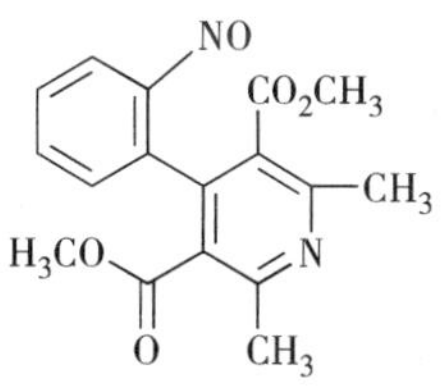

（Ⅱ）

杂质Ⅰ和杂质Ⅱ对光很敏感，随着药物浓度的降低，光解速度加快，杂质量迅速增加。硝苯地平在生产和贮藏过程中可能引入上述光降解物。因此，各国药典标准中均规定在避光条件下进行有关物质检查，大多采用 HPLC 法。

方法：照高效液相色谱法（通则 0512）测定。避光操作。取本品，精密称定，加甲醇溶解并定量稀释制成每 1ml 中约含 1mg 的溶液，作为供试品溶液；另取 2,6－二甲基－4－（2－硝基苯基）－3,5－吡啶二甲酸二甲酯（杂质Ⅰ）对照品与 2,6－二甲基－4－（2－亚硝基苯基）－3,5－吡啶二甲酸二甲酯（杂质Ⅱ）对照品，精密称定，加甲醇溶解并定量稀释制成每 1ml 中各约含 10μg 的混合溶液，作为对照品贮备液；分别精密量取供试品溶液与对照品贮备液各适量，用流动相定量稀释制成每 1ml 中分别含硝苯地平 2μg、杂质Ⅰ 1μg 与杂质Ⅱ 1μg 的混合溶液，作为对照溶液；取硝苯地平对照品、杂质Ⅰ对照品与杂质Ⅱ对照品各适量，加甲醇溶解并稀释制成每 1ml 中各约含 1mg、10μg 与 10μg 的混合溶液，作为系统适用性溶液。用十八烷基硅烷键合硅胶为填充剂；以甲醇－水（60∶40）为流动相；检测波长为 235nm；进样体积 20μl。杂质Ⅰ峰、杂质Ⅱ峰与硝苯地平峰之间的分离度均应符合要求。精密量取供试品溶液与对照溶液，分别注入液相色谱仪，记录色谱图至主成分峰保留时间的2倍。供试品溶液的色谱图中如有与杂质Ⅰ峰、杂质Ⅱ峰保留时间一致的色谱峰，按外标法以峰面积计算，均不得过0.1%；其他单个杂质峰面积不得大于对照溶液中硝苯地平峰面积（0.2%）；杂质总量不得过0.5%。

四、含量测定

1. 原理 硝苯地平在酸性介质中具有还原性，可用铈量法测定含量，用邻二氮菲指示液指示终点。终点时，微过量的Ce^{4+}将指示液中的Fe^{2+}氧化成Fe^{3+}，使橙红色配位离子转化为淡蓝色或无色的配位离子，以指示终点。ChP采用铈量法测定硝苯地平及尼群地平等其他二氢吡啶类药物的含量。

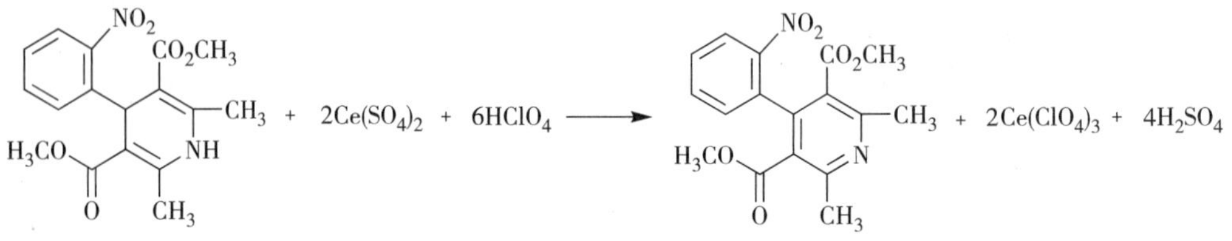

2. 方法 取本品约0.4g，精密称定，加无水乙醇50ml，微温使溶解，加高氯酸溶液（取70%高氯酸8.5ml，加水至100ml）50ml、邻二氮菲指示液3滴，立即用硫酸铈滴定液（0.1mol/L）滴定，至近终点时，在水浴中加热至50℃左右，继续缓缓滴定至橙红色消失，并将滴定的结果用空白试验校正。每1ml硫酸铈滴定液（0.1mol/L）相当于17.32mg的$C_{17}H_{18}N_2O_6$。

五、相关药物的分析

（一）吡啶环的特征反应

1. 开环反应 异烟肼与尼可刹米结构中吡啶环的α、α′位未取代，而β位或γ位被羧基衍生物（酰胺基或酰肼基）所取代，可发生开环反应，可用于二者的鉴别。

（1）戊烯二醛反应（Köning反应） 当溴化氰作用于吡啶环时，使环上氮原子由3价转为5价，吡啶环水解生成戊烯二醛，后者可与芳伯胺（如苯胺、联苯胺等）缩合，生成有色的戊烯二醛衍生物。以苯胺为例，反应式如下。

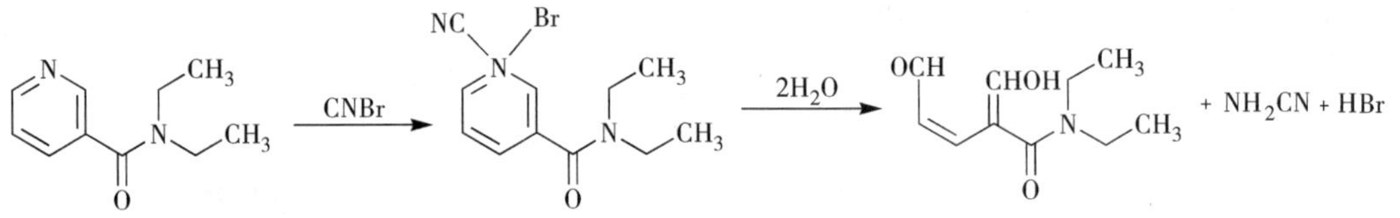

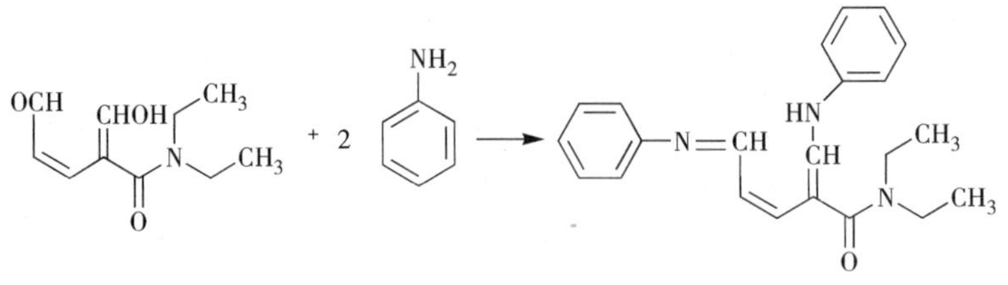

例11-2 尼可刹米的鉴别：取本品1滴，加水50ml，摇匀，分取2ml，加溴化氰试液

2ml 与 2.5% 苯胺溶液 3ml，摇匀，溶液渐显黄色。

本法用于异烟肼鉴别时，应先用高锰酸钾或溴水将异烟肼氧化为异烟酸，再与溴化氰作用，然后再与芳伯胺缩合形成有色的戊烯二醛衍生物。

（2）二硝基氯苯反应（Vongerichten 反应）　吡啶或其衍生物与 2，4 - 二硝基氯苯混合共热或共热至熔融；冷却后，加乙醇制氢氧化钾试液或氢氧化钠溶液使残渣溶解，溶液呈紫红色或鲜红色。以异烟肼为例，反应式如下。

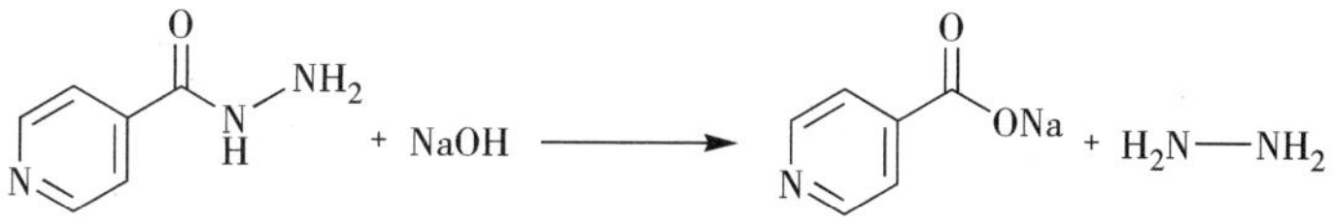

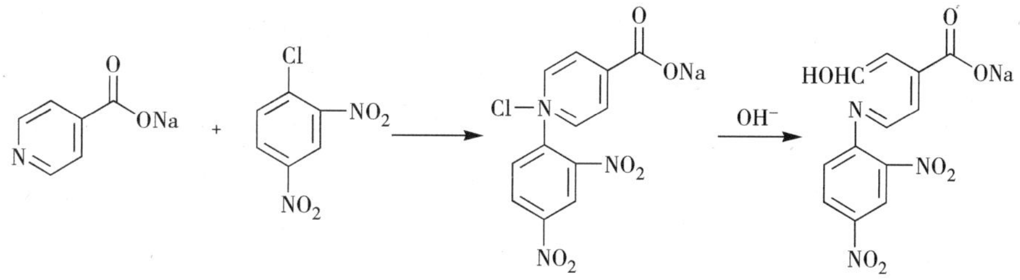

本反应需在无水条件下进行。若异烟肼不经处理，则其结构中的酰肼基可与 2，4 - 二硝基氯苯反应，生成 2，4 - 二硝基苯肼衍生物，在碱性下可显紫红色。

2. 弱碱性　异烟肼与尼可刹米结构中吡啶环上的氮原子具有弱碱性，可与某些重金属离子形成有色沉淀，可用于鉴别。

例 11 -3　尼可刹米的鉴别：取本品 2 滴，加水 1ml，摇匀，加硫酸铜试液 2 滴与硫氰酸铵试液 3 滴，即生成草绿色沉淀。反应式如下。

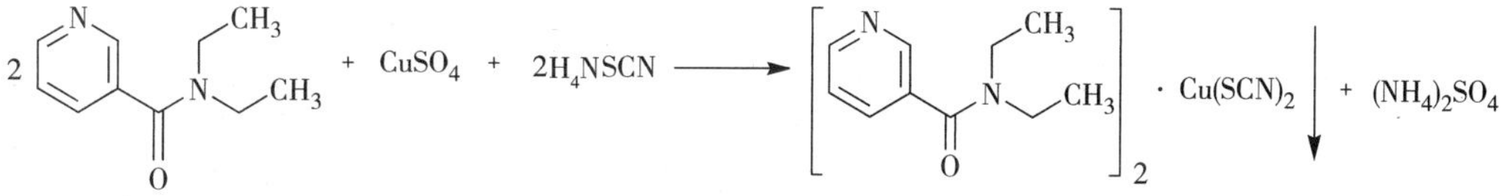

（二）取代基的反应

1. 酰肼基的反应　异烟肼分子结构中的酰肼基具有较强的还原性，可与不同的氧化剂发生氧化还原反应，还可与某些含羰基的化合物发生缩合反应，可用于鉴别与含量测定。

（1）还原反应　异烟肼与氨制硝酸银试液反应，生成气泡与黑色浑浊，并在试管壁上生成银镜。该反应是基于异烟肼的还原性，异烟肼被氧化为异烟酸铵和氮气，硝酸银被还原为单质银，在管壁上产生银镜。

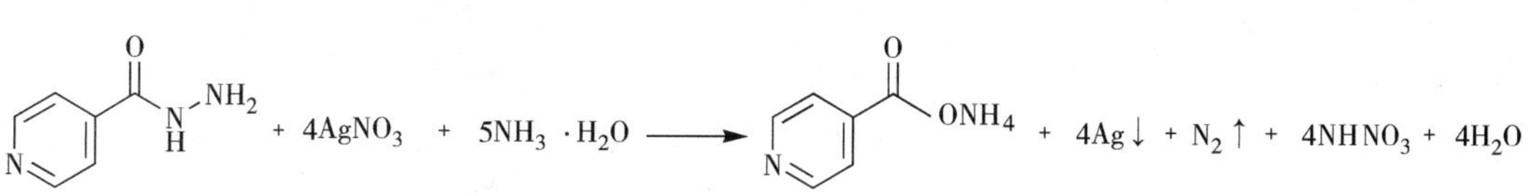

例 11 -4　异烟肼的鉴别：取本品约 10mg，置试管中，加水 2ml 溶解后，加氨制硝酸银试液 1ml，即发生气泡与黑色浑浊，并在试管壁上生成银镜。

(2) 缩合反应　异烟肼的酰肼基可与芳醛缩合形成腙，具有固定的熔点，可用于异烟肼的鉴别。

例 11－5　EP9 异烟肼的鉴别：以香草醛（vanillin）为缩合反应试剂，分取沉淀，以 70% 乙醇重结晶后，在 100～105℃干燥，熔点为 226～231℃。反应式如下。

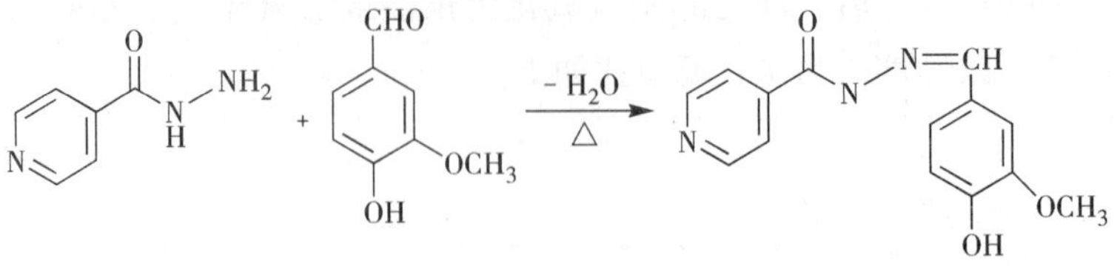

异烟腙（黄色结晶）

2. 酰胺基的反应　尼可刹米分子结构中的酰胺基可发生水解，生成的二乙胺显碱性反应，可用于鉴别。

例 11－6　尼可刹米的鉴别：取本品 10 滴，加氢氧化钠试液 3ml，加热，即产生二乙胺的臭气，能使湿润的红色石蕊试纸变蓝色。

扫码“学一学”

第三节　盐酸氯丙嗪的分析

一、性质与分析方法

盐酸氯丙嗪为吩噻嗪类药物，其结构特征与理化性质：①硫氮杂蒽母核为共轭体系，具有特征紫外吸收光谱；②硫氮杂蒽母核中硫原子为低价态（二价），具有还原性；③R 基团为二甲氨基丙基，其叔氮原子显弱碱性；④本品为盐酸盐，具有氯化物特性反应。主要性质与分析方法如下。

（一）硫氮杂蒽母核的特性

1. 紫外和红外吸收光谱特征　盐酸氯丙嗪中硫氮杂蒽母核为三环共轭的大 π 体系，在紫外光区有三个吸收峰，即在 204～209nm、250～265nm 和 300～325nm。其中，在 254nm 和 306nm 波长处的最大吸收，尤其是在 254nm 波长处的最大吸收可用于盐酸氯丙嗪的鉴别和含量测定。

氯丙嗪中硫氮杂蒽母核的硫为二价，易被氧化，其氧化物为砜（$>SO_2$）和亚砜（$>SO$），与未被氧化的氯丙嗪的紫外吸收光谱（图 11－1）有明显不同，吸收峰增加为 4 个。在含量测定中，可利用氧化产物的光谱特征对其干扰进行校正。

另外，盐酸氯丙嗪分子结构中含有共轭体系和特征基团，具有红外特征吸收，可用于鉴别。

2. 氧化呈色　盐酸氯丙嗪中硫氮杂蒽母核的二价硫易氧化，遇不同氧化剂，如硫酸、硝酸、溴水（加热至沸）、三氯化铁试液以及过氧化氢（在酸性介质中加热至 80℃）等，易被氧化成自由基或醌式结构而显红色，可用于鉴别。

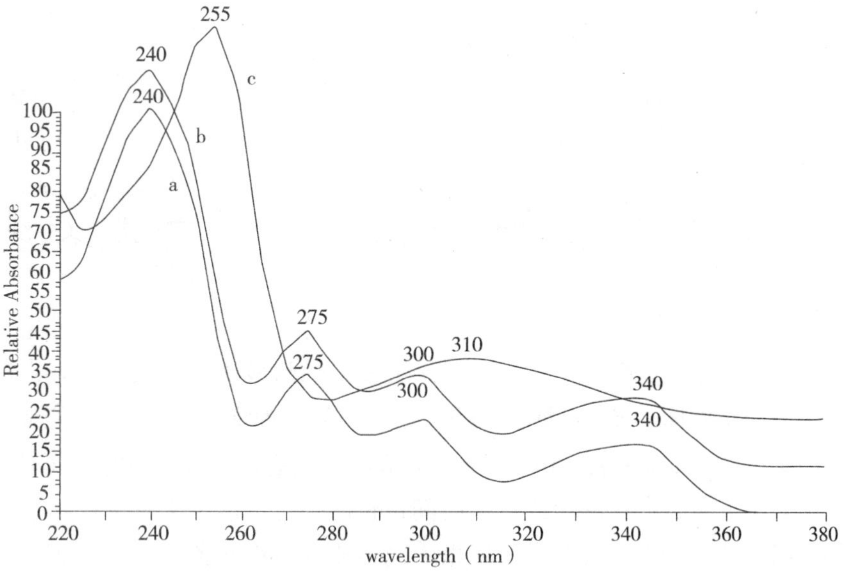

图 11－1　氯丙嗪及其氧化产物的 UV 吸收图谱

a. 氯丙嗪一氧化物（亚砜）；b. 氯丙嗪二氧化物（砜）；c. 氯丙嗪

（二）脂烃胺侧链显碱性

盐酸氯丙嗪中硫氮杂蒽母核上的氮原子碱性极弱，但 10 位取代基上的叔氮原子呈碱性，可用于鉴别和含量测定。

二、鉴别

（一）化学鉴别法

1. 氧化剂氧化显色　盐酸氯丙嗪遇氧化剂硝酸后可形成自由基或醌式结构而显红色。ChP 方法：取本品约 10mg，加水 1ml 溶解后，加硝酸 5 滴即显红色，渐变淡黄色。

2. 氯化物的鉴别反应　盐酸氯丙嗪为盐酸盐，其水溶液显氯化物鉴别反应。

（二）光谱鉴别法

盐酸氯丙嗪分子结构中含有共轭体系，具有紫外特征吸收，ChP 采用比较吸收光谱的特征参数进行鉴别。

方法：取本品，加盐酸溶液（9→1000）制成每 1ml 中含 5μg 的溶液，照紫外－可见分光光度法（通则 0401）测定，在 254nm 与 306nm 的波长处有最大吸收，在 254nm 的波长处吸光度约为 0.46。

三、检查

盐酸氯丙嗪可以由二苯硫醚类化合物制得，也可以由二苯胺类化合物制得。由二苯硫醚类出发的合成路线有氮烯路线、斯迈尔斯重排法及乌尔曼缩合等方法；由二苯胺类出发的合成路线主要是通过乌尔曼反应及其类似的缩合反应进行。以间氯苯胺和邻氯苯甲酸为原料，在铜粉的催化下经乌尔曼反应制得 3－氯－2′－羧基二苯胺，经铁粉催化高温脱羧得 3－氯二苯胺（Ⅰ），再经碘催化、硫化环合即得主环氯吩噻嗪（Ⅱ），最后经缩合、成盐等步骤合成。合成路线表示如下。

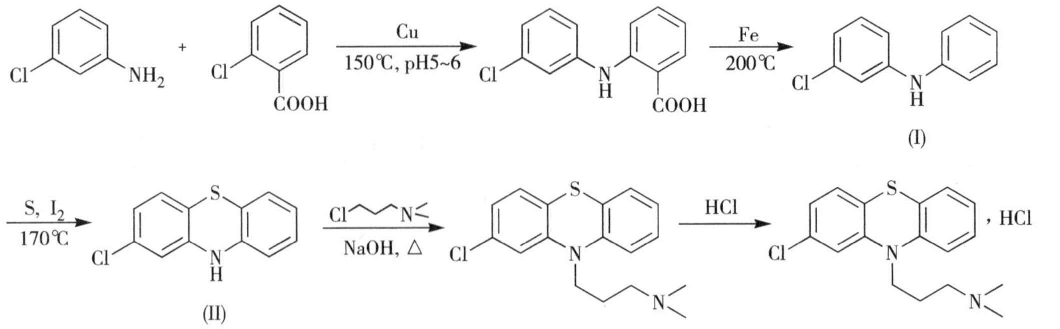

根据上述合成工艺，盐酸氯丙嗪中除干燥失重、炽灼残渣等一般杂质外，可能存在的特殊杂质包括合成中间体，如 3 - 氯二苯胺（Ⅰ）与氯吩噻嗪（Ⅱ）；也可能为多种其他烷基化吩噻嗪的副产物，如 2 - 氯 - 10 - （3 - 甲基氨基丙基） - 吩噻嗪等。同时，盐酸氯丙嗪不稳定，遇光易变色，贮存不当或存放时间过长时，也可能产生氧化产物，如醌式化合物、亚砜等而引起药物特性的改变。可根据不同杂质的特性与色谱行为分类检查，主要检查项目有溶液的澄清度与颜色、有关物质。

（一）特性检查

溶液的澄清度与颜色　主要检查游离的氯丙嗪及其氧化物（醌式化合物）。

ChP 方法：取本品 0. 50g，加水 10ml，振摇使溶解后，溶液应澄清无色；如显浑浊，与 1 号浊度标准液（通则 0902）比较，不得更浓；如显色，与黄色 3 号或黄绿色 3 号标准比色液（通则 0901 第一法）比较，不得更深，并不得显其他颜色。

（二）杂质检查

有关物质　盐酸氯丙嗪中主要有合成中间体 3 - 氯二苯胺、氯吩噻嗪及其他烷基化吩噻嗪的副产物等特殊杂质。ChP 采用不加校正因子的主成分自身对照法检查盐酸氯丙嗪中有关物质。

另外，由于盐酸氯丙嗪中苯并噻嗪母核易被氧化成醌式化合物或亚砜等，遇光渐变色，检查时应避光操作；所用溶液应临用时配制，否则杂质增多。

方法：照高效液相色谱法（通则 0512）测定。避光操作。取本品 20mg，置 50ml 量瓶中，加流动相溶解并稀释至刻度，摇匀，作为供试品溶液；精密量取适量，用流动相定量稀释制成每 1ml 中含 2μg 的溶液，作为对照溶液。用辛烷基硅烷键合硅胶为填充柱；以乙腈 - 0. 5% 三氟乙酸（用四甲基乙二胺调节 pH 值至 5. 3）（50∶50）为流动相；检测波长为 254nm；进样体积 10μl。精密量取对照溶液与供试品溶液，分别注入液相色谱仪，记录色谱图至主成分峰保留时间的 4 倍。供试品溶液的色谱图中如有杂质峰，单个杂质峰面积不得大于对照溶液主峰面积（0. 5%），各杂质峰面积的和不得大于对照溶液主峰面积的 2 倍（1. 0%）。

四、含量测定

盐酸氯丙嗪母核上的氮原子碱性极弱，不能直接进行酸碱滴定，但 10 位取代基上的脂烃胺侧链具有一定的碱性，可在非水介质中用高氯酸直接滴定。一般用冰醋酸或醋酐为溶剂，以电位法指示终点。ChP 方法如下。

取本品约 0. 2g，精密称定，加冰醋酸 10ml 与醋酐 30ml 溶解后，照电位滴定法（通则

0701)，用高氯酸滴定液（0.1mol/L）滴定，并将滴定的结果用空白试验校正。每1ml高氯酸滴定液（0.1mol/L）相当于35.53mg的$C_{17}H_{19}ClN_2S \cdot HCl$。

扫码“学一学”

第四节　诺氟沙星的分析

一、性质与分析方法

诺氟沙星是第3代喹诺酮类抗菌药的代表药物，具有4-吡啶酮-3-羧酸的母核结构和哌嗪环取代基，性质与分析方法如下。

1. 酸碱两性　诺氟沙星由于结构上含有酸性的羧基及碱性的哌嗪基，故具有酸、碱两性，易溶于碱和酸中。

2. 还原性　诺氟沙星分子结构含有哌嗪基具有还原性，遇光易被氧化，颜色渐变深。

3. 紫外吸收光谱特征　喹诺酮类药物分子结构具有共轭体系，在紫外光区具有特征吸收，可用于鉴别和含量测定。

二、鉴别

ChP采用色谱法鉴别诺氟沙星，分别列有薄层色谱法和高效液相色谱法，鉴别时选择其中的一项即可。

1. 薄层色谱法　照薄层色谱法（通则0502）试验，取本品与诺氟沙星对照品适量，分别加三氯甲烷-甲醇（1∶1）制成每1ml中含2.5mg的溶液，作为供试品溶液与对照品溶液，使用硅胶G薄层板，以三氯甲烷-甲醇-浓氨溶液（15∶10∶3）为展开剂，吸取上述两种溶液各10μl，分别点于同一薄层板上，展开，晾干，置紫外光灯（365nm）下检视。供试品溶液所显主斑点的位置与荧光应与对照品溶液主斑点的位置与荧光相同。

2. 高效液相色谱法　在含量测定项下记录的色谱图中，供试品溶液主峰保留时间应与相应对照品溶液主峰的保留时间一致。

三、检查

诺氟沙星中除干燥失重、炽灼残渣、重金属等一般杂质外，诺氟沙星主要检查项目有溶液澄清度与有关物质。

（一）特性检查

溶液澄清度：诺氟沙星在碱溶液中易溶，溶液的澄清度检查是控制碱不溶性杂质。方法如下。

取本品5份，各0.5g，分别加氢氧化钠试液10ml溶解后，溶液应澄清；如显浑浊，与2号浊度标准液（通则0902第一法）比较，均不得更浓。

（二）杂质检查

有关物质：诺氟沙星在生产和贮存过程中易引入药物的中间体、副产物等有关物质及降解产物。目前各国药典多采用高效液相色谱法检查有关物质。ChP诺氟沙星有关物质检查方法如下。

照高效液相色谱法（通则0512）测定。取本品适量，精密称定，加0.1mol/L盐酸溶液适量（每12.5mg诺氟沙星加0.1mol/L盐酸溶液1ml）使溶解，用流动相A定量稀释制成每1ml中约含0.15mg的溶液，作为供试品溶液；精密量取适量，用流动相A定量稀释制成每1ml中含0.75μg的溶液，作为对照溶液。另精密称取杂质A对照品约15mg，置200ml量瓶中，加乙腈溶解并稀释至刻度，摇匀，精密量取适量，用流动相A定量稀释制成每1ml中约含0.3μg的溶液，作为杂质A对照品溶液。取诺氟沙星对照品、环丙沙星对照品和依诺沙星对照品对照品各适量，加0.1mol/L盐酸溶液适量使溶解，用流动相A稀释制成每1ml中含诺氟沙星0.15mg、环丙沙星和依诺沙星各3μg的混合溶液，作为系统适用性溶液。用十八烷基硅烷键合硅胶为填充剂；以0.025mol/L磷酸溶液（用三乙胺调节pH值至3.0±0.1）-乙腈（87∶13）为流动相A，乙腈为流动相B；按表11-1进行线性梯度洗脱；进样体积20μl。诺氟沙星峰的保留时间约为9分钟。诺氟沙星峰与环丙沙星峰和诺氟沙星峰与依诺沙星峰的分离度均应大于2.0。精密量取供试品溶液、对照溶液和杂质A对照品溶液，分别注入液相色谱仪，以278nm和262nm为检测波长，记录色谱图。供试品溶液色谱图中如有杂质峰，杂质A（262nm检测）按外标法以峰面积计算，不得过0.2%。其他单个杂质（278nm检测）峰面积不得大于对照溶液主峰面积（0.5%）；其他各杂质峰面积的和（278nm检测）不得大于对照溶液主峰面积的2倍（1.0%）。供试品溶液色谱图中小于对照溶液主峰面积0.1倍的峰可忽略不计。

表11-1　线性梯度洗脱程序

时间/分钟	流动相A/%	流动相B/%
0	100	0
10	100	0
20	50	50
30	50	50
32	100	0
42	100	0

附：杂质A：1-乙基-6-氟-7-氯-4-氧代-1，4-二氢喹啉-3-羧酸，结构式如下。

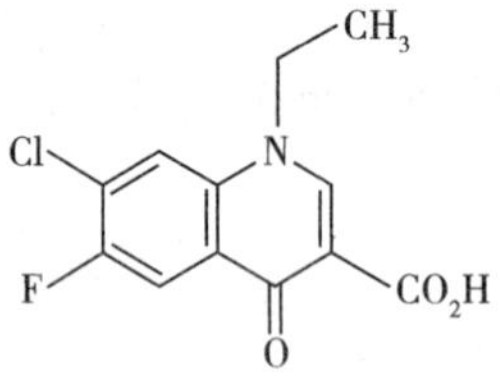

四、含量测定

诺氟沙星为具有哌嗪基和羧基的两性化合物，能在水溶液中离解。用常规反相高效液相色谱法，以乙腈-水或甲醇-水为流动相洗脱时，存在色谱峰拖尾严重、对称性差，分离度低和保留值不稳定等问题。采用离子抑制或离子对色谱等技术可克服上述的缺点。ChP诺氟沙星含量测定采用离子抑制高效液相色谱法，方法如下。

取本品约25mg，精密称定，置100ml量瓶中，加0.1mol/L盐酸溶液2ml使溶解后，用水稀释至刻度，摇匀，精密量取5ml，置50ml量瓶中，用流动相稀释至刻度，摇匀，作为供试品溶液；取诺氟沙星对照品，同法制备对照品溶液；另取诺氟沙星对照品、环丙沙星对照品和依诺沙星对照品各适量，加0.1mol/L盐酸溶液适量使溶解，用流动相稀释制成每1ml中含诺氟沙星25μg、环丙沙星和依诺沙星各5μg的混合溶液，作为系统适用性溶液。用十八烷基硅烷键合硅胶为填充剂；以0.025mol/L磷酸溶液（用三乙胺调节pH值至3.0±0.1）-乙腈（87∶13）为流动相；检测波长为278nm；进样体积20μl。诺氟沙星峰的保留时间约为9分钟。诺氟沙星峰与环丙沙星峰和诺氟沙星峰与依诺沙星峰的分离度均应大于2.0。精密量取供试品溶液与对照品溶液，分别注入液相色谱仪，记录色谱图。按外标法以峰面积计算，即得。

第五节　地西泮的分析

扫码“学一学”

一、性质与分析方法

地西泮为1，4-苯并二氮杂䓬类药物的代表药物，具有本类药物的一般性质。

1. 碱性　地西泮结构中的二氮杂䓬环为七元环，其脂环上氮原子具有较强碱性，但苯基的取代使其碱性降低。

2. 光谱特征　地西泮结构中有共轭体系，在紫外光区有特征吸收。由于二氮杂䓬环上的二个氮原子的性质不同，在不同pH介质中，可形成不同的分子形式（质子化分子H_2A^+、中性分子HA和去质子化分子A^-），而分子形式影响其紫外光谱性质。

另外，地西泮分子结构中含有共轭体系和特征基团，具有红外特征吸收，可用于鉴别。

二、鉴别

1. 硫酸-荧光反应　苯并二氮杂䓬类药物溶于硫酸或稀硫酸后，在紫外光（365nm）下，显不同颜色的荧光。如地西泮溶于硫酸显黄绿色荧光。

ChP方法：取本品约10mg，加硫酸3ml，振摇使溶解，在紫外光灯（365nm）下检视，显黄绿色荧光。

2. 有机氯化物的鉴别反应　地西泮为有机氯化合物，经氧瓶燃烧法有机破坏生成氯化物，吸收液酸化后显氯化物的反应。ChP用于地西泮的鉴别。

方法：取本品20mg，用氧瓶燃烧法（通则0703）进行有机破坏，以5%氢氧化钠溶液5ml为吸收液，燃烧完全后，用稀硝酸酸化，并缓缓煮沸2分钟，溶液显氯化物鉴别（1）的反应（通则0301）。

3. 光谱鉴别法　各国药典均利用地西泮的最大吸收波长，以及最大吸收波长的吸光度或吸光度比值进行鉴别。

ChP方法：照紫外-可见分光光度法（通则0401）测定。取本品，加0.5%硫酸的甲醇溶液制成每1ml中含5μg的溶液，在242nm、284nm与366nm的波长处有最大吸收；在242nm波长处的吸光度约为0.51，在284nm波长处的吸光度约为0.23。

另外，红外分光光度法用于大多数1,4-苯并二氮杂䓬类药物的鉴别。

三、杂质检查

ChP采用不加校正因子的主成分自身对照法检查有关物质。

方法：照高效液相色谱法（通则0512）测定。取本品，加甲醇溶解并稀释制成每1ml中含1mg的溶液作为供试品溶液；精密量取1ml，置200ml量瓶中，用甲醇稀释至刻度，摇匀，作为对照溶液。用十八烷基硅烷键合硅胶为填充剂；以甲醇－水（70∶30）为流动相；检测波长为254nm；进样体积10μl。理论板数按地西泮峰计算不低于1500。精密量取供试品溶液与对照溶液，分别注入液相色谱仪，记录色谱图至主成分峰保留时间的4倍。供试品溶液色谱图中如有杂质峰，各杂质峰面积的和不得大于对照液主峰面积的0.6倍（0.3%）。

四、含量测定

地西泮的七元氮杂环显弱碱性，在冰醋酸与醋酐溶液中碱性增强，ChP采用非水溶液滴定法测定含量。本法广泛应用于苯并二氮杂䓬类原料药的含量测定。

方法：取本品约0.2g，精密称定，加冰醋酸与醋酐各10ml使溶解，加结晶紫指示液1滴，用高氯酸滴定液（0.1mol/L）滴定至溶液显绿色。每1ml高氯酸滴定液（0.1mol/L）相当于28.47mg的$C_{16}H_{13}ClN_2O$。

扫码“学一学”

第六节　剂型分析

一、吡啶类药物剂型分析

（一）鉴别

1. 化学鉴别法　原料药的鉴别反应不受干扰时，可用于制剂的鉴别。

例11－7　尼可刹米注射液的鉴别：可利用尼可刹米与硫酸铜、硫氰酸铵试液反应，生成草绿色沉淀法鉴别。

例11－8　尼莫地平片的鉴别：可利用尼莫地平硝基的氧化性鉴别，方法如下。

取本品的细粉适量（约相当于尼莫地平40mg），加乙醇5ml，振摇使尼莫地平溶解，滤过，取续滤液约3ml，加新制的5%硫酸亚铁铵溶液2ml，加1.5mol/L硫酸溶液1滴与0.5mol/L氢氧化钾溶液1ml，强烈振摇，1分钟内沉淀由灰绿色变为红棕色。

2. 红外分光光度法　ChP收载的异烟肼制剂、尼群地平片等均采用红外分光光度法鉴别。

例11－9　尼群地平片的鉴别：避光操作。取本品（约相当于尼群地平100mg），研细，加丙酮10ml，振摇使溶解，滤过，滤液暗处挥干，残渣经减压干燥，依法测定。本品的红外吸收图谱应与对照的图谱一致。

（二）杂质检查

除烟酰胺原料及其制剂采用薄层色谱法检查有关物质外，ChP收载的吡啶类药物的原料及制剂大多采用高效液相色谱法检查有关物质。

例11－10　烟酰胺片有关物质检查：照高效液相色谱法（通则0502）试验。取本品细粉适量（约相当于烟酰胺0.1g），精密称定，加乙醇15ml，振摇15分钟，滤过，滤液置水浴上蒸干，残渣加乙醇2.5ml使溶解，摇匀，作为供试品溶液；精密量取适量，用乙醇分别稀释制成每1ml中含约0.2mg与0.1mg的溶液，作为对照溶液（1）和（2）；另取烟酸对照品，加乙醇溶解并定量稀释制成每1ml中约含0.2mg的溶液，作为对照品溶液；再取烟酸对照品与本品适量，加乙醇溶解并稀释制成每1ml中约含烟酸0.2mg和烟酰胺1mg的混合溶液，作为对照溶液（3）。采用硅胶GF_{254}薄层板，以三氯甲烷－无水乙醇－水（48∶

45∶4）为展开剂，吸取上述5种溶液各5μl，分别点于同一薄层板上，展开，晾干，置紫外光灯（254nm）下检视。对照溶液（3）应显示两个清晰分离的斑点；对照溶液（2）应显示一个清晰可见的斑点；供试品溶液如显与对照品溶液相应的杂质斑点，其颜色与对照品溶液的主斑点比较，不得更深（0.5%）；如显其他杂质斑点，与对照溶液（1）的主斑点比较，不得更深。

（三）含量测定

1. 紫外－可见分光光度法　分光光度法适用于辅料无显著干扰制剂的含量测定。ChP收载的尼可刹米、烟酰胺和烟酸的注射液采用百分吸收系数法测定含量，尼群地平胶囊采用对照品对照法测定含量。

例11－11　尼可刹米注射液的含量测定：用内容量移液管精密量取本品2ml，置200ml量瓶中，用0.5%硫酸溶液分次洗涤移液管内壁，洗液并入量瓶中，加0.5%硫酸溶液稀释至刻度，摇匀；精密量取适量，用0.5%硫酸溶液定量稀释成每1ml中约含尼可刹米20μg的溶液，在263nm的波长处测定吸光度，按$C_{10}H_{14}N_2O$的吸收系数（$E_{1cm}^{1\%}$）为292计算，即得。

2. 高效液相色谱法　吡啶类药物制剂的含量测定多采用HPLC法，外标法定量。如ChP收载的异烟肼片以及二氢吡啶类药物的制剂大多采用本法测定含量。

例11－12　尼莫地平分散片的含量测定

避光操作。取本品20片，精密称定，研细，精密称取适量（约相当于尼莫地平10mg），置50ml量瓶中，加流动相适量，超声处理15分钟使尼莫地平溶解，放冷，用流动相稀释至刻度，摇匀，离心10分钟（每分钟3000转），精密量取上清液5ml，置50ml量瓶中，用流动相稀释至刻度，摇匀，作为供试品溶液；另取尼莫地平对照品，精密称定，用流动相溶解并定量稀释制成每1ml中约含20μg的溶液，作为对照品溶液。用十八烷基键合硅胶为填充剂；以甲醇－乙腈－水（35∶38∶27）为流动相；检测波长为235nm；进样体积10μl。理论板数按尼莫地平峰计算不低于8000，尼莫地平峰与相邻杂质峰的分离度应符合要求。精密量取供试品溶液与对照品溶液，分别注入液相色谱仪，记录色谱图。按外标法以峰面积计算，即得。

二、吩噻嗪类药物剂型分析

（一）鉴别

1. 与钯离子配合呈色　本类药物母核中未被氧化的二价硫原子可与金属钯离子（Pd^{2+}）配合形成有色（红色）配位化合物。本法既适用于吩噻嗪类原料药的鉴别，也适用于制剂的鉴别。反应式如下。

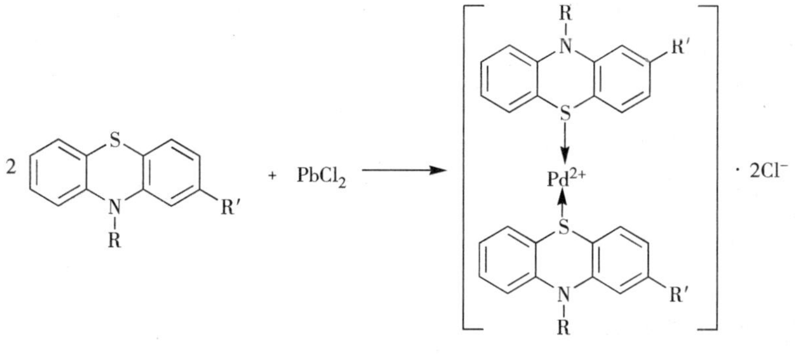

例 11－13 ChP 癸氟奋乃静注射液的鉴别：取本品适量（约相当于癸氟奋乃静 50mg），加甲醇 2ml 溶解后，加 0.1% 氯化钯溶液 3ml，即有沉淀生成，并显红色，再加过量的氯化钯溶液，颜色变深。

2. 氟元素显色反应 含氟有机药物与碳酸钠及碳酸钾在 600℃共同炽灼，可分解成氟化物，与酸性茜素锆试液反应生成 $[ZrF6]^{2-}$ 配位离子，茜素游离使溶液由红色变为黄色。

例 11－14 ChP 盐酸氟奋乃静注射液的鉴别：取本品适量（约相当于盐酸氟奋乃静 20mg），加碳酸钠及碳酸钾各约 100mg，混匀，先用小火小心加热，并蒸干，然后在 600℃灰化，加水 2ml 使溶解，加盐酸（1→2）酸化，滤过，滤液加茜素锆试液 0.5ml，溶液由红变黄。

（二）含量测定

1. 紫外－可见分光光度法 吩噻嗪类药物在紫外光区具有特征的最大吸收，可在最大吸收波长处测定吸光度，利用吸收系数（$E_{1cm}^{1\%}$）计算；或与对照品溶液同时测定，计算含量。ChP 收载的吩噻嗪类药物制剂大多采用吸收系数法测定含量。

例 11－15 盐酸氯丙嗪注射液的含量测定：照紫外－可见分光光度法（通则 0401）测定。避光操作。精密量取本品适量（约相当于盐酸氯丙嗪 50mg），置 200ml 量瓶中，用盐酸溶液（9→1000）稀释至刻度，摇匀；精密量取 2ml，置 100ml 量瓶中，用盐酸溶液（9→1000）稀释至刻度，摇匀，在 254nm 的波长处测定吸光度，按 $C_{17}H_{19}ClN_2S \cdot HCl$ 的吸收系数（$E_{1cm}^{1\%}$）为 915 计算，即得。

2. 高效液相色谱法 ChP 收载的吩噻嗪类药物制剂常采用高效液相色谱法测定含量。如癸氟奋乃静注射液、盐酸异丙嗪片和注射液、盐酸氟奋乃静片和注射液均采用离子抑制高效液相色谱法测定含量。

例 11－16 葵氟奋乃静注射液的含量测定 照高效液相色谱法（通则 0512）测定。避光操作。

溶剂 乙腈－三氯甲烷（2∶1）。

供试品溶液 用内容量移液管精密量取本品 2ml，置 50ml 量瓶中，加三氯甲烷溶解并稀释至刻度，摇匀；精密量取 5ml，置 100ml 量瓶中，加溶剂稀释至刻度，摇匀。

对照品溶液 取癸氟奋乃静对照品约 10mg，精密称定，置 100ml 量瓶中，加溶剂适量，振摇使溶解并稀释至刻度，摇匀，精密量取 5ml，置 10ml 量瓶中，用溶剂稀释至刻度，摇匀。

系统适用性溶液 取癸氟奋乃静对照品约 5mg，加 30% 的过氧化氢溶液 0.1ml，超声混匀，置 50℃的水浴中 20 分钟，使产生氧化降解物Ⅰ、Ⅱ，加乙腈－三氯甲烷（2∶1）溶解并转移至 100ml 量瓶中，用乙腈－三氯甲烷（2∶1）稀释至刻度，摇匀

色谱条件 用十八烷基硅烷键合硅胶为填充剂；以〔1% 碳酸铵溶液－甲醇（75∶450），用醋酸调节 pH 值至 7.5 ±0.1〕－乙腈（525∶450）为流动相；检测波长为 260nm；进样体积 20μl。

系统适用性要求 系统适用性溶液色谱图中，出峰顺序为依次为降解物Ⅰ、Ⅱ与癸氟奋乃静，癸氟奋乃静的保留时间约为 22 分钟，降解物Ⅰ、Ⅱ与癸氟奋乃静的相对保留时间约为 0.50 与 0.56，降解物Ⅰ、Ⅱ两峰的分离度应大于 2.0。理论板数按癸氟奋乃静峰计算不低于 5000。

测定法 精密量取供试品溶液与对照品溶液，分别注入液相色谱仪，记录色谱图。按外

标法以峰面积计算，即得。

三、喹诺酮类药物剂型分析

（一）鉴别

1. 丙二酸反应　ChP 收载的盐酸左氧氟沙星片和胶囊、诺氟沙星软膏和乳膏采用丙二酸反应鉴别。

例 11－17　盐酸左氧氟沙星片的鉴别：取本品细粉适量（约相当于左氧氟沙星，按 $C_{18}H_{20}FN_3O_4$ 计 10mg），置干燥具塞试管中，加丙二酸约 10mg 与醋酐 0.5ml，在水浴中加热 5～10 分钟，溶液显红棕色。

叔胺化合物与丙二酸在醋酐中共热，有棕色、红色、紫色或蓝色呈现。也可用枸橼酸或丙烯三羧酸代替。此反应对叔胺有选择性，反应机制尚不清楚。

2. 紫外－可见分光光度法　喹诺酮类分子结构中的共轭体系，在紫外光区有特征吸收，可用于鉴别。ChP 收载的喹诺酮类药物制剂的鉴别主要采用本法。

3. 色谱法　ChP 收载的诺氟沙星、氧氟沙星、氟罗沙星和甲磺酸培氟沙星原料药及其大部分剂型，采用薄层色谱法或者高效液相色谱法鉴别。

（二）含量测定

ChP 收载的喹诺酮类药物制剂，除吡哌酸片和胶囊、诺氟沙星乳膏采用紫外－可见分光光度法外，多采用高效液相色谱法测定含量。

1. 紫外－可见分光光度法

例 11－18　诺氟沙星乳膏的含量测定：照紫外－可见分光光度法（通则 0401）测定。精密称取本品适量（约相当于诺氟沙星 5mg），置分液漏斗中，加三氯甲烷 15ml，振摇后，用氯化钠饱和的 0.1% 氢氧化钠溶液 25ml、20ml、20ml 和 10ml 分次提取，合并提取液，置 100ml 量瓶中，加 0.1% 氢氧化钠溶液稀释至刻度，摇匀，滤过，精密量取续滤液 10ml，用 0.4% 氢氧化钠溶液定量稀释制成每 1ml 中约含 5μg 的溶液，作为供试品溶液；另取诺氟沙星对照品适量，精密称定，加 0.4% 氢氧化钠溶液溶解并定量稀释制成每 1ml 中约含 5μg 的溶液作为对照品溶液，取供试品溶液与对照品溶液，在 273nm 的波长处测定吸光度，计算，即得。

2. 高效液相色谱法　ChP 收载的大多喹诺酮类药物及其制剂经适当的前处理，可在与原料药相同的色谱条件下进行含量测定。

例 11－19　氧氟沙星眼膏的含量测定：取本品约 2g，精密称定，加石油醚（60～90℃）40ml，振摇，用 0.1mol/L 盐酸溶液振摇提取 3 次，每次 15ml，合并提取液，置 50ml 量瓶中，用 0.1mol/L 盐酸溶液稀释至刻度，摇匀（适用于凡士林基质）；或取本品约 2g，精密称定，置 50ml 量瓶中，加 0.1mol/L 盐酸溶液 30ml，充分振摇使溶解，用 0.1mol/L 盐酸溶液稀释至刻度，摇匀（适用于凝胶基质），滤过，取续滤液作为供试品溶液，照氧氟沙星项下的方法测定，即得。

四、苯并二氮杂䓬类药物剂型分析

（一）鉴别

1. 沉淀反应　苯并二氮䓬类药物为含氮杂环，在稀盐酸溶液中可与碘化铋钾、硅钨酸等生物碱沉淀试剂反应生成沉淀。大多苯并二氮䓬类药物制剂采用本法鉴别。如，氯氮䓬和阿普唑仑的盐酸溶液（9→1000），遇碘化铋钾试液，生成橙红色沉淀；盐酸氟西泮的水溶液和氯硝西泮的稀盐酸溶液遇碘化铋钾试液，也生成橙红色沉淀，而后者放置后，沉淀颜色变深，可以相互区别。

例 11－20 ChP 阿普唑仑片的鉴别：取本品的细粉适量（约相当于阿普唑仑 2mg），加盐酸溶液（9→1000）3ml，振摇使阿普唑仑溶解，滤过，滤液分为两份：一份加硅钨酸试液 1 滴，即生成白色沉淀；另一份加碘化铋钾试液 1 滴，即生成橙红色沉淀。

2. 水解后呈芳伯胺反应 氯氮䓬的盐酸溶液（1→2），缓缓加热煮沸，放冷，加亚硝酸钠和碱性 β－萘酚试液，生成橙红色沉淀，放置后颜色变暗。这是由于环上 1 位未被取代的氯氮䓬在酸性下加热，1，2 位双键水解断裂，形成具有芳伯氨基的 2－氨基－5－氯－二苯甲酮，其反应如下。

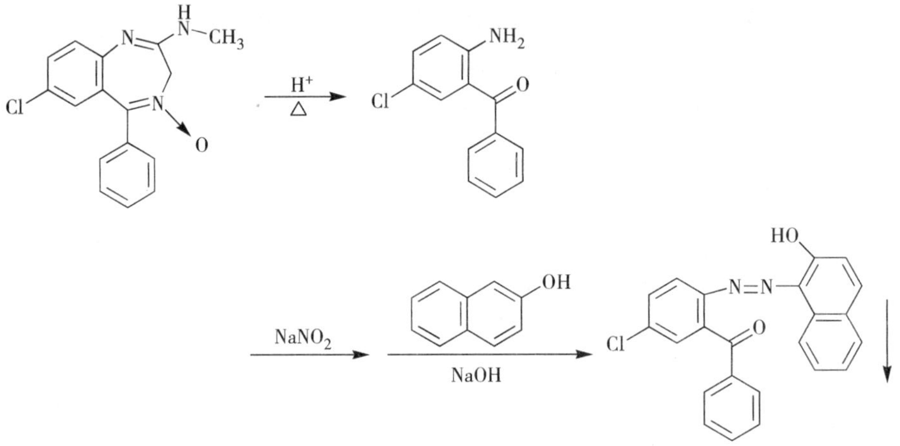

本鉴别反应适用于分子结构中 1 位氮上未被取代的药物，如硝西泮片、奥沙西泮和艾司唑仑片等；地西泮等 1 位有取代的则无此反应。

3. 色谱法 ChP 收载的硝西泮片采用 TLC 法鉴别；地西泮片和注射液、氯硝西泮片、三唑仑原料药及其片剂、阿普唑仑片、艾司唑仑注射液、氯氮䓬片等采用 HPLC 法鉴别。

（二）含量测定

1. 紫外－可见分光光度法 紫外－可见分光光度法多用于苯并二氮杂䓬类药物制剂的含量测定、溶出度和含量均匀度测定。ChP 收载的硝西泮片、氯硝西泮片和注射液、奥沙西泮片、艾司唑仑片、氯氮䓬片和盐酸氟西泮胶囊等，均采用紫外－可见分光光度法测定含量。

2. 高效液相色谱法 ChP 收载的三唑仑片剂、阿普唑仑片剂、地西泮片和注射液以及艾司唑仑注射液等均采用反相高效液相色谱法测定含量，外标法计算。

扫码“练一练”

重点小结

以盐酸氯丙嗪为吩噻嗪类药物代表，其分子结构中具有硫氮杂蒽母核，为三环共轭的大 π 体系，一般在紫外光区有三个吸收峰；硫氮杂蒽母核的二价硫易被氧化显色。本类药物的原料药可采用非水溶液滴定法测定含量，制剂多采用紫外－可见分光光度法和离子抑制高效液相色谱法测定含量。

吡啶类药物介绍了异烟肼、尼可刹米和硝苯地平。异烟肼、尼可刹米的吡啶环 β 或 γ 位被羧基衍生物所取代，当与溴化氰和苯胺等芳伯胺作用时，可发生吡啶环开环反应，生成有色的戊烯二醛衍生物；异烟肼吡啶环的 γ 位为具有较强还原性的酰肼基，可被氨制硝酸银试液等氧化剂氧化，可用于鉴别和含量测定；硝苯地平结构中二氢吡啶环1，4－位氢在碱作用下可发生解离，产生颜色变化，可用于鉴别；硝苯地平遇光极不稳定，在生产和贮藏过程中可能引入光降解物（杂质Ⅰ和杂质Ⅱ），采用 HPLC 检查；二氢吡啶类药物在酸性介质中对硫酸铈具有还原性，可采用铈量法测定含量。

诺氟沙星是喹诺酮类药物，具有4－吡啶酮－3－羧酸的基本结构，结构中含有羧基和哌嗪基，具有酸、碱两性；哌嗪基具有还原性，遇光易被氧化。本类药物可与丙二酸反应，在紫外光区具有特征吸收；本类药物的含量测定方法有酸碱滴定法、非水溶液滴定法、紫外－可见分光光度法、高效液相色谱法等。

以地西泮为代表的苯并二氮杂䓬类药物，为苯环与七元含氮杂环稠合而成。七元环上氮原子具有碱性，可与生物碱沉淀试剂生成沉淀，亦可采用非水溶液滴定法进行含量测定；具有内酰胺及亚胺结构的七元环，可在强酸性溶液中，受热水解，生成相应的含有芳香第一胺结构的二苯甲酮衍生物，可用于本类药物的鉴别和含量测定。

（周　漩）

第十二章　维生素类药物的分析

学习目标

1. **掌握**　维生素类药物的化学结构－性质－分析方法之间的关系；维生素 A、B_1、C 和 E 的化学鉴别原理；维生素 A 和 C 的含量测定原理与方法要点。

2. **熟悉**　维生素类典型药物的结构特征；维生素 A 的相关杂质；维生素 E 的特殊杂质及其检查方法。

3. **了解**　本类药物的其他分析方法。

维生素（vitamin）又名维他命，是一类维持人体生命活动必需的重要物质。各种维生素的化学结构和性质截然不同，却共同表现为：①源于食物；②既不参与构成机体细胞，也不提供机体能量，参与机体代谢的调节；③多数不能在人体内合成，彼此相对独立互不相干须从外界摄取；④人体对其需量很小，既不参与构成机体结构，也不提供机体能量，但缺乏时引发相关疾病损害健康。

维生素是 20 世纪的伟大发现之一。1897 年，艾克曼在爪哇发现只吃糙米能预防脚气病。1912 年，波兰生物化学家卡西米尔·冯克（Kazimierz Funk）从糙米中鉴定出胺类物质，是维持生命所必需的，故命为“vitamine”，即 vital（生命的）amine（胺），意为生命胺、维他命。

维生素类药物是个庞大的家族，各国药典均有收载，ChP 收载维生素原料及制剂 40 多个，包括维生素 A、B_1、B_2、B_6、B_{12}、C、D_2、D_3、E、K_1、叶酸、烟酸、烟酰胺等原料及制剂。本章重点讨论维生素 A、B_1、C、E 及其制剂的分析，阐述典型类药物的结构特征、化学性质与分析方法的关系，探讨其鉴别与含量测定法的基本原理与基本方法、特殊杂质的来源与检查法。

维生素是一大族化学结构迥异的化合物，按照溶解性可分为脂溶性和水溶性两大类，表 12－1 中分别列举了各种维生素的类别和适应证。并在之后分节逐个讨论维生素 A、B_1、C、E 的鉴别、检查和含量测定的原理与方法。

表 12－1　维生素类药物的分类

典型维生素		发现时间	别称和适应证
脂溶性	维生素 A	由 E. McCollum 等在 1912～1914 年发现	鱼肝油，抗眼干燥症
	维生素 D	由 E. Mellanby 在 1922 年发现	钙化醇、骨化醇，抗佝偻病
	维生素 K	由 Henrik Dam 在 1929 年发现	萘醌类，凝血维生素（Vit K_1、K_2、K_3 和 K_4）
	维生素 E	由 Herbert Evans 等在 1922 年发现	生育酚（α、β、γ、δ），辅助不孕症治疗

续表

典型维生素		发现时间	别称和适应证
水溶性	维生素 B_1	由 Kazimierz Funk 在 1912 年发现	硫胺素，防治疗神经炎和脚气病
	维生素 B_2	由 D. T. Smith 等在 1926 年发现	核黄素，防治口角炎、唇干裂、舌炎等
	维生素 B_3	由 Conrad Elvehjem 在 1937 年发现	烟酸、维生素 PP，防治糙皮病等
	维生素 B_5	由 Roger Williams 在 1933 年发现	泛酸，用于 VB 缺乏症及周围神经炎等
	维生素 B_6	由 Paul Gyorgy 在 1934 年发现	吡哆（醇、醛及胺），促进消化系统健康
	维生素 B_7	由 V. DuVigneaud 在 1940 年发现	VitH、Vit C 合成必须，防止白发和脱发
	维生素 B_9	由 H. K. Mitchell 在 1941 年发现	叶酸，促红细胞形成，防治恶性贫血
	维生素 B_{12}	由 Karl Folk 等在 1948 年发现	氰钴胺素（胺）或辅酶 B_{12}，抗恶性贫血
	胆碱	由 Maurice Gobley 在 1850 年发现	辅酶，用于急性颅脑外伤和术后意识障碍
	肌醇	由 J. J. Scherer 在 1850 年发现	环己六醇，治疗肝硬化、脂肪肝等
	维生素 C	由 James Lind 在 1747 年发现	抗坏血酸，治疗坏血病

第一节 维生素 A 的分析

扫码“学一学”

维生素 A（vitamin A）包括维生素 A_1（视黄醇，retinol）、维生素 A_2（去氢维生素 A，dehydroretinol）和维生素 A_3（去水维生素 A，anhydroretinol）等，其中生理活性最强的是维生素 A_1，其次是维生素 A_2（约 30% A_1），最弱的是维生素 A_3（0.4% A_1），故通常所说的维生素 A 系指维生素 A_1。维生素 A 是一种不饱和脂肪醇，缺乏时易患眼干燥症，故又称抗干眼醇，存在于动物肝脏中，主要来自海鱼肝脏的提取油，俗称鱼肝油，每 1g 含维生素 A 达 60 万国际单位（IU），相当于每 1g 含 180mg（0.300μg/IU）。鱼肝油中的维生素 A 多以酯类混合物形式存在，主要为维生素 A 的醋酸酯（0.344μg/IU）和棕榈酸酯（0.550μg/IU）。目前主要采用化学合成的方法生产维生素 A。维生素 A 的结构式如下。

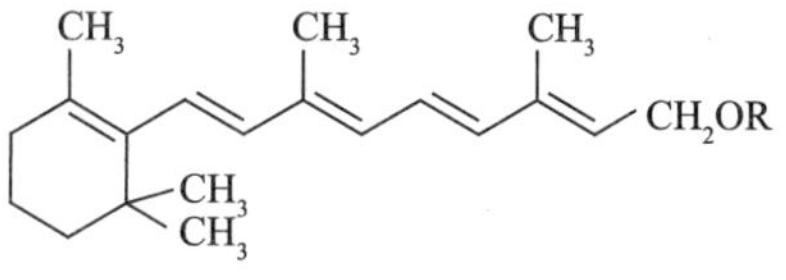

维生素A通式

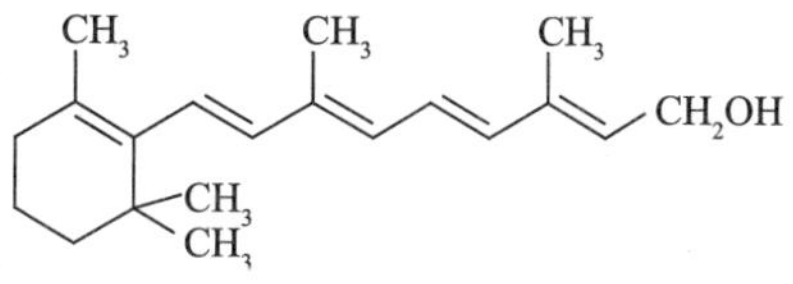

维生素A_1

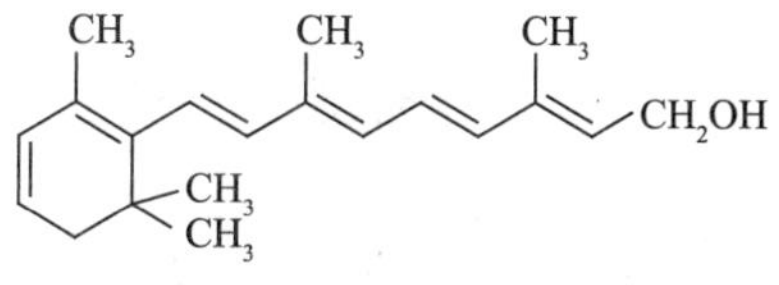

维生素A_2

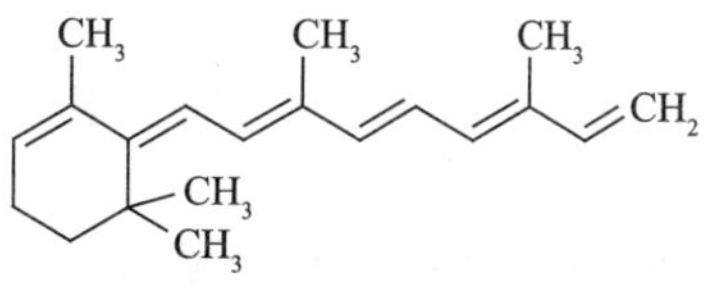

维生素A_3

一、性质与分析方法

维生素 A 的结构为含共轭多烯醇的环己烯，天然维生素 A 主要是全反式维生素 A，同时存在多种立体异构体，如发生在共轭多烯链上的顺反转位，而形成一系列的顺式异构体，包括新维生素 A 和异维生素 A。维生素 A 顺式异构体均具有相似的化学性质和不同的生物效价以及光谱特性。

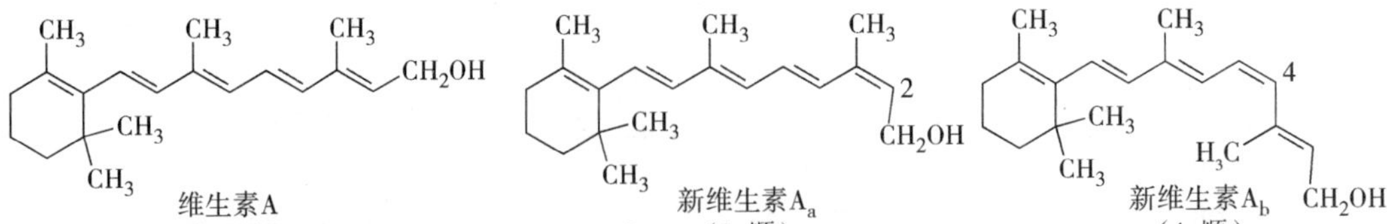

维生素A（全反式）λ_{max}=325nm 相对生物效价=100%

新维生素A_a（2-顺）λ_{max}=328nm 相对生物效价=75%

新维生素A_b（4-顺）λ_{max}=319nm 相对生物效价=24%

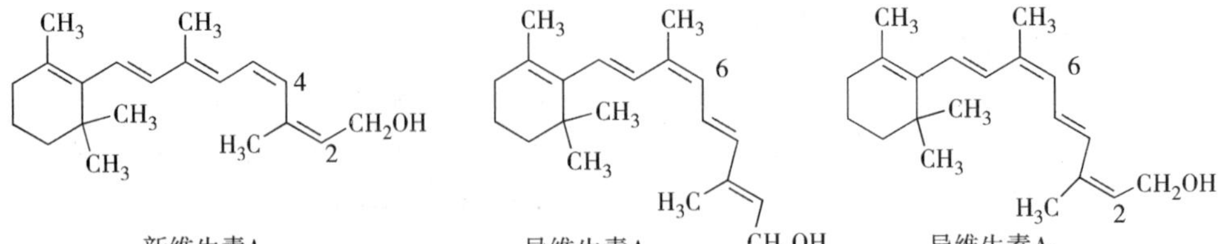

新维生素A_c（2,4-顺）λ_{max}=311nm 相对生物效价=15%

异维生素A_a（6-顺）λ_{max}=323nm 相对生物效价=21%

异维生素A_b（2,6-顺）λ_{max}=324nm 相对生物效价=24%

1. 化学不稳定性 维生素 A 分子中存在共轭多烯结构，具有还原性，易被氧化，遇光更易发生光催化降解。维生素 A 被氧化生成环氧化物、维生素 A 醛和维生素 A 酸而失去活性。醇羟基在酸性条件下（盐酸的乙醇溶液或 Lewis 酸）发生脱水反应，生成脱水维生素 A（维生素 A_3），如图 12－1。所以，当分子中的醇羟基被酯化封闭后，比维生素 A 分子更稳定。因此，维生素 A 通常多以醋酸酯或棕榈酸酯的形式储存于植物油中，密封凉暗处贮藏，必要时需充氮气或添加其他抗氧剂联合保护。

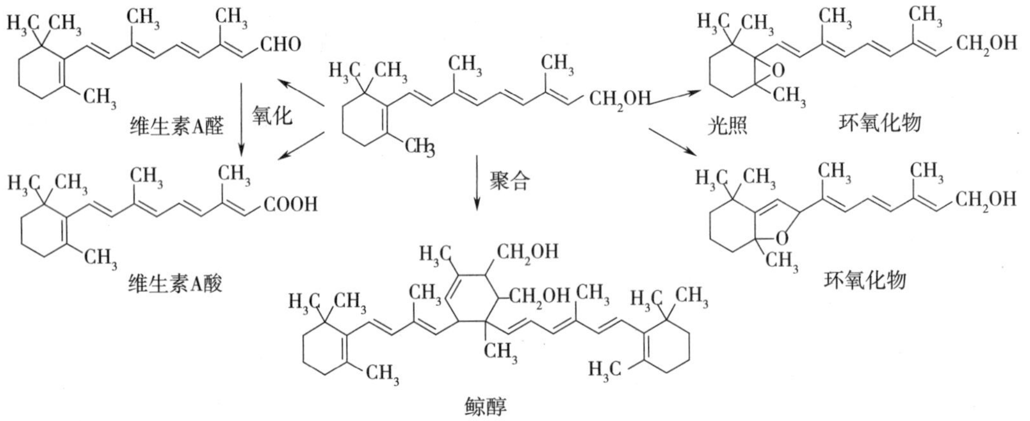

图 12－1　维生素 A 的氧化、光化、聚合反应

2. 紫外吸收光谱特征 维生素 A 分子存在的多烯共轭体系，表现出明显紫外吸收特征，最大吸收波长（λ_{max}）在 325～328nm，可用于维生素 A 的含量测定。

3. 显色反应 维生素 A 分子中的烯醇结构，受三氯化锑中的五价锑（Sb^{5+}）亲电子影响，形成不稳定的蓝色碳正离子共轭体系，反应式如下。

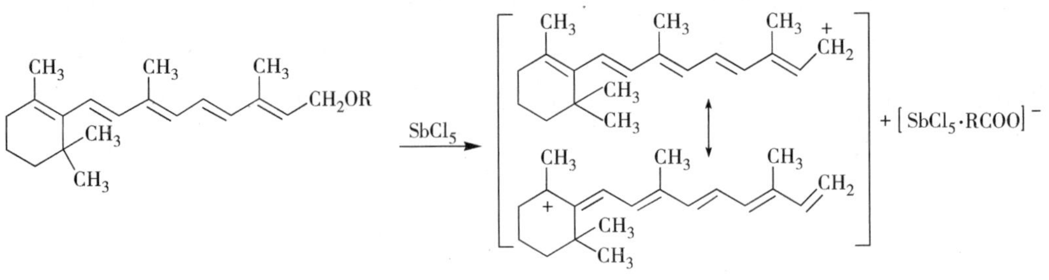

本反应可用于维生素 A 及其制剂的鉴别。

二、鉴别

1. 三氯化锑反应（Carr－Price 反应）　ChP 收载维生素 A 及其制剂（维生素 A 软胶囊、维生素 AD 软胶囊、维生素 AD 滴剂）均采用三氯化锑反应鉴别。方法如下。

取本品 1 滴，加三氯甲烷 10ml 振摇使溶解；取出 2 滴，加三氯甲烷 2ml 与 25% 三氯化锑的三氯甲烷溶液 0.5ml，即显蓝色，渐变成紫红色。

2. 薄层色谱法（TLC 法）　欧州药典（EP）采用 TLC 法鉴别维生素 A 各种酯类，包括醋酸酯、丙酸酯及棕榈酸酯。方法如下。

以硅胶 F_{254} 为吸附剂，乙醚－环己烷（20∶80）为展开剂，分别制备维生素 A 及其酯类对照品和供试品约 3.3IU/μl 的环己烷（每 1L 含 2，6－二叔丁基对甲酚 1g）溶液，点样量各为 3μl，展开 2/3 以上，取出薄层板，自然挥干，在紫外光灯（254nm）下检视，比较供试品溶液和各对照品溶液所显斑点位置，用以鉴别。

醋酸酯 0.344μg 相当于 1IU，丙酸酯 0.359μg 相当于 1IU，棕榈酸酯 0.550μg 相当于 1IU。各种酯类自薄层板底部至前沿依次为醋酸酯、丙酸酯、棕榈酸酯。

USP40 以硅胶为吸附剂，环己烷－乙醚（4∶1）为展开剂，磷钼酸为显色剂，若出现蓝－绿色斑点，显示有维生素 A 存在，不同形式的维生素 A 主斑点的 R_f 约为：0.1（醇）、0.45（醋酸酯）和 0.7（棕榈酸酯）。

三、检查

（一）溶剂油的检查

ChP 规定维生素 A 系用每 1g 含 270 万单位以上的维生素 A 醋酸酯结晶加精制植物油制成的油溶液，所以 ChP 规定照脂肪与脂肪油测定法（通则 0713）检查溶剂油脂等物质的变化情况。

1. 酸值　在乙醇－乙醚（1∶1）溶液中，用氢氧化钠滴定液（0.1mol/L）滴定（通则 0713），规定酸值（$\frac{A \times 5.61}{W}$）不大于 2.0。其中，A 为氢氧化钠滴定液（0.1mol/L）的消耗体积（ml）；W 为供试品的重量（g）。

2. 过氧化值　采用剩余碘量法测定，在冰醋酸－三氯甲烷（3∶2）溶液中，加入碘化钾的饱和溶液与淀粉指示液，用硫代硫酸钠滴定液（0.01mol/L）滴定至紫蓝色消失，并将滴定的结果用空白试验校正。规定 1g 供试品消耗硫代硫酸钠滴定液（0.01mol/L）不得过 1.5ml。

（二）有关物质的检查

维生素 A 中存在的有关物质通常会改变其紫外吸收光谱，可采用不同波长处的吸光度比值或校正吸光度的校正值大小控制有关物质的限度。

1. 有关物质　EP9 规定：照紫外－可见分光度法测定，取含量测定项下溶液［供试品 25～100mg（准确至 0.1%），加正戊烷 5ml 使溶解，用异丙醇稀释制成浓度为 10～15IU/ml 的溶液］作为供试品溶液。最大吸收波长应在 325～327nm 之间；在规定波长处的吸光度比值：A_{300}/A_{326} 不得过 0.60；A_{350}/A_{326} 不得过 0.54；A_{370}/A_{326} 不得过 0.14。

该检查的限度要求适用于合成维生素 A，不适用于维生素 A 浓缩物（植物油形式，效价不低于 500 000 IU/g）。

2. 吸光度比 USP40 规定：在含量测定项下测得的校正吸光度与未校正吸光度比值（$A_{325nm(校正)}/A_{325nm}$）不得低于0.85（化学法1法：回流法）；最大吸收波长应在325～327nm之间；吸光度比值A_{300}/A_{326}不得过0.60，A_{350}/A_{326}不得过0.54，A_{370}/A_{326}不得过0.14（化学法2法：直接测定法）。仅作为其采用紫外－可见分光光度法（化学法）测定含量的前提条件。

四、含量测定

根据维生素 A 的结构所具有的紫外吸收光谱特征，维生素 A 的含量测定采用紫外分光光度法。ChP 通则 0721 第一法收载的紫外－可见分光光度法适用于维生素 A 醋酸酯的含量测定。

（一）原理

维生素 A 的多烯共轭结构在波长 325～328nm 具有最大吸收，可用于含量测定。然而，维生素 A 中常同时存在诸如维生素 A_2、维生素 A_3、新维生素、异维生素、环氧化物、维生素 A 醛、维生素 A 酸等杂质，以及制剂中的稀释用油等非维生素 A 物质产生的“无关吸收”（简称杂质吸收），均干扰维生素 A 的紫外－可见分光光度法测定。为了消除杂质吸收的干扰，引入了“三点校正法”，方法基于：①杂质吸收在波长 310～340nm 范围内几乎成一直线，且随波长增大呈下降趋势；②溶液中物质对光的吸收具有加和性，即供试品溶液的吸收等于其中的维生素 A 的吸收与杂质吸收的加和。通过在三个波长处测定吸光度，并在规定条件下以校正公式进行校正，扣除杂质吸收的干扰，进而计算求得维生素 A 的真实含量。

维生素 A 在波长 325～328nm 具有最大吸收，其最大吸收波长受不同溶剂的影响而各异。维生素 A 在不同溶剂中的最大吸收波长、吸收系数和换算因子见表 12－2。

表 12－2　不同溶剂中维生素 A 的紫外吸收数据

药物名称	溶剂	λ_{max}/nm	$E_{1cm}^{1\%}$	换算因子
维生素 A 醋酸酯	环己烷	328	1530	1900
维生素 A 醇	异丙醇	325	1820	1830

其中，换算因子是指单位 $E_{1cm}^{1\%}$ 所相当的效价。以使计算结果直接转换成国际单位（IU/g）的效价单位。换算因子（F）的计算公式如式（12－1）所示。

$$F = \frac{效价(IU/g)}{E_{1cm}^{1\%}(\lambda_{max})} \tag{12-1}$$

维生素 A 的国际单位规定，维生素 A 醋酸酯 0.344μg 相当于 1IU（即，1g 相当于 2.907×10^6IU）；维生素 A 醇 0.300μg 相当于 1IU（即，1g 相当于 3.33×10^6IU）。因此，$F_{维生素A醋酸酯} = \frac{2.907\times10^6}{1530} = 1900$，$F_{维生素A醇} = \frac{3.33\times10^6}{1820} = 1830$。

（二）方法

ChP 通则 0721 维生素 A 测定法中根据维生素 A 中杂质对测定的干扰程度，测定方法分为以下两种。

1. 直接测定法（适用于纯度高的维生素 A 醋酸酯）

（1）三波长的选择　本法为等波长差法，即 $\lambda_3 - \lambda_1 = \lambda_1 - \lambda_2$。ChP 规定，测定维生素 A 醋酸酯时，$\lambda_1 = 328$nm，$\lambda_2 = 316$nm，$\lambda_3 = 340$nm，$\Delta\lambda = 12$nm。

（2）测定法　取供试品适量，精密称定，加环己烷溶解并定量稀释制成每 1ml 中含9～15IU 的溶液，测定其吸收峰的波长，并在表 12－3 所列各波长处测定吸光度。计算各吸光度与波长 328nm 处吸光度的比值和波长 328nm 处的 $E_{1cm}^{1\%}$ 值。

（3）判断与计算　如果吸收峰波长在 326～329nm 之间，且所测得各波长处吸光度比值不超过表 12－3 中规定比值的 ±0.02（差值限度），直接以在 238nm 波长处测得的吸光度 A_{328} 计算 $E_{1cm}^{1\%}(328nm)$，再按式（12－2）计算含量。

$$每1g供试品中含有的维生素A的单位(IU/g) = E_{1cm}^{1\%}(328nm) \times 1900 \quad (12-2)$$

表 12－3　不同波长处吸光度参数

波长/nm	吸光度	吸光度比值		
		规定比值	计算比值	差值限度
300	A_1	0.555	A_1/A_3	
316	A_2	0.907	A_2/A_3	
328	A_3	1.000	A_3/A_3	
340	A_4	0.811	A_4/A_3	
360	A_5	0.299	A_5/A_3	±0.02

如果吸收峰波长在 326～329nm 之间，但所测得的各波长吸光度比值差超过表中规定值的 ±0.02，应按校正公式（12－3）求出校正后的吸光度（$A_{328(校正)}$），然后再计算含量。

$$A_{328(校正)} = 3.52(2A_{328} - A_{316} - A_{340}) \quad (12-3)$$

如果 $(A_{328(校正)} - A_{328})/A_{328} \times 100\%$ 不超过 ±3.0%（$A_{328(校正)}/A_{328} \times 100\%$ 在 97.0%～103.0% 之间），则不用校正吸光度，仍以未经校正的实测吸光度 A_{328} 计算 $E_{1cm}^{1\%}(328nm)$，再按式（12－2）计算含量。

如果 $(A_{328(校正)} - A_{328})/A_{328} \times 100\%$ 在 －15% 至 －3% 之间（$A_{328(校正)}/A_{328} \times 100\%$ 在 85%～97%），则以 $A_{328(校正)}$ 计算 $E_{1cm}^{1\%}$，再按式（12－2）计算含量。

如果 $(A_{328(校正)} - A_{328})/A_{328} \times 100\%$ 超出 －15% 或 +3%（$A_{328(校正)}/A_{328} \times 100\%$ 小于 85%，或大于 103%），或者吸收峰波长不在 326～329nm 之间，则供试品须经皂化－萃取后测定，即采用皂化法测定含量。

2. 皂化法（适用于维生素 A 醇）

（1）三波长的选择　本法为等吸收比法，即 $A_{\lambda_3} = A_{\lambda_2} = 6/7A_{\lambda_1}$。其中，$\lambda_1 = 325$nm、$\lambda_2 = 310$nm、$\lambda_3 = 334$nm。本法系将维生素 A 醋酸酯水解，再用乙醚萃取维生素 A 醇后，测定维生素 A 醇的含量。

（2）测定法　精密称取供试品适量（约相当于维生素 A 总量 500 单位以上，重量不多于 2g），置皂化瓶中，加乙醇 30ml 与 50% 氢氧化钾溶液 3ml，置水浴中煮沸回流 30 分钟，冷却后，自冷凝管顶端加水 10ml 冲洗冷凝管内部，将皂化液移至分液漏斗中（分液漏斗活塞涂以甘油淀粉润滑剂），皂化瓶用水 60～100ml 分数次洗涤，洗液并入分液漏斗中，用不含过氧化物的乙醚振摇提取 4 次，每次振摇约 5 分钟，第一次 60ml，以后各次 40ml，合并乙醚液，用水洗涤数次，每次约 100ml，洗涤应缓缓旋动，避免乳化，直至水层遇酚酞指示液不再显红色，乙醚液用铺有脱脂棉与无水硫酸钠的滤器滤过，滤器用乙醚洗涤，洗液与乙醚液合并，置250ml量瓶中，用乙醚稀释至刻度，摇匀，精密量取适量，置蒸发皿内，微温挥去乙醚，迅速加异丙醇溶解并定量稀释制成每1ml中含维生素A 9～15IU，在300nm、310nm、325nm与334nm四个波长处测定吸光度，并测定吸收峰的波长。

（3）判断与计算　吸收峰的波长应在323～327nm之间，且300nm波长处的吸光度与325nm波长处的吸收度的比值应不超过0.73，按式（12－4）计算校正吸光度。

$$A_{325(校正)} = 6.815A_{325} - 2.555A_{310} - 4.260A_{334} \qquad (12-4)$$

如果$A_{325(校正)}/A_{325} \times 100\%$在97%～103%之间，则仍以未经校正的吸光度$A_{325}$计算$E_{1cm}^{1\%}(325nm)$，再按式（12－5）计算含量。

$$每1g供试品中含有的维生素A的单位(IU/g) = E_{1cm}^{1\%}(325nm) \times 1830 \qquad (12-5)$$

如果吸收峰的波长不在323～327nm之间，或300nm波长处的吸收度与325nm波长处的吸收度的比值超过0.73，则表明皂化液中“无关吸收”过高干扰严重，需要采用柱色谱法对皂化液进行分离后再测定。

（三）讨论

1. 维生素A的分光光度法是利用了维生素A及其杂质对光的吸收具有加和性的原理，以及杂质吸收随波长的线性变化特征，根据维生素A在三波长处的吸光度比值及波长间隔，采用几何法中的相似三角形原理，扣除供试品溶液在最大吸收波长处吸光度值中的杂质吸收部分，进而消除杂质吸收干扰的方法。

2. 由于三点校正法采用三波长处的吸收加和，除中间波长在维生素A最大吸收波长处外，其余两波长分别位于最大吸收波长两侧的陡坡处，仪器的精度将直接影响最终的结果。所以，检测前应校正仪器，以减少误差。

五、剂型分析

（一）鉴别

针对维生素制剂的特点，维生素A单方制剂如维生素A软胶囊的鉴别采用了与维生素A原料药鉴别相同的三氯化锑显色法；维生素A的复方制剂如维生素AD软胶囊和维生素AD滴剂除采用与维生素A原料药相同的三氯化锑显色法外，还增加了HPLC的色谱法鉴别。

例12－1　维生素AD软胶囊中维生素A的鉴别：取本品内容物，用三氯甲烷稀释成每1ml中含维生素A 10～20单位的溶液，取1ml，加25%三氯化锑的三氯甲烷溶液2ml，即显蓝色至蓝紫色，放置后，色渐消褪。

（二）含量测定

ChP收载的维生素A制剂主要包括维生素A软胶囊、维生素AD软胶囊和维生素AD滴剂。其含量测定方法收载有紫外－可见分光光度法和高效液相色谱法。

1. 紫外－可见分光光度法　本法同维生素A原料药含量测定法，主要适用于维生素A醋酸酯单方制剂，如维生素A软胶囊的含量测定。

例12－2　紫外－可见分光光度法（三点校正法）测定维生素A软胶囊含量：取维生素A软胶囊（规格：2.5万单位）20粒，称重，取出内容物置干燥烧杯中，软胶囊壳用乙醚洗涤烘干，称重，求得软胶囊内容物平均重量为0.07929g；精密称取内容物0.02480g，置50ml量瓶中，加环己烷溶解并稀释至刻度，精密量取2ml，置25ml量瓶中，用环己烷稀释至刻度，摇匀，作为供试品溶液（9～15IU/ml）。

经光谱扫描，供试品溶液最大吸收波长在328nm，在规定波长处测得供试品溶液的吸光度，以及各波长处吸光度与328nm波长处吸光度的比值及其与规定值的差值如表12－4所示。

表12－4　供试品溶液在不同波长处的吸光度及其比值

波长	吸光度（A）	吸光度比值（A/A_{328}）		
		计算值	规定值	差值
300	0.4088	0.589	0.555	+0.034
316	0.6330	0.911	0.907	+0.004
328	0.6946	1	1	0
340	0.5579	0.803	0.811	－0.008
360	0.2072	0.298	0.299	－0.001

由于以上吸光度比值中，波长300nm的差值为+0.034，超过规定的±0.02，所以需首先计算A_{328}校正值并与实测值比较。

根据，$A_{328(校正)}=3.52(2A_{328}-A_{316}-A_{340})$，校正吸光度计算如下：

$$A_{328(校正)}=3.52\times(2A_{328}-A_{316}-A_{340})=3.52\times(2\times0.6946-0.6330-0.5579)=0.6980$$

$A_{328(校正)}$与A_{328}比较，差值计算如下：

$$\frac{A_{328nm(校正)}-A_{328nm}}{A_{328nm}}\times100\%=\frac{0.6980-0.6946}{0.6946}\times100\%=0.5\%$$

结果差值在±3.0%范围内（－3.0%～+3.0%之间），所以仍以实测值计算含量。首先计算$E_{1cm}^{1\%}(328nm)$：

$$E_{1cm}^{1\%}(328nm)=\frac{A_{328nm}}{C(\%)}=\frac{0.6946}{\frac{0.02480\times2}{50\times25}\times100}=175.05$$

则，维生素A的含量计算如下：

$$每1g供试品含维生素A单位(IU/g)=E_{1cm}^{1\%}(328nm)\times1900=175.05\times1900=332.6\times10^3$$

$$标示量\%=\frac{IU/g\times\overline{W}}{标示量}\times100\%=\frac{332.6\times10^3\times0.07929}{25000}\times100\%=105.5\%$$

本品含量符合《中国药典》规定的维生素A软胶囊每粒含维生素A应为标示量的90.0%～120.0%的要求。

2. 高效液相色谱法　ChP通则0721第二法收载正相高效液相色谱法（NP－HPLC），NP－HPLC主要适用于维生素A醋酸酯的复方制剂，如维生素AD软胶囊、维生素AD滴剂的含量测定。

（1）原理　根据维生素A的脂溶性溶解特性，采用HPLC正相吸附分离原理，以紫外325nm检测，外标法计算含量。

（2）方法　照高效液相色谱法（通则0512）测定。

供试品溶液 精密称取供试品适量（约相当于15mg维生素A醋酸酯），置100ml量瓶中，用正己烷稀释至刻度，摇匀，精密量取 5ml，置 50ml 量瓶中，用正己烷稀释至刻度，摇匀。

对照品溶液　精密称取维生素 A 对照品适量，用正己烷溶解并定量稀释制成每 1ml 中约含 15μg 的溶液。

系统适用性溶液　取维生素 A 对照品适量（约相当于维生素 A 醋酸酯 300mg），置烧杯中，加碘试液 0.2ml，混匀，放置约 10 分钟，定量转移至 200ml 的量瓶中，用正己烷稀释至刻度，摇匀，精密量取 1ml，置 100ml 量瓶中，用正己烷稀释至刻度，摇匀。

色谱条件　用硅胶为填充剂，以正己烷－异丙醇（997∶3）流动相，检测波长为 325nm，进样体积 10μl。

系统适用性要求　系统适用性溶液色谱图中，维生素 A 醋酸酯峰与其顺式异构体峰的分离度应大于 3.0；对照品溶液连续进样 5 次，主成分峰面积的相对标准偏差不得过 3.0%。

测定法　精密量取供试品溶液与对照品溶液，分别注入液相色谱仪，记录色谱图。按外标法以峰面积计算，即得。

（3）讨论

①NP－HPLC 法测定维生素 A 的含量是利用吸附色谱原理，通过维生素 A 及其共存组分在固定相中被反复吸附和被有机流动相反复洗脱的过程中，使得维生素 A 与共存组分得到完全分离。

②为评价色谱系统的适用性，方法采用经碘试液转化得到的维生素 A 顺反式混合液，以其顺反式结构的分离度大于 3.0 作为分离评价指标。若维生素 A 对照品溶液含有顺式结构，则不必再破坏转化。

扫码“学一学”

第二节　维生素 B_1 的分析

维生素 B_1 为抗神经炎的维生素，别名盐酸硫胺（thiamine hydrochloride），广泛存在于谷物如米糠、麦麸，以及蔬菜、牛奶、鸡蛋等，药用由化学合成法制取。ChP 收载有维生素 B_1 及其片剂和注射液。

一、性质与分析方法

维生素 B_1 是由氨基嘧啶环和噻唑环通过亚甲基连接而成的季铵化合物。化学名为氯化 4－甲基－3－［（2－甲基－4－氨基－5－嘧啶基）甲基］－5－（2－羟基乙基）噻唑鎓盐酸盐。结构式如下。

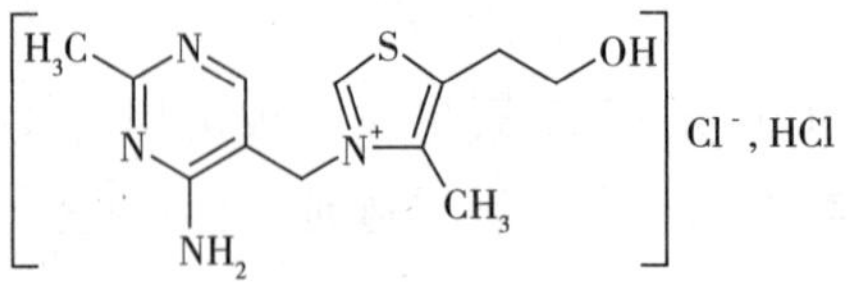

（一）碱性

分子中含有嘧啶环和噻唑环两个含氮杂环，且噻唑环的氮为季铵结构，显碱性，可用于鉴别与含量测定。

（二）光谱特征

分子中的芳香杂环结构具有红外特征吸收和紫外特征吸收，可用于鉴别与含量测定。

（三）硫色素反应

分子中的噻唑环在碱性介质中发生开环反应，再与嘧啶环上的氨基环合，经氧化可生成具有蓝色荧光的硫色素，可用于鉴别和含量测定。

（四）氯化物的特性

维生素 B_1 为盐酸盐，其水溶液显氯化物的鉴别反应。

二、鉴别

（一）化学鉴别法

1. 硫色素反应　维生素 B_1 分子结构中的噻唑环在碱性介质中开环，再与嘧啶环上的氨基环合后，经氧化剂氧化可生成具有荧光的硫色素。

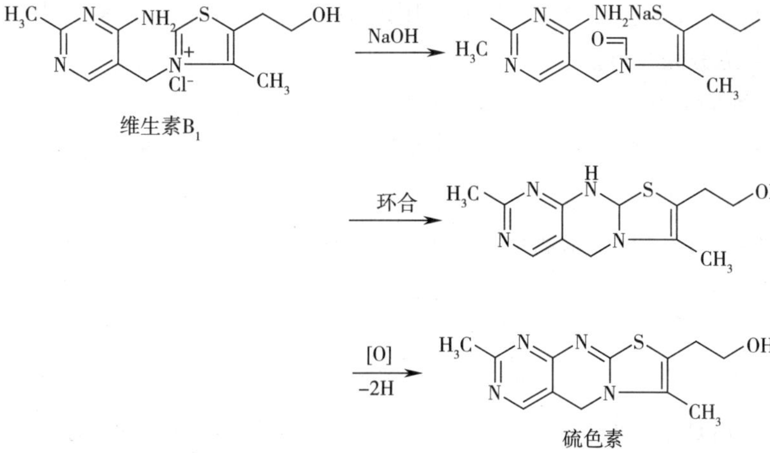

硫色素反应为维生素 B_1 专属鉴别反应，ChP 收载的维生素 B_1 采用该反应鉴别。方法如下。

取本品约 5mg，加氢氧化钠试液 2.5ml 溶解后，加铁氰化钾试液 0.5ml 与正丁醇 5ml，强力振摇 2 分钟，放置使分层，上面的醇层显强烈的蓝色荧光；加酸使成酸性，荧光即消失；再加碱使成碱性，荧光又显出。

2. 氯化物反应　维生素 B_1 为盐酸盐，ChP 收载氯化物的反应鉴别。

（二）红外光谱鉴别法

ChP 收载的维生素 B_1 红外分光光度鉴别法：取本品适量，加水溶解，水浴蒸干，在 105℃干燥 2 小时测定。本品的红外光吸收图谱应与对照的图谱（光谱集 1205 图）一致。

三、含量测定

维生素 B_1 分子中含有氨基嘧啶环和噻唑环，共 4 个氮原子，其中噻唑环的季铵氮和嘧啶环 1 位 N 显碱性；而嘧啶环的 3 位 N 和 4 位伯氨因与 1 位 N 共轭而碱性较弱，故采用非水碱量法测定含量时，滴定反应的摩尔比为 1∶2。维生素 B_1 为盐酸盐，在冰醋酸中游离盐酸对滴定有干扰，ChP 采用冰醋酸 - 醋酐为滴定溶剂，可提高滴定溶剂的酸性，降低游离盐酸对溶剂的相对酸性，同时采用电位滴定法以消除游离盐酸的干扰，方法如下。

取本品约0.12g，精密称定，加冰醋酸20ml微热使溶解，放冷，加醋酐30ml，照电位滴定法（通则0701），用高氯酸滴定液（0.1mol/L）滴定，并将滴定的结果用空白试验校正。每1ml高氯酸滴定液（0.1mol/L）相当于16.86mg的$C_{12}H_{17}ClN_4OS \cdot HCl$。

四、剂型分析

（一）鉴别

维生素B_1的制剂包括维生素B_1片剂和注射液，ChP皆采用了原料药的鉴别方法。

例12-3 维生素B_1片的鉴别：取本品细粉适量，加水搅拌，滤过，滤液蒸干后，照维生素B_1鉴别项下试验，显相同的反应。

（二）含量测定

维生素B_1制剂的含量测定因辅料的干扰和标示量较低，ChP收载的维生素B_1片剂和注射液均用紫外分光光度法测定含量；USP采用硫色素荧光法测定维生素B_1片剂含量。

1. 紫外-可见分光光度法

例12-4 维生素B_1片的含量测定：照紫外-可见分光光度法（通则0401）测定。取本品20片，精密称定，研细，精密称取适量（约相当于维生素B_1 25mg），置100ml量瓶中，加盐酸溶液（9→1000）约70ml，振摇15分钟使维生素B_1溶解，用上述溶剂稀释至刻度，摇匀，用干燥滤纸滤过，精密量取续滤液5ml，置另一100ml量瓶中，再用上述溶剂稀释至刻度，摇匀，在246nm的波长处测定吸光度，按$C_{12}H_{17}ClN_4OS \cdot HCl$的吸收系数（$E_{1cm}^{1\%}$）为421计算，即得。

维生素B_1的紫外特征吸收受pH的影响较大，如pH=2时，最大吸收波长为246nm（$E_{1cm}^{1\%}=421$）；当pH=7时，出现两个最大吸收波长232~233nm（$E_{1cm}^{1\%}=345$）和266nm（$E_{1cm}^{1\%}=255$），所以在测定时需注意pH的稳定。

2. 硫色素荧光法

例12-5 USP40维生素B_1片的含量测定

氧化剂制备　取铁氰化钾1.0g，加水溶解并稀释成100ml，作为贮备液，临用新制；量取贮备液不超过4ml，用3.5mol/L氢氧化钠溶液稀释制100ml，即得（4小时内使用）。

对照溶液的制备　取盐酸硫胺对照品约25mg，精密称定，置1000ml量瓶中，加稀乙醇溶液（1→5）（用3mol/L的盐酸溶液调节pH至4.0）约300ml溶解，加酸性稀乙醇溶液稀释至刻度，作为储备液，避光储存于冰箱中（每月新制）；取储备液适量，用0.2mol/L盐酸溶液逐步定量稀释制成每1ml中含盐酸硫胺0.2μg的溶液，即得。

供试溶液的制备　取本品适量（不少于20片），置适当体积的烧瓶中，加入约一半体积的0.2mol/L盐酸溶液，蒸汽浴加热，振荡，至片剂溶解或崩解均匀分散于溶液中，放冷，转移至量瓶中，以0.2mol/L盐酸溶液稀释至刻度（每1ml中含盐酸硫胺100μg）。如果溶液不澄清，离心或用不吸附硫胺素的滤纸滤过。精密量取澄清溶液适量，用0.2mol/L盐酸溶液稀释制成每1ml中含盐酸硫胺0.2μg的溶液，即得。

测定方法　取3支或3支以上40ml具塞试管，各精密加入对照溶液5ml，于其中的两管中迅速（1~2秒内）加入氧化试剂各3.0ml，并在30秒内加入异丁醇各20.0ml，密塞，手动剧烈振摇或充气鼓泡混合90秒。于第三只试管中加入3.5mol/L氢氧化钠溶液3.0ml代替氧化试剂，同法制备空白。

另取3支或3支以上40ml具塞试管，各精密加入供试溶液5ml。同上法操作。

分别于6支试管中精密加入无水乙醇各2ml，涡旋数秒，放置分层后，取出异丙醇上清液约10ml于校正后的比色池中，置荧光计中测量荧光强度，激发波长为365nm，发射波长为435nm。

计算　按下式计算每5ml供试溶液中$C_{12}H_{17}ClN_4OS \cdot HCl$的含量。

$$含量（\mu g）=\frac{A-b}{S-d}$$

式中，A、S分别为经氧化试剂处理的供试溶液与对照溶液的平均荧光读数；b、d分别为供试溶液和对照溶液的空白荧光读数。

第三节　维生素C的分析

扫码“学一学”

18世纪远航的水手、长期困战的士兵，或长期缺乏食物的地区普遍存在坏血病。1911年确定坏血病是因为缺乏营养而产生的，1928年匈牙利生化学家Albert Szent－Gyorgyi分离得到维生素C的纯品结晶，并公布了维生素C的分子式为$C_6H_8O_6$，并于1932年获得诺贝尔医学奖。并于1933年Haworth确定维生素C的化学结构并实现全合成，1937年获得诺贝尔化学奖。之后二人将维生素C命名为抗坏血酸（ascorbic acid）。ChP收载了维生素C及其片剂、颗粒剂和注射剂等。

一、性质与分析方法

维生素C的分子结构具有与羰基共轭的烯二醇结构，同时具有手性碳原子，使得其具有酸性和旋光性，且性质活泼、易被氧化。结构式如下。

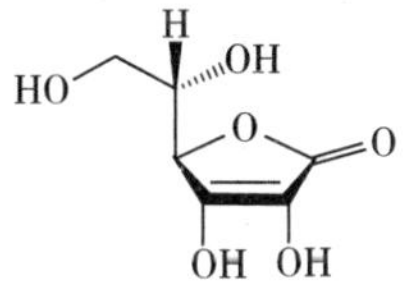

（一）酸性

维生素C分子中具有与羰基共轭的烯二醇结构，使得C_3羟基的氢受共轭羰基的影响易于解离，显示较强酸性（$pK_1=4.17$），而C_2羟基的氢则酸性极弱（$pK_2=11.57$）。所以，维生素C常表现为一元酸，可与碱生成维生素C钠盐或钙盐。

（二）还原性

维生素C分子结构中的烯二醇基使得其表现出极强的还原性，易被氧化脱氢生成二酮基的去氢抗坏血酸。维生素C的强还原性被用于鉴别和含量测定。

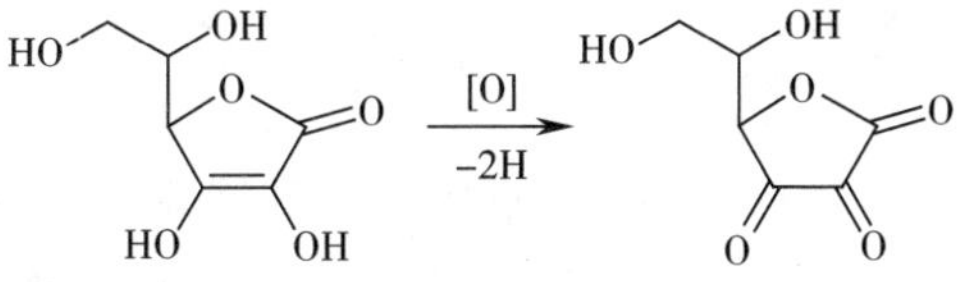

（三）旋光性

维生素 C 的分子中有 2 个手性碳原子，可形成 4 种光学异构体，其中 L（+）-抗坏血酸生物活性最强。维生素 C 的比旋度为 +20.5°～+21.5°，ChP 收载于性状项下。

（四）紫外吸收特征

维生素 C 分子中的共轭体系，使维生素 C 具有紫外吸收，其稀盐酸溶液在波长 243nm 处有最大吸收，$E_{1cm}^{1\%}$(243nm) 为 560，可用于鉴别和含量测定。

二、鉴别

（一）化学鉴别法

1. 硝酸银反应 维生素 C 可还原硝酸银，生成金属银的黑色沉淀。ChP 用该反应鉴别维生素 C。

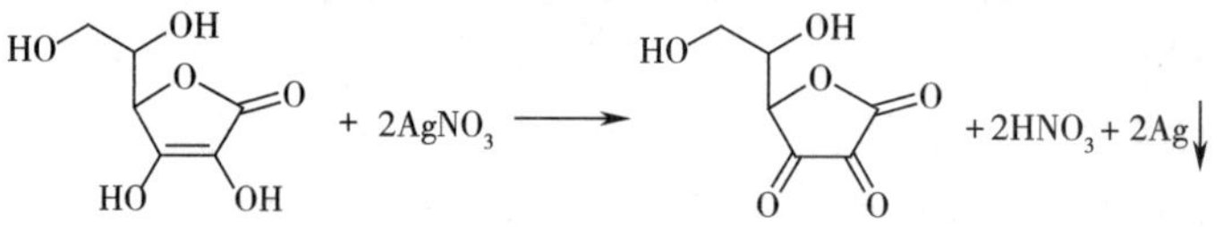

方法：取本品 0.2g，加水 10ml 溶解后，分取二分之一，加硝酸银试液 0.5ml，即生成银的黑色沉淀。

2. 2，6-二氯靛酚反应 维生素 C 亦可将有色的 2，6-二氯靛酚（酸性溶液中显红色，碱性溶液中显蓝色）还原成无色的酚亚胺。

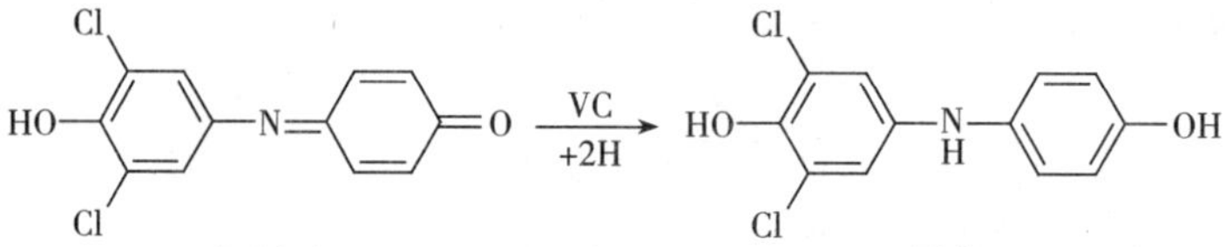

玫瑰红色　　　　无色

方法：取硝酸银鉴别试验项下的剩余溶液，加二氯靛酚钠试液 1～2 滴，试液的颜色即消失。

（二）光谱鉴别法

本品的红外吸收光谱应与《中国药典》红外光谱的对照图谱（光谱集 450 图）一致。

三、含量测定

ChP 采用直接碘量法测定维生素 C 含量，根据消耗碘滴定液的体积，计算维生素 C 的含量。

1. 原理 维生素 C 具有还原性，在醋酸酸性条件下，可被碘定量氧化，氧化反应的摩尔比为 1∶1，反应式如下。

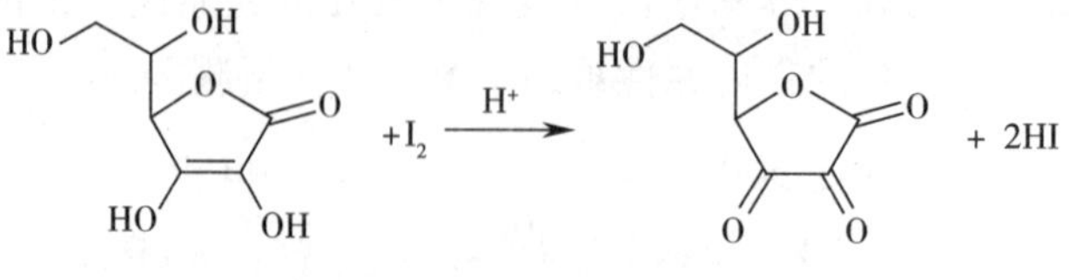

2. 方法 取本品约 0.2g，精密称定，加新沸过的冷水 100ml 与稀醋酸 10ml 使溶解，加淀粉指示液 1ml，立即用碘滴定液（0.1mol/L）滴定，至溶液显蓝色并在 30 秒钟内不

褪。每1ml碘滴定液（0.1mol/L）相当于8.806mg的$C_6H_8O_6$。

3. 讨论

（1）维生素C在酸性条件下较稳定，所以滴定时添加稀醋酸增加稳定性。

（2）滴定过程应迅速，以防止空气氧化，增加稳定性。

（3）采用新沸冷水，以除去水中的溶解氧。

四、剂型分析

ChP收载的维生素C制剂包括维生素C片、维生素C泡腾片、维生素C泡腾颗粒、维生素C颗粒、维生素C注射液。主要分析方法与维生素C原料药基本一致。

（一）鉴别

除利用维生素C分子结构中的烯二醇基还原特性，采用与原料药相同的硝酸银和2，6－二氯靛酚反应外，维生素C制剂也可采用其他氧化剂，如亚甲蓝作为鉴别试剂，并采用TLC法替代原料药的IR鉴别法。

1. 亚甲蓝反应

例12－6　维生素C注射液的鉴别：取本品，用水稀释制成每1ml中含维生素C 10mg的溶液，取4ml，加0.1mol/L的盐酸溶液4ml，混匀，加0.05%亚甲蓝乙醇溶液4滴，置40℃水浴中加热，3分钟内溶液应由深蓝色变为浅蓝色或完全褪色。

2. 薄层色谱法

例12－7　维生素C片的鉴别：照薄层色谱法（通则0502）试验。取本品细粉适量（约相当于维生素C 10mg），加水10ml，振摇，使维生素C溶解，滤过，取滤液作为供试品溶液；另取维生素C对照品，加水溶解并稀释制成1ml中约含1mg的溶液，作为对照品溶液。采用硅胶GF_{254}薄层板，以乙酸乙酯－乙醇－水（5∶4∶1）为展开剂，展开。取供试品溶液与对照品溶液各2μl，分别与同一薄层板上，晾干，立即（1小时内）置紫外灯（254nm）下检视。供试品溶液所显主斑点的位置和颜色应与对照品溶液的主斑点相同。

（二）含量测定

1. 碘量法　维生素C制剂的含量测定，ChP采用与原料药相同的直接碘量法测定。值得注意的是需要排除制剂辅料的干扰，如片剂需迅速滤除不溶性辅料；注射剂则需在滴定前加入丙酮作为掩蔽剂，以消除其中的亚硫酸氢钠抗氧剂对滴定的影响，反应式如下。

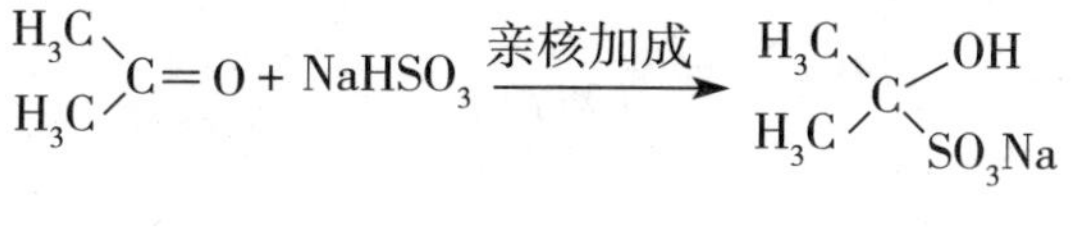

例12－8　维生素C注射液的含量测定：精密量取本品适量（约相当于维生素C 0.2g），加水15ml与丙酮2ml，摇匀，放置5分钟，加稀醋酸4ml与淀粉指示液1ml，用碘滴定液（0.05mol/L）滴定，至溶液显蓝色并持续30秒钟不褪。每1ml碘滴定液（0.05mol/L）相当于8.806mg的$C_6H_8O_6$。

2. 二氯靛酚滴定法　为减小制剂辅料对氧化还原滴定法的影响，亦可采用弱氧化剂滴定法，如USP采用有机氧化剂2，6－二氯靛酚（简称二氯靛酚）为滴定剂，二氯靛酚在酸性溶液中显红色，其还原产物为无色的酚亚胺，可利用滴定剂的自身颜色变化指示终点。

例 12-9 USP40 维生素 C 口服溶液的含量测定：精密量取本品适量（约相当于维生素 C 50mg），置 100ml 量瓶中，加偏磷酸-醋酸试液 20ml，加水稀释至刻度，摇匀，作为供试溶液，精密量取供试溶液适量（约相当于维生素 C 2mg），置 50ml 锥形瓶中，加偏磷酸-醋酸试液 5ml，用二氯靛酚滴定液滴定至溶液显玫瑰红色，并持续 5 秒不褪色；另取偏磷酸-醋酸试液 5.5ml，加水 15ml，用二氯靛酚滴定液滴定，作空白试验校正。以二氯靛酚滴定液对维生素 C 滴定度计算含量。

扫码“学一学”

第四节 维生素 E 的分析

维生素 E（vitamin E），又名生育酚（tocopherols），是一类与生育有关的维生素的总称，包括生育酚和三烯生育酚两类共 8 种化合物，即 α、β、γ、δ 生育酚和 α、β、γ、δ 三烯生育酚；其中 α-生育酚是自然界中分布最广泛、含量最丰富、活性最高的维生素 E 形式。各国药典收载的维生素 E 为 α-生育酚及其各种酯类，有天然品与合成品之分。天然品为右旋体（d-α），合成品为消旋体（dl-α），右旋体与消旋体效价比为 1.4∶10。ChP 收载了合成型或天然型维生素 E 及其片剂、软胶囊、注射剂和粉剂。

一、性质与分析方法

维生素 E 为苯并二氢吡喃醇衍生物，苯环上有一个乙酰化的酚羟基，故又称为生育酚醋酸酯。合成型为（±）-2，5，7，8-四甲基-2-（4，8，12-三甲基十三烷基）-6-苯并二氢吡喃醇醋酸酯或 dl-α-生育酚醋酸酯（dl-α-tocopherol acetate）；天然型为（+）-2，5，7，8-四甲基-2-（4，8，12-三甲基十三烷基）-6-苯并二氢吡喃醇醋酸酯或 d-α-生育酚醋酸（d-α-tocopherol acetate）。结构与主要性质如下。

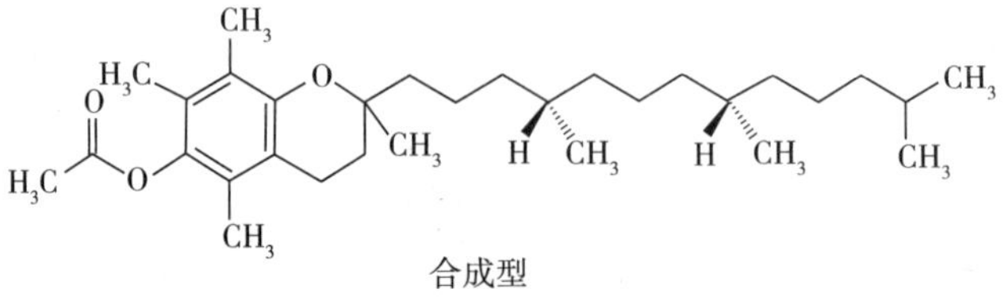

合成型

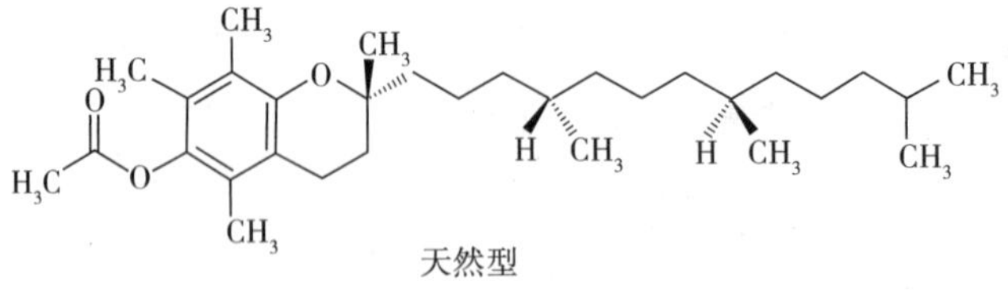

天然型

（一）化学性质

1. 水解性 维生素 E 为生育酚的醋酸酯，在酸或碱性条件下，加热可水解生成游离生育酚，而游离生育酚具有酚羟基的特性，故游离生育酚常作为维生素 E 的特殊杂质进行检查。

2. 还原性 维生素 E 具有还原性，易被氧化，遇光、空气可被氧化成有色的醌型结构和二聚物，可用于本品的鉴别。

（二）光学特性

1. 旋光性　维生素 E 分子中具有多个手性碳原子，具有旋光性，ChP 性状项下规定天然型维生素 E的比旋度（按 $d-\alpha-$生育酚计，即测得结果除以换算系数 0.911）不得低于 +24°；USP36 用于本品及其制剂的鉴别。

2. 紫外吸收　维生素 E 分子中存在芳香环，具有紫外吸收，其无水乙醇溶液中的最大吸收波长为 284nm，吸收系数（$E_{1cm}^{1\%}$）为 41.0 ~ 45.0，ChP 收载于性状项下。

二、鉴别

（一）化学鉴别法

维生素 E 具有还原性，在硝酸溶液中水解生成生育酚，进而被氧化成橙红色的醌型生育红。

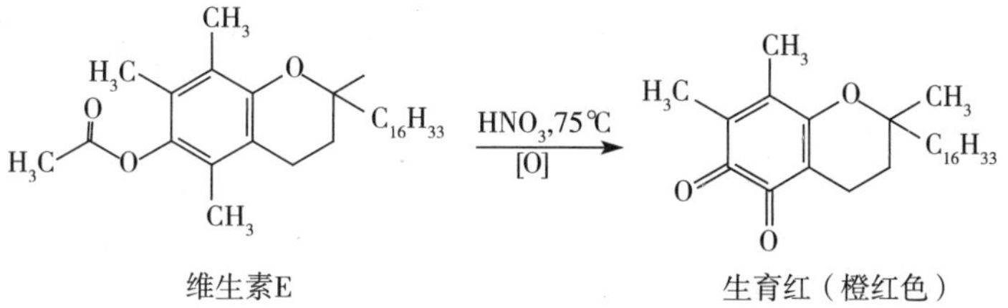

方法：取本品约 30mg，加无水乙醇 10ml 溶解后，加硝酸 2ml，摇匀，在 75℃ 加热约 15 分钟，溶液显橙红色。

（二）红外光谱鉴别法

本品的红外光吸收图谱应与对照的图谱（光谱集 1206 图）一致。

（三）色谱鉴别法

在含量测定项下记录的色谱图中，供试品溶液主峰的保留时间应与维生素 E 对照品溶液主峰的保留时间一致。

三、杂质检查

维生素 E 的生产分为天然提取和化学合成两种。天然维生素 E 主要来源于植物油，如大豆油、小麦胚芽油等；合成维生素 E 是以 1，2，4 - 三甲苯为原料合成的三甲氢醌与植醇缩合环合而得。所以，ChP 对两种形式的维生素 E 检查的特殊杂质不同：采用硫酸铈滴定法检查天然型维生素 E 中的游离生育酚；采用气相色谱法检查合成维生素 E 中的有关物质。

1. 游离生育酚　ChP 收载的天然型维生素 E 中游离生育酚的检查，是利用游离生育酚与维生素 E（生育酚醋酸酯）的还原性差异，采用硫酸铈滴定法确定其限量。

（1）方法　取本品 0.10g，加无水乙醇 5ml 溶解后，加二苯胺试液 1 滴，用硫酸铈滴定液（0.01mol/L）滴定，消耗硫酸铈滴定液（0.01mol/L）不得过 1.0ml。

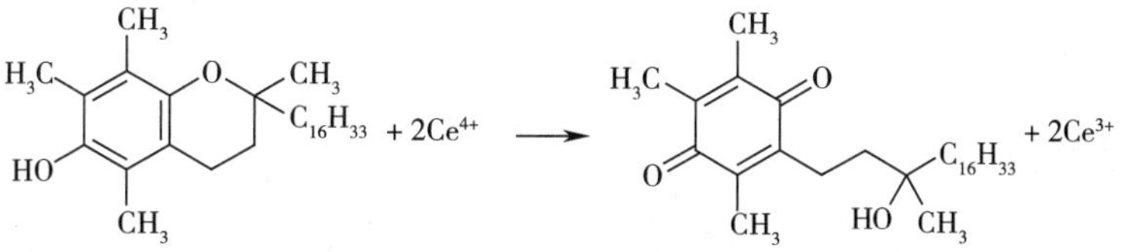

（2）计算　滴定反应的摩尔比为1∶2，生育酚的分子量为430.7，每1ml硫酸铈滴定液（0.01mol/L）相当于0.002154g的游离生育酚。维生素E中游离生育酚的限量为：$L=\frac{T\cdot V}{S}\times 100\%=\frac{0.002154\times 1.0}{0.10}\times 100\%=2.2\%$。

2. 有关物质　ChP收载合成维生素E的有关物质采用色谱法检查，方法如下。

供试品溶液　取本品，用正己烷稀释制成每1ml中约含2.5mg的溶液。

对照溶液　精密量取供试品溶液适量，用正己烷定量稀释制成每1ml中约含25μg的溶液

系统适用性溶液 取维生素E与正三十二烷各适量，加正己烷溶解并稀释制成每1ml中约含维生素E 2mg与正三十二烷1mg的混合溶液。

色谱条件　用硅酮（OV－17）为固定液，涂布浓度为2%的填充柱，或用100%二甲基聚硅氧烷为固定液的毛细管柱；柱温为265℃；进样体积1μl。

系统适用性要求　理论板数按维生素E峰计算不低于500（填充柱）或5000（毛细管柱），维生素E峰与内标物质峰的分离度应符合要求。

测定法　精密量取供试品溶液与对照溶液，分别注入气相色谱仪，记录色谱图至主成分峰保留时间的2倍。

限度　供试品溶液的色谱图中如有杂质峰，*a*－生育酚（杂质Ⅰ）（相对保留时间约为0.87）的峰面积不得大于对照溶液主峰面积（1.0%），其他单个杂质峰面积不得大于对照溶液主峰面积的1.5倍（1.5%），各杂质峰面积的和不得大于对照溶液主峰面积的2.5倍（2.5%）。

四、含量测定

由维生素E分子结构中的酚羟基和苯环，可采用氧化还原滴定法（硫酸铈滴定法）和紫外－可见分光光度法测定含量。近年来，各国药典主要采用色谱法测定维生素E的含量，如ChP、USP、EP等采用GC法，JP采用HPLC法。

ChP收载维生素E的含量测定法，以正三十二烷为内标物，按内标法用峰面积定量。

1. 原理　利用维生素E及其杂质在气相色谱法中，通过分配色谱的原理，同时在线分离，维生素E可被有效分离，以正三十二烷为内标物，建立维生素E的含量测定方法。

2. 方法　照气相色谱法（通则0521）测定。

内标溶液　取正三十二烷适量，加正己烷溶解并稀释成每1ml中含1.0mg的溶液。

供试品溶液　取本品约20mg，精密称定，置棕色具塞瓶中，精密加内标溶液10ml，密塞，振摇使溶解。

对照品溶液　取维生素E对照品约20mg，精密称定，置棕色具塞瓶中，精密加内标溶液10ml，密塞，振摇使溶解。

色谱条件 见有关物质项下。进样体积1～3μl。

系统适用性要求　见有关物质项下。

测定法　精密量取供试品溶液与对照品溶液，分别注入气相色谱仪，记录色谱图，按内标法计算。

五、剂型分析

ChP收载的维生素E片、软胶囊、注射液、维生素E粉，除鉴别中不再采用红外光谱

鉴别和不再检查游离生育酚外，其余均采用硝酸反应和气相色谱法保留时间鉴别以及气相色谱法测定含量。

例 12－10　维生素 E 粉的含量测定：取本品适量（约相当于维生素 E 200mg），精密称定，置锥形瓶中，加正己烷 25ml，置 70℃水浴中回流 2 小时，放冷，滤过，滤渣用正己烷洗涤 3 次，滤液与洗液置 50ml 棕色量瓶中，照维生素 E 含量测定项下的方法，精密加内标溶液 5ml，密塞，摇匀，取 1～3μl 注入气相色谱仪，测定，计算，即得。

扫码"练一练"

重点小结

维生素类药物是一大类化学结构迥然不同的化合物。其中，维生素 A 具有共轭多烯醇的环己烯结构；维生素 B_1 具有氨基嘧啶环和噻唑环结构；维生素 C 具有与羰基共轭的烯二醇结构；维生素 E 具有酚羟基。不同的结构表现出不同的化学性质，如维生素 A 的三氯化锑反应，维生素 B_1 的硫色素反应，维生素 C 的硝酸银反应和 2，6－二氯靛酚反应，维生素 E 的硝酸反应等。同时，这些反应具有的定性和定量性，使得它们不仅能用于鉴别，也能用于含量测定。

关于杂质检查，主要介绍了维生素 A 中溶剂油的酸值和过氧化值、有关物质和吸光度比的检查；维生素 E 则强调游离生育酚（天然型）和有关物质（合成型）检查的硫酸铈滴定法和气相色谱法。

在含量测定方面，本类化合物根据自身特性，采用不同的方法，如维生素 A 采用紫外－可见分光光度法（三点校正法）和高效液相色谱法；维生素 B_1 原料采用非水滴定，制剂采用紫外分光光度法；维生素 C 采用直接碘量法；维生素 E 采用气相色谱法。

（徐小平）

第十三章　甾体激素类药物的分析

学习目标

1. **掌握**　甾体激素类药物的化学结构－性质－分析方法之间的关系；氢化可的松的鉴别、杂质检查和含量测定的方法原理与方法要点。

2. **熟悉**　甾体激素类药物的分类、各类药物的结构特征；雌激素、孕激素典型药物的鉴别与含量测定方法。

3. **了解**　甾体激素类药物的其他分析方法。

甾体激素类药物系指具有甾体结构的激素类药物。本章重点讨论肾上腺皮质激素（adrenocortical hormones）和性激素（sex hormones）的分析。以氢化可的松为代表，阐述本类药物的结构特征、化学性质与分析方法的关系，探讨典型药物的结构特点、鉴别与含量测定法的基本原理与基本方法、特殊杂质的来源与检查方法。

扫码“学一学”

第一节　分类与典型药物

甾体激素类药物均具有环戊烷并多氢菲的甾体母核，其基本骨架如下。

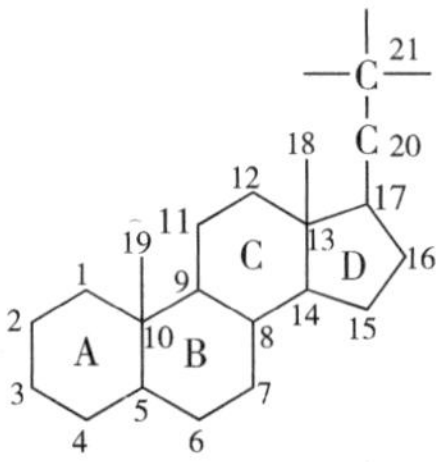

根据药理作用的不同可分为肾上腺皮质激素和性激素两大类，其中性激素又可分为雄性激素和蛋白同化激素（anabolic steroid）、孕激素（progestin）及雌激素（estrogen）等。本节将分类介绍肾上腺皮质激素、雄性激素、孕激素和雌激素的典型药物。

一、肾上腺皮质激素类药物

肾上腺皮质激素是肾上腺皮质受脑垂体前叶分泌的促肾上腺皮质激素刺激所产生的一类激素，按其生理作用特点可分为盐皮质激素和糖皮质激素，前者主要调节肌体水、盐代谢和维持电解质平衡；后者主要与糖、脂肪、蛋白质代谢和生长发育等有关。盐皮质激素基本无临床使用价值，而糖皮质激素在临床上具有极为重要的价值，氢化可的松为其代表药物，其他药物含有氢化可的松的结构，是在它的基础上发展起来的，ChP 收载原料与制剂 68 种。为延长肌注时的作用时间，本类药物多以醋酸酯应用，亦可制成磷酸酯的钠盐以增加其水溶性。剂型除片剂、注射剂外，还有软膏剂、乳膏剂、气雾剂、粉雾剂、眼用制剂（滴眼液、眼膏）、涂膜剂及口服溶液剂等。代表性的药物有氢化可的松、醋酸地塞米松、地塞米松磷酸钠和曲安奈德等。典型药物结构如下。

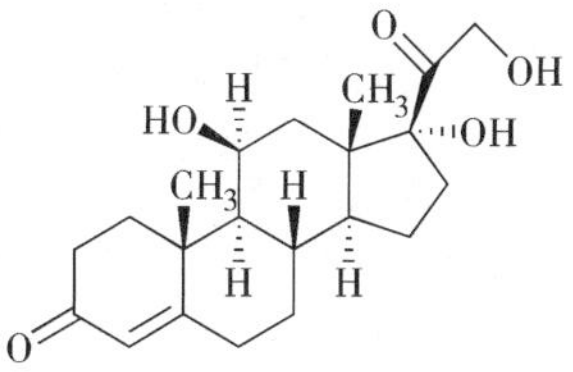

氢化可的松

（hydrocortisone）

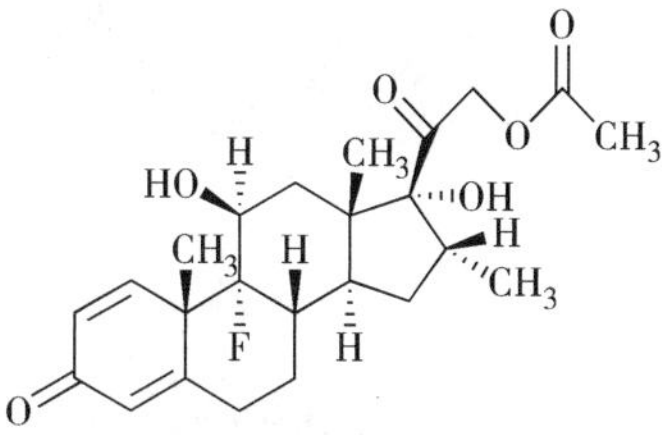

醋酸地塞米松

（dexamethasone acetate）

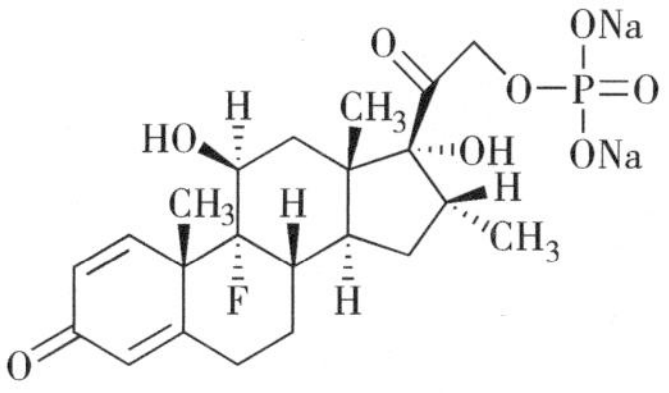

地塞米松磷酸钠

（dexamethasone sodium phosphate）

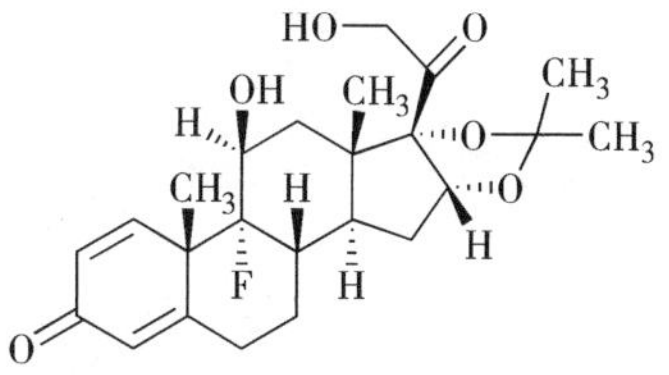

曲安奈德

（triamcinolone acetonide）

本类药物分子结构中可供分析的主要结构特征如下。

1. α，β－不饱和酮结构　本类药物 A 环的 C_3 位上有酮基，C_4、C_5 之间为双键，并与 C_3－酮基共轭，形成 α，β－不饱和酮（标记为 Δ^4－3－酮）结构，有的药物具有 $\Delta^{1,4}$－3－酮结构，即 C_1、C_2 之间亦为双键。α，β－不饱和酮为共轭体系，具有紫外吸收；也可与羰基试剂反应呈色，均可用于本类药物的鉴别与含量测定。

2. α－醇酮基　本类药物 D 环的 C_{17} 位上有 α－醇酮基或潜在的 α－醇酮基，具有还原性，能与多种氧化剂反应；也可与羰基试剂反应呈色，均可用于本类药物的鉴别与含量测定。

3. 其他取代基　某些药物的 6α 或 9α 有卤素（氟或氯）取代，采用有机破坏方法将有机结合的卤素转化为无机卤化物后，可进行鉴别或定量检查。若 C_{17} 或 C_{21} 上羟基被酯化，则可水解形成相应的羧酸，可用于鉴别。

二、雄性激素与蛋白同化激素类药物

雄性激素是维持雄性生殖器的发育及促进第二性征发育的物质。雄性激素还具有蛋白同化活性，能促进蛋白质的合成，抑制蛋白质的代谢，使肌肉生长发达、骨骼粗壮。1931 年从动物尿中提取得到雄酮，1935 年从动物睾丸中分离得到睾酮，但睾酮在消化道易被破坏，因此口服无效。为寻找可供口服的长效、高效、低毒药物，将 17 位的羟基进行酯化，得到丙酸睾酮等药物；考虑睾酮的代谢易发生在 C－17 位，因此在 17α 位引入甲基得甲睾酮。目前，临床上常用的本类药物为睾酮的衍生物。ChP 收载的原料与制剂有甲睾酮、丙酸睾酮、十一酸睾酮、硫酸普拉睾酮钠及苯丙酸诺龙等 11 种。剂型除片剂、注射剂外，还有软胶囊等。代表性的药物有甲睾酮、丙酸睾酮和苯丙酸诺龙等。雄性激素与蛋白同化激素结构的区别主要在于蛋白同化激素在 C_{10} 上无19－角甲基。典型药物结构如下。

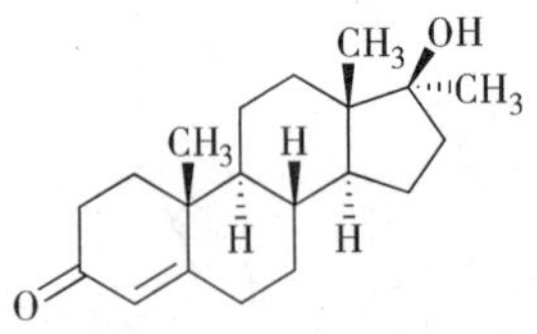

甲睾酮（methyltestosterone）

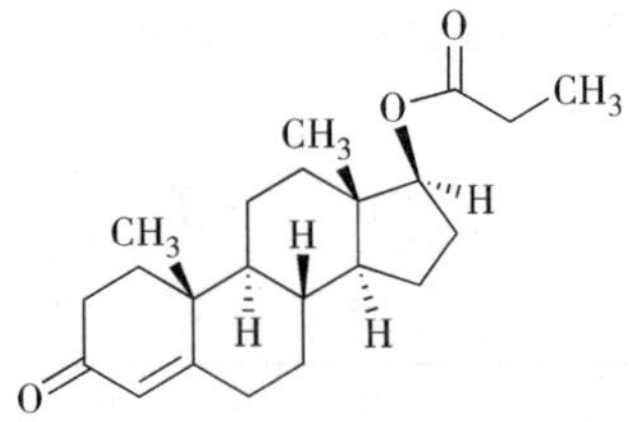

丙酸睾酮（testosterone propionate）

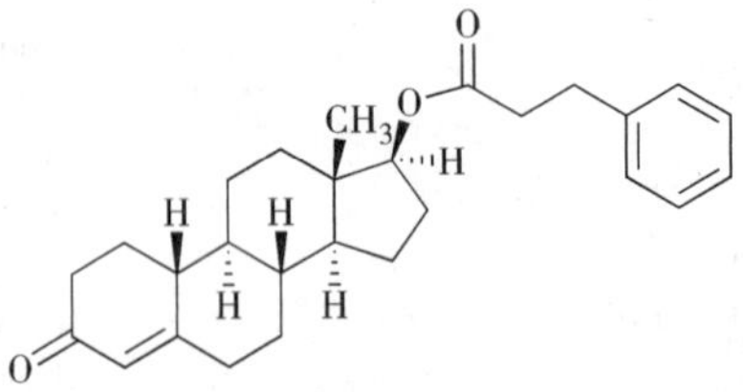

苯丙酸诺龙（nandrolone phenylpropionate）

本类药物分子结构中可供分析的主要结构特征如下。

1. α，β－不饱和酮结构 同肾上腺皮质激素，本类药物的 A 环也具有 Δ^4－3－酮基，可用于分析。

2. 其他取代基 本类药物 D 环 C_{17}上有 β－羟基或 β－羟基形成的酯，酯键可水解生成游离睾酮和相应的酸。

三、孕激素类药物

天然孕激素是雌性动物卵泡排卵后形成黄体所分泌的激素，主要有黄体酮（又称孕酮）。在代谢研究中发现，黄体酮口服易代谢失活，仅能肌内注射给药，为了获得可供口服且长效的孕激素，对黄体酮的结构进行了大量改造工作，目前临床上常用的本类药物为黄体酮及其衍生物。ChP 收载原料与制剂 25 种。剂型除片剂、注射剂、胶囊剂外，还有滴丸剂等。代表性的药物有黄体酮、醋酸甲地孕酮等。典型药物结构如下。

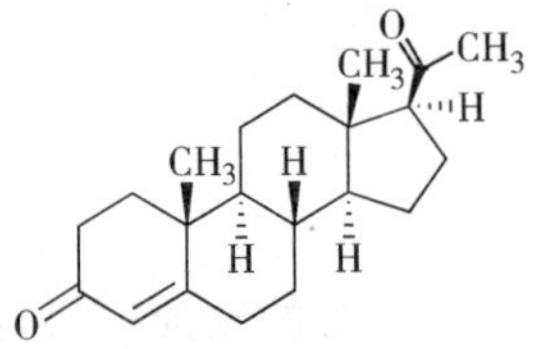

黄体酮（progesterone）

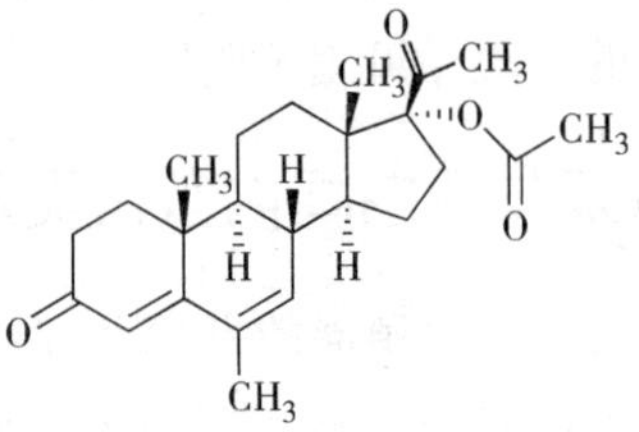

醋酸甲地孕酮（megestrol acetate）

本类药物分子结构中可供分析的主要结构特征如下。

1. α，β－不饱和酮结构 同肾上腺皮质激素，本类药物的 A 环也具有 Δ^4－3－酮基，可用于分析。

2. 甲酮基 本类药物 D 环的 C_{17}上具有 β－甲酮基，能与亚硝基铁氰化钠、间二硝基酚、芳香醛类等反应呈色，可用于本类药物的鉴别。

四、雌激素类药物

雌性激素是促进雌性动物第二性征发育及性器官成熟的物质，由雌性动物卵巢分泌产生。雌二醇为天然的雌性激素。对雌二醇进行结构改造，得到一系列高效和长效的雌激素类药物，如炔雌醇、戊酸雌二醇、苯甲酸雌二醇等。ChP 收载原料与制剂 11 种。剂型除片剂、注射剂外，还有缓释贴片等。代表性的药物有雌二醇、炔雌醇等。典型药物结构如下。

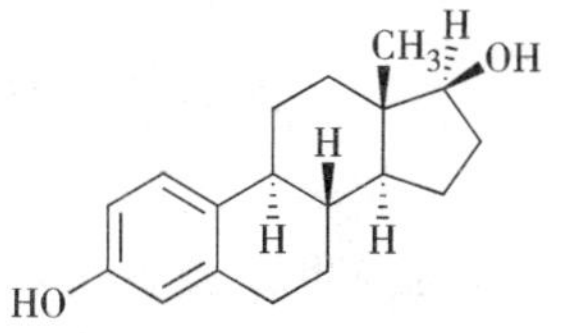

雌二醇（estradiol）

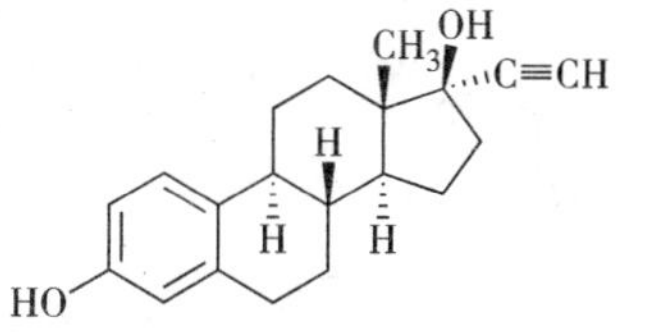

炔雌醇（ethinylestradiol）

本类药物分子结构中可供分析的主要结构特征如下。

1. 苯酚结构　本类药物的 A 环为苯环，C_3位上有酚羟基，在 280nm 附近有最大吸收。有的药物 C_3位上的酚羟基成酯（如苯甲酸雌二醇）或成醚（如炔雌醚），可用于本类药物的鉴别。

2. 其他取代基　本类药物的 D 环 C_{17}位上有羟基或羟基形成的酯（如戊酸雌二醇）；有些药物在 C_{17}位上有乙炔基（如炔雌醇、炔雌醚），遇硝酸银试液，即生成白色的炔银沉淀，可用于分析。

第二节　氢化可的松的分析

扫码“学一学”

一、性质与分析方法

氢化可的松为肾上腺皮质激素，结构中含有 Δ^4-3-酮和 $C_{17}-\alpha-$醇酮基，主要性质与分析方法如下。

1. 旋光性　氢化可的松分子结构中有多个手性碳原子，具有旋光性。可用于辅助鉴别，ChP 在性状项下规定，1% 无水乙醇溶液的比旋度为 +162° ~ +169°。

2. 紫外光谱性质　氢化可的松分子具有 Δ^4-3-酮结构，其无水乙醇溶液在 242nm 的波长处有最大吸收。ChP 在性状项下规定，每 1ml 中含 10μg 的溶液，在 242nm 波长处的吸收系数（$E_{1cm}^{1\%}$）为 422 ~ 448。

3. 还原性　氢化可的松分子具有 $C_{17}-\alpha-$醇酮基，具有还原性，能与多种氧化剂反应，如四氮唑盐试液、氨制硝酸银试液、碱性酒石酸铜试液等。可用于鉴别与比色法测定含量。

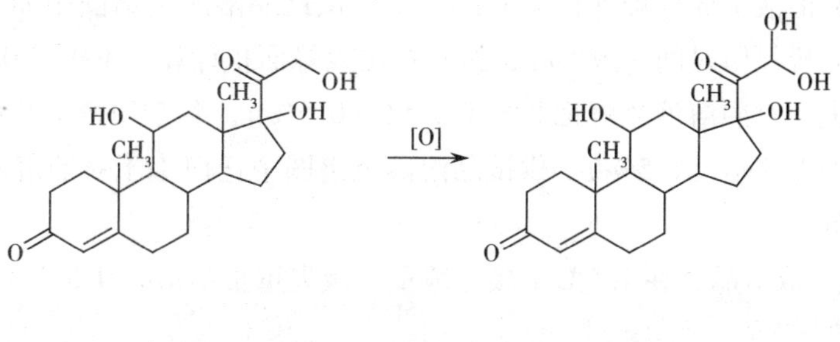

4. 缩合反应 氢化可的松分子中 C_3－酮基和 C_{20}－酮基，可与多种羰基试剂，如2，4－二硝基苯肼、硫酸苯肼、异烟肼等发生缩合反应生成黄色的腙类化合物。可用于鉴别与比色法测定含量。以与硫酸苯肼反应为例，反应式如下。

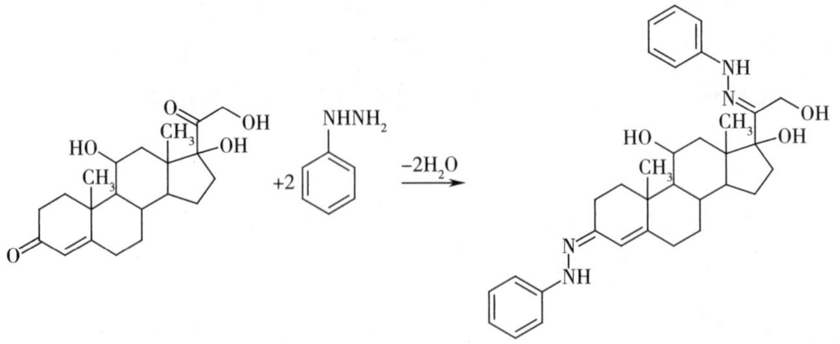

5. 强酸显色反应 氢化可的松遇硫酸、盐酸、磷酸、高氯酸等强酸，可发生质子化及系列脱氢反应，形成碳正离子共振体系，显色并具有荧光。可用于鉴别与比色法测定含量。

二、鉴别

1. 与硫酸苯肼呈色 取本品约0.1mg，加乙醇1ml溶解后，加临用新制的硫酸苯肼试液8ml，在70℃加热15分钟，即显黄色。

2. 与硫酸呈色 取本品约2mg，加硫酸2ml使溶解，放置5分钟，显棕黄色至红色，并显绿色荧光；将此溶液倾入10ml水中，即变成黄色至橙黄色，并微带绿色荧光，同时生成少量絮状沉淀。

3. 色谱鉴别法 在含量测定项下记录的色谱图中，供试品溶液主峰的保留时间应与对照品溶液主峰的保留时间一致。

4. 光谱鉴别法 本品的红外光吸收图谱应与对照图谱（光谱集283图）一致。

三、杂质检查

氢化可的松的合成路线有生物合成法与化学合成法两种。其中，生物合成以胆固醇（cholesterol）为起始物，化学合成法则通常以薯蓣皂苷元（diosgenin）为起始原料，合成过程可引入起始原料、中间体、异构体及副反应产物与降解产物等，故ChP主要检查“有关物质”。

1. 有关物质 照高效液相色谱法（通则0512）测定。取本品，精密称定，加甲醇溶解并定量稀释制成每1ml中约含0.5mg的溶液，作为供试品溶液；精密量取1ml，置100ml量瓶中，用甲醇稀释至刻度，摇匀，作为对照溶液；另取泼尼松龙对照品，精密称定，加甲醇溶解并定量稀释制成每1ml中约含5μg的溶液，作为对照品溶液。照含量测定项下的色谱条件，精密量取供试品溶液、对照溶液与对照品溶液各20μl，分别注入液相色谱仪，记录色谱图至供试品溶液主成分峰保留时间的3倍。供试品溶液色谱图中如有与对照品溶液色谱图中泼尼松龙峰保留时间一致的峰，按外标法以峰面积计算，不得过0.5%；其他单个杂质峰面积不得大于对照溶液主峰面积的0.5倍（0.5%），各杂质峰面积的和不得大于对照溶液主峰面积的1.5倍（1.5%）。供试品溶液色谱图中任何小于对照溶液主峰面积0.01倍的峰可忽略不计。

2. 干燥失重 取本品，在105℃干燥至恒重，减失重量不得过0.5%（通则0831）。

四、含量测定

氢化可的松的含量测定，ChP 采用 HPLC、外标法定量，方法如下。

取本品适量，精密称定，加甲醇溶解并定量稀释制成每 1ml 中约含 0.1mg 的溶液，作为供试品溶液；另取氢化可的松对照品，同法制备对照品溶液。取氢化可的松与泼尼松龙，加甲醇溶解并稀释制成每 1ml 中约含 5μg 的溶液，作为系统适用性溶液。用十八烷基硅烷键合硅胶为填充剂；以乙腈 - 水（28∶72）为流动相；检测波长为 245nm；进样体积 20μl。出峰顺序依次为泼尼松龙与氢化可的松，泼尼松龙峰与氢化可的松峰的分离度应符合要求。精密量取供试品溶液与对照品溶液，分别注入液相色谱仪，记录色谱图。按外标法以峰面积计算，即得。

第三节　相关药物的分析

扫码“学一学”

一、物理常数

本类药物结构相近，但物理常数各不相同，在本类药物质量标准的性状项下，均收载有比旋度、吸收系数等物理常数。

（一）比旋度

ChP 收载甾体激素类药物的比旋度见表 13 - 1。

表 13 - 1　ChP 收载甾体激素类药物的比旋度

药品名称	比旋度		药品名称	比旋度	
	$[\alpha]_D^{20}$ /°	溶剂		$[\alpha]_D^{20}$ /°	溶剂
丁酸氢化可的松	+47° ~ +54°	三氯甲烷	醋酸氟氢可的松	+148° ~ +156°	二氧六环
丙酸倍氯米松	+88° ~ +94°	二氧六环	醋酸氢化可的松	+158° ~ +165°	二氧六环
丙酸氯倍他索	+99° ~ +105°	二氧六环	十一酸睾酮	+68° ~ +72°	二氧六环
地塞米松	+72° ~ +80°	二氧六环	丙酸睾酮	+84° ~ +90°	乙醇
地塞米松磷酸钠	+72° ~ +80°	水	甲睾酮	+79° ~ +85°	乙醇
曲安西龙	+65° ~ +72°	二甲基甲酰胺	苯丙酸诺龙	+48° ~ +51°	二氧六环
曲安奈德	+101° ~ +107°	二氧六环	硫酸普拉睾酮钠	+10.7° ~ +12.1°	甲醇
泼尼松	+167° ~ +175°	二氧六环	己酸羟孕酮	+58° ~ +64°	三氯甲烷
泼尼松龙	+96° ~ +103°	二氧六环	左炔诺孕酮	-30° ~ -35°	三氯甲烷
哈西奈德	+150° ~ +159°	三氯甲烷	炔孕酮	+28° ~ +33°	吡啶
氢化可的松	+162° ~ +169°	无水乙醇	炔诺酮	-32° ~ -37°	丙酮
氢化可的松琥珀酸钠	+135° ~ +145°	乙醇	黄体酮	+186° ~ +198°（25℃）	乙醇
倍他米松	+115° ~ +121°	二氧六环	醋酸甲地孕酮	+9° ~ +12°	三氯甲烷
倍他米松磷酸钠	+95° ~ +102°	水	醋酸甲羟孕酮	+47° ~ +53°	丙酮
醋酸去氧皮质酮	+175° ~ +185°	乙醇	醋酸氯地孕酮	-10° ~ -14°	乙腈
醋酸可的松	+210° ~ +217°	二氧六环	戊酸雌二醇	+41° ~ +47°	二氧六环
醋酸地塞米松	+82° ~ +88°	二氧六环	尼尔雌醇	+2° ~ +10°	无水乙醇
醋酸曲安奈德	+92° ~ +98°	二氧六环	苯甲酸雌二醇	+58° ~ +63°	二氧六环
醋酸泼尼松	+183° ~ +190°	二氧六环	炔雌醇	-26° ~ -31°	吡啶
醋酸泼尼松龙	+112° ~ +119°	二氧六环	炔雌醚	0° ~ +5°	二氧六环
醋酸氟轻松	+80° ~ +88°	二氧六环	雌二醇	+76° ~ +83°	乙醇

（二）吸收系数

ChP 收载甾体激素类药物的吸收系数见表 13－2。

表 13－2　ChP 收载甾体激素类药物的吸收系数

药品名称	吸收系数		药品名称	吸收系数	
	$E_{1cm}^{1\%}$（溶剂）	λ_{max}/nm		$E_{1cm}^{1\%}$（溶剂）	λ_{max}/nm
地塞米松	380～410（乙醇）	240	醋酸去氧皮质酮	430～460（乙醇）	240
曲安奈德	340～370（乙醇）	239	醋酸可的松	375～405（无水乙醇）	238
泼尼松	405～435（乙醇）	240	醋酸氢化可的松	383～407（无水乙醇）	241
泼尼松龙	400～430（乙醇）	243	醋酸地塞米松	343～371（乙醇）	240
氢化可的松	422～448（无水乙醇）	242	醋酸泼尼松	373～397（无水乙醇）	238
倍他米松	382～406（乙醇）	239	醋酸泼尼松龙	355～385（无水乙醇）	243
苯甲酸雌二醇	490～520（无水乙醇）	230			

二、鉴别

（一）化学鉴别法

1. 与硫酸呈色反应　甾体激素能与多种强酸（如硫酸、盐酸、磷酸、高氯酸等）反应呈色，可用于鉴别。其中与硫酸的呈色反应被各国药典广泛采用，ChP 收载部分甾体激素类药物与硫酸呈色反应见表 13－3。

表 13－3　ChP 收载部分甾体激素药物与硫酸的呈色反应

药品名称	加硫酸后颜色	加水稀释后颜色变化
丁酸氢化可的松	黄色至黄棕色，并带绿色荧光	
地塞米松	淡红棕色	颜色消失
泼尼松/醋酸泼尼松	橙色	变成黄色，渐渐变为蓝绿色
泼尼松龙	深红色，无荧光	红色褪去，生成灰色絮状沉淀
醋酸可的松	黄色或微带橙色	颜色消失，溶液应澄清
醋酸泼尼松龙	玫瑰红色	颜色消失并有灰色絮状沉淀
醋酸氢化可的松	黄色至棕黄色，并带绿色荧光	
甲睾酮	黄色，并带黄绿色荧光［硫酸－乙醇（2∶1）］	
十一酸睾酮	黄色，并带黄绿色荧光［硫酸－乙醇（2∶1）］	
己酸羟孕酮	渐显微黄色	由绿色经红色至带蓝色荧光的红紫色
炔孕酮	红色，紫外光灯（365nm）下检视，呈亮红色荧光［硫酸－无水乙醇（1∶1）］	
尼尔雌醇	玫瑰红色	蓝紫色
苯甲酸雌二醇	黄绿色，并有蓝色荧光	淡橙色
炔雌醇	橙红色，在反射光线下出现黄绿色荧光	生成玫瑰红色絮状沉淀
炔雌醚	橙红色，在紫外灯下观察显黄绿色荧光	红色沉淀
雌二醇	黄绿色荧光	

2. 官能团的反应

（1）$C_{17}-\alpha-$醇酮基的呈色反应　肾上腺皮质激素类药物 C_{17}位上的 $\alpha-$醇酮基具有还原性，能与多种氧化剂（如碱性酒石酸酮试液、氨制硝酸银试液、四氮唑盐试液等）反应，可用于鉴别。

例13-1　醋酸去氧皮质酮的鉴别：取本品约5mg，加乙醇0.5ml溶解后，加氨制硝酸银试液0.5ml，即生成黑色沉淀。

（2）甲酮基的呈色反应　甾体激素药物分子结构中含有甲酮基以及活泼亚甲基时，能与亚硝基铁氰化钠、间二硝基酚、芳香醛类反应呈色。黄体酮与亚硝基铁氰化钠反应显蓝紫色，该反应是黄体酮专属、灵敏的鉴别方法，可与其他甾体激素类药物相区别。

例13-2　黄体酮的鉴别：取本品约5mg，加甲醇0.2ml溶解后，加亚硝基铁氰化钠的细粉约3mg、碳酸钠与醋酸铵各约50mg，摇匀，放置10~30分钟，应显蓝紫色。

（3）乙炔基的沉淀反应　具有乙炔基的甾体激素类药物，如炔诺酮、炔诺孕酮、炔雌醇等，遇硝酸银试液，即生成白色的炔银沉淀，可用于鉴别。

例13-3　炔雌醇的鉴别：取本品10mg，加乙醇1ml溶解后，加硝酸银试液5~6滴，即生成白色沉淀。

（4）水解及水解产物反应　具有酯键的药物，可利用酯键水解生成相应的羧酸，再根据羧酸的性质进行鉴别。如醋酸酯类药物先水解生成醋酸，再与乙醇形成乙酸乙酯，通过乙酸乙酯的香气进行鉴别。

例13-4　醋酸地塞米松的鉴别：取本品50mg，加乙醇制氢氧化钾试液2ml，置水浴中加热5分钟，放冷，加硫酸溶液（1→2）2ml，缓缓煮沸1分钟，即发生乙酸乙酯的香气。

（5）其他反应　含有氟原子或氯原子的甾体激素类药物，可用氧瓶燃烧法或回流水解法将有机结合的卤素转变成无机氟离子或氯离子，照ChP通则0301“一般鉴别试验”中“有机氟化物”或“氯化物”的鉴别反应进行鉴别。钠盐或磷酸盐可照ChP通则0301“一般鉴别试验”中“钠盐”或“磷酸盐”的鉴别反应进行鉴别。

例13-5　地塞米松磷酸钠的鉴别

①本品显有机氟化物的鉴别反应（通则0301）。

②取本品约40mg，加硫酸2ml，缓缓加热至发生白烟，滴加硝酸0.5ml，继续加热至氧化氮蒸气除尽，放冷，滴加水2ml，再缓缓加热至发生白烟，溶液显微黄色，放冷，滴加水10ml，用氨试液中和至溶液遇石蕊试纸显中性反应，加少许活性炭脱色，滤过，滤液显钠盐与磷酸盐的鉴别反应（通则0301）。

（二）光谱鉴别法

1. 紫外分光光度法　甾体激素类药物结构中Δ^4-3-酮基、苯环或其他共轭结构，在紫外光区有特征吸收，因此可用紫外分光光度法鉴别。可通过核对最大吸收波长、最小吸收波长、最大吸收波长处的吸光度或某两个波长处吸光度的比值进行鉴别。

2. 红外分光光度法　本类药物数量较多，结构相近，各国药典均将红外分光光度法作为本类药物的主要鉴别方法。除原料药外，部分制剂也采用该法鉴别。

例13-6　曲安奈德注射液的鉴别：取本品适量（约相当于曲安奈德40mg），加水5ml混匀，加乙醚10ml，振摇提取后，取水层，水浴蒸干，残渣经减压干燥，依法测定。本品的红外光吸收图谱应与对照的图谱（光谱集603图）一致。

（三）色谱鉴别法

甾体激素类的许多药物采用高效液相色谱法测定含量的同时，可进行鉴别。薄层色谱法具有简便、快速、分离效能高等特点，亦可用于甾体激素类药物的鉴别。一般两项选做一项。

例 13－7 苯甲酸雌二醇注射液的鉴别

（1）照薄层色谱法（0502）试验。取本品适量（约相当于苯甲酸雌二醇 1mg），加无水乙醇 10ml，强力振摇，置冰浴中放置使分层，取上层乙醇溶液，置离心管中，离心，取上清液，作为供试品溶液；另取苯甲酸雌二醇对照品，加无水乙醇溶解并稀释制成每 1ml 中含 0.1mg 的溶液，作为对照品溶液。采用硅胶 G 薄层板，以苯－乙醚－冰醋酸（50∶30∶0.5）为展开剂，吸取上述两种溶液各 10μl，分别点于同一硅胶 G 薄层板上，展开，晾干，喷以硫酸－无水乙醇（1∶1），于 105℃ 加热 10～20 分钟，取出，放冷，置紫外光灯（365nm）下检视。供试品溶液所显主斑点的位置和颜色应与对照品溶液的主斑点相同。

（2）在含量测定项下记录的色谱图中，供试品溶液主峰的保留时间应与对照品溶液主峰的保留时间一致。

以上（1）和（2）两项可选做一项。

苯甲酸雌二醇注射液为油溶液，溶剂油对分离有影响，所以先用乙醇萃取出药物，再进行鉴别。

关于薄层色谱法的展开剂，国外药典均以甲苯或三氯甲烷替代苯。如，EP9 使用甲苯－乙醇（80∶20）（鉴别原料药），USP40 使用甲苯－丙酮（4∶1）（鉴别阴道制剂），JP17 则使用三氯甲烷－甲醇（99∶1）为展开剂。

三、检查

甾体激素类药物除采用高效液相色谱法或薄层色谱法检查有关物质外，根据不同药物的生产工艺，亦有进行游离磷酸盐、硒、残留溶剂等杂质检查，以及对含氟、乙炔基的药物进行含氟量、乙炔基的检查。

（一）残留溶剂

例 13－8 地塞米松磷酸钠中残留溶剂的检查 照残留溶剂测定法（通则 0861 第一法）测定。

内标溶液　取正丙醇，用水稀释制成 0.02%（ml/ml）的溶液。

供试品溶液　取本品约 1.0g，精密称定，置 10ml 量瓶中，加内标溶液溶解并稀释至刻度，摇匀，精密量取 5ml，置顶空瓶中，密封。

对照品溶液　取甲醇约 0.3g、乙醇约 0.5g 与丙酮约 0.5g，精密称定，置 100ml 量瓶中，用内标溶液稀释至刻度，摇匀，精密量取 1ml，置 10ml 量瓶中，用内标溶液稀释至刻度，摇匀，精密量取 5ml，置顶空瓶中，密封。

色谱条件　用 6% 氰丙基苯基－94% 二甲基聚硅氧烷毛细管色谱柱，起始温度为 40℃，以每分钟 5℃ 的速率升温至 120℃，维持 1 分钟，顶空瓶平衡温度为 90℃，平衡时间为 60 分钟。

系统适用性要求　理论板数按正丙醇峰计算不低于 10 000，各成分峰间的分离度均应符合要求。

测定法　分别量取供试品溶液与对照品溶液顶空瓶上层气体 1ml，注入气相色谱仪，记录色谱图。

限度　按内标法以峰面积计算，甲醇、乙醇与丙酮的残留量均应符合规定。

（二）游离磷酸盐

皮质激素的磷酸盐均由相应皮质激素 C_{21} 位羟基与磷酸酯化后形成，如地塞米松磷酸钠、倍他米松磷酸钠，在生产过程中有可能残留游离的磷酸盐，故需控制游离磷酸盐的量。ChP 采用磷钼酸比色法检查。

例 13－9　地塞米松磷酸钠中游离磷酸盐的检查：照紫外－可见分光光度法（通则 0401）测定。精密称取本品 20mg，置 25ml 量瓶中，加水 15ml 使溶解；另取标准磷酸盐溶液［精密称取经 105℃干燥 2 小时的磷酸二氢钾 0.35g，置 1000ml 量瓶中，加硫酸溶液（3→10）10ml 与水适量使溶解，用硫酸稀释至刻度，摇匀；临用时再稀释 10 倍］4.0ml，置另一 25ml 量瓶中，加水 11ml；各精密加钼酸铵硫酸试液 2.5ml 与 1－氨基－2－萘酚－4－磺酸溶液（取无水亚硫酸钠 5g、亚硫酸氢钠 94.3g 与 1－氨基－2－萘酚－4－磺酸 0.7g，充分混合，临用时取此混合物 1.5g 加水 10ml 使溶解，必要时滤过）1ml，加水至刻度，摇匀，在 20℃放置 30～50 分钟。在 740nm 的波长处测定吸光度。供试品溶液的吸光度不得大于对照溶液的吸光度。

标准磷酸钾溶液的浓度为 0.035mg/ml，相当于磷酸的浓度为 0.025mg/ml，供试品中游离磷酸盐的限量可计算得：

$$L = \frac{0.025 \times 4}{20} \times 100\% = 0.5\%$$

（三）氟、乙炔基

含氟或乙炔基的甾体激素药物需进行氟或乙炔基的有效性检查。

ChP 收载的曲安奈德、哈西奈德、醋酸曲安奈德、醋酸氟轻松等均进行氟的检查，方法为氧瓶燃烧破坏后的茜素氟蓝比色法。

ChP 收载的炔诺酮、炔诺孕酮、左炔诺孕酮等进行乙炔基的检查，方法为硝酸银－氢氧化钠滴定法。

例 13－10　炔诺酮中乙炔基的检查：取本品约 0.2g，精密称定，置 50ml 烧杯中，加四氢呋喃 20ml，搅拌使溶解，加 5% 硝酸银溶液 10ml，照电位滴定法（通则 0701），以玻璃电极为指示电极，饱和甘汞电极（套管内装硝酸钾饱和溶液）为参比电极，用氢氧化钠滴定液（0.1mol/L）滴定。每 1ml 氢氧化钠滴定液（0.1mol/L）相当于 2.503mg 的乙炔基（—C≡CH）。含乙炔基应为 7.8%～8.2%。

（四）硒

醋酸地塞米松、醋酸曲安奈德、曲安奈德、醋酸氟轻松等在生产过程中使用二氧化硒脱氢，成品中有可能引入微量硒。ChP 通则 0804 收载有“硒检查法”（二氨基萘比色法）。该法原理是：样品先经氧瓶燃烧法破坏，使硒游离并转变为 Se^{6+}，在吸收液中加盐酸羟胺，使 Se^{6+} 还原为 Se^{4+}。然后在 pH 2.0 的条件下，与 2,3－二氨基萘反应，生成 4,5－苯并苯硒二唑，用环己烷提取后，于 378nm 波长处测定吸光度，按标准对照法限制硒含量。

四、含量测定

甾体激素类药物的含量测定曾广泛采用紫外分光光度法和可见分光光度法（比色法），

目前各国药典主要采用高效液相色谱法，ChP只收载有少数药物采用紫外-可见分光光度法测定。如，炔孕酮、醋酸氯地孕酮等采用紫外分光光度法测定，醋酸去氧皮质酮等则采用比色法测定含量。

（一）紫外分光光度法

紫外分光光度法基于本类药物具有 Δ^4-3-酮或苯环结构，分别在240nm和280nm波长附近具有最大吸收，适用所有甾体激素类药物的含量测定。

例13-11 炔孕酮的含量测定：照紫外-可见分光光度法（通则0401）测定。取本品，精密称定，加无水乙醇溶解并定量稀释制成每1ml约含10μg的溶液，在240nm的波长处测定吸光度，按 $C_{21}H_{28}O_2$ 的吸收系数（$E_{1cm}^{1\%}$）为520计算，即得。

（二）四氮唑比色法

四氮唑比色法的原理基于：肾上腺皮质激素类药物的 C_{17}-α-醇酮基具有还原性，在强碱性条件下可将四氮唑盐还原成有色的甲臜（formazan），在一定波长处有最大吸收，可用比色法测定含量。本法适用于肾上腺皮质激素类药物的含量测定，在各国药典中均有应用。

常用的四氮唑盐有氯化三苯四氮唑（TTC）和蓝四氮唑（BT）。

氯化三苯四氮唑，即2，3，5-三苯基氯化四氮唑（2，3，5-triphenyltetrazolium chlorid，缩写为TTC），可被还原为不溶于水的深红色三苯甲臜，在480~490nm的波长处有最大吸收。因为其还原产物显红色，所以氯化三苯四氮唑也称红四氮唑（red tetrazoline，缩写为RT），其结构式及还原反应如下。

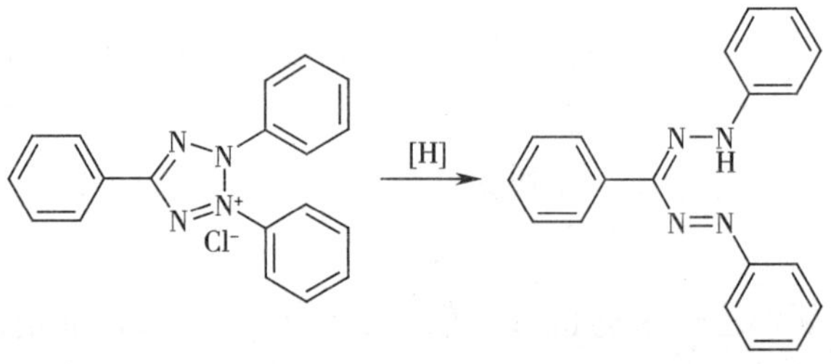

氯化三苯四氮唑　　　　三苯甲臜（红色）

蓝四氮唑（blue tetrazoline，缩写为BT），即3，3′-二甲氧苯基-双-4，4′-（3，5-二苯基）氯化四氮唑［3，3′-dianisole-bis［4，4′-（3，5-diphenyl）tetrazolium chlorid］］，其结构式如下。

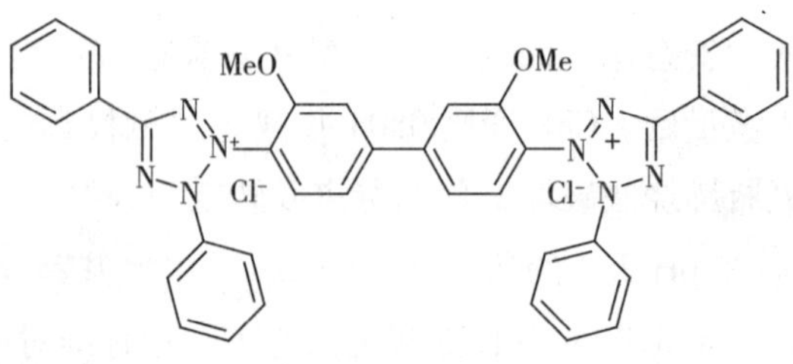

BT首先被还原为红色的单甲臜，进一步可被还原为暗蓝色的双甲臜，在525nm的波长附近有最大吸收，反应式如下。

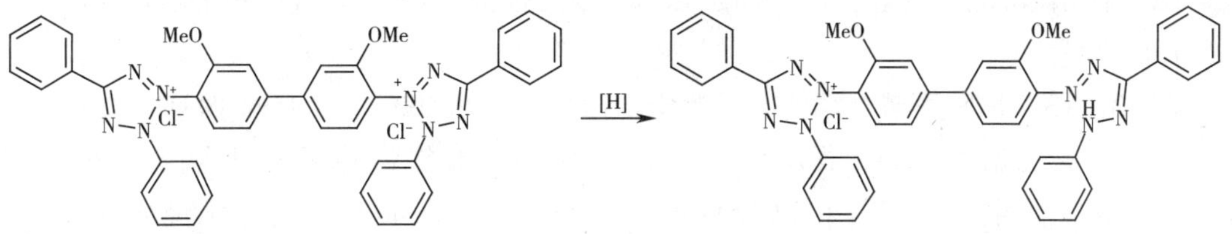

红色

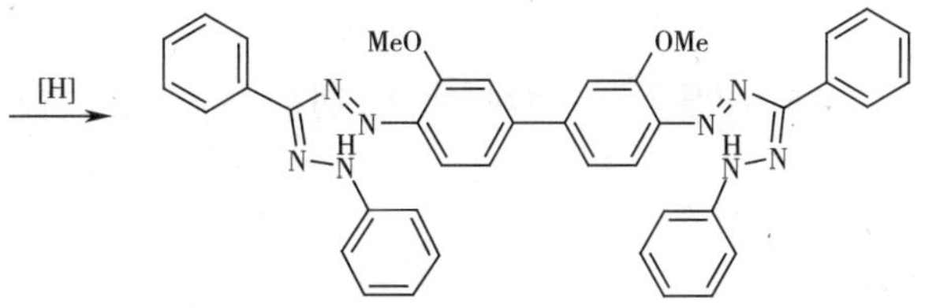

蓝色

本法测定时受各种因素的影响，如反应溶液的 pH 值、空气中氧和光线等，故反应在操作中应严格控制实验条件。

（1）药物结构　在同样的试验条件下，皮质激素类药物的结构影响反应速率，一般认为 C_{11} - 酮基 > C_{11} - 羟基；C_{21} - 羟基酯化后反应速率减慢，当形成磷酸酯或琥珀酸酯时，反应更慢，难以定量。

（2）碱的种类　常用季铵类有机强碱，如氢氧化四甲基铵。皮质激素在氢氧化四甲基铵溶液中易被空气中氧氧化分解，建议先加四氮唑盐后再加入碱液。

（3）溶剂与水分　反应溶剂常用乙醇，乙醇中含水量不超过5%，对结果无明显影响；但由于醛具有还原性，可还原四氮唑盐，使吸光度增高。所以，应使用无醛乙醇为溶剂。

（4）空气中氧与光线　在强碱性下，皮质激素与有色甲臜对氧均敏感。所以，反应容器的剩余空间不宜过大，并加入试剂后充氮气；有色甲臜对光亦敏感，应用避光容器并于暗处显色，显色完全后立即测定。

例 13 - 12　醋酸去氧皮质酮的含量测定：照紫外 - 可见分光光度法（通则 0401）测定。取本品，精密称定，加无醛乙醇溶解并定量稀释制成每 1ml 中约含 35μg 的溶液。精密量取 10ml，置 25ml 量瓶中，加氯化三苯四氮唑试液 2ml，在氮气流下，迅速加入氢氧化四甲基铵试液 2ml，通氮气后，密塞，摇匀，在 30℃ 水浴中放置 1 小时，迅速冷却，用无醛乙醇稀释至刻度，摇匀，作为供试品溶液；另取醋酸去氧皮质酮对照品，同法操作，制成对照品溶液。在 485nm 的波长处测定吸光度；计算，即得。

本法虽然存在一些干扰因素，但其优点是可选择性地与 C_{17} 位未被氧化分解的 α - 醇酮基反应，方法具有较好的选择性。

（三）硝酸银 - 氢氧化钠滴定法

凡含有乙炔基的雌激素类药物可用本法测定。其原理为：乙炔基可与硝酸银反应，生成乙炔银并置换出硝酸，以氢氧化钠滴定释出的硝酸，电位法指示终点。反应方程式如下。

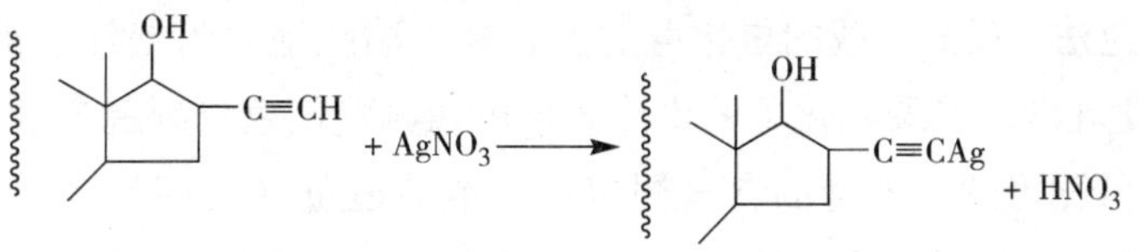

EP8 采用该法测定炔诺孕酮（norgestrel）、炔雌烯醇（lynestrenol）和诺孕酯（norgestimate）的含量。

例 13－13 EP8 炔诺孕酮的含量测定：称取本品 0.200g，加 45ml 四氢呋喃使溶解，加 100g/L 硝酸银溶液 10ml，放置 1 分钟后，用 0.1mol/L 氢氧化钠滴定液滴定，电位法指示终点，并将滴定结果用空白试验校正。每 1ml 的 0.1mol/L 氢氧化钠滴定液相当于 31.25mg 的 $C_{21}H_{28}O_2$。

扫码“学一学”

第四节 剂型分析

一、高效液相色谱法

高效液相色谱法专属性强，广泛应用于甾体激素类药物制剂的分析，色谱条件通常与原料药方法相同。

例 13－14 醋酸地塞米松片的含量测定：取本品 20 片，精密称定，研细，精密称取适量（约相当于醋酸地塞米松 2.5mg），置 50ml 量瓶中，加甲醇适量，超声使醋酸地塞米松溶解，用甲醇稀释至刻度，摇匀，滤过，取续滤液作为供试品溶液，照醋酸地塞米松含量测定项下的方法测定，即得。

例 13－15 醋酸地塞米松乳膏的含量测定

取本品适量（约相当于醋酸地塞米松 0.5mg），精密称定，精密加甲醇 50ml，用匀浆机以每分钟 9500 转搅拌 30 秒，置冰浴中放置 1 小时，经有机相滤膜（0.45μm）滤过，弃去初滤液 5ml，取续滤液作为供试品溶液；另取醋酸地塞米松对照品，精密称定，加甲醇溶解并定量稀释制成每 1ml 中约含 10μg 的溶液，作为对照品溶液。用十八烷基硅烷键合硅胶为填充剂；以甲醇－水（66∶34）为流动相，检测波长为 240nm；进样体积 20μl。理论板数按醋酸地塞米松峰计算不低于 3 500。精密量取供试品溶液与对照品溶液，分别注入液相色谱仪，记录色谱图。按外标法以峰面积计算，即得。

二、紫外分光光度法

ChP 收载的氢化可的松片、醋酸可的松片、泼尼松龙片、醋酸泼尼松龙片、尼尔雌醇片等采用紫外分光光度法测定含量。

例 13－16 氢化可的松片的含量测定：取本品 20 片，精密称定，研细，精密称取适量（约相当于氢化可的松 20mg），置 100ml 量瓶中，加无水乙醇约 75ml，振摇 1 小时使氢化可的松溶解，用无水乙醇稀释至刻度，摇匀，滤过，精密量取续滤液 5ml，置 100ml 量瓶中，用无水乙醇稀释至刻度，摇匀，在 242nm 的波长处测定吸光度，按 $C_{21}H_{30}O_5$ 的吸收系数（$E_{1cm}^{1\%}$）为 435 计算，即得。

三、比色法

1. 四氮唑比色法 ChP 收载的氢化可的松乳膏、醋酸地塞米松注射液、醋酸泼尼松眼膏、醋酸泼尼松龙乳膏、醋酸氢化可的松片等采用四氮唑比色法测定含量。

例 13－17 氢化可的松乳膏的含量测定：取本品适量（约相当于氢化可的松 20mg），精密称定，置烧杯中，加无水乙醇约 30ml，在水浴上加热使溶解，再置冰浴中冷却，滤过，滤液置100ml量瓶中，同法提取3次，滤液并入量瓶中，放至室温，用无水乙醇稀释至刻度，摇匀，作为供试品溶液；精密称取氢化可的松对照品约20mg，置100ml量瓶中，加无水乙醇溶解并稀释至刻度，摇匀，作为对照品溶液。精密量取供试品溶液与对照品溶液各1ml，分别置干燥具塞试管中，各精密加无水乙醇9ml与氯化三苯四氮唑试液1ml，摇匀，各再精密加氢氧化四甲基铵试液1ml，摇匀，在25℃的暗处放置40～45分钟，在485nm的波长处分别测定吸光度，计算，即得。

2. 柯伯反应比色法　柯伯反应比色法是基于柯伯反应（Kober反应）的比色分析法。Kober反应是指激素类药物与硫酸反应呈色，在515nm的波长附近有最大吸收。本法主要用于雌激素类制剂的含量测定，但目前本法现已逐渐为HPLC所替代，ChP仅收载有复方炔诺孕酮滴丸中炔雌醇的含量测定。方法如下。

溶液的制备　取本品10丸，除去包衣后，置20ml量瓶中，加乙醇约12ml，微温使炔诺孕酮与炔雌醇溶解，放冷，用乙醇稀释至刻度，摇匀，滤过，取续滤液作为供试品溶液；另取炔雌醇对照品，精密称定，加乙腈溶解并定量稀释制成每1ml中约含炔雌醇15μg的溶液。作为对照品溶液。

测定法　精密量取供试品溶液与对照品溶液各2ml，分置具塞锥形瓶中，置冰浴中冷却30秒钟后，各精密加硫酸－乙醇（4∶1）8ml（速度必须一致），随加随振摇，加完后继续冷却30秒钟，取出，在室温放置20分钟，在530nm的波长处分别测定吸光度，计算，即得。

重点小结

扫码“练一练”

甾体激素类药物分子的结构特点是含有Δ^4－3－酮基或苯环共轭结构，含有α－醇酮基、甲酮基、酚羟基和卤素等。本类药物具有以下共性：①可在硫酸等强酸作用下呈现不同颜色，可用于此类药物的鉴别；②可以和硫酸苯肼等羰基试剂反应呈色，可用于皮质激素、孕激素、雄激素和蛋白同化激素的鉴别；③在紫外光区有特征吸收，可用于此类药物的鉴别与含量测定。

甾体激素类药物含有不同的可供分析的官能团，如：①皮质类激素类药物分子结构中D环C_{17}位上的α－醇酮基具有还原性，能与四氮唑盐试液、氨制硝酸银试液、碱性酒石酸酮试液反应呈色，可用于皮质类激素药物的鉴别；②雌激素A环C_3位上的酚羟基，可与重氮苯磺酸反应生成红色的偶氮染料，可用于雌激素类药物的鉴别和含量测定；③黄体酮结构中含有C_{17}位上的甲酮基以及活泼的亚甲基，能与亚硝基铁氰化钠、间二硝基酚、芳香醛类反应呈色，可用于黄体酮的专属鉴别。

本类药物的鉴别试验主要有：①甾体激素的硫酸呈色反应；②皮质类激素与四氮唑盐等氧化剂的呈色反应；③氢化可的松的酮基呈色反应；④黄体酮的亚硝基铁氰化钠呈色反应；⑤紫外分光光度法与红外光谱法。

本类药物的特殊杂质检查主要有：①甾体激素类药物中有关物质的HPLC法；②醋酸地塞米松等药物中硒的二氨基萘比色法；③地塞米松磷酸钠等药物中残留溶剂的GC法；④地塞米松磷酸钠等药物中游离磷酸盐的磷钼酸比色法。

本类药物的含量测定方法有：①地塞米松磷酸钠注射液的四氮唑比色法；②复方炔诺孕酮滴丸中炔雌醇的柯柏反应比色法；③其他大多数药物及其制剂的HPLC法与紫外分光光度法。

（王　彦）

第十四章　抗生素类药物的分析

学习目标

1. **掌握**　抗生素类药物的化学结构 – 性质 – 分析方法之间的关系；β – 内酰胺类与四环素类药物的稳定性及其降解产物；氨基糖苷类药物的特征反应与鉴别试验。

2. **熟悉**　抗生素类药物的分类与特点；特殊杂质的来源与检查方法。

3. **了解**　本类药物的其他分析方法。

抗生素（antibiotics）系指由细菌、真菌或其他微生物在其生长过程中产生的具有抗病原体或其他活性的微生物次生代谢物质，抗生素类药物是一类临床上广泛应用的抗感染药物。自 1940 年青霉素应用于临床以来，抗生素的种类已达数千种，在临床上常用的亦有数百种。

第一节　抗生素的分类与特点

扫码“学一学”

抗生素的生产主要从微生物的培养液中直接分离、纯化，或以微生物发酵产物为前体，经半合成法制取。根据化学结构特征，抗生素类药物可分为：β – 内酰胺类（包括：青霉素族和头孢菌素族）、氨基糖苷类（链霉素、庆大霉素、卡那霉素等）、四环素类（四环素、土霉素、金霉素等）、大环内酯类（红霉素、螺旋霉素、麦迪霉素、阿奇霉素等）、多烯大环类（制菌霉素、两性霉素 B 等）、多肽类（万古霉素、多黏菌素、杆菌肽等）、其他类（如磷霉素、灰黄霉素、环孢霉素、阿霉素等）。上述分类并未包含所有抗生素，同时某些抗生素可能被同时分为不同的类型，因此该分类方案仅仅着重考虑了临床常用的抗生素的归属。

由于来源的特殊性使得抗生素类药物具有以下特点：①化学组成具有非单一性，而且活性组分易受到发酵条件的改变而发生变异；②化学结构稳定性差，造成产品降解产物多；③药物中可能存在内源性大分子杂质。抗生素类药物的这些特点及其临床给药途径，导致了本类药物在分析项目与方法上与其他各类化学药物存在较大的差异，主要表现在检查和含量测定项。

1. 检查　抗生素类药物的“检查”项下的内容主要包括以下几项。

（1）影响药物纯度的项目　溶液澄清度与颜色、有关物质、残留溶剂、炽灼残渣等常规检查项目。

（2）影响药物稳定性的项目　酸碱度、水分等常规检查项目。

（3）影响药物有效性的项目　头孢唑肟钠的结晶性、头孢呋辛酯中异构体的相对含量、庆大霉素 C 组分的含量分布均可影响到药物的有效性。

（4）影响药物安全性的项目　细菌内毒素、无菌、可见异物、不溶性微粒、β – 内酰胺类抗生素中的高分子聚合物、四环素类药物中的降解产物等均直接影响到产品的安全性。

2. 含量测定　抗生素类药物的含量测定主要采用抗生素微生物检定法和高效液相色谱法。

（1）抗生素微生物检定法　本法具有灵敏度高、测定结果直观、方法适用范围广等特点。同时，本法系通过检测抗生素对微生物的抑制作用，计算抗生素活性（效价）的方法，其测定原理与药物的临床治疗目标一致，能够直接反映抗生素的临床医疗价值，是抗生素类药物效价测定的基本方法。虽因操作繁杂、测定周期长、测定结果准确度与重现性稍差，目前已逐渐为高效液相色谱法（HPLC）所替代，但本法仍是结构复杂得多组分抗生素药物的首选分析方法。

（2）高效液相色谱法　本法为理化分析法，具有操作简便，分析时间短，分析结果准确、重现的优点，已逐渐应用于结构单一、纯度较高的半合成抗生素类药物的分析。但应用本法测定时，其测定结果应与抗生素微生物检定法测定的结果一致或具有相关性。因此，本法主要适用于高纯度、单一结构的原料药及其制剂的含量测定。

本章将以β－内酰胺类、氨基糖苷类和四环素类等三类抗生素的代表药物的现行版《中国药典》（2020年版）（记为ChP）所收载的标准为基础，分析各类药物的结构－性质－分析方法关系，讨论典型药物的鉴别和含量测定的方法与原理，并简介典型杂质的检查法。

扫码“学一学”

第二节　β－内酰胺类药物的分析

β－内酰胺类药物系指分子结构中含有β－内酰胺环的一类抗生素，本类抗生素包括青霉素族（penicillins）和头孢菌素族（cephalosporins）。1928年，微生物学家弗莱明（A. Fleming）发现了青霉素。12年后，病理学家弗洛里（H. W. Florey）和生物化学家钱恩（E. B. Chain），分离得到了青霉素。为此，弗莱明、钱恩、弗罗里于1945年共同获得诺贝尔医学和生理学奖。青霉素族从20世纪40年代初开始应用于临床，目前在临床上广为应用的主要是以6－氨基青霉烷酸（6－APA）为母核，通过半合成得到的青霉素，主要有青霉素V、氨苄西林、阿莫西林、哌拉西林、磺苄西林、苯唑西林、阿洛西林钠、美洛西林钠和氯唑西林钠等。以1976年发现的甲砜霉素（thienamycin）为代表的碳青霉烯被称为第三代青霉素，虽与青霉素具有相同的β－内酰胺环，但不具有青霉素族的氢化噻唑环结构，故不在本章讨论的范畴。

头孢菌素族的抗生素则是在科学家布洛祖（G. Brotzu）于1948年发现的头孢菌素C的基础上，通过结构改造而成的一系列半合成产品。自1964第一种用于临床的头孢菌素类药物头孢噻吩上市以来，目前已有60余品种上市，产量占全球抗生素产量的60%以上，临床广泛应用的主要有头孢氨苄、头孢唑啉、头孢拉定、头孢呋辛（酯）、头孢克洛、头孢丙烯、头孢美唑钠、头孢克肟、头孢噻肟钠、头孢曲松、头孢他啶、头孢哌酮、头孢米诺钠和盐酸头孢吡肟等。

一、结构与分析方法

（一）基本结构与典型药物

β－内酰胺类药物的分子结构系由母核与酰基侧链构成。青霉素族的母核为6－氨基青霉烷酸（6－aminopenicillanic acid，6－APA），由氢化噻唑环（hydro－thiazole ring）与β－内酰胺环并合而成；头孢菌素族的母核为7－氨基头孢菌烷酸（7－aminocephalosporanic acid，7－ACA），系由氢化噻嗪环（hydro－ thiazide ring）与β－内酰胺环并合而成。基本结构如下。

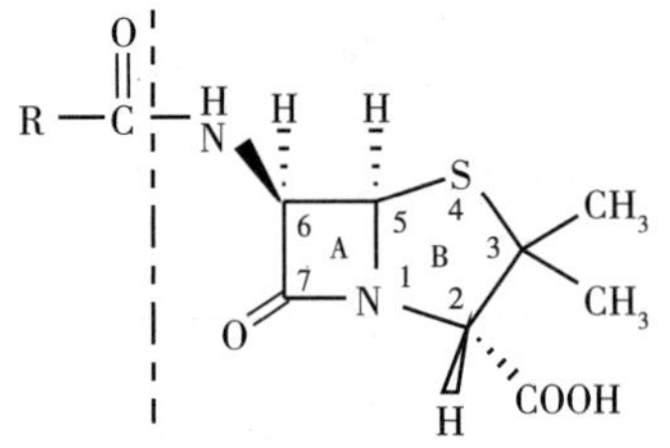

侧链：6-APA

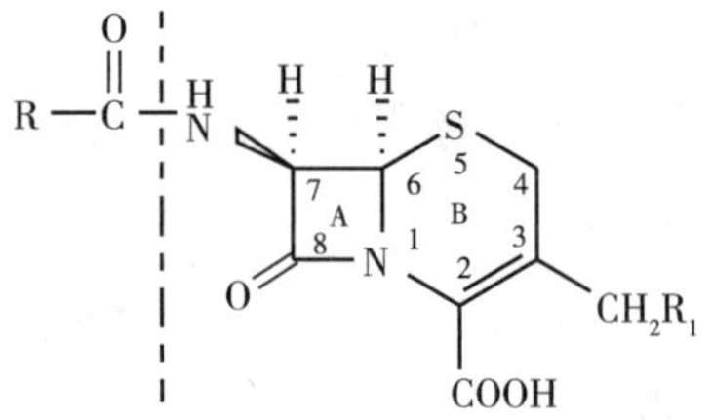

7-ACA

6-APA	7-ACA
A：β-内酰胺环	β-内酰胺环
B：氢化噻唑环	氢化噻嗪环
青霉素族	头孢菌素族

由于侧链取代基 R 以及头孢菌素族母核 C_3 上 R_1 的不同，构成各种不同的青霉素族和头孢菌素族药物。ChP 收载的青霉素族与头孢菌素族典型药物的取代基分别列于表 14－1 及表 14－2。

表 14－1　ChP 收载的典型青霉素族药物

药物名称	取代基 R	药物名称	取代基 R
青霉素钾（钠） benzylpenicillin potassium（sodium）	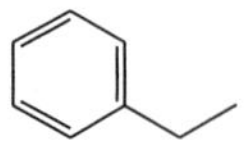	阿莫西林克拉维酸钾 amoxicillin and clavulanate potassium	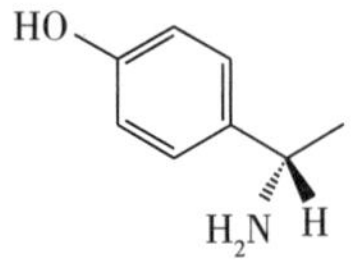
氨苄西林（钠） ampicillin（sodium）	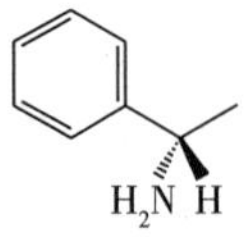	苯唑西林钠 oxacillin sodium	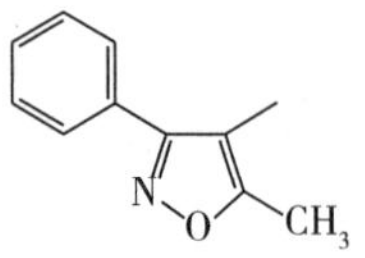
阿莫西林 amoxicillin	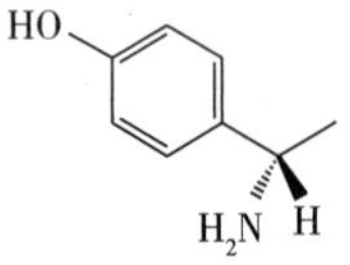	哌拉西林（钠） piperacillin（sodium）	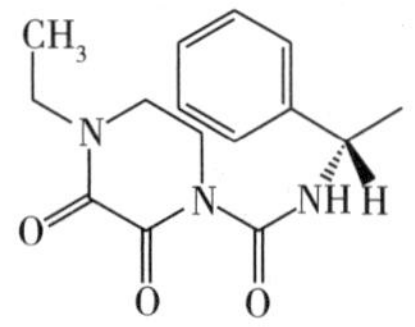

表 14－2　ChP 收载的典型头孢菌素族药物

药物名称	取代基 R	取代基 R_1
头孢氨苄 cefalexin	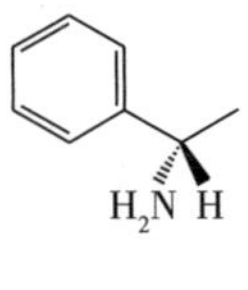	—H
头孢唑林钠 cefazolin sodium	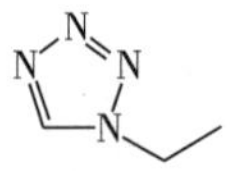	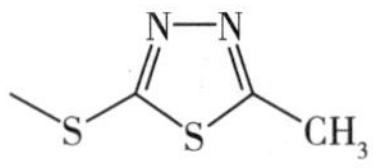
头孢呋辛钠（酯） cefuroxime sodium（axetil）	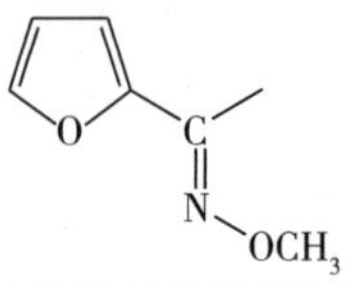	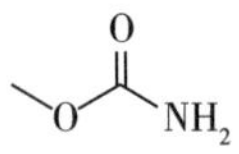

续表

药物名称	取代基 R	取代基 R_1
头孢曲松钠 ceftriaxone sodium	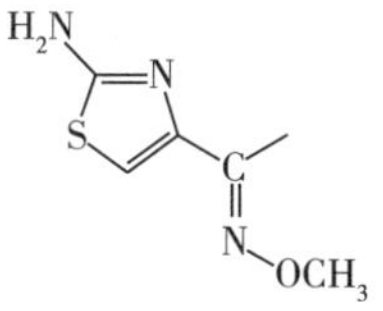	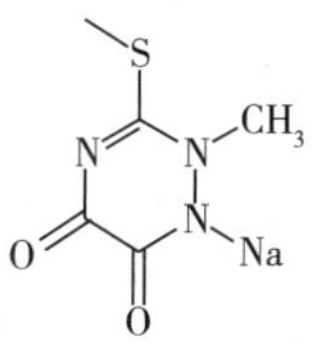

（二）性质与分析方法

1. 酸性　本类药物的分子结构中具有一个羧基，游离羧基具有一定的酸性，可与无机碱或有机碱成盐，亦可成酯。游离或成酯药物难溶于水，其碱金属盐（如钠、钾盐）则易溶于水，水溶液显中性，遇酸可析出游离酸沉淀；碱金属离子的特征反应可用于鉴别。

2. 旋光性　本类药物含有手性碳原子，其中青霉素族有3个、头孢菌素族有4个，均具有一定的旋光性，ChP作为重要物理常数收载于各品种性状项下。

3. 紫外吸收特性　青霉素族母核无共轭双键，头孢菌素族母核具有 C_2-C_3 位双键（Δ^2）并与 C_2 位羧基共轭，同时 Δ^2 亦与 N_1 氮原子的未共用电子对和 C_8－位羰基形成共轭系统（$O=C_8—\dot{N}_1—C_2=C_3$）。所以，在235nm和260nm的波长附近有吸收峰，但大多头孢菌素族药物只显示一个吸收峰，另一个有时显示为肩峰。可用于本类药物的鉴别，通常收载于各品种的性状项下。

4. 取代基特性　本类药物分子的侧链具有酰胺结构，可发生异羟肟酸铁盐反应，可用于本类药物的鉴别与含量的比色测定法。

二、稳定性

β－内酰胺环为4元环，具有较大的张力，在干燥条件下稳定，但在水溶液中易水解开环，是本类药物的不稳定中心。本类药物的水解反应过程受溶液的pH值及其他条件的影响。

以青霉素为例，水溶液在近中性（pH 6～7）液性下较稳定，在酸、碱性（或青霉素酶）及某些金属离子（如铜、汞等）或氧化剂等的作用下，易发生水解和分子重排，生成系列降解产物，如青霉噻唑酸（penicillonic acid）、青霉烯酸（penicillenic acid）、青霉酸（penicillic acid）、青霉醛（penicilloaldehyde）和青霉胺（penicillamine）等，进而失去抗菌活性。青霉素族降解反应见图14－1所示。

三、头孢曲松钠的分析

（一）合成路线

头孢曲松钠系由7－ACA母核、硫代三嗪杂环和氨噻肟酰基侧链三部分构成，产品系由7－ACA分别与硫代三嗪杂环和氨噻肟酸缩合而成。目前国内外工业化生产的首选合成路线是以7－ACA为原料，先经 C_3－三嗪杂环取代反应制成7－氨基头孢三嗪（7－aminoceftriaxone，7－ACT）后，再进行 C_7－氨噻肟杂环 *N*－乙酰化反应。合成工艺为：以7－ACA为原料，在三氟化硼催化下，与2－甲基－3－巯基－5，6－二氧代－1H－1，2，4－三嗪（2－methyl－3－mercapto－5，6－dioxo－1H－1，2，4－triazine，MMDT）缩合制成7－ACT；另将氨噻肟乙酸［2－（2－氨基噻唑－4－基）－甲氧亚胺基乙酸（2－（2－ami-

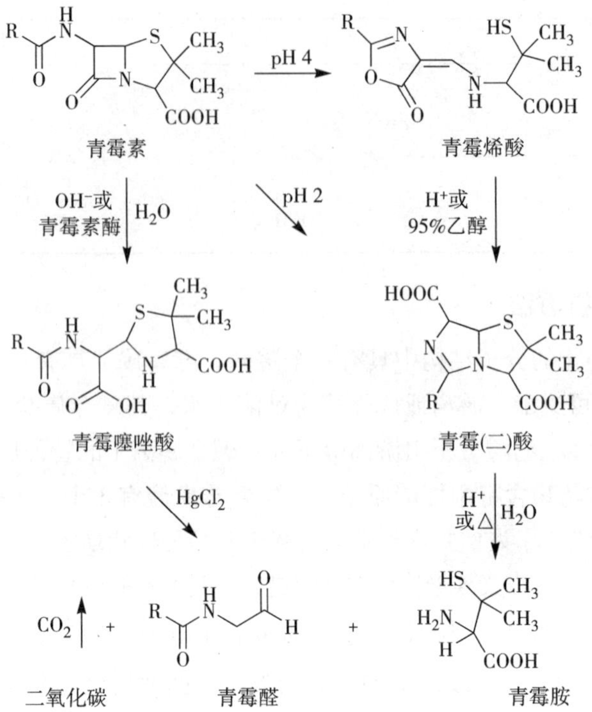

图 14－1　青霉素族 β－内酰胺类抗生素的降解反应

no－4－thiazolyl）－2－methoxyiminoacetic acid，ATMA）］与二硫化二苯并噻唑（促进剂DM）制成氨噻肟活性酯（AE 活性酯）后，再与 7－ACT 缩合制成头孢曲松。头孢曲松钠则由头孢曲松与 2－乙基己酸钠（sodium 2－ethyl－hexanoate，EHAS）作用而成。合成路线如图 14－2 所示。

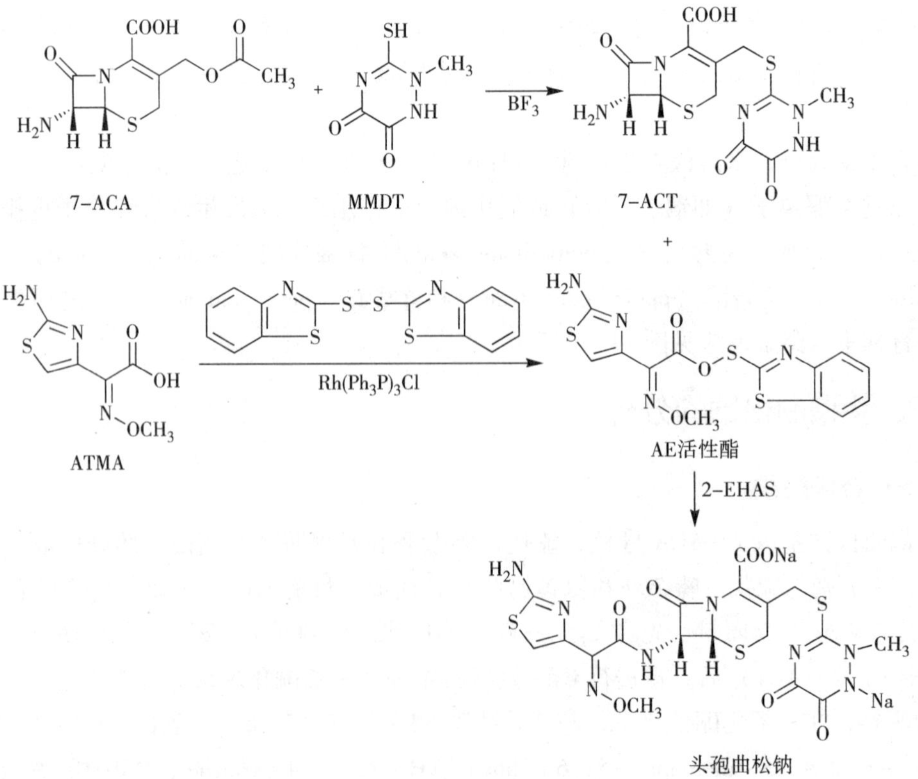

图 14－2　头孢曲松钠的合成路线

（二）物理常数

1. 比旋度　取本品，精密称定，加水溶解并定量稀释制成每1ml中约含10mg的溶液，依法测定（通则0621），比旋度为-153°～-170°。

2. 吸收系数　取本品，精密称定，加水溶解并定量稀释制成每1ml中约含10μg的溶液，照紫外-可见分光光度法（通则0401），在241nm的波长处测定吸光度，吸收系数（$E_{1cm}^{1\%}$）为495～545。

（三）鉴别

1. 色谱法　在含量测定项下记录的色谱图中，供试品溶液主峰的保留时间应与对照品溶液主峰的保留时间一致。

2. 光谱法　本品的红外光吸收图谱应与对照的图谱（光谱集124图）一致。

3. 离子反应　本品显钠盐鉴别（1）的反应（通则0301）。

（四）检查

1. 特性检查

（1）结晶性　取本品，依法检查（通则0981），应符合规定。

（2）溶液的澄清度与颜色　取本品5份，各0.6g，分别加水5ml溶解后，溶液应澄清无色；如显浑浊，与1号浊度标准液（通则0902第一法）比较，均不得更浓；如显色，与黄色、黄绿色或橙黄色7号标准比色液（通则0901第一法）比较，均不得更深。

（3）可见异物　取本品5份，每份各2g，用微粒检查用水溶解，依法检查（通则0904），应符合规定。（供无菌分装用）

（4）不溶性微粒　取本品3份，用微粒检查用水制成每1ml中含50mg的溶液，依法检查（通则0903），每1g样品中含10μm及10μm以上的微粒不得过6000粒，含25μm及25μm以上的微粒不得过600粒。（供无菌分装用）

（5）细菌内毒素　取本品，依法检查（通则1143），每1mg头孢曲松中含内毒素的量应小于0.20EU。（供注射用）

（6）无菌　取本品，用适宜溶剂溶解并稀释后，经薄膜过滤法处理，依法检查（通则1101），应符合规定。（供无菌分装用）

2. 限量检查　本品除检查水分（通则0832第一法1，限度为8.0%～11.0%）、重金属（通则0821第二法，限度为20ppm）、残留溶剂（甲醇、乙醇、丙酮与乙酸乙酯）等一般杂质外，还检查酸碱度、有关物质和聚合物。

（1）酸碱度　取本品，加水制成每1ml中约含0.12g的溶液，依法测定（通则0631），pH值应为6.0～8.0。

（2）有关物质　照高效液相色谱法（通则0512）测定。取本品适量，加流动相溶解并稀释制成每1ml中约含0.22mg的溶液，作为供试品溶液；精密量取1ml，置100ml量瓶中，用流动相稀释至刻度，摇匀，作为对照溶液。照含量测定项下的色谱条件，精密量取供试品溶液和对照溶液各20μl，分别注入液相色谱仪，记录色谱图至主成分峰保留时间的3.5倍，供试品溶液色谱图中如有杂质峰，单个杂质峰面积不得大于对照溶液主峰面积的0.5倍（0.5%），各杂质峰面积的和不得大于对照溶液主峰面积的2倍（2.0%）。

（3）头孢曲松聚合物　β-内酰胺类抗生素常引发严重的过敏反应，过敏原主要是其所含的高分子杂质。目前，除天然产品青霉素 G 和 V 中可能含有少量来自发酵工艺的外源性高分子杂质（如，青霉噻唑多肽），半合成类产品中的高分子杂质主要是内源性聚合物。

头孢菌素的聚合反应有两种方式：方式Ⅰ是只发生于母核的 N 型聚合反应；方式Ⅱ则是侧链参与的 L 型聚合反应。头孢曲松具有游离氨基侧链，在酸性条件下，一般只发生 N 型聚合反应；在碱性条件下，N 型和 L 型聚合反应均可以发生，但由于共轭效应的存在使得游离氨基的亲核攻击能力大大减弱，故产品中的聚合物主要为 N 型聚合物（图 14－3）。

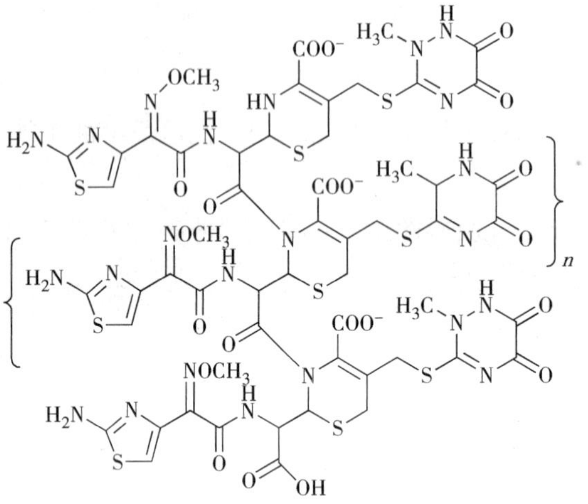

图 14－3　头孢曲松聚合物（按方式Ⅰ聚合的 N 型聚合物）

n =**0**，二聚体；n =**1**，三聚体

聚合物的分析方法有反相液相色谱法、离子交换色谱法和凝胶色谱法（分子排阻色谱法），目前主要采用以葡聚糖凝胶 Sephadex G－10 为基础的凝胶色谱分析系统。

聚合物具有高度不均一性和不确定性，分子量一般在 1000 ~ 5000 道尔顿（Dalton，Da），无法制备杂质对照品，故不能采用杂质对照法定量。但在特定的色谱条件（纯水为流动相）下，药物分子可以缔合形成表观分子量较大的缔合物，该缔合物在以水为流动相的凝胶色谱系统中的色谱行为，与聚合物在以磷酸盐缓冲液为流动相的凝胶色谱系统中的色谱行为一致，即在 $K_{av}=0$ 处表现为单一的色谱峰，可作为外标对照。故 ChP 采用分子排阻色谱法（通则 0514）测定，以自身对照外标法计算，方法如下。

供试品溶液　取本品约 0.2g，精密称定，置 10ml 量瓶中，加水溶解并稀释至刻度，摇匀。

对照溶液　取头孢曲松对照品适量，精密称定，加水溶解并定量稀释制成每 1ml 中约含 0.1mg 的溶液。

系统适用性溶液　取头孢曲松钠约 0.2g，置 10ml 量瓶中，用 0.4mg/ml 的蓝色葡聚糖 2000 溶液溶解并稀释至刻度，摇匀。

色谱条件　用葡聚糖凝胶 G－10（40 ~ 120μm）为填充剂；玻璃柱内径 1.0 ~ 1.4cm，柱长 30 ~ 40cm。流动相 A 为 pH7.0 的 0.1mol/L 磷酸盐缓冲液〔0.1mol/L 磷酸氢二钠溶液－0.1mol/L 磷酸二氢钠溶液（61∶39）〕，流动相 B 为水，流速约为每分钟 1.5ml，检测波长为 254nm；进样体积 100 ~ 200μl。

系统适用性要求　取 0.5mg/ml 蓝色葡聚糖 2000 溶液，注入液相色谱仪，分别以流动相 A、B 为流动相，记录色谱图，理论板数以蓝色葡聚糖 2000 峰计算均不低于 400，拖尾因子均应小于 2.0。在两种流动相系统中蓝色葡聚糖 2000 峰保留时间的比值应在 0.93 ~

1.07 之间，对照溶液主峰和供试品溶液中聚合物峰与相应色谱系统中蓝色葡聚糖 2000 峰的保留时间的比值均应在 0.93 ~ 1.07 之间。取系统适用性溶液注入液相色谱仪，用流动相 A 进行测定，记录色谱图（图 14 - 4）。高聚体的峰高 h 与单体与高聚体之间的谷高 d 比 R（R = h/d）应大于 2.0；另以流动相 B 为流动相，精密量取对照溶液，连续进样 5 次，峰面积的相对标准偏差应不大于 5.0%。

测定法　立即精密量取供试品溶液，注入液相色谱仪，以流动相 A 为流动相进行测定，记录色谱图。另精密量取对照溶液，注入液相色谱仪，以流动相 B 为流动相，同法测定。

限度　按外标法以峰面积计算，含头孢曲松聚合物的量不得过 0.5%。

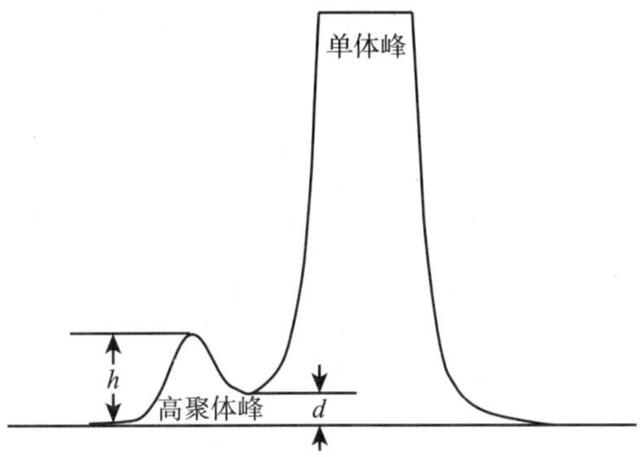

图 14 - 4　系统适用性试验色谱图（示意图）

（五）含量测定

ChP 采用高效液相色谱法（通则 0512）测定。

取本品约 22mg，精密称定，置 100ml 量瓶中，加流动相溶解并稀释至刻度，摇匀，作为供试品溶液；取头孢曲松对照品适量，同法制备对照品溶液；取头孢曲松对照品和头孢曲松反式异构体对照品适量，加流动相溶解并稀释制成每 1ml 中分别含 0.22mg 的溶液，作为系统适用性溶液。用十八烷基硅烷键合硅胶为填充剂；以 0.02mol/L 正辛胺溶液 - 乙腈（73：27），并用磷酸调节 pH 值至 6.5 为流动相；检测波长为 254nm；进样体积 20μl。系统适用性溶液色谱图中，头孢曲松峰和头孢曲松反式异构体峰之间的分离度应大于 6.0。精密量取供试品溶液与对照品溶液，分别注入液相色谱仪，记录色谱图。按外标法以峰面积计算供试品中 $C_{18}H_{18}N_8O_7S_3$ 的含量。

四、相关药物的分析

（一）物理常数

1. 比旋度　ChP 收载 β - 内酰胺类药物的比旋度见表 14 - 3。

表 14 - 3　ChP 收载的 β - 内酰胺类药物的比旋度

药物名称	比旋度		药物名称	比旋度	
	$[\alpha]_D^{20}$ /°	溶剂		$[\alpha]_D^{20}$ /°	溶剂
青霉素 V 钾	+215 ~ +230	水	阿莫西林	+290 ~ +315	水
阿莫西林钠	+240 ~ +290	水	阿洛西林钠	+170 ~ +200	水
氨苄西林	+280 ~ +305	水	氨苄西林钠	+258 ~ +287	0.4% 苯二甲酸氢钾

续表

药物名称	比旋度		药物名称	比旋度	
	$[\alpha]_D^{20}$ /°	溶剂		$[\alpha]_D^{20}$ /°	溶剂
美洛西林钠	+175 ~ +195	水	美罗培南	-17 ~ -21	水
哌拉西林	+160 ~ +178	无水乙醇	哌拉西林钠	+175 ~ +190	水
苯唑西林钠	+195 ~ +214	水	氯唑西林钠	+163 ~ +172	水
头孢尼西钠	-37 ~ -47	甲醇	头孢地尼	-58 ~ -66	磷酸盐缓冲液
头孢地嗪钠	-55 ~ -62	水	头孢西丁钠	+206 ~ +214	水
头孢咪诺钠	+76 ~ +89	水	头孢克肟	-75 ~ -88	2% 碳酸氢钠溶液
头孢克洛	+105 ~ +120	水	头孢呋辛钠	+55 ~ +65	水
头孢孟多酯钠	-35 ~ -44	水	头孢拉定	+80 ~ +90	醋酸盐缓冲液
头孢泊污酯	+18.3 ~ +31.4	乙腈	头孢哌酮	-30 ~ -38	磷酸盐缓冲液
头孢哌酮钠	-15 ~ -25	水	头孢美唑钠	+73 ~ +85	水
头孢唑肟钠	+125 ~ +145	水	头孢唑林钠	-15 ~ -24	水
头孢氨苄	+149 ~ +158	水	头孢羟氨苄	+165 ~ +178	水
头孢替唑钠	-5 ~ -9	水	头孢硫脒	+135 ~ +145	水
头孢噻吩钠	+124 ~ +134	水	头孢噻肟钠	+58 ~ +64	水
盐酸头孢甲肟	-27 ~ -35	磷酸盐缓冲液	盐酸头孢他美酯	+78 ~ +86	乙醇
盐酸头孢吡肟	+39 ~ +47	水	拉氧头孢钠	-32 ~ -40	磷酸盐缓冲液

2. **吸收系数** ChP 收载头孢菌素族药物的吸收系数见表 14-4。

表 14-4 ChP 收载的头孢菌素族药物的吸收系数

药物名称	吸收系数		药物名称	吸收系数	
	$E_{1cm}^{1\%}$（溶剂）	λ_{max} /nm		$E_{1cm}^{1\%}$（溶剂）	λ_{max} /nm
头孢地尼	570 ~ 610（磷酸盐缓冲液）	287	头孢地嗪钠	305 ~ 335（水）	260
头孢西丁钠	191 ~ 210（水）	262	头孢咪诺钠	195 ~ 220（水）	273
头孢克洛	230 ~ 255（水）	264	头孢呋辛钠	390 ~ 425（水）	274
头孢呋辛酯	390 ~ 420（甲醇）	276	头孢美唑钠	200 ~ 230（水）	272
头孢唑肟钠	410 ~ 450（水）	235	头孢唑林钠	264 ~ 290（水）	272
头孢氨苄	220 ~ 245（水）	262	头孢替唑钠	270 ~ 300（水）	272
头孢噻肟钠	360 ~ 390（水）	235	盐酸头孢甲肟	335 ~ 360（磷酸盐缓冲液）	257
盐酸头孢他美酯	327 ~ 347（0.1mol/L 盐酸）	263	盐酸头孢吡肟	310 ~ 340（水）	259

（二）鉴别

1. **色谱法** 除 HPLC 外，TLC 也可作为本类药物鉴别的选择方法（当 HPLC 和 TLC 同时出现时可任选其一），可采用不同方法检视斑点。如，ChP 采用 TLC 法在紫外光灯（254nm）下直接检视阿莫西林和头孢孟多酯钠；鉴别美洛西林钠、头孢硫脒和拉氧头孢钠等用碘蒸气显色；鉴别头孢唑肟钠时，两种方法可任选；而鉴别头孢哌酮钠则要求先在紫外光灯（254nm）下检视后再用碘蒸气显色。当鉴别酰基侧链含有 α-氨基结构的氨苄西林及其钠盐、头孢拉定等则可以茚三酮（ninhydrin）为显色剂；而鉴别头孢克洛时则直接用含茚三酮的展开剂展开、晾干、加热显色。茚三酮反应原理如下。

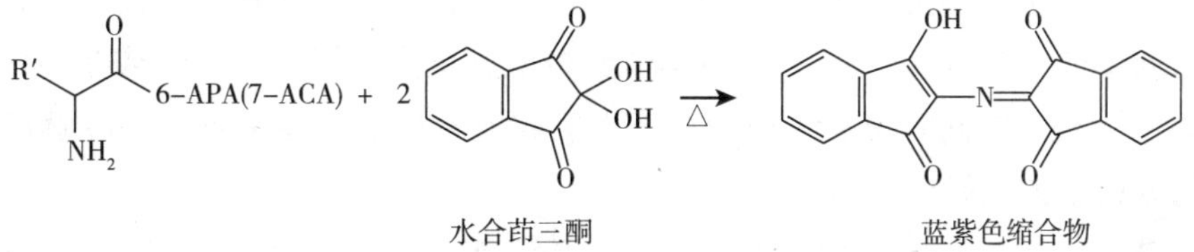

2. 光谱法　除作为主要鉴别手段的红外吸收光谱法外，头孢菌素族母核中的共轭体系在紫外光区有最大吸收，也可供鉴别。ChP 采用紫外吸收光谱特征鉴别部分头孢菌素族药物。

例 14－1　头孢替唑钠的鉴别：取本品，加水制成每 1ml 中约含 16μg 的溶液，照紫外－可见分光光度法（通则 0401）测定，在 272nm 的波长处有最大吸收。

3. 化学法

（1）焰色反应　本类药物为钠盐或钾盐，可利用钠或钾的特征焰色进行鉴别（详见本书第四章“药物的鉴别”）。

（2）羟肟酸铁反应　青霉素及头孢菌素在碱性溶液中与羟胺作用，β－内酰胺环开环生成羟肟酸，在稀酸中与高铁离子呈现不同的颜色：

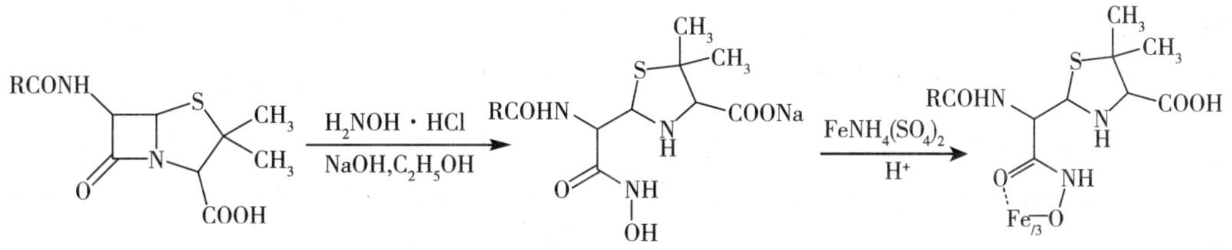

不同的结构生成产物的颜色不同，可用于本类药物的鉴别。如，哌拉西林（钠）呈红棕色、磺苄西林呈赤褐色、氨苄西林和阿莫西林呈深红色、美洛西林则呈深红色沉淀，头孢氨苄呈红褐色、头孢噻吩呈红色、头孢哌酮呈红棕色、拉氧头孢呈棕褐色。ChP 采用该反应鉴别哌拉西林（钠）、磺苄西林钠、头孢哌酮及拉氧头孢钠等。

例 14－2　磺苄西林钠的鉴别：取本品约 20mg，加水 15ml 溶解后，加盐酸羟胺试液与氢氧化钠试液各 2ml，放置 5 分钟，加盐酸溶液（9→100）3ml 与三氯化铁试液 1ml，随即振摇，即显赤褐色。

（三）检查

本类药物的检查，在本节“三、头孢曲松钠的分析”中列出了 ChP 规定的检查项目，包括特性检查与限量检查。其中有：涉及影响有效性的检查项，如结晶性；杂质检查项，如酸碱度、溶液澄清度与颜色、有关物质、头孢曲松钠聚合物、残留溶剂、水分、重金属；以及影响注射剂安全性的检查项，如可见异物、不溶性微粒、细菌内毒素和无菌等。除以上常规检查项目外，本类药物尚需进行吸光度、异构体及 2－乙基己酸等特殊杂质的限量检查。

1. 吸光度　本类抗生素的有色杂质主要通过“溶液的澄清度与颜色”检查项控制，为严格控制其限量，对溶液的“澄清度”与“颜色”分别进行检查。以“吸光度”替代目视判别的“颜色”，制成每 1ml 中含 0.1mg 的水溶液，在 425～430nm 的波长处测定吸光度。ChP 规定吸光度值头孢尼西钠不得过 0.10（425nm）、头孢哌酮钠不得过 0.15（430nm）。

亦有个别药物在较长的波长处测定，其吸光度限度值更低，如头孢孟多酯钠在475nm的波长处测定，吸光度不得大于0.03。

ChP将个别药物的物理常数“吸收系数”项内容作为“吸光度”检查项，如头孢噻吩钠水溶液（每1ml中含20μg）在237nm波长处的吸光度为0.65～0.72；或在进行“溶液的澄清度与颜色”检查的同时规定了药物在最大吸收波长处的吸光度范围和降解产物在其最大吸收波长处的最大吸光度值

例14－3 青霉素钠吸光度检查：取本品，精密称定，加水溶解并定量稀释制成每1ml中约含1.80mg的溶液，在280nm与325nm波长处测定，吸光度均不得大于0.10；在264nm波长处有最大吸收，吸光度应为0.80～0.88。

2. 异构体比例 由于本类药物通常存在不同异构体。如头孢呋辛酯、头孢泊肟酯分子结构中与2－羧酸成酯的1－酰氧基乙基（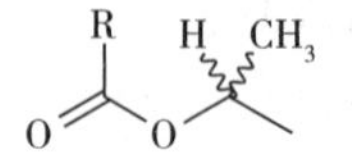）或拉氧头孢7－［2－羧基－2－(4－羟基苯基)］乙酰基上不对称碳的*R*－和*S*－异构体。头孢丙烯结构中3－丙烯（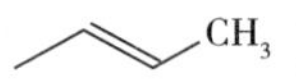）的碳－碳双键，以及7－氨基上具有顺式甲氧亚氨基（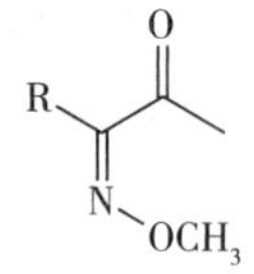）及其类似结构取代。如头孢他啶、头孢地尼、头孢地嗪钠、头孢曲松钠、头孢克肟、头孢呋辛、头孢呋辛酯、头孢泊肟酯、头孢唑肟钠、头孢噻肟钠、盐酸头孢吡肟、盐酸头孢他美酯等的碳－氮双键（>C=N—）存在E－和Z－异构体。另外，头孢呋辛酯、头孢泊肟酯由于2－羧酸酯化，其酰氧乙氧基的吸电子效应使2－烯（Δ^2）易于转位生成Δ^3－异构体（或δ－3－异构体），头孢克洛3－氯与2－羧酸的协同作用也可发生相同的异构化反应。在E－和Z－异构体中，ChP通常规定非活性异构体的限量，如，头孢丙烯E－异构体峰面积占Z－和E－异构体峰面积和的0.06～0.11，盐酸头孢吡肟E－异构体含量不得过0.3%，头孢呋辛酯两个E－异构体总量不得过1.0%。对于易发生Δ^3－异构化的药物，ChP规定检查Δ^3－异构体，如头孢克洛δ－3－异构体不得过0.5%，头孢呋辛酯的Δ^3－异构体不得过1.5%。而*R*－和*S*－异构体的相对含量通常接近1∶1，各国药典均采用HPLC检查异构体的相对含量。ChP采用HPLC检查头孢呋辛酯和拉氧头孢钠中“异构体”的相对含量，方法为以含量测定项下记录的供试品溶液色谱图计算；限度为头孢呋辛酯A异构体峰面积占异构体A、B峰面积和的0.48～0.55；拉氧头孢钠中*R*－异构体与*S*－异构体峰面积之比应为0.8～1.4。

头孢唑肟钠的异构体与聚合物（二聚体）的检查与有关物质一并进行，并列出两种方法：第一法为常规HPLC法，使用常规ODS柱（4.6mm×250mm，5μm或效能相当的色谱柱）；以pH3.6缓冲液－乙腈为流动相，梯度洗脱，流速为每分钟0.8ml；分别以0.01mol/L氢氧化钠溶液（放置30分钟）降解产物与pH7.0磷酸盐缓冲液（放置24小时）聚合产物（二聚物）进行系统适用性试验，要求头孢唑肟峰的保留时间约为12～13分钟，二聚物峰的相对保留时间约为1.3，而且头孢唑肟峰与相对保留时间约为0.9的杂质峰间的分离度应大于6.0。第二法为超高效液相色谱法（ultra－HPLC），使用粒径为1.8μm的ODS填料色谱柱（2.1mm×100mm，1.8μm或3.0mm×100mm，1.8μm或效能相当的色谱柱）；流动相流速为每分钟0.4ml；要求头孢唑肟峰的保留时间约为3.5～4.5分钟，二聚物峰的相对保留时间约为1.7，头孢唑肟峰与相对保留时间约为0.8的杂质峰间的分离度应大于6.0。限

度为二聚物不得过0.1%；其他单个杂质不得过0.5%，各杂质总量不得过1.0%。

3. 2－乙基己酸 β－内酰胺类抗生素钠盐，如阿莫西林钠、氨苄西林钠、氯唑西林钠、苯唑西林钠、头孢地嗪钠、头孢呋辛钠、头孢孟多酯钠、头孢噻吩钠、头孢唑肟钠等在制备过程中，通常采用游离酸与2－乙基己酸钠作用生成钠盐，并在2－乙基己酸中直接析出钠盐结晶，因而在产品中常常残留有2－乙基己酸。ChP采用气相色谱法（GC）检查2－乙基己酸，方法（通则0873）如下。

内标溶液的制备　称取3－环己丙酸约100mg，置100ml量瓶中，用环己烷溶解并稀释至刻度，摇匀，即得。

供试品溶液的制备　精密称取供试品约0.3g，加33%盐酸溶液4.0ml使溶解，精密加入内标溶液1ml，剧烈振摇1分钟，静置使分层（如有必要，可离心），取上层溶液作为供试品溶液。

对照品溶液的制备　精密称取2－乙基己酸对照品75mg，置50ml量瓶中，用内标溶液溶解并稀释至刻度，摇匀。精密量取1ml，加33%盐酸溶液4.0ml，剧烈振摇1分钟，静置使分层（如有必要，可离心），取上层溶液作为对照品溶液。

色谱条件　用聚乙二醇（PEG－20M）或极性相似的毛细管柱；柱温为150℃；进样口温度为200℃；检测器温度为300℃；进样体积1μl。

系统适用性要求　2－乙基己酸色谱峰的理论塔数应不低于5000，各色谱峰之间的分离度应大于2.0。取对照品溶液连续进样5次，2－乙基己酸峰与内标峰面积之比的相对标准偏差应不大于5%。

测定法　取供试品溶液与对照品溶液各，分别注入气相色谱仪，记录色谱图。

限度　按式（14－1）计算2－乙基己酸的百分含量。

$$2-\text{乙基己酸的含量}(\%)=\frac{A_T\times I_R\times M_R\times 0.02}{A_R\times I_T\times M_T}\times 100\% \qquad (14-1)$$

式中，A_T为供试品溶液色谱图中2－乙基己酸的峰面积；A_R为对照品溶液色谱图中2－乙基己酸的峰面积；I_T为供试品溶液色谱图中内标的峰面积；I_R为对照品溶液色谱图中内标的峰面积；M_T为供试品的重量，g；M_R为2－乙基己酸对照品的重量，g。

例14－4　阿莫西林钠2－乙基己酸检查：取本品，依法测定（通则0873），不得过1.0%。

（四）含量测定

HPLC法可有效分离本类药物中的有关物质、异构体、聚合物等，适用于原料药及各种制剂的含量测定。β－内酰胺类抗生素的含量测定方法，ChP除磺苄西林钠采用抗生素微生物检定法外，其余同“头孢曲松钠的分析”均采用反相HPLC法测定，以外标法计算。亦又同时提供反相ultra－HPLC测定法，以供选择使用。如ChP收载的头孢唑肟钠的含量测定第二法，使用粒径为1.8μm的ODS填料色谱柱（2.1mm×100mm，1.8μm或3.0mm×100mm，1.8μm或效能相当的色谱柱），进样量为2μl。

五、剂型分析

β－内酰胺类抗生素类药物各种制剂的分析方法与原料药相同，除注射用磺苄西林钠采用抗生素微生物检定法外，其余均采用反相HPLC法测定含量，对于固体制剂的溶出度测定一般采用紫外－可见分光光度法。

例 14－5 阿莫西林片溶出度的测定：取本品，照溶出度与释放度测定法（通则 0931 第二法），以水 900ml 为溶出介质，转速为每分钟 75 转，依法操作，经 30 分钟时，取溶液适量，滤过，精密量取续滤液适量，用水定量稀释制成每 1ml 中约含阿莫西林（$C_{16}H_{19}N_3O_5S$）130μg 的溶液，在 272nm 的波长处测定吸光度；另取本品 10 片，研细，精密称取适量（约相当于平均片重），按标示量加水溶解并定量稀释制成每 1ml 中约含 130μg 的溶液，滤过，取续滤液，作为对照溶液，同法测定，计算每片的溶出量。限度为 80%，应符合规定。

扫码“学一学”

第三节 氨基糖苷类药物的分析

氨基糖苷类药物（aminoglycosides，AGs）是以环己多元醇为苷元，与氨基糖缩合而成的一类具有碱性的糖苷类抗生素。其中作为第二种应用于临床的抗生素类药物，链霉素发现于 1943 年，并因发现链霉素和新霉素等其他抗生素及抗生素的分离方法和技术，生物化学家赛尔曼·亚伯拉罕·瓦克斯曼（Selman Abraham Waksman）于 1952 年获得诺贝尔生理学或医学奖。

自 1957 年发现卡那霉素及其衍生物阿米卡星（丁胺卡那霉素），1963 年发现庆大霉素及其衍生物依替米星等，氨基糖苷类抗生素在临床上获得广泛应用。目前，临床应用的氨基糖苷类抗生素药物主要有链霉素、庆大霉素、阿米卡星、奈替米星、妥布霉素、异帕米星、依替米星及大观霉素等。

一、结构与性质

（一）基本结构与典型药物

本类药物的氨基糖结构显碱性，故临床使用多为硫酸盐，ChP 收载的本类药物有硫酸链霉素、硫酸庆大霉素、硫酸巴龙霉素、硫酸核糖霉素、硫酸新霉素、硫酸西索米星、硫酸小诺霉素、硫酸奈替米星、硫酸依替米星、硫酸卡那霉素、妥布霉素、阿米卡星、硫酸阿米卡星、硫酸异帕米星等。本类药物的抗菌谱与化学性质相近，典型药物结构式如下。

链霉素（streptomycin，SM）系由一分子链霉胍与一分子链霉双糖胺形成的碱性苷。其中，链霉双糖胺由链霉糖与 *N*－甲基－L－葡萄糖胺组成。链霉双糖胺与链霉胍（苷元）间的苷键结合弱于其内部双糖间的苷键，故此链霉素易于分解为链霉胍与链霉双糖胺。

庆大霉素（gentamicin，GM）是由绛红糖胺、2－脱氧－D－链霉胺和加洛糖胺缩合而成的碱性糖苷。药用品是庆大霉素 C（GMC）的混合物，主要组分为 GMC_1、GMC_{1a}、GMC_2 及 GMC_{2a}。结构式如下所示。

小诺霉素（micronomicin，MN）为脱甲基 GMC_1（$R_1=CH_3$，$R_2=R_3=H$）；西索米星（sisomicin，SisM）为 GMC_{1a}绛红糖胺 4－烯（4，5－脱氢）衍生物。

卡那霉素（kanamycin，KM）也是碱性糖苷，其结构特征与庆大霉素相同，也是以 2－脱氧－D－链霉胺为苷元，只是分别以糖苷键连接了葡萄糖胺和卡那糖胺。药用卡那霉素系卡那霉素 A、B 及 C（KMA、KMB、KMC）的混合物，其主要成分为 KMA，三者的区别在于卡那糖胺的 2′和 6′位取代基 R 和 R″不同。妥布霉素（tobramycin，TM）则为 KMB 的卡那糖胺 3－脱氧衍生物。卡那霉素组分及其衍生物的结构式如下所示。

半合成类氨基糖苷类抗生素主要有依替米星（etimicin，ETM）、奈替米星（netilmicin，NTM）和阿米卡星（amikacin，AK）等。其中，ETM 来源于 GM，是链霉胺N_3－乙基取代

的 GMC_{1a}；NTM 则来源于 SisM，是链霉胺 N_3－乙基取代物；而 AK 则系 KMA 的 2－脱氧－D－链霉胺的 *N*－（2－羟基－4－氨基）丁酰基衍生物，亦称为丁胺卡那霉素。

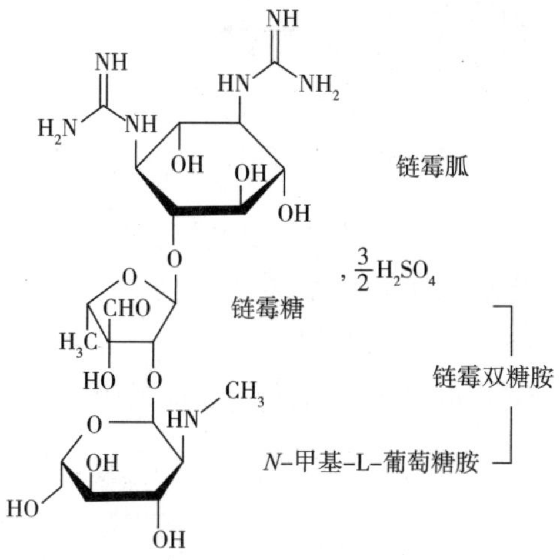

硫酸链霉素结构式

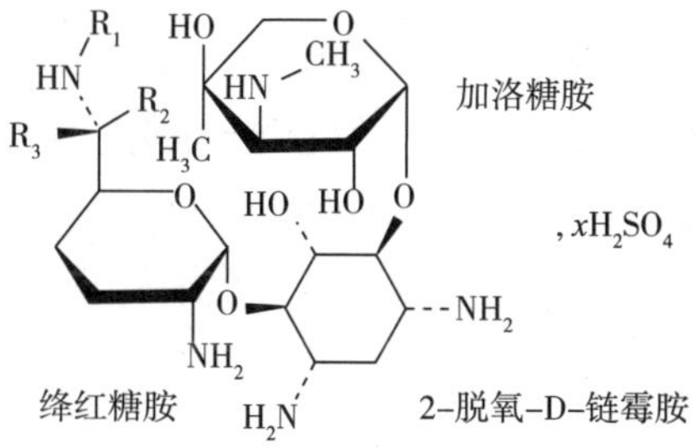

gentamicin	R_1	R_2	R_3
C_1	CH_3	CH_3	H

庆大霉素结构式

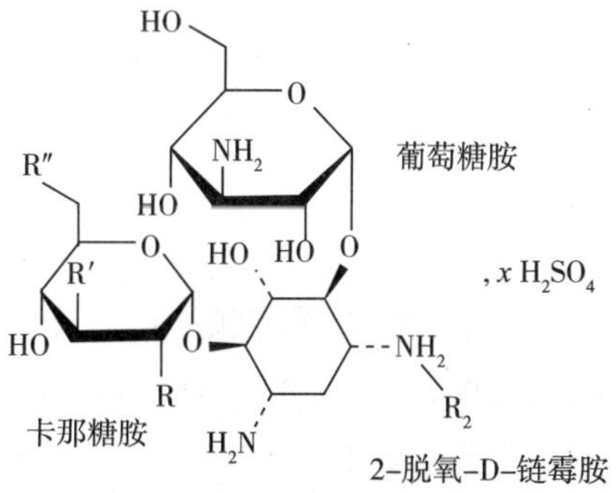

gentamicin	R	R′	R″	R‴
kanamicin A	OH	OH	NH_2	H
kanamicin B	NH_2	OH	NH_2	H
kanamicin C	NH_2	OH	OH	H
tobramicin	NH_2	H	NH_2	H
amikacin	OH	OH	NH_2	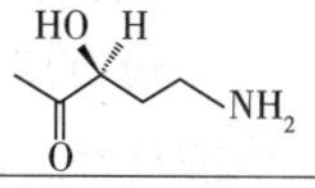

卡那霉素及其衍生物结构式

（二）性质与分析方法

1. 酸碱性　本类药物分子结构中含有多个羟基和氨基，显示较强的水溶性和碱性，可与矿酸成盐，临床应用主要为硫酸盐。ChP 规定对硫酸盐进行鉴别与定量性检查。

2. 旋光性　本类药物分子结构中含有多个手性碳原子，具有旋光性。ChP 作为重要物理常数，收载于各品种性状项下。

3. 糖类特性显色反应　本类药物分子结构中含有多个氨基糖，具有糖类特性反应，可用于本类药物的鉴别。

（1）茚三酮反应　该反应为氨基糖苷类抗生素的共有显色反应。由于本类药物结构中

α-羟基胺结构具有类似于α-氨基酸特性，可与茚三酮缩合生成蓝紫色缩合物。

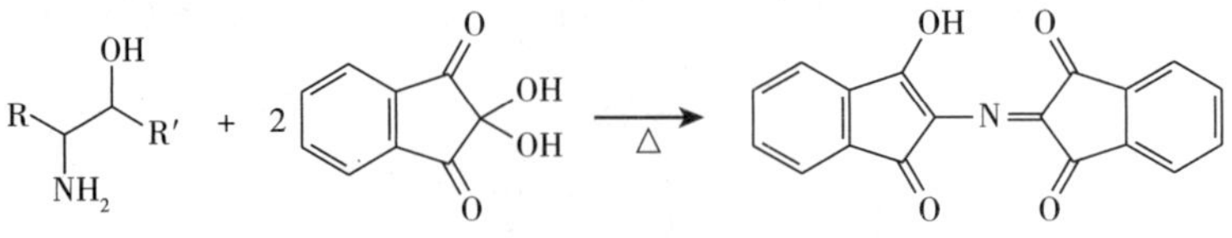

（2）糠醛反应（Molisch 反应） 本反应为氨基糖苷类抗生素的共有显色反应。本反应系糖类结构的典型反应，其反应原理系在硫酸的作用下，本类药物经水解、脱水生成糠醛（戊糖）或羟甲基糠醛（己糖），二者遇蒽酮（anthrone）呈色。

以羟甲基糠醛（hydroxymethylfurfural）为例，反应式如下。

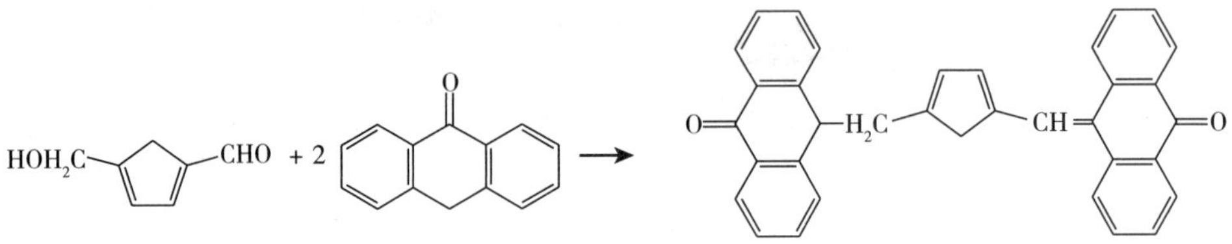

（3）葡萄糖胺反应（Elson-Morgan reaction） 该反应为氨基糖苷类抗生素的共有显色反应。其反应原理为氨基糖苷类药物经水解产生葡萄糖胺衍生物（如硫酸链霉素中的 *N*-甲基-L-葡萄糖胺），后者在碱性溶液中与乙酰丙酮缩合成吡咯衍生物（Ⅰ），吡咯衍生物再与对二甲氨基苯甲醛的酸性醇溶液（Ehrlich 试剂）反应，生成樱桃红色缩合物（Ⅱ）。

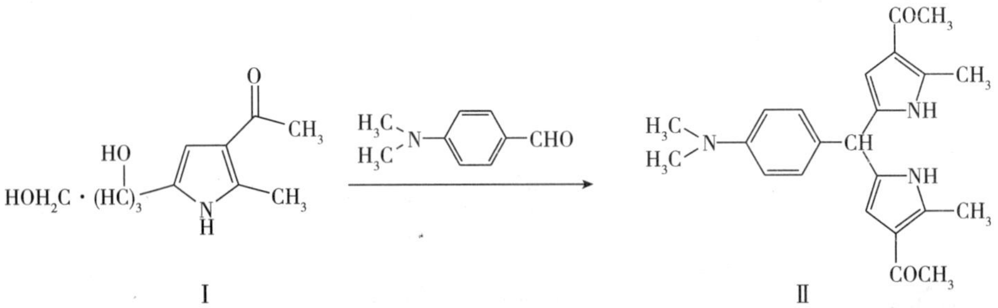

4. 特征结构的显色反应

（1）坂口反应（Sakaguchi reaction） 本反应系链霉素分子结构中的链霉胍的特性反应，可用于链霉素的鉴别。硫酸链霉素水溶液加氢氧化钠试液，水解生成链霉胍；链霉胍、8-羟基喹啉分别与次溴酸钠的反应产物缩合生成橙红色化合物。反应原理如下。

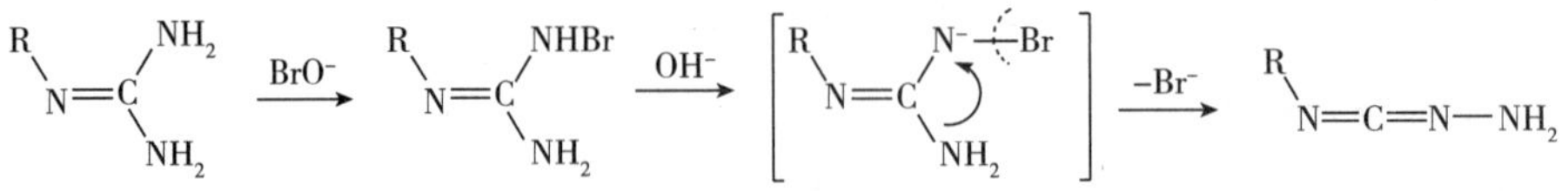

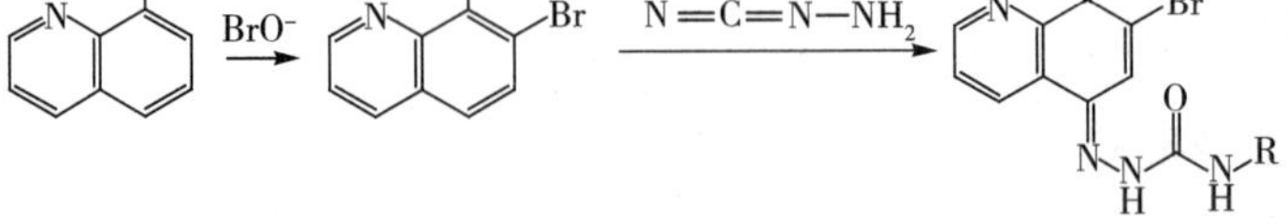

（2）麦芽酚反应（Maltol reaction）　本反应系链霉素分子结构中的链霉糖的特性反应，可用于链霉素的鉴别。在碱性溶液中，链霉糖部分经分子重排形成六元环后，消除 *N* - 甲基 - L - 葡萄糖胺及链霉胍后生成麦芽酚（α - 甲基 - β - 羟基 - γ - 吡喃酮），麦芽酚再与三价铁离子在微酸性溶液中形成紫红色配位化合物。

反应原理如下。

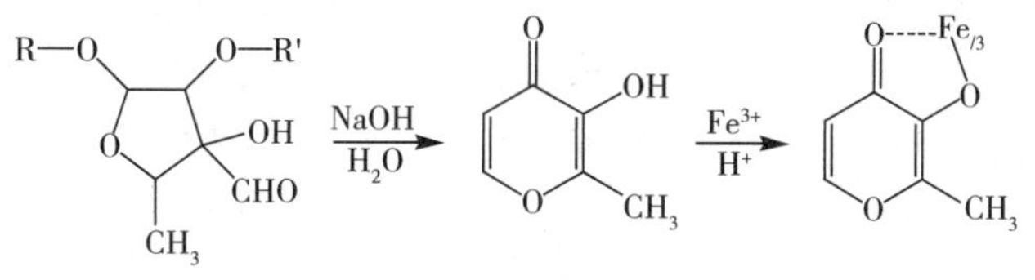

二、硫酸庆大霉素的分析

（一）生产工艺

目前，硫酸庆大霉素和其他氨基糖苷类抗生素主要均采用微生物发酵法制取。本章对发酵工艺不进行探讨。

（二）物理常数

取本品，精密称定，加水溶解并定量稀释制成每 1ml 中约含 50mg 的溶液，依法测定（通则 0621），比旋度为 +107° ~ +121°。

（三）鉴别

1. 色谱法　ChP 同时收载了薄层色谱法和高效液相色谱法，两项鉴别试验任选其一。

（1）薄层色谱法　取本品与庆大霉素标准品，分别加水制成每 1ml 中含 2.5mg 的供试品溶液与标准品溶液，使用硅胶 G 薄层板（临用前于 105℃活化 2 小时）；取三氯甲烷 - 甲醇 - 氨溶液（1∶1∶1）混合振摇，放置 1 小时，取下层混合液为展开剂。吸取上述两种溶液各 2μl，分别点于同一薄层板上，展开，取出于 20 ~ 25℃晾干，置碘蒸气中显色，供试品溶液所显主斑点数、位置和颜色应与标准品溶液主斑点数、位置和颜色相同。

（2）高效液相色谱法　在庆大霉素 C 组分测定项下记录的色谱图中，供试品溶液各主峰保留时间应与标准品溶液各主峰保留时间一致。

2. 光谱法　本品的红外光吸收图谱应与对照的图谱（光谱集 485 图）一致。

3. 离子反应　本品的水溶液显硫酸盐的鉴别反应（通则 0301）。

（四）检查

ChP 除酸度、溶液的澄清度与颜色、水分、炽灼残渣、细菌内毒素等常规检查项外，收载有硫酸盐、有关物质和庆大霉素 C 组分的检查。

1. 硫酸盐　采用配位滴定法测定，方法如下。

取本品约 0.125g，精密称定，加水 100ml 使溶解，用浓氨溶液调节 pH 值至 11，精密加入氯化钡滴定液（0.1mol/L）10ml 及酞紫指示液 5 滴，用乙二胺四醋酸二钠滴定液（0.05mol/L）滴定，注意保持滴定过程中的 pH 值为 11，滴定至紫色开始消褪，加乙醇 50ml，继续滴定至紫蓝色消失，并将滴定的结果用空白试验校正。每 1ml 氯化钡滴定液（0.1mol/L）相当于 9.606mg 硫酸盐（SO_4），本品含硫酸盐按无水物计算应为 32.0% ~35.0%。

2. **有关物质** 同庆大霉素C组分测定法，方法如下。

精密称取西索米星对照品和小诺霉素标准品各适量，加流动相溶解并定量稀释制成每1ml中约含西索米星和小诺霉素各25μg、50μg和100μg的溶液，作为标准品溶液（1）、（2）、（3）。照庆大霉素C组分项下的色谱条件试验，精密量取标准品溶液（1）、（2）、（3）各20μl，分别注入液相色谱仪，记录色谱图，计算标准品溶液浓度对数值与相应峰面积对数值的线性回归方程，相关系数（r）应不小于0.99；另精密称取本品适量，加流动相溶解并定量稀释制成每1ml中约含庆大霉素2.5mg的溶液，同法测定，记录色谱图至庆大霉素C_1峰保留时间的1.2倍，供试品溶液色谱图中如有西索米星、小诺霉素峰，用相应的线性回归方程计算，含西索米星不得过2.0%，小诺霉素不得过3.0%。除硫酸峰和亚硫酸峰外（必要时用硫酸盐和亚硫酸盐定位），其余杂质峰按西索米星线性回归方程计算，单个杂质不得过2.0%，总杂质不得过4.5%。供试品溶液色谱图中小于0.1%的杂质峰忽略不计。

3. **庆大霉素C组分** 采用高效液相色谱法测定，方法如下。

标准品溶液 精密称取庆大霉素标准品适量，加流动相溶解并定量稀释制成每1ml中约含庆大霉素总C组分1.0mg、2.5mg、5.0mg的溶液，作为标准品溶液（1）、（2）、（3）。

供试品溶液 精密称取本品适量，加流动相溶解并定量稀释制成每1ml中约含庆大霉素2.5mg的溶液。

系统适用性溶液 取庆大霉素标准品、小诺霉素标准品和西索米星对照品各适量，分别加流动相溶解并稀释制成每1ml中约含庆大霉素总C组分2.5mg、小诺霉素0.1mg和西索米星25μg的溶液。

色谱条件 用十八烷基键合硅胶为填充剂（pH值适应范围0.8~8.0）；以0.2mol/L三氟醋酸-甲醇（96:4）为流动相；流速为每分钟0.6~0.8ml；蒸发光散射检测器（高温型不分流模式：漂移管温度为105~110℃，载气流量为每分钟2.8L；低温型分流模式：漂移管温度为45~55℃，载气压力为350kPa）；进样体积20μl。

系统适用性要求 庆大霉素标准品溶液色谱图应与标准图谱一致，西索米星峰和庆大霉素C_{1a}峰之间，庆大霉素C_2峰、小诺霉素峰和庆大霉素C_{2a}峰之间的分离度均应符合要求；西索米星对照品溶液色谱图中主成分峰峰高的信噪比应大于20；精密量取小诺霉素标准品溶液20μl，连续进样5次，峰面积的相对标准偏差应符合要求。

测定法 精密量取标准品溶液（1）、（2）和（3），分别注入液相色谱仪，记录色谱图，计算标准品溶液各组分浓度对数值与相应的峰面积对数值的线性回归方程，相关系数（r）应不小于0.99；另精密量取供试品溶液，同法测定。

限度 用庆大霉素各组分的线性回归方程分别计算供试品中对应组分的量（$X_t c_x$），并按式（14-2）计算出各组分的含量（%，mg/mg）。

$$C_x(\%) = \frac{C_{tCx}}{\frac{m_t}{V_t}} \times 100\% \qquad (14-2)$$

式中，C_x为庆大霉素各组分的含量（%，mg/mg）；C_{tCx}为由回归方程计算出的各组分的含量（%，mg/mg）；m_t为供试品的重量（mg）；V_t为体积（ml）。

C_1应为14%~22%，C_{1a}应为10%~23%，$C_{2a}+C_2$应为17%~36%。

（五）含量测定

精密称取本品适量，加灭菌水定量制成每1ml中含1000单位的溶液，照抗生素微生物检定法（通则 1201）测定。可信限率不得大于 7%。1000 庆大霉素单位相当于 1mg 庆大霉素。

三、相关药物的分析

（一）化学鉴别试验

1. 茚三酮反应

例 14－6　硫酸小诺霉素的鉴别：取本品约 5mg，加水溶解后，加 0.1% 茚三酮的水饱和正丁醇溶液 1ml 与吡啶 0.5ml，在水浴中加热 5 分钟，即显蓝紫色。

2. 糠醛反应

例 14－7　硫酸卡那霉素的鉴别：取本品约 1mg，加水 2ml 溶解后，加 0.2% 蒽酮的硫酸溶液 4ml，在水浴中加热 15 分钟，冷却，即显蓝紫色。

3. 葡萄糖胺反应

例 14－8　硫酸新霉素的鉴别：取本品约 10mg，加水 1ml 溶解后，加盐酸溶液（9→100）2ml，在水浴中加热 10 分钟，加 8% 氢氧化钠溶液 2ml 与 2% 乙酰丙酮水溶液 1ml，置水浴中加热 5 分钟，冷却后，加对二甲氨基苯甲醛试液 1ml，即显樱桃红色。

4. 坂口反应

例 14－9　硫酸链霉素的鉴别（1）：取本品约 0.5mg，加水 4ml 溶解后，加氢氧化钠试液 2.5ml 与 0.1% 8－羟基喹啉的乙醇溶液 1ml，放冷至约 15℃，加次溴酸钠试液 3 滴，即呈橙红色。

5. 麦芽酚反应

例 14－10　硫酸链霉素的鉴别（2）：取本品约 20mg，加水 5ml 溶解后，加氢氧化钠试液 0.3ml，置水浴上加热 5 分钟，加硫酸铁铵溶液（取硫酸铁铵 0.1g，加 0.5mol/L 硫酸溶液 5ml 使溶解）0.5ml，即呈紫红色。

（二）特殊杂质与组分检查

1. 硫酸卡那霉素中卡那霉素 B 的检查　由微生物发酵获得的卡那霉素为一混合物，包括卡那霉素 A、B 及 C。ChP 收载的卡那霉素系指其主要成分，即卡那霉素 A，并采用 HPLC 检查卡那霉素 B，限度为 2.0%。

2. 硫酸新霉素中新霉胺的检查　ChP 采用 TLC 法检查硫酸新霉素中的新霉胺，限度为 2.0%。

3. 阿米卡星中卡那霉素的检查　阿米卡星为卡那霉素 A 的丁酰基衍生物，亦称为丁胺卡那霉素，ChP 采用 TLC 检查阿米卡星及其硫酸盐中的卡那霉素（卡那霉素 A），0.2% 茚三酮的水饱和正丁醇溶液为显色剂，限度为 1%。

4. 小诺霉素与巴龙霉素的组分检查　ChP 应用与庆大霉素 C 组分检查相同的方法检查硫酸小诺霉素中“小诺霉素组分”和硫酸巴龙霉素中“巴龙霉素组分”。

（三）含量测定

本类抗生素的含量（效价）测定方法，各国药典仍主要采用抗生素微生物检定法。ChP 仅对硫酸卡那霉素、硫酸依替米星、阿米卡星及其硫酸盐等少数品种的含量采用 HPLC 法测定。

例 14－11　阿米卡星的含量测定

取本品适量，精密称定，加流动相溶解并稀释制成每 1ml 中约含 2.5mg 的溶液，作为供试品溶液；取硫酸阿米卡星对照品适量，同法制备对照品溶液。用十八烷基硅烷键合硅胶为填充剂（Spursil 柱，4.6mm×250mm，5μm 或效能相当的色谱柱）；取辛烷磺酸钠 1.8g 和无水硫酸钠 20.0g，加 pH3.0 的 0.2mol/L 磷酸盐缓冲液（0.2mol/L 磷酸二氢钾溶液，用 0.2mol/L 磷酸溶液调节 pH 值至 3.0）50ml 和水 875ml 溶解，加乙腈 75ml，混匀，作为流动相；流速为每分钟 1.3ml；柱温为 40℃；检测波长为 200nm；进样体积 10μl。硫酸阿米卡星对照品溶液色谱图中，阿米卡星峰的保留时间应在 20～30 分钟之间，阿米卡星峰与相邻杂质峰的分离度应符合要求。精密量取供试品溶液与对照品溶液，分别注入液相色谱仪，记录色谱图。按外标法以峰面积计算，即得。1mg 的 $C_{22}H_{43}N_5O_{13}$ 相当于 1000 阿米卡星单位。

四、剂型分析

本类抗生素的剂型分析与原料药分析方法基本一致。ChP 采用一阶导数光谱法检查硫酸庆大霉素缓释片的释放度；HPLC 法检查硫酸新霉素滴眼液中防腐剂羟苯乙酯、羟苯丙酯和苯扎氯铵。《中国药典》通则收载了滴眼剂中抑菌剂含量的通则测定方法。

例 14－12 硫酸庆大霉素缓释片溶出度的检查：照溶出度与释放度测定法（通则 0931 第一法）测定。

溶出条件　以 0.1mol/L 盐酸溶液 900ml 为溶出介质，转速为每分钟 100 转，依法操作，在 2 小时、4 小时与 6 小时分别取溶液 5ml，滤过，并即时在操作容器中补充溶出介质 5ml。

供试品溶液　分别取 2 小时、4 小时与 6 小时的溶出液，滤过，取续滤液。

对照品溶液　取本品 10 片，研细，精密称取适量（约相当于平均片重），置 500ml 量瓶中，用 0.1mol/L 盐酸溶液溶解并稀释至刻度，振摇后，取上清液 25ml，置 50ml 量瓶中，用 0.1mol/L 盐酸溶液稀释至刻度，摇匀，滤过，取续滤液。

测定法　分别精密量取供试品溶液与对照品溶液各 3.0ml 于具塞试管中，加异丙醇 2.2ml，邻苯二醛试液 0.8ml，密塞，摇匀，置 60℃水浴中加热 15 分钟，冷却至室温，照紫外－可见分光光度法（通则 0401），在 300～400nm 的波长范围内扫描一阶导数光谱图，在 350～360nm 的波长最大峰谷处分别测定吸光度。按各自的一阶导数吸光度与对照溶液的一阶导数吸光度的比值分别计算每片在不同时间的溶出量。

限度　在 2 小时、4 小时与 6 小时的溶出量限度应分别为 45%～70%、60%～85%与 80%以上。

第四节　四环素类药物的分析

扫码“学一学”

四环素类药物（tetracyclines）是一类具有四个六元环基本结构的抗生素。第一个四环素类抗生素金霉素是由本杰明·达格尔（Benjamin Duggar）于 1945 年从链霉菌中发现的。不久后人们发现了土霉素并且解析了土霉素的结构，进而相继出现了系列半合成四环素类抗生素。

目前，四环素类抗生素分为天然四环素和半合成四环素，临床应用为其盐酸盐。天然四环素包括：盐酸四环素（tetracycline）、盐酸金霉素（chlortetracycline）、盐酸土霉素（oxytetracycline）和地美环素（去甲金霉素，demeclocycline）；半合成四环素有：盐酸多西环素（强力霉素，doxycycline）、盐酸米诺环素（二甲胺四环素，minocycline，）、盐酸美他环素（甲烯土霉素，methacycline）、赖氨四环素（lymecycline）和氢吡四环素（吡甲四环素，rolitetracycline），以及丁甘米诺环素（替加环素，tigecycline）等，后者属于20世纪90年代出现的甘氨酰四环素类（glycyclines），亦被称为第三代四环素类。目前，临床应用的四环素类抗生素主要有盐酸金霉素、盐酸土霉素、盐酸四环素、盐酸多西环素、盐酸米诺环素、盐酸美他环素等。

一、结构与分析方法

（一）基本结构与典型药物

本类抗生素的基本结构系由氢化萘并萘（或氢化四并苯）构成，基本结构如下。

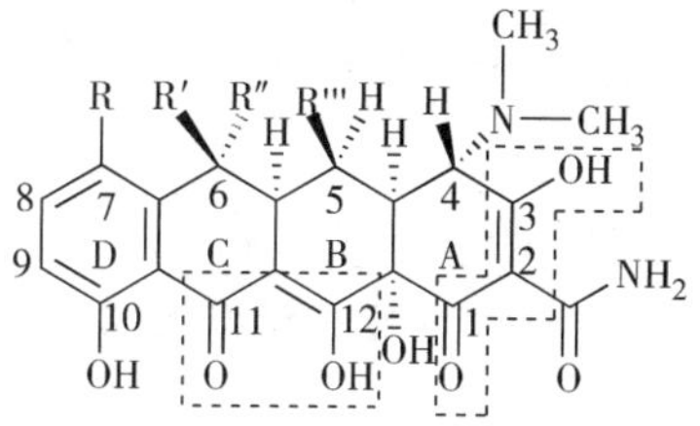

结构中取代基R、R′、R″及R‴的不同，构成各种四环素类抗生素。ChP收载的四环素类抗生素见表14－5。

表14－5　ChP收载的四环素类药物

药物名称	R	R′	R″	R‴
四环素 tetracycline（TC）	H	OH	CH_3	H
金霉素 chlortetracycline（CTC）	Cl	OH	CH_3	H
土霉素 oxytetracycline（OTC）	H	OH	CH_3	OH
多西环素 doxycycline（DOXC）	H	H	CH_3	OH
美他环素 metacycline（METC）	H	$=CH_2$		OH
米诺环素 minocycline（MINC）	$N(CH_3)_2$	H	H	H

（二）性质与分析方法

1. 酸碱两性　本类药物化学结构中C_4－二甲氨基显碱性，而酮基－烯醇共轭系统（结构式中虚线内所示部分）及C_{10}－酚羟基均显酸性，故为酸碱两性化合物，能在酸性或碱性溶液中溶解并成盐。但作为药用的盐酸盐的水溶液显酸性。

2. 光谱特性　本类药物的共轭体系使其具有紫外吸收和荧光特性；结构中含有多个手性碳原子，具有旋光性。可用于本类药物的鉴别与含量测定。

3. 与金属离子反应　本类药物结构中的酮基－烯醇共轭系统（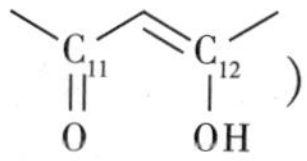）能与多价金属离子形成不同的配位化合物，如与二价钙或镁离子形成不溶性的钙盐或镁盐、与三价铁或铝离子形成可溶性红色或黄色配合物。可用于本类药物的鉴别与含量测定。

二、稳定性

本类药物在干燥条件下比较稳定，但对酸、碱及光照和各种氧化剂（包括空气中的氧）均不稳定，易破坏变色；水溶液随pH的不同，可发生差向异构化及酸碱降解等反应。

1. 差向异构化反应　在弱酸性（pH 2.0～6.0）溶液中，四环素类抗生素A环C_4的构型易于发生差向异构化反应（epimerization），形成4－差向四环素类（4－epitetracyclines，ETCs）。差向异构化反应可用下式表示。

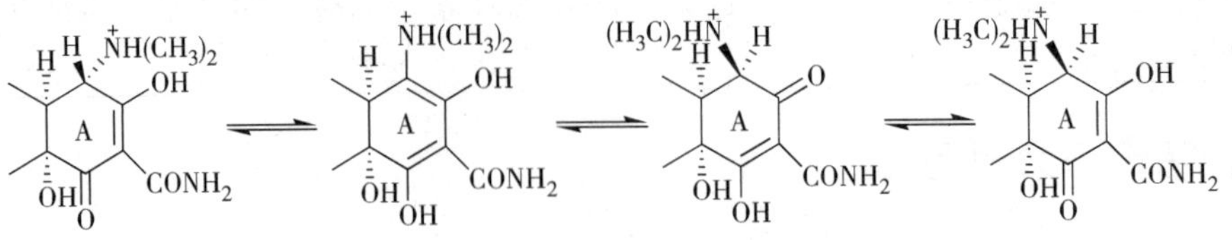

四环素类　　　　差向四环素类

当四环素类结构中存在C_5－羟基（R‴为羟基）时，如土霉素、多西环素、美他环素等由于C_4－二甲氨基与C_5－羟基形成氢键而不易发生差向异构化反应。

2. 降解反应

（1）酸性降解　C_6－R′为羟基的四环素类（四环素、金霉素和土霉素），在酸性条件下（pH＜2），在C_6－OH和C_{5a}－H可发生反式消除反应，生成脱水四环素类（anhydrotetracyclines，ATCs）。反应如下。

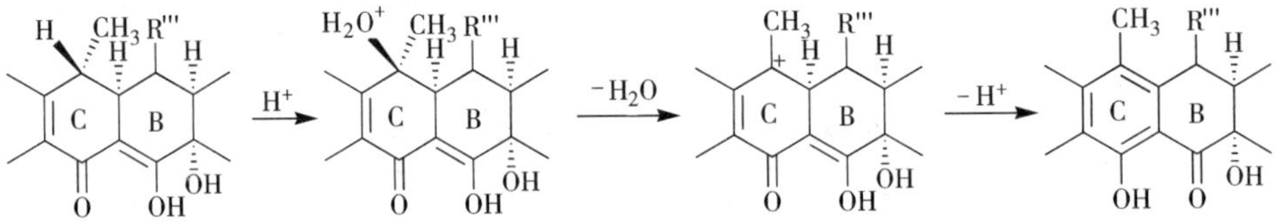

四环素类　　　　脱水四环素类

（2）碱性降解　C_6－R′为羟基的四环素类（四环素、金霉素和土霉素），在碱性溶液中，由于氢氧离子（OH^-）的作用，使得在C环6C上的羟基C_6－OH形成氧负离子，并向11C发生分子内亲核进攻，经电子转移，C环破裂，生成具有内酯结构的异构体。反应如下。

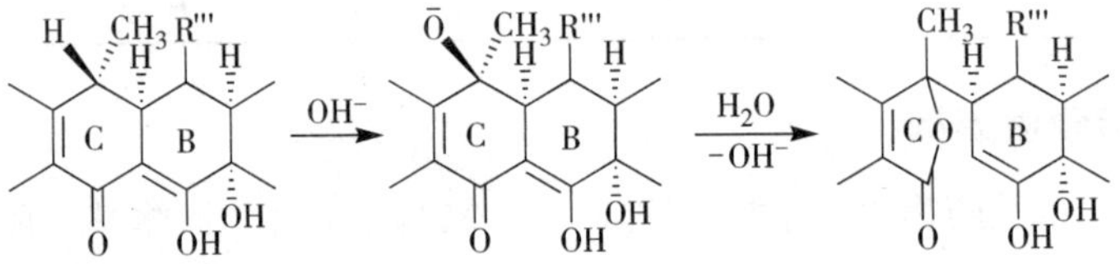

四环素类　　　　异四环素类

在酸性条件下，脱水四环素类亦可进一步发生差向异构化反应，生成差向脱水四环素类（4－epianhydrotetracyclines，EATCs）。

三、盐酸多西环素的分析

（一）合成路线

半合成四环素类主要使用天然四环素通过选择性的化学转化进行结构修饰而成。盐酸多西环素的半合成工艺均以土霉素（Ⅰ）为原料，经氯代、脱水生成11a－氯－6－甲烯基土霉素（Ⅱ），经催化加氢脱去11a－氯，并将6－甲烯基还原为甲基，即得6－脱氧土霉素（多西环素，Ⅲ），由于C_6为手性碳原子，所以同时存在活性较低β－异构体（Ⅳ），需精制去除。合成路线如图14－5所示。

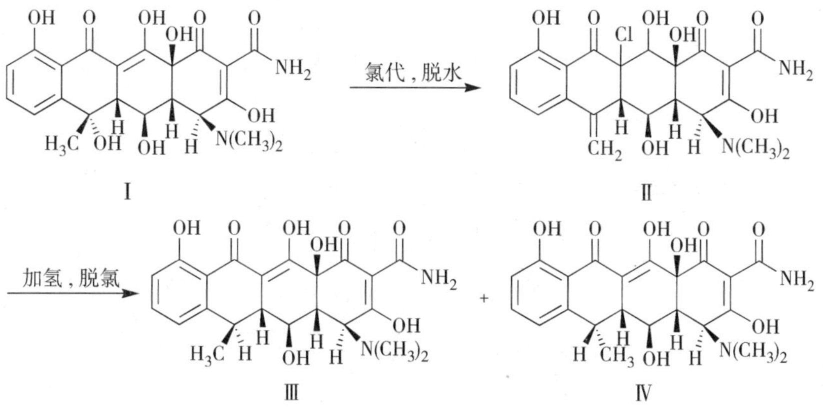

图 14－5　多西环素的合成路线

（二）物理常数

取本品，精密称定，加盐酸溶液（9→100）的甲醇溶液（1→100）溶解并定量稀释制成每 1ml 中约含 10mg 的溶液，在25℃时，依法测定（通则 0621），按无水与无醇物计算，比旋度为－105°～－120°。

（三）鉴别

1. 色谱法　在含量测定项下记录的色谱图中，供试品溶液主峰的保留时间应与对照品溶液主峰的保留时间一致。

2. 光谱法

（1）紫外－可见分光光度法　取本品适量，加甲醇溶解并稀释制成每 1ml 中含 20μg 的溶液，在 269nm 和 354nm 的波长处有最大吸收，在 234nm 和 296nm 的波长处有最小吸收。

（2）红外光谱法　本品的红外光吸收图谱应与对照的图谱（光谱集 386 图）一致。

3. 离子反应　本品的水溶液显氯化物的鉴别（1）反应（通则 0301）。

（四）检查

本品除检查酸度、水分、炽灼残渣、重金属，以及残留溶剂乙醇等一般杂质，还检查有关物质和杂质吸光度。

1. 有关物质　多西环素的主要杂质来源于合成原料及其主要杂质、中间体与副产物，以及纯化过程的降解产物等。因为 C_6－R′羟基的缺失，多西环素不能发生脱水及内酯化反应，其降解反应主要是差向异构化反应。所以，多西环素的有关物质主要包括：异构体 β－多西环素（杂质 A）、副产物美他环素（杂质 B）、降解产物 4－差向多西环素（杂质 C）和 4－差向－β－多西环素（杂质 D，杂质 A 的降解产物），以及合成原料土霉素（杂质 E）及其主要杂质的反应产物 2－乙酰－2－去酰胺多西环素。

采用高效液相色谱法，照含量测定项下色谱条件测定，采用不加校正因子的主成分自身对照法计算，其主要杂质美他环素与 β－多西环素均不得过 2.0%；其他单个杂质限度为 1.0%，杂质总量限度为 4.0%。多西环素有关物质检查典型色谱图见图14－6。

2. 杂质吸光度　取本品，精密称定，加盐酸溶液（9→100）的甲醇溶液（1→100）溶解并定量稀释制成每 1ml 中含 10mg 的溶液，在 490nm 波长处测定，吸光度不得过 0.12。

本品为淡黄色至黄色结晶性粉末，其溶液的最大吸收波长在 269nm 和 354nm，在 430nm 以上的波长处无吸收。但本品在生产或贮藏过程中，尤其受光照的影响可产生氧化

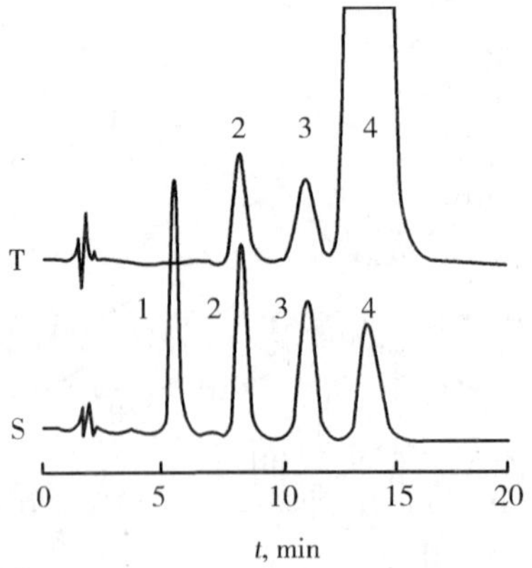

图 14－6　多西环素有关物质检查混合对照溶液（S）和供试溶液（T）HPLC 色谱图

1. 土霉素；2. 美他环素；3. β－多西环素；4. 多西环素

物及其聚合物等有色杂质而使颜色加深。通过限制在 430～530nm 波长处的吸光度，以控制有色杂质的量。

（五）含量测定

多西环素分子结构中含有共轭系统，在紫外光区有强吸收，可供含量测定。但因紫外分光光度法受有关物质及有色杂质的干扰，故不为各国药典所采用。ChP 采用高效液相色谱法测定含量，方法如下：

取本品适量，精密称定，加 0.01mol/L 盐酸溶液溶解并定量稀释制成每 1ml 中含多西环素 0.1mg 的溶液，作为供试品溶液；取多西环素对照品适量，同法制备对照品溶液；取土霉素对照品、美他环素对照品、β－多西环素对照品及多西环素对照品各适量，加 0.01mol/L 盐酸溶液溶解并稀释制成每 1ml 中分别约含土霉素、美他环素、β－多西环素 0.1mg 与多西环素 0.2mg 的混合溶液，作为系统适用性溶液。用十八烷基硅烷键合硅胶为填充剂（pH 值适用范围应大于 9）；以醋酸盐缓冲液〔0.25mol/L 醋酸铵－0.1mol/L 乙二胺四醋酸二钠－三乙胺（100∶10∶1），用冰醋酸或氨水调节 pH 值至 8.8〕－乙腈（85∶15）为流动相；柱温为 35℃；检测波长为 280nm；进样体积 20μl。系统适用性溶液色谱图中，多西环素峰与 β－多西环素峰的分离度应大于 4.0，多西环素峰与杂质 F（2－乙酰－2－脱氨甲酰多西环素）峰间的分离度应符合要求。精密量取供试品溶液与对照品溶液，分别注入液相色谱仪，记录色谱图。按外标法以峰面积计算供试品中 $C_{22}H_{24}N_2O_8$ 的含量。

采用本法测定时，流动相中添加有乙二胺四醋酸二钠与三乙胺，以消除分别因微量金属离子与四环素类的酮基－烯醇共轭系统发生螯合反应，以及碱性基团二甲氨基与十八烷基硅烷键合硅胶（ODS）填料表面残存的硅醇基反应而引起的色谱峰拖尾现象。

四、相关药物的分析

（一）物理常数

ChP 收载四环素类药物的比旋度见表 14－6。

表 14－6　ChP 收载的四环素类药物的比旋度

药物名称	$[\alpha]_D^{20}$ /°	溶剂
盐酸四环素	－240～－258	0.01mol/L 盐酸溶液
盐酸金霉素	－235～－250	水
盐酸土霉素	－188～－200	盐酸溶液（9→1000）
盐酸多西环素	－105～－120	盐酸溶液（9→100）的甲醇溶液（1→100）

（二）鉴别

1. 化学法　除氯化物鉴别反应外，本类药物也可采用显色反应鉴别。

（1）与硫酸反应　四环素类抗生素遇硫酸立即变色，不同结构显现不同的颜色，但加水稀释后一般变为黄色，可予鉴别。例如，盐酸四环素呈深紫色；盐酸土霉素呈深朱红色；盐酸金霉素呈蓝色，渐变为橄榄绿色，加水后呈金黄色或棕黄色。

例 14－13　盐酸四环素的鉴别：取本品约 0.5mg，加硫酸 2ml，即呈深紫色，再加三氯化铁试液 1 滴，溶液变为红棕色。

（2）与金属离子反应　本类抗生素分子结构中的羟基和羰基系统能与多价金属离子形成不同的螯合物，亦可供鉴别。如例 14－13 中，盐酸四环素与三氯化铁生成红棕色。

2. 色谱法　因 ChP 收载的本类药物均采用高效液相色谱法测定含量，所以其色谱鉴别法均采用高效液相色谱法。其中，盐酸土霉素同时列出了薄层色谱法，可任选其一进行鉴别。方法如下。

取本品与土霉素对照品，分别加甲醇溶解并稀释制成每 1ml 中含 1mg 的溶液，作为供试品与对照品溶液；另取土霉素与盐酸四环素对照品，加甲醇溶解并稀释制成每 1ml 中各含 1mg 的混合溶液，作为系统适用性溶液。使用硅胶 G（H）F_{254} 薄层板［用 10％乙二胺四醋酸二钠溶液（10mol/L 氢氧化钠溶液调节 pH 值至 7.0）10μl 均匀喷在板上，平放晾干，110℃干燥 1 小时后备用］，以水－甲醇－二氯甲烷（6∶35∶59）溶液作为展开剂。吸取供试品溶液、对照品溶液和系统适用性溶液各 1μl，分别点于同一薄层板上，展开，晾干，置紫外光灯（365nm）下检视，系统适用性溶液应显示两个完全分离的斑点，供试品溶液所显主斑点的位置和荧光应与对照品溶液主斑点的位置和荧光相同。

采用本法鉴别时，薄层板喷洒中性乙二胺四醋酸二钠缓冲溶液，以消除因微量金属离子与四环素类酮基－烯醇共轭系统反应而引起的斑点拖尾现象。

3. 光谱法

（1）紫外分光光度法　本类抗生素分子结构中含有多个共轭系统，在紫外光区有最大吸收，可用于鉴别。除盐酸多西环素外，ChP 收载的盐酸美他环素也采用同法鉴别。

（2）红外分光光度法　各国药典均利用本类药物的红外吸收光谱特性进行鉴别。除盐酸土霉素外，ChP 对其所收载的本类抗生素均采用红外吸收光谱法鉴别。

（三）检查

1. 有关物质　天然四环素类抗生素中的有关物质主要系指在发酵过程中引入的其他四环素类和产品纯化过程中引入的异构体或降解产物，包括差向四环素（ETC）、脱水四环素（ATC）及差向脱水四环素（EATC）等；半合成四环素类，如盐酸美他环素、盐酸米诺环素等则与盐酸多西环素一样，由于 C_6－R′羟基的缺失，不能发生脱水及内酯化反应，其主要降解产物通常不包括 ATC 和 EATC。

例 14－14 盐酸四环素的鉴别：采用高效液相色谱法，照含量测定项下色谱条件试验，用加校正因子的主成分自身对照法计算：土霉素、ETC、盐酸金霉素、ATC 和 EATC 的校正因子分别为 1.0、1.42、1.39、0.48 和 0.62；限度分别为 0.5%、3.0%、1.0%、0.5%和 0.5%。

2. 杂质吸光度 ChP 收载的四环素类药物杂质吸光度检查条件与要求见表 14－7。

表 14－7 ChP 收载的四环素类药物的杂质吸光度

药物名称	吸光度（波长）	浓度（溶剂）
盐酸四环素	0.12（530nm）#	10mg/ml（0.8%氢氧化钠溶液）
盐酸金霉素	0.40（460nm）	5mg/ml（水）
盐酸土霉素	0.50（430nm） 0.20（490nm）	2mg/ml［0.1mol/L 盐酸甲醇溶液（1→100）］ 10mg/ml［0.1mol/L 盐酸甲醇溶液（1→100）］
盐酸多西环素	0.12（490nm）	10mg/ml［盐酸（9→100）甲醇溶液（1→100）］
盐酸美他环素	0.20（490nm）	10mg/ml［0.1mol/L 盐酸甲醇溶液（1→100）］

#在 20～25℃，使用4cm 吸收池测定。

（四）含量测定

与多西环素一样，各国药典均采用高效液相色谱法测定本类药物的含量，按外标法以峰面积计算。

五、剂型分析

本类药物的剂型分析与原料药分析方法基本一致。对于片剂或胶囊等固体制剂的溶出度采用紫外－可见分光光度法测定，方法简便、快速；对于软膏或眼膏等半固体制剂的含量测定，则用石油醚脱脂后照原料药方法测定。

例 14－15 盐酸四环素糖衣片溶出度的测定：照溶出度与释放度测定法（通则 0931 第二法）测定，以水 900ml 为溶出介质，转速为每分钟 100 转，依法操作，60 分钟时，取溶液适量，滤过，精密量取续滤液适量，用水定量稀释制成每 1ml 中约含盐酸四环素 15μg 的溶液；取盐酸四环素对照品适量，精密称定，加水溶解并定量稀释制成每 1ml 中约含 15μg 的溶液。取供试品溶液与对照品溶液，照紫外－可见分光光度法（通则 0401），在 276nm 的波长处测定吸光度，计算每片的溶出量。限度为标示量的 75%，应符合规定。

例 14－16 盐酸金霉素软膏的含量测定

取本品约 1.25g（相当于盐酸金霉素 12.5mg），精密称定，置分液漏斗中，加石油醚（沸程 90～120℃）30ml，振摇使基质溶解，再精密加入 0.01mol/L 盐酸溶液 50ml，振摇 15 分钟，静置分层，取水层，置 50ml 量瓶中，加 0.01mol/L 盐酸溶液稀释至刻度，摇匀，滤过，取续滤液作为供试品溶液；另取盐酸金霉素对照品约 25mg，精密称定，置 100ml 量瓶中，加 0.01mol/L 盐酸溶液溶解并稀释至刻度，摇匀，作为对照品溶液；取盐酸金霉素对照品、盐酸四环素对照品和 4－差向金霉素对照品各适量，加 0.01mol/L 盐酸溶液溶解并稀释制成每 1ml 中分别约含 1mg 的混合溶液，作为系统适用性溶液。用辛烷基硅烷键合硅胶为填充剂；高氯酸－二甲基亚砜－水（8∶525∶467）（pH＜2.0）为流动相；柱温为 45℃；检测波长为 280nm；进样体积 20μl。系统适用性溶液色谱图中，出峰顺序依次为盐酸四环素、4－差向金霉素、盐酸金霉素。四环素峰与 4－差向金霉素峰、4－差向金霉素峰与金霉素峰间的分离度均应符合要求。精密量取供试品溶液与对照品溶液，分别注入液相色谱仪，记录色谱图。按外标法以峰面积计算，即得。

扫码“练一练”

重点小结

抗生素类药物多为微生物发酵产物或以发酵产物为前体，经半合成法制取，具有以下特点：①组成具有非单一性；②稳定性差、降解产物多；③可能存在内源性大分子杂质。导致本类药物在检查和含量测定的项目与方法上与其他各类化学药物存在较大的差异。

β－内酰胺类药物的β－内酰胺环是本类药物的不稳定中心，其水解反应过程受溶液的pH值及其他条件的影响；头孢菌素类药物具有共轭系统，在紫外光区有最大吸收；本类药物的特征杂质为高分子杂质，包括外源性高分子杂质与内源性聚合物，聚合物的检查采用凝胶色谱法；本类药物的含量测定采用高效液相色谱法。

氨基糖苷类药物分子中具有氨基糖，具有糖类显色反应；坂口反应和麦芽酚反应是链霉素的特征鉴别反应；本类药物的特征检查项目包括EDTA滴定法检查硫酸盐与HPLC检查组分比例；本类药物的含量测定采用抗生素微生物鉴定法测定效价。

四环素类药物具有二甲氨基和酮基－烯醇共轭系统，具有酸碱两性；本类药物可与硫酸作用显色，酮基－烯醇共轭系统可与多价金属离子发生配位反应生成有色螯合物，均可供鉴别；本类药物在不同液性的溶液中可发生差向异构化反应及消除、开环等降解反应，其主要杂质包括：差向四环素类（ETC）、脱水四环素类（ATC）及差向脱水四环素类（EATC）；本类药物的含量测定采用高效液相色谱法，并在流动相中添加EDTA－2Na与三乙胺，以消除色谱峰的拖尾现象。

（于治国）

第三篇

药物分析专论

本篇为药物分析的拓展知识部分，是药物分析的扩展内容，主要介绍分析化学领域的现代分析技术进展及其在药物分析中的应用，为药学各专业方向学生的选修内容。本篇将分三章分别介绍现代色谱、光谱及其与色谱的联用技术和在线分析技术的基本工作原理与方法要点，以及在药品质量控制与质量研究中的应用示例。

通过本篇的学习，使学生了解现代分析技术的工作原理、熟悉其在药物分析中的应用与进展。为从事新药研发或药品质量研究工作提供现代分析手段。

本篇适用于本科药物分析或相关专业学生的学习，或可供药物分析学及相关专业研究生学习。本篇为选修内容，不做教学要求。授课教师可根据本校的教学大纲与专业培养目标组织授课；或指导学生自习，以拓展学生的专业知识领域，培养学生自主学习和独立分析问题的能力。

第十五章　光谱技术的进展与应用

第一节　荧光光谱与化学发光光谱

一、荧光光谱

（一）概述

物质吸收光子能量而被激发，从激发态的最低振动能级回到基态时所发射出的光称为荧光（fluorescence）。荧光光谱法（fluorometry）是利用物质发射荧光的特性，根据物质的荧光谱线的位置及强度进行定性和定量分析的光学分析法。荧光分析法通常有X射线荧光分析法（X－ray fluorometry）、原子荧光分析法（atomic fluorometry）和分子荧光分析法（molecular fluorometry）。物质的原子受到X射线的激法能发射X射线荧光，用以建立X射线荧光分析法。含有原子对的物质气化后，用该原子的特征谱线激发，被激发的电子回到基态时也能发射出荧光，用其发射谱线建立原子荧光分析法。基于有些有机物分子在紫外－可见光激发时发射的荧光建立的方法称为分子荧光分析法。

能够发射荧光的物质应该具备两个条件：即物质分子必须有强的紫外－可见吸收和一定的荧光效率。所谓的荧光效率即荧光量子产率，通常用发射荧光的光子数和吸收激发光的光子数的比值来表示。分子的荧光特性与长共轭结构、分子刚性和共面性及取代基相关。荧光分析法的主要优点为选择性好和灵敏度高。但是该方法有荧光自熄灭现象和易受干扰的问题。自熄灭现象是指，当溶液中荧光物质的浓度太大时，溶液会有荧光熄灭的现象，同时在液面附近的溶液会吸收激发光，使荧光强度下降，导致溶液的浓度与荧光强度不成正比。因此，荧光分析法应该在低浓度的溶液中进行。待测物的荧光强度还受到温度、溶剂、溶液酸碱性、荧光熄灭剂、激发光照射、散射光的干扰及存放容器的影响，因此在测量时需要注意各个环节引起的干扰。荧光分析法常用的定量方法有标准曲线法、标准对照法、计算光谱法等。在实际实验中根据具体情况选择分析方法。

（二）荧光光谱在药物分析中的应用

黄连是传统名贵药材，其有效成分被认为是以小檗碱为代表的生物碱类成分。黄连中有除小檗碱外的成分在发挥协同药理作用，因此关注黄连“非重视成分”的生理生化作用具有重要意义。研究发现，小檗碱与各种蛋白质、核酸等生物大分子具有较强的相互作用，这些大分子可能是该类药物的治疗靶点。文中利用荧光分析光谱测定巴马亭、黄连碱、表小檗碱、药根碱、小檗碱这5种生物碱与生物大分子蛋白和DNA的作用关系并进行研究和探讨。将五种黄连生物碱分别制成相同系列浓度（1.95～31.2μmol/L）的PBS稀释液，分别取1.5ml与0.5ml牛血清蛋白（11μmol/L）溶液作用 。在280nm激发波长条件下扫描300～500nm范围的荧光发射光谱（图15－1）。同样将五种生物碱，分别制成相同系列浓度（1.95～15.6μmol/L）的PBS稀释液，量取1.5ml与0.5ml百分浓度为0.1%的质粒DNA作用后，在368nm激发波长条件下扫描480～650nm范围的荧光发射光谱（图 15－2）。

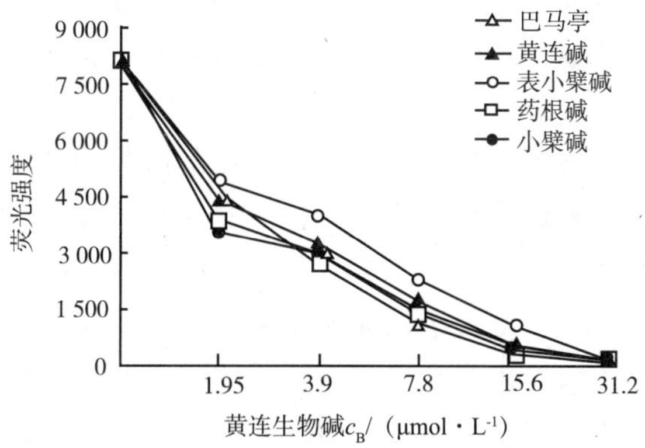

图 15－1　五种生物碱对牛血清蛋白荧光猝灭作用

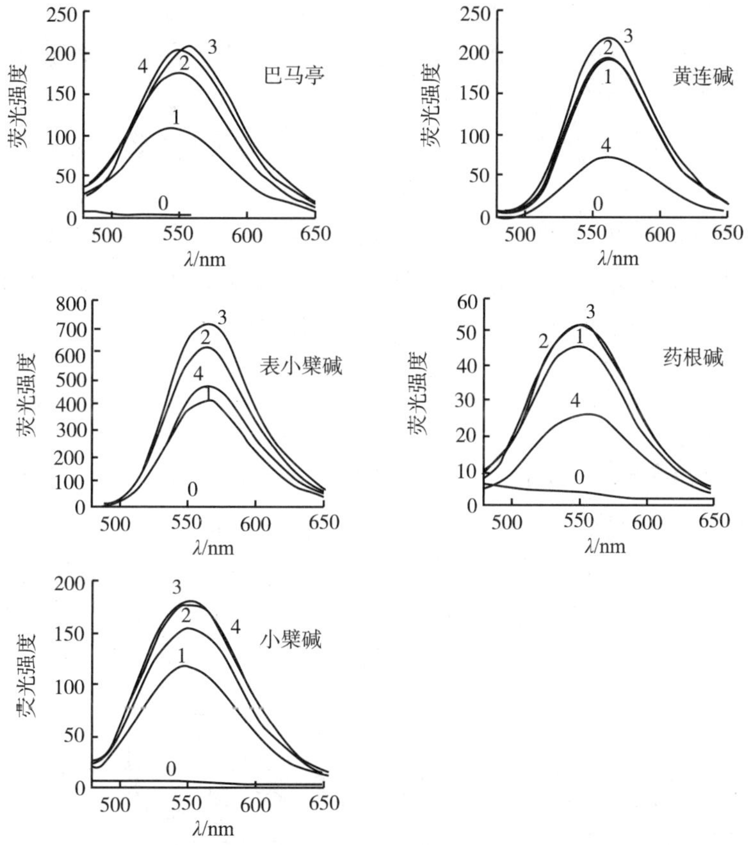

图 15－2　五种生物碱对 DNA 荧光增强作用

0～4 分别对应 0、1.95、3.9、7.8、15.6μmol/L

结果表明，5 种黄连生物碱与蛋白质和 DNA 均存在很强的相互作用。5 种黄连生物碱和蛋白之间的作用差异较小，与 DNA 之间作用差异较大，炭光增强作用由大到小依次为表小檗碱、黄连碱、巴马亭、小檗碱和药根碱，提示黄连生物碱与 DNA 的作用强度与分子结构有关。

二、化学发光光谱

（一）概述

化学发光（chemiluminescence）是指某些物质（发光剂）在化学反应时，吸收了反应过程中所产生的化学能，使反应的产物分子或反应的中间态分子中的电子跃迁到激发态，当电子从激发态回复到基态时，以发射光子的形式释放出能量，这一现象称为化学发光，简言之，就是伴随化学反应过程所产生的光的发射现象。化学发光光谱法是根据化学反应产生的辐射光的强度来确定物质含量的分析方法。化学反应激发后的激发态电子回到基态过程中有许多途径，可以通过振动跃迁、转动跃迁、系间跨越、非辐射跃迁、辐射跃迁等多种形式释放能量，且所有这些过程之间是竞争进行的。化学发光效率与化学效率和发光效率相关，是两者的乘积。化学效率（激发态分子数与参加反应的分子数的比值）主要取决于发光所依赖的化学反应本身；而发光效率（发射光子的数量与激发态分子数的比值）则取决于发光体本身的结构和性质，也受环境的影响。在化学发光分析中，常用已知时间内的发光总强度来进行定量分析。化学发光光谱分析具有灵敏度高、线性范围宽、分析速度快、安全性能高的优势，在常规药物分析中仍然具有很多应用。但是由于化学发光光谱分析法的选择性差，使其在应用中受到限制。在分析中常常需要使用化学发光试剂，一般分为直接发光试剂，例如吖啶酯、三联吡啶钌等，和酶促反应发光剂；再如鲁米诺及其衍生物和（金刚烷）-1，2-二氧乙烷及其衍生物等。常用的化学发光试剂需要满足：量子产率高、物理-化学特性要与被标记的物质匹配、能够形成稳定的偶联化合物、在所使用的浓度范围对生物体没有毒性等。化学发光光谱分析法在常规药物分析领域主要应用有：对药物有效成分进行定量分析，利用化学发光的高灵敏度对药物在体内动态过程进行监测，对药物在体内分布和残留的研究及对中药中有效成分的测定。

（二）化学发光光谱在药物分析中的应用

1. 化学发光在药物定量分析中的应用 盐酸异丙嗪是一种镇静、抗过敏类药物。《中国药典》中曾记载用紫外分光光度法、原子吸收分光光度法等方法进行测定。应用实例中利用化学发光检测法对盐酸异丙嗪进行测定。实验利用 Luminol - $KMnO_4$ 发光体系在碱性介质中可以产生化学发光，且盐酸异丙嗪对上述化学发光信号有强烈的增敏作用的特点。实验设计了如图 15-3 所示的发光反应流路图。

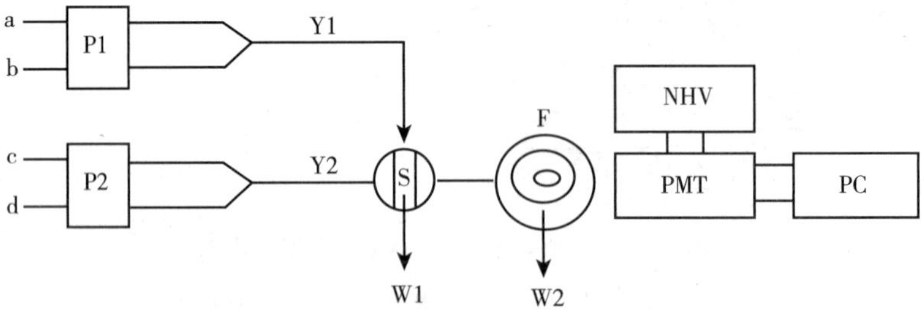

图 15-3 FI-CL 实验流路图

a. 样品/空白溶液；b. 水；c. 鲁米诺溶液；d. $KMnO_4$溶液；P1，P2. 蠕动泵；S. 进样器；F. 流通阀；Y1，Y2. 混合器；S. 流通池；W1，W2. 废液；PMT. 光电倍增管；NHV. 负高压；PC. 计算器

实验测定结果显示，在最优条件下，盐酸异丙嗪的浓度在 $7.0\times10^{-9}\sim9.0\times10^{-7}$mol/L 范围内线性关系良好。

2. 化学发光传感器在药物分析中的应用 多巴胺是一种儿茶酚胺类的神经递质，用于细胞间的脉冲传输，在中枢神经中十分重要。人体缺乏多巴胺则会罹患神经系统疾病。近期有科学家发现，多巴胺有助于提高记忆力并有助于阿尔茨海默病及帕金森病的治疗。

因此，快速测定多巴胺是十分重要的事情。近年来，由于化学发光分析的选择性较差，在测定实际样品时比较困难，限制了化学发光分析的应用。石墨烯由于其双层平面结构，比表面积大，化学及机械稳定性好而受到广泛关注。分子印迹技术高度的特异性可以弥补化学发光选择性差的问题。Huimin Duan 等人，合成了硅烷化磁性分子印迹聚合物（SI - MG - MIP）（图 15 - 4），该方法选择性高，吸光度好，能够磁性分离，实现快速大规模的转移。

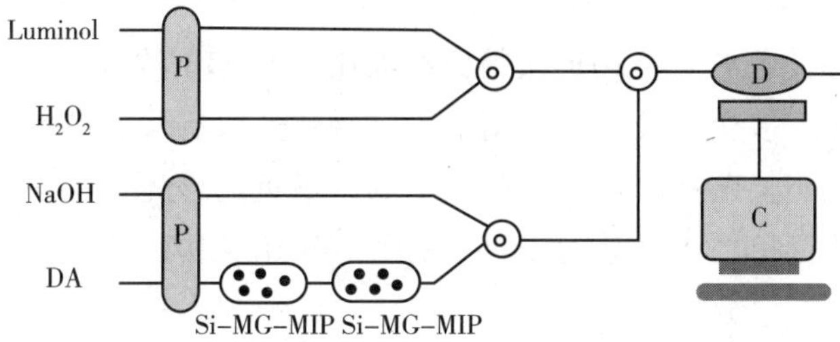

图 15 - 4 传感器示意图

P. 泵；D. 检测器；C. 数据处理器；W. 废液

该方法的灵敏度较高，检测限可达 1.5 ng/ml，在 8 ~ 200 ng/ml 范围内线性良好。在专属性试验中，考察了在金属离子、丙二酚、葡萄糖、抗坏血酸和肾上腺素的干扰下，化学发光传感器的专属性远高于普通化学发光分析法（图 15 - 5）。

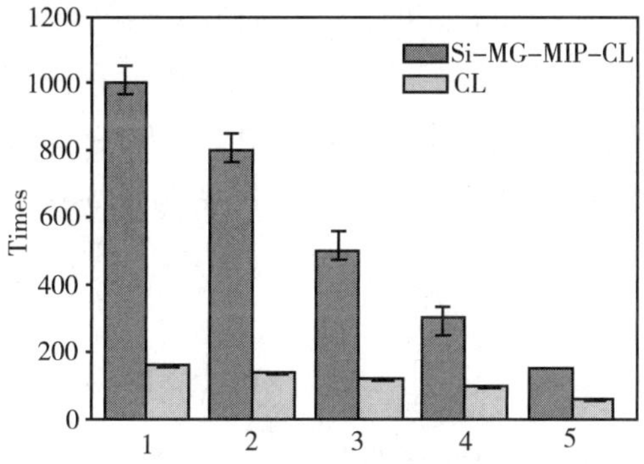

图 15 - 5 专属性试验

1. Na^+，K^+，Mg^{2+}；2. 丙二酚；3. 葡萄糖；4. 抗坏血酸；5. 肾上腺素

第二节 近红外光谱

一、概述

近红外光谱（near infrared spectrum instrument，NIR）主要是由于分子振动的非谐振动使分子振动从基态向高能级跃迁时产生的，主要记录含氢基团振动的倍频和合频吸收，美国材料与试验协会（American Society for Testing and Materials，ASTM）定义近红外光谱区的波长范围为 780 ~ 2526nm。近红外光谱具有丰富的结构和组成信息，对碳氢化合物的组成和性质测定具有优势，但由于在此吸收区，光谱的吸收强度较弱，灵敏度较低。为了解决这个问题，常将其与化学计量学进行联合分析，通过化学计量学建立分析模型，对样品进行分析。近红外光谱在测定方面具有很多优势，样品可以

进行无损测定，这使得操作简化，测定效率大大提高。同时样品可以远距离测定，使其对测定环境的要求降低。近年来，近红外光谱分析方法主要集中在实时在线分析、无损分析和便携式分析的研究上。同时近红外光谱技术因用于鉴别药物真伪具有独特的优越性而受到密切的关注并得到广泛的应用。在中药材鉴别方面，采用近红外光谱并建立适当的数学模型可以准确地鉴别各种中药材。除了在快速鉴别的应用外，NIR 光谱在在线检测蛋白质的去折叠及其在冷冻干燥过程中与冻干保护剂的相互作用和测定制剂中药物的结晶度等方面也发挥着重要作用。

目前，数字图像处理技术平台与 NIR 联用日益强化。但 NIR 技术用于药物的定量分析有其自身的缺陷，如需进行多变量校正，采用最小二乘法选取有代表性的药物建立准确校正模型，而使建模过程相当复杂和繁琐，这些缺陷制约了近红外光谱的发展和应用。近年来，有研究者提出了一种简单、快速且无需对照的新方法用于构建校正集并对片剂中的药物活性成分和辅料进行了定量分析。

二、近红外光谱在药物分析中的应用

秦艽为治疗风湿痹痛、半身不遂的通用药，现代研究表明，秦艽中的有效成分为龙胆苦苷。建立一种快速准确的过程分析方法，可以实现中药产品的在线质量控制。由于高浓度点数值的微小差异会使低浓度点的预测值误差增大，故考虑分为 4 个浓度段：0. 01 ~ 0. 1、0. 05 ~ 2、1 ~ 20 及大于 10mg/ml，相应建立了 4 个龙胆苦苷定量模型，根据自动聚类分析结果选择各个模型的训练集和验证集样本，对模型进行验证。

实验过程主要包括：龙胆苦苷的提取及分离纯化；利用 HPLC 测定提取液中龙胆苦苷的含量，作为实际浓度表示；利用近红外在 12000 ~ 4000 波数范围（图 15 - 6）进行测定，扫描 32 次，分辨率为 $8cm^{-1}$，每个样品测定 3 次，计算平均光谱作为样品光谱。

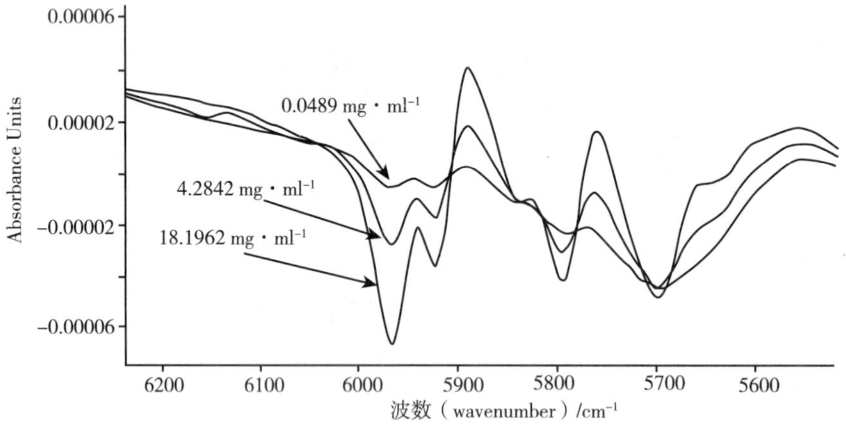

图 15 - 6 经一阶导数处理的不同浓度龙胆苦苷的近红外光谱图

分别用各个模型预测相应的浓度范围，并与 HPLC 值进行比较，在 95% 可信区间内进行配对 t - 检验，4 个浓度段的近红外预测结果与相应的 HPLC 值无明显差异（图 15 - 7）。将近红外光谱应用到秦艽提取过程中，能够快速、无损地对有效成分进行测定，并且预测效果与高效液相测得值一致。

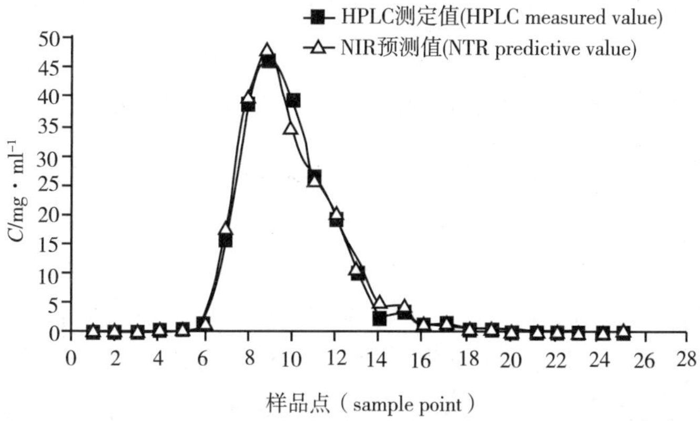

图 15-7　龙胆苦苷实测值与 NIR 预测值变化趋势图

第三节　拉曼光谱

一、概述

拉曼（Raman）光谱是分子振动光谱的一种，是一种散射光谱。光子与物质碰撞时可产生弹性和非弹性碰撞。在非弹性碰撞中，光子不仅改变运动的方向，也有能量交换，频率就发生了改变，这就是拉曼散射。拉曼效应早在 1923 年就被德国物理学家 ASmekal 预言，Raman 于 1928 年 3 月在液体苯散射光谱中发现了此现象，并于 1930 年获得了诺贝尔奖。拉曼光谱与红外光谱类似，但是在光谱产生机制中不同，红外光谱是直接观察试样分子对辐射能量的吸收情况，而拉曼光谱是分子对单色光的散射引起的，是对振动跃迁的间接体现。在解析拉曼光谱时除考虑基团的特征频率外，还要考虑谱带的强度和形状，及因化学环境的变化而引起的变化。在拉曼光谱中，某些官能团谱带波数与其在红外光谱中出现的波数基本一致。但某些在红外光谱中不出现的振动在拉曼光谱中可能是强谱带。拉曼光谱的特点有：对称振动和准对称振动产生的拉曼光谱比较强；环状化合物中，环状骨架化学键同时伸缩会产生最强拉曼谱带；醇类和烷烃的拉曼光谱类似。因此在分子结构的鉴定中，红外和拉曼是两种互相补充却不能互相代替的光谱分析。

二、拉曼光谱在药物分析中的应用

拉曼光谱以其分析速度快，谱线信息丰富、特征性强，样品制备简单甚至不需制备，可用于在线跟踪测定等优点，在药学领域应用广泛。拉曼光谱主要用于对药品原材料和药物制剂的鉴别及含量测定，药物分子结构和聚集态结构的研究，药物的反应动力学检测等。信号弱是拉曼光谱本身固有的特点；但具有灵敏度高、选择性好的拉曼光谱技术不断得到发展。例如，表面增强拉曼光谱（surface - enhanced Ramanspectroscopy，SERS）、针尖增强拉曼光谱（tip - enhanced Raman spectroscopy，TERS）、共振拉曼光谱（resonance Raman spectroscopy，RRS）、傅里叶变换拉曼光谱（Fourier transform Raman spectroscopy，FT - RS）、共焦显微拉曼光谱技术（confocal Raman microscopy，CRM）、空间偏移拉曼光谱（spatially offset Raman spectroscopy，SORS）等。近年来，随着激光技术以及纳米微粒技术的迅速发展，拉曼光谱在快速鉴别方面有了突出进步。拉曼光谱与化学计量学的结合，可以对靶分子进行可靠的定量分析。各种便携式拉曼光谱仪的问世，使得拉曼光谱有望成为药物分析中一种有效的分析手段。2010 版《中国药典》首次增加了拉曼光谱法指导原则。

（一）拉曼光谱在药物快速分析中的应用

利用对乙酰氨基酚的拉曼光谱特性，对对乙酰氨基酚注射液进行鉴别，并利用拉曼光谱符合比尔定律的特点，可对不同规格的对乙酰氨基酚直接进行含量测定研究，建立快速、简单的对乙酰氨基酚注射液的鉴别和含量测定方法。具体方法为：利用对乙酰氨基酚对照品进行特征峰寻找，确定对乙酰氨基酚的 10 个特征峰；在含量测定中，特征峰拉曼光谱强度对其定量分析至关重要，分析对乙酰氨基酚注射液的拉曼光谱图，均有 10 个波峰组成，其中有些波峰的峰强度稳定，有些则不稳定。经过扫描次数和光谱强度的实验，根据实验结果，寻找出波峰相对强度稳定，且波峰强度大的特征峰进行定量。确定实验条件为：激发光波长 785nm，物镜 50 ×，激光功率 3mW，信号采集时间 60s。并进行方法学验证：对乙酰氨基酚浓度在 12 ~ 200mg/ml 范围内特征峰相对强度成良好线性关系。定量限为 12. 20mg/ml，检测限为 4. 10mg/ml。并进行了精密度、重复性、加样回收率等方面的验证，各项验证均符合规定。相对于红外光谱法，拉曼光谱法无需制样，且可在不破坏样品外包装的情况下进行无损鉴别，实验时间短，操作简单。

（二）拉曼光谱在药物含量测定中的应用

可利用拉曼光谱测定葡萄糖溶液的浓度，通常对于非水溶液，常用的内标为四氯化碳；而对于水溶液，常用的内标为硝酸根离子和高氯酸根离子。本实验选用水峰为内标，既避免加入离子对样品的影响，又可解决定量中存在的问题，是水溶液样品定量分析的一个方便的内标。在实验中选择了具有较强拉曼特征吸收的 1125cm^{-1}作为葡萄糖的测定峰；选择位置和峰高较为接近的水的拉曼峰 1643cm^{-1}作为内标参比峰，其比值相对峰高作为测定葡萄糖浓度的响应值。该方法测定葡萄糖在 0 ~ 1. 8mol/L 范围能线性良好。同时考察了在氯化钠和氯化钾存在下，当盐浓度和葡萄糖浓度比值为1∶1 时，实验结果不受干扰。经测定某市售标识量为葡萄糖氯化钠注射液、5% 葡萄糖和 10% 葡萄糖注射液实测平均浓度分别为 4. 91% ，4. 93% 和 9. 92% ，其回收率分别在 71. 88% ~126. 31% ，81. 02% ~124. 89% 和 74. 87% ~121. 32% 之间，*RSD* 为 5. 44% ，4. 34% 和 0. 94% 。该方法具有操作简单、检测方便，无需添加其他化学试剂，是一种绿色分析测定方法。

第四节　质　谱

一、质谱基本原理简介

质谱（mass spectrometry，MS）分析是研究有机化合物结构的有力工具，是现代物理和化学领域内使用的一种极为重要的工具。早期的质谱仪器主要用于测定原子质量、同位素的相对丰度，以及电子碰撞过程等物理领域。随着质谱技术的不断发展，联用技术的日渐成熟，并且具有灵敏度高、样品需求量少、分析速度快，可实现多组分同时测定的优点，质谱在药物分析领域的应用十分的广泛。其分析过程可以分为四个部分：①样品进入系统并气化；②气化后的样品进入离子源进行电离；③离子经过质量分析器进行分离；④信号转化成图谱。质谱仪由高真空进样系统、离子化系统、质量分析器、数据处理系统等六个系统组成。在选择进样系统时，一般对于沸点低、易挥发的待测物可以选择间歇式进样系统；对于沸点高的待测物可以选择直接探针进样。对于离子源的选择，可根据待测物性质选择不同的离子源。常有的离子源有电子轰击离子源（electron ionization，EI）、化学离子源（chemical ionization，CI）、场电离源（field ionization，FI）、场解析源（field desorption，FD）、基质辅助激光解析源（matrix assisted laser desorption ionization，MALDI）、大气压化学离子源（atmospheric pressure chemical ionization，APCI）、快原子轰击电离源（fast atom bombardment，FAB）、电喷雾离子源（electron spray ionization，ESI）等。质量分析器主要类型有单聚焦与双聚焦磁质量分析器、飞行时间分析器、四级杆分析器、离子阱分析器、离子回旋共振分析器。

在质谱分析时，常与色谱分析联用，接口技术是色谱－质谱联用的关键技术。气相－质谱联用中能够增加气相的定性参数，定性可靠、灵敏度高、选择性好，能够大大提高气相的使用效率。目前最为常用的质谱联用技术是液相－质谱联用技术。其将液相的高分离性能和质谱的高选择性完美结合，在常规药物分析、体内药物分析、大分子药物分析中的应用都非常广泛。

二、质谱技术进展概述

MS 由于其可以提供极其丰富的分子结构信息，已经成为药物代谢及组学研究中必不可少的分析手段，新型 MS 仪器具有更高的灵敏度和分辨率可在更宽的质量范围内同时对代谢组分进行定性和定量分析 。这种高分辨率精确质量分析（HRAM）常用的检测方法有飞行时间质谱（TOF）、混合四极杆－TOF、傅里叶变换－离子回旋共振（FT－ICR）、轨道阱（ion trap）等。近年来推出的新型 TOF 克服了以往 TOF 在分析不同浓度待测物时质量准确度变化的缺点，并可在较大的动态范围内进行定量分析。解吸附电喷雾离子化（DESI）技术几乎不需要样品前处理，利用喷雾解吸附、离子化，并将待测物导入质谱仪，可用于生物样品中药物代谢物的原位测定。MALDI 技术适合于高通量代谢分析，但由于使用基质可对测定结果产生干扰，因而新型无基质激光解析技术例如硅胶解析以及纳米技术等还有待研究。

GC－MS 作为一种较为成熟和完善的方法已得到了广泛应用，但由于 EI 离子源较难得到分子离子峰因而也面临着未知待测物测定的难题。有研究者利用 HRAM－APCI－GC 联用技术得到了准确的分子离子峰有效地解决了这一难题。新 HRAM－MS 系统的精密度可与 QqQ 相媲美，并可得到所有待分析物质全扫描 MS 数据，增强了定量测定能力。与 MRM 不同的是，HRAM 可以得到超过预设质量范围的信息，因而能够对未知待测物进行测定，这是它区别于传统多重检测研究代谢组学的一个特点。例如，有研究者 Wenyun Lu，将反相离子对色谱与独立轨道阱质谱（stand alone orbitrap mass spectrometer）联用，利用轨道阱质谱的高分辨率以及高灵敏度进行体内代谢物的测定，检测限可达 5ng/ml。未来代谢组学的发展趋势将是利用质量分析特别是 HRAM 在更宽的质量范围收集全扫描数据，同时对代谢物进行定性和定量分析。

三、质谱技术在药物分析中的应用

（一）质谱在大分子物质测定中的应用

N－糖基化是一种与疾病密切相关的蛋白翻译后修饰。研究 N－糖链的结构变化对于阐明糖链在肿瘤等疾病发生发展中的作用具有重要意义。肿瘤糖链标志物的发现及肿瘤的早期诊断、治疗乃至抗肿瘤药物的研发具有重要的意义。由于 N－糖链结构复杂，相互之间的相似度比较高，而且绝大多数以混合物的方式存在，因此分析 N－糖链的细微结构是生物大分子结构研究的一大难点。

为了建立糖蛋白的 N－糖链结构分析方法，以唾液酸糖肽（SGP）为模式分子进行方法优化，再以人绒毛促性腺激素（hCG）为对象，经变性后用 PNGase F 酶解释放 N－糖链，将酶解液用多孔石墨化碳小柱进行固相萃取，经纯化富集得到 N－糖链后，再分别采用基质辅助激光解析电离（MALDI）和电喷雾电离（ESI）两种方式对 hCG 的 N－糖链进行结构分析。

在 SGP 的 N－糖链结构分析方法探索的过程中，无论使用 MALDI－MS 还是 ESI－MS 都产生一定的糖链碎片，而且两者的主要碎片产物基本一样。由于两种离子化方式的不同 MALDI－MS 主要得到单电荷离子峰，而 ESI－MS 主要为带 2 个电荷离子峰甚至有 3 个电荷离子峰。因此，MALDI－MS 更易于对此样品成分与结构进行分析。

本实验结果显示，生物大分子质谱分析方法中，MALDI 和 ESI 为两种不同但相互补充的软电离技术。MALDI－MS 和 ESI－MS 的快速、灵敏、准确等特点使它们成为分析 N－糖链结构的最佳选择。糖蛋白 N－糖基化修饰的改变与疾病密切相关，本实验建立的方法可用于检测与疾病相关糖蛋白的 N－糖链结构变化，特别是哺乳动物体内各种糖蛋白 N－糖链的结构分析，其 N－糖链组成几乎都有五糖核心，而且由较少种类的单糖连接而成，根据样品在质谱分析下的分子量就可以推断糖链的结构组成，必要时可利用多级质谱进一步分析。此方法可分析得到肿瘤标志物的 N－糖链结构信息，有助于肿瘤的早期诊断和药物作用靶点研究。

（二）质谱在药物有关物质结构鉴定中的应用

头孢克肟（结构见图 15－8）是第一个口服有效的第 3 代半合成头孢菌素类抗生素，具有广谱抗菌、耐酶、高效、低毒、不良反应少等优点。由于 β－内酰胺抗生素的不稳定性及其生产工艺特点，使其有关物质的种类较多，含量相对较高。较多种类的有关物质也是 β－内酰胺抗生素产生速发型过敏或者严重不良反应的主要根源。采用液相色谱－质谱串联检测法（LC－MS/MS）结合光电二极管阵列检测法（PDA）测定头孢克肟原料药和制剂中的有关物质，可获得主成分和杂质的色谱、紫外－可见光谱、质谱母离子和子离子信息，并对有关物质进行结构推定。比较原料药及制剂在有关物质种类和含量上的差异。可对头孢克肟的有关物质结构进行系统鉴定。

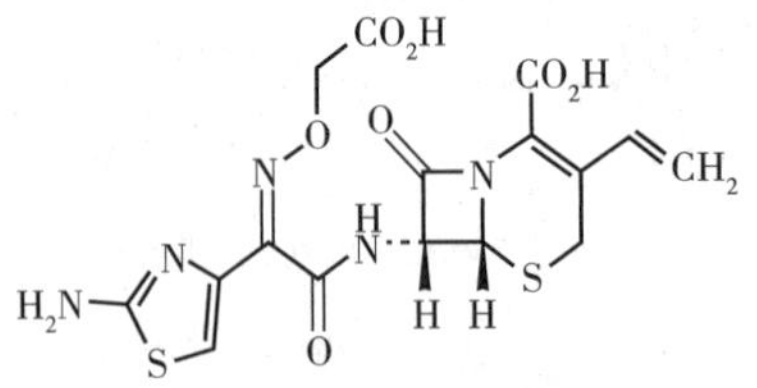

图 15－8　头孢克肟结构式

色谱条件　色谱柱：Lichrospher ODS－2（4.6mm×250mm，5μm）；流动相：1% 甲酸溶液－乙腈（90∶10，A）－乙腈（B），流速：1.0ml/min，采用线性梯度程序洗脱：0～18 分钟，A－B（100∶0）；30～33 分钟，A－B（78∶12）；34～35 分钟，A－B（33∶67）；35.5～40 分钟，A－B（100∶0）；柱后分流；80% 流出液经 PDA 检测，PDA 扫描波长范围：200～600nm；20% 流出液经添加 0.2ml/min 乙腈鞘液辅助电喷雾离子化 MS 测定；柱

温：35℃；进样量：20μl。

质谱条件　电喷雾离子化检测，扫描范围为 m/z 300～550；雾化气压 310kPa，辅助气压力 13kPa；毛细管温度 350℃；子离子质谱扫描氩气碰撞气压力 0.17 Pa；正离子化喷雾电压 5kV，负离子化喷雾电压 4kV。

头孢克肟作为头孢类抗生素，性质不稳定，储存期间可发生部分降解物或异构化反应，产生额外杂质。利用 LC－MS/MS，采用全扫描一级质谱和子离子全扫描二级质谱 2 种方式对样品进行检测，解析有关物质（图 15－9）。结果表明，头孢克肟中可以检测到 21 个有关物质峰，其中峰 4 和峰 18 仅在制剂中出现。有关物质中存在多组同分异构体，如峰 5、峰 14 和峰 15 对应杂质与头孢克肟具有相同的相对分子质量（M_r＝453）。此外，峰 2 和峰 3、峰 6～9、峰 10～13、峰 19 和峰 21 相应的杂质分别具有相同的相对分子质量；不同的有关物质在结构上都存在一定的共性。再根据所测得各有关物质的二级质谱进行碎片离子解释，参照 EP8.0 关于头孢克肟的系统适用性试验及可能的有关物质结构，推测各有关物质的合理结构。

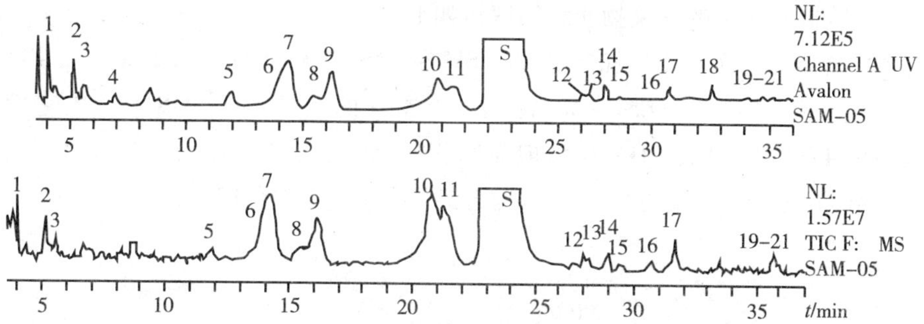

图 15－9　头孢克肟有关物质的 LC－UV 和 LC－MS 扫描图

以图 15－9 的峰 2 和峰 3、峰 6～9 为例，其 MS 及 PDA 的测定结果见表 15－1。对有关物质进行结构解析如下。

表 15－1 LC－MS 扫描图峰 2、峰 3 及峰群（6～9）的 MS 与 PDA 检测结果

峰序号	t_R (min)	λ_{max} (min)	$[M+H]^+$ (m/z)	$[M+H]^+$ 主要碎片离子 (m/z)	$[M-H]^-$ (m/z)	Mr (Da)
2	5.3	285	470	126，140，168，213，255，285，345，424，452	468	469
3	5.7	285	470	126，168，213，227，251，385，345，424，452	468	469
6	14.5	265	472	126，140，183，245，303，337，350，384，410，428，454	470	471
7	14.8	265	472	126，140，183，245，303，337，350，384，410，428，454	470	471
8	16.1	265	472	126，140，183，245，303，337，350，384，410，428，454	470	471
9	16.8	265	472	126，140，183，245，303，337，350，384，410，428，454	470	471

有关物质峰 2 和峰 3 保留时间分别约为 5.3 分钟和 5.7 分钟，ESI^+－MS 均测得 m/z 470 和 m/z 492 的 $[M+H]^+$ 和 $[M+Na]^+$ 离子，ESI－MS 测得 m/z 468 的 $[M-H]^-$ 离子，表明它们的相对分子质量比头孢克肟多 16Da。PDA 吸收与主成分相同表明它们的头孢母核结构完整。结合二级质谱碎片（表 15－1）推测峰 2 和峰 3 对应有关物质为头孢克肟

的5位硫氧化产物（$C_{16}H_{15}N_5O_8S$，$M_r=469$），其二级质谱裂解规律见图15-10。

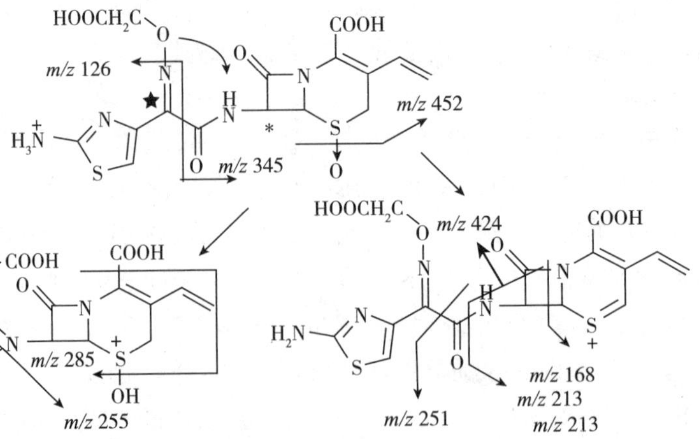

图15-10　峰2和峰3［M+H］⁺离子的二级质谱裂解途径

相对分子质量为471的有关物质结构解析如下。

有关物质峰6、峰7、峰8和峰9的ESI⁺-MS均测得m/z 472和m/z 494的［M+H］⁺和［M+Na］⁺离子；ESI-MS测得m/z 470的［M-H］⁻离子，故它们的相对分子质量均为471，同时其PDA与头孢克肟相比均蓝移，推测为头孢克肟β-内酰胺开环产物。二级质谱主要碎片均可经此结构合理裂解产生（图15-11）。

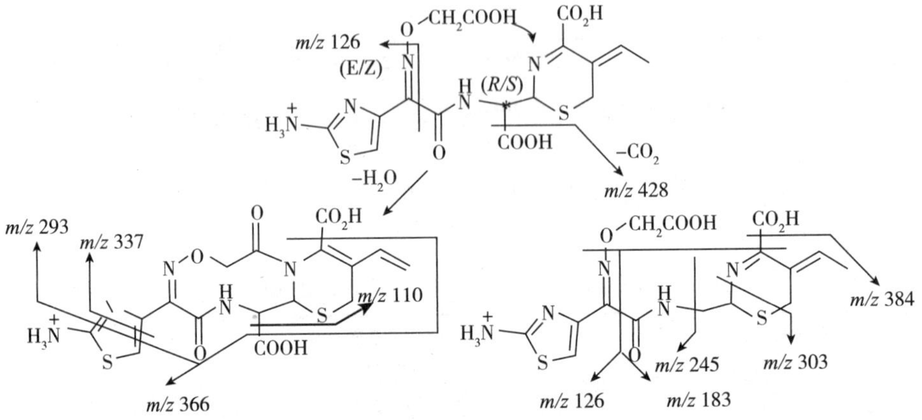

图15-11　峰6、峰7、峰8和峰9［M+H］⁺离子的二级质谱裂解途径

建立的LC-MS/MS方法通过乙腈辅助电喷雾提高了有关物质检测的灵敏度，检测出头孢克肟中的21个可能的有关物质。通过对各杂质峰的质谱测得与解析，结合EP8.0头孢克肟标准中所规定的可能的有关物质结构比对，直接鉴定或间接推断其中的18个有关物质。其中，15个为头孢克肟降解物，3个为副产物。

第五节　核磁共振光谱

一、固态核磁共振

（一）固态核磁共振技术简介

固态核磁共振技术是以固态样品为研究对象的核磁分析技术。在液体样品中，分子的快速运动将导致核磁共振谱线增宽的各种相互作用抵消，从而获得高分辨的液体核磁谱图；

对于固态样品，分子的快速运动受到限制，化学位移各向异性等各种作用的存在使谱线增宽严重，因此固体核磁共振技术分辨率相对于液体的较低。相比于液体 NMR，固体 NMR 还可以在没有全部分子滚动的情况下（in the absence of overall molecular tumbling）研究生物分子内部运动。随着固体 NMR 理论和仪器硬件技术的不断发展，近年来固体 NMR 技术如 15N、2H 固体 NMR、质子去耦 31P 固体 NMR、魔角旋转（MAS）、超高速 MAS（ultra - fast MAS）、基于超高速 MAS 的顺磁性掺杂、dipolar recoupling、直接质子检测技术、微线圈（microcoil MAS）技术等在高分子结构与动力学研究领域中正发挥着越来越重要的作用。固态核磁共振特点：①固体核磁共振技术可以测定的样品范围远远多于溶液核磁，由于后者受限于样品的溶解性，对于溶解性差或溶解后容易变质的样品往往比较难以分析，但是这种困难在固体核磁实验中不存在。②从所测定核子的范围看，固体核磁同溶液核磁一样不仅能够测定自旋量子数为 1/2 的 1H、19F、13C、15N、29Si、31P、207Pb，还可以是四极核，如 2H、17O 等；所以，可分析样品的范围非常广泛。③固态核磁共振是一种无损分析。④所测定的结构信息更丰富，这主要体现在固体核磁技术不仅能够获得溶液核磁所测得的化学位移、J - 耦合等结构方面的信息，还能够测定样品中特定原子间的相对位置（包括原子间相互距离、取向）等信息，而这些信息通常是其他常规手段无法获得的信息，特别是对于粉末状样品或膜状样品。⑤能够对相应的物理过程的动力学进行原位分析，从而有助于全面理解相关过程。⑥能够根据所获信息的要求进行脉冲程序的设定，从而有目的有选择性地抑制不需要的信息但是保留所需信息。其在药物研发中的应用主要有：①药物靶标生物大分子结构的解析；②生物大分子的动力学研究；③基于生物大分子与配体小分子相互作用的药物设计和筛选；④在药物代谢中的应用。

（二）固态核磁共振技术应用

1. 晶型鉴别　以苯洛芬 2 种晶型研究为例，将两晶型等比例混合进行测定，得到了 CP/MAS 13C - NMR 图谱，通过 CP 技术获得的图谱显示两晶型结构中相同的共振碳原子在谱中信号不同。文献报道实验需要进行内标物校正以及接触时间的优化，才能进行定量分析小的化学位移改变是由于分子内部屏蔽作用的变化，而构型的改变会使得化学位移值有较大的变动，将 60% 的苯洛芬与各种辅料配方混合，进行 CP/MAS 13C - NMR 测定，图谱显示该药物晶型为Ⅱ型。对庚苯吡酮 2 种晶型的研究得到了相似的结果。对头孢唑林 3 种水合物形式的晶型和无定型的研究结果表明，这些溶剂化晶型具有各自特征性的 NMR 图谱，可用于水合物晶型的鉴别。

2. 晶型定量　NMR 光谱是一种定量技术，峰面积是与产生该信号的核数成一定比例关系的。而当要进行晶型混合物的定量分析时，首先应对峰进行识别，归属于哪种晶型，再选择 2 个分离良好的峰（应为 2 种晶型中相同碳的峰），并进行多接触时间（multiple - contact time）实验，用以测定每种晶型的磁化转移速度（TCH）和衰退（T1P）。如果每种晶型的速度是相同的，可对峰进行直接积分得到定量数据，面积的相对值代表该晶型在混晶中的量。晶型和无定型混合物的定量分析也是相似的方法，不同之处在于需要对无定型的宽峰和晶型窄峰的重叠部分进行去卷积计算。但为获得固体物质的定量光谱，必须要注意不得发生磁饱和情况。因此，要求绝对最小的循环延迟为 5T1。对于单次脉冲布洛克衰退（Bloch decay）13C 实验来说，脉冲延迟从几分钟到几小时不等以确保最稳定的碳原子能充分弛豫。弛豫是由质子旋转决定。源于旋转扩散的 1H T1 是各种样品中较常见的，当有多种物理或化学区存在时除外。然而，在 CP 实验中，磁化转移并不是瞬时发生的，在定量时应考虑转移动力学。该法的灵敏度取决于待测物激发态原子数（N_{α}）与基态原子数（N_{β}）

的比值，比值越高，灵敏度越高。提高磁场强度，选择低温探头可以提高检测灵敏度；增加样品浓度及扫描次数也可以提高灵敏度。足够的弛豫时间能确保已激发的原子有充分的时间回到基态并再次激发，从而使信号多次采集并积累，灵敏度提高。通过建立完整的磁化曲线，即信号强度与不同接触时间的函数关系，可以校正 CP/MAS 光谱的信号强度。对于均相体系，校正的信号值可以通过外推法获得；对于非均相体系，由于其具有复杂的自旋扩散，因而需要对 CP 曲线进行拟合以获得理想的信号强度。有时，光谱的重合会阻碍信号强度的直接校正，此时，可以选择数学统计的方法来校正。

SS - NMR 结合等温微量热法（isothermal microcalorimetry）可用于结晶形态的研究。一般来说，测定晶形态的检测限要高于无定形态，因为晶型的无序系数具有更宽的共振特征。这 2 种技术对无序系统程度的特征性的测定，结果一致。例如，完全无定型乳糖（喷雾干燥法制得）与完全一水合乳糖晶型混合，制得无定型含量在 0 ~ 10% 范围的样品，然后再用 CP/MAS 13C - NMR 进行分析。无定型的真实含量与测得含量的相关系数为 0.998，误差在 1% 之内该方法测定无定型乳糖的检测限为 0.5%。

二、核磁共振新技术

（一）核磁共振新技术的发展

NMR 是生物大分子研究的另一个重要的方法，对于不能结晶的生物大分子研究，NMR 是一个很好的选择。核磁的多共振探头、Chemagentics 高速探头、Imaging 成像探头、CP/MAS探头、HR/MAS 探头、Cryoprobe 超低温探头、Ultra - fast MAS 超快速探头、LC - NMR 联用技术等，加上仪器及软件的功能更加强大，使核磁的应用范围更加广泛。对非晶态系统或结构具有不规则性的系统而言，固态核磁共振可以在分子尺度上提供最丰富的结构信息。目前，蛋白质三维结构的研究是国际上的热点，利用一维、二维甚至三维、四维 NMR 进行蛋白质的三维结构以及蛋白质与其他分子相互作用的研究，可以得到令人满意的结果。

利用 NMR 进行代谢产物特别是大分子物质的结构确证是研究代谢的另一重要方法。最突出的技术进步就是二维核磁共振（2D - NMR）方法的发展。它从根本上改变了 NMR 技术用于解决复杂结构问题的方式，使 NMR 技术成为解决复杂结构问题的最重要的物理方法。2D - NMR 的发展导致了杂核（X - NMR），如 1H - 13CHSQC 和 1H - 15N HSQC 等的广泛研究和使用。2D 1H - 13C 甲基横向弛豫优化光谱（TROSY）可避免由于待测物分子量增加导致的谱线展宽并得到理想的分辨率。随着 NMR 的研究对象向生物大分子转移，NMR 技术所提供的结构信息的数量和复杂性呈几何级数增加，近几年来已出现 3D - NMR 技术来替代 2D - NMR 方法，用于生物大分子的结构测定。初步探索的结果表明 3D - NMR 方法可以同时检测 13C、15N 和 1H 之间的相互作用，不仅进一步提高了信号的分离能力，并且能提供许多 2D - NMR 方法所不能提供的结构信息，从而简化结构解析过程。近年来，一些新技术的出现使 NMR 效能得到显著提高，例如更高的磁场强度、低温探针、微线圈探针、先进脉冲序列、同位素标记等。

（二）新技术在药物分析中的应用

1. 联用技术

（1）液相 - 质谱 - 核磁联用联用　液相色谱 - 质谱 - 核磁共振（LC - MS - NMR）联用技术早期发展十分缓慢，主要受制于 NMR 仪的灵敏度、溶剂峰抑制问题和 NMR 与 MS 联机系统的问题。近年来，随着 NMR 波谱仪磁场强度的提高 LC - NMR 专用探头的设计及溶剂峰抑制技术的发展，解决了动态变化、灵敏度及溶剂抑制（尤其是梯度系统）的问题。

从而促进了 LC－MS－NMR 联用技术的迅速发展。LC－MS－NMR 技术的快速发展在分析方面具有突出的优点，目前本技术以 LC－MS 为主要分析手段，它集液相色谱的高分离能力和质谱的高灵敏度于一体，被广泛应用于实验研究中，如药物代谢研究、药动学研究、药物多组分含量测定等。虽然 MS 可以提供化合物的分子离子峰和碎片离子峰进行分析，但是 LC－MS 却不能明确地鉴定一些未知的具有光学和几何异构体的化合物结构。而且，一些不易离子化的化合物 MS 响应很低，生物基质的抑制也影响化合物的离子化。因此，在某些研究中需要利用 NMR 来研究化合物的结构信息。在这种情况下 LC、MS、NMR 三种技术在线联合使用形成 LC－MS－NMR 在线系统（图 15－12）。它是进行药物代谢、结构鉴定等方面研究的强有力工具。目前该技术已在多个领域应用广泛。

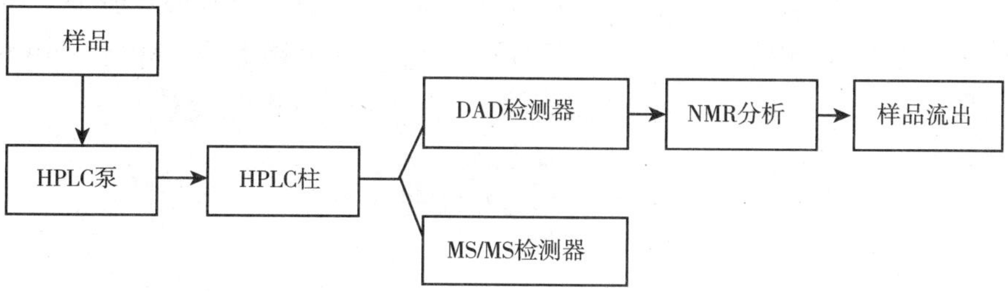

图 15－12　LC－MS－NMR 工作原理示意图

有人使用 LC－MS－NMR 系统从混合物中分离并鉴定出一个有着 2 个相连三唑环结构的氟化物，亦有人将 2,3－苯并呋喃经大鼠腹腔给药后收集尿液，鉴别尿中 2,3－苯并呋喃代谢产物。

（2）原位电化学－核磁共振联用技术　原位电化学－核磁共振（EC－NMR）是一种具有良好应用前景的原位谱学方法，可以用于微观层次和分子水平研究电化学吸附、催化的过程和机制。EC－NMR 联用技术中，电解可在 NMR 谱仪的样品区域内或附近进行，从而可快速检测电化学反应过程中生成的中间产物和最终产物，已受到很大关注。当电解池位于 NMR 谱仪的样品区域内时，将导致磁场的均匀性降低，从而引起 NMR 谱的分辨率和灵敏度下降，极大地局限了 EC－NMR 联用技术的应用。然而，由于高分辨 NMR 技术具有能够分辨结构很相似物质的能力，因此使得 NMR 技术在电化学研究中仍具有非常明显的优势。随着 NMR 的理论、新技术和新方法的进一步发展，结合设计出的高性能探头和电解池以及脉冲梯度场技术和选择激发技术的优化，液相 EC－NMR 原位检测技术将得到更广泛的应用。

2. 超快速高分辨核磁共振技术　核磁共振 NMR 技术，尽管其提出已经过去几十年，但它在分子水平上对物质结构的解析仍然占据着无可替代的地位。二维 2D 谱的引入极大地拓展了 NMR 的应用领域。为了获得较好的谱图分辨率，常规 2D－NMR 实验通常需要进行多次间接维演化时间 $t1$ 不断变化的一维 1D－NMR 采样，因此需要较长的采样时间。然而长时间的采样不适用于实时的生物化学分析。此外，要从谱图中获得精细的分子水平的信息，如化学位移和 J 偶合信息，需要有高度均匀的磁场，即在 $1cm^3$ 左右的样品空间内磁场变化要 $< 10^{-9}/cm^{-1}$。然而在许多情况下如此均匀的磁场难以获得，例如样品本身固有的磁化率不均匀引起磁场不均匀，以及开放式磁体的磁场本身不均匀。要在不均匀场下获得高分辨谱，一方面可从硬件改进入手，如采用 Nano 探头，改进匀场线圈；另一方面可从软件入手，包括建立新的脉冲序列和数据处理方法，如射频脉冲相位补偿方法、分子间多量子相干 iMQC 方法、化学位移成像方法、反卷积法和基于傅立叶合成的算法等。近年来快速发展的空间编码方法只需单次扫描就可获得 2D 甚至多维 NMR 谱数据，极大地缩短了采样时间，有望在 NMR 领域获得广

泛应用。目前相位补偿、相干转移和分子间多量子相干等技术与空间编码技术相结合，已成功实现不均匀场下超快速获得高分辨 NMR 谱。

中药狼毒大戟系大戟科植物狼毒大戟的干燥根，在临床中常用于治疗多种恶性肿瘤。近年来发现，狼毒大戟中分离得到的 Jolkinolide 型二萜多有较好的抗肿瘤活性。原采用普通 NMR 技术及 X - 射线衍射等方法，加以经验推导，对其活性成分进行推断。随着二维核磁共振技术的发展，新脉冲序列的不断涌现，尤其是专门用于观测氢质子二维核磁共振实验的氢质子优化反式梯度场探头技术的不断成熟和推广，大大提高了常用二维核磁共振实验的灵敏度和可靠性。大大提高了常用二维核磁共振技术，可准确地对狼毒大戟中四种主要 Jolkinolide 型二萜的构型和所有核磁共振信号进行归属。运用 2D - NMR 技术（1H - 1H COSY、HSQC、HMBC 和 NOESY 实验）和选用高灵敏度低噪音的二维脉冲序列、反式梯度场探头，准确归属 4 种 Jolkinolide 型二萜 NMR 谱中 1H、13C 信号的化学位移，并确定 17 - hydeoxyjolkinolid A 和 B 的相对构型。

重点小结

- 现代光谱技术
  - 荧光与化学发光光谱
    - 荧光光谱
      - 分类：X-射线荧光分析法；原子荧光分析法；分子荧光分析法
      - 应用：中药多组分分析
    - 化学发光光谱
      - 化学发光试剂：直接发光剂；酶促反应发光剂
      - 应用：药物定量分析；化学发光传感器
  - 近红外与拉曼光谱
    - 近红外光谱
      - 方法特点：无损探测；遥测；基于化学计量学技术
      - 应用：实时在线监测；便携式分析
    - 拉曼光谱
      - 分类：表面与针尖增强拉曼光谱；共振拉曼光谱；傅里叶变换拉曼光谱；共聚焦显微拉曼光谱；空间偏移拉曼光谱
      - 应用：药物快速分析；药物定量分析
  - 质谱
    - 仪器组件
      - 离子源：电子轰击离子源（EI）；化学离子源（CI）；场电离源（FI）；场解析源（FD）；基质辅助激光解析源（MALDI）；大气压化学离子源（APCI）；快原子轰击电离源（FAB）；电喷雾离子源（ESI）
      - 质量分析器：单聚焦与双聚焦磁分析器；飞行时间分析器；四级杆分析器；离子阱分析器；离子回旋共振分析器
      - 检测器：飞行时间质谱（TOF）；混合四级杆-TOF；傅里叶变换-离子回旋共振（FT-ICR）；轨道离子阱（orbitrap）
    - 应用
      - 生物大分子测定：*N*-糖基化与肿瘤生物标记物
      - 化学药物分析：药物有关物质结构分析
  - 核磁共振光谱
    - 固态核磁共振
      - 分类：15N固体NNMR；2H固体NMR；质子去耦31P固体NMR；魔角旋转（MAS）；超高速MAS；基于超高速MAS的顺磁性掺杂
      - 应用：化合物晶型鉴别；混合物中特定晶型定量
    - 核磁共振新技术
      - 分类：多维NMR（如2D-NMR、3D-NMR）；多级联用技术
      - 应用：药物代谢物结构确证（LC-MS-NMR）；实时生化分析（原位ECD-NMR）

（狄　斌）

第十六章　色谱及其联用技术的进展与应用

第一节　色谱技术

一、毛细管电泳色谱

毛细管电泳（capillary electrophoresis，CE）是以毛细管为分离通道，电渗流（electro－osmotic flow，EOF）为驱动力的分析技术。CE 的分离效能与灵敏度比液相色谱更高，分析速度也更快，而且样品和溶剂用量小、自动化程度高，是一种高速、高效的分离技术，很合适极性化合物的分离。所以，CE 常用于药物中活性成分或杂质的分析，以及手性药物的分离。

药物分析中最常用的 CE 模式有毛细管区带电泳（capillary zone electrophoresis，CZE）、胶束电动毛细管电泳（micellar electrokinetic chromatography，MEKC）、毛细管等电聚焦（capillary isoelectric focusing，CIEF）、毛细管凝胶电泳（capillary gel electrophoresis，CGE）、非水毛细管电泳（non－aqueous CE，NACE）、毛细管电色谱（capillary electrochromatography，CEC）、免疫亲和毛细管电泳（immunoaffinity CE，IACE）、毛细管等速电泳（capillary isotachophoresis，CITP）等。其中 CZE 为最常用的模式。常用的检测器有二极管阵列检测器、发光二极管检测器（light－emitting diode，LED）、荧光检测器、化学发光检测器（chemiluminescence，CL）、非接触电导检测器（contactless conductivity，C4D）、质谱检测器（mass spectrometry，MS）等。

目前 CE 已被广泛应用于药物杂质检验中，常用的 CE 技术主要有 CZE、MEKC 等。CE 是药物立体异构体的理想分析技术，但在非手性介质中，手性异构体的电泳性质并无差异。所以，采用 CE 进行手性分析时需要加入特定的手性选择剂，例如环糊精（CD）、大环抗生素、冠醚及蛋白。此外，CE 也被应用于药物有关物质（包括生产过程中的起始原料、中间产物、副产物及降解产物等）及药物反离子的检测。药物反离子是为了改善一些可电离药物的理化性质及水溶性而在药物中加入一些特定的反离子（又称抗衡离子），其可提高药物的生物利用度。对于碱性药物，氯化物是最常用的反离子，此外还有溴化物、酒石酸盐、马来酸酯、磷酸盐、硫酸盐、醋酸盐等；对于酸性药物，常用的反离子为 Na^+，还包括 Ca^{2+}、赖氨酸、Mg^{2+} 及 K^+ 等。药物反离子检测常用 CZE－UV，但对于某些离子在紫外范围内无吸收的反离子，可采用毛细管电泳－非接触电导检测器（CZE－C4D）进行检测。

在 CE 的基础上，为了进一步提高 CE 的分离效能，20 世纪 90 年代诞生一项结合了毛细管电泳的高效能与高效液相色谱的高选择性的分析技术，即毛细管电色谱（capillary electrochromatography，CEC）。这种新兴技术除具有 CE 的优点外，还具有高选择性的特点。其与 CE 的主要区别在于对毛细管柱的改良。CEC 的毛细管柱主要包括三种类型（图 16－1），即开管毛细管柱（open－tubular capillary columns，OTs）、毛细管整体柱（monolithic capillary columns）及毛细管填充柱（packed capillary columns）。

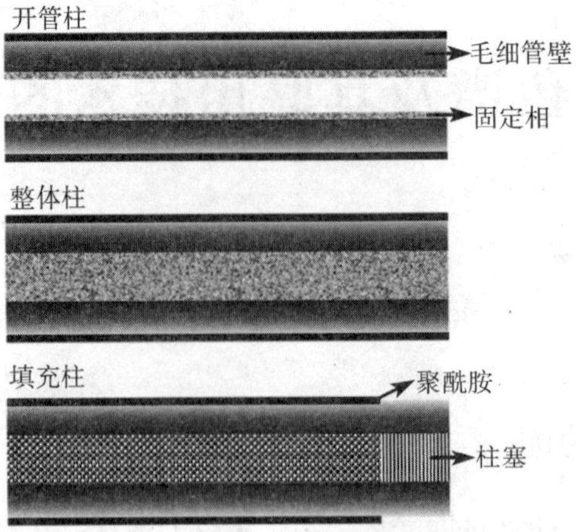

图 16-1　毛细管电色谱开管柱（A）、整体柱（B）及填充柱（C）示意图

开管毛细管柱即在毛细管内壁上涂布特定的固定相，例如高分子材料、宿主配体、嵌段聚合物、碳纳米管、多糖、蛋白质及纳米颗粒等。相比于填充毛细管柱，开管柱制备方法简单且不会形成气泡，但其样品承载量低（主要因为内壁表面积相对较小）。近年来，研究者不断改进开管柱固定相材料，以增加开管柱内壁的比表面积。

相比于传统的填充柱及开管柱，整体柱具有制备工艺简单、渗透性好、质量转换快以及高效等优点，主要分为三个类型：①有机聚合物基整体柱，优点为对 pH 稳定性好，对不同表面的化学性质适应性强，缺点是使用寿命稍短；②无机硅胶基整体柱，优点包括耐用性、稳定性及分离效能高，但制备过程复杂、耗时长且可控性差；③有机-无机杂合硅胶基整体柱，优点包括制备方法简单、稳定性高。

作为 CEC 中最常用的毛细管柱，填充柱具有高上样量、高灵敏度及高重现性的特点。广泛的填料选择给予填充柱毛细管电色谱卓越的选择性，反相硅胶基是最常用的填料。近年来研究者采用核-壳型（core-shell）填料制备填充毛细管柱，不仅证明核-壳型填料同样适用于 CEC，且这种填充柱具有更高的柱效，分离效果更佳。填充柱在手性分离方面也有非常广泛的应用。根据分析物的性质，可选的手性填料有环糊精（CD）、纤维素衍生物、大环抗生素、聚糖衍生物等等。填充柱毛细管电色谱适用于分析碱性、酸性、双官能团及中性化合物。由于填充柱毛细管电色谱在分离分析中具有众多优势，可以作为替代 HPLC 的常规检测仪器，已有研究者经过方法优化建立了可用于不同化合物的填充柱毛细管电色谱分离分析策略。

二、超高效液相色谱

超高效液相色谱（ultra performance liquid chromatography，UPLC），又称为超高压液相色谱，其原理是采用亚 2μm 小颗粒填料技术提高柱效、缩短分析时间。

（一）超高效液相色谱的发展

UPLC 的理论基础为范德米特（Van Deemter）方程：$H = Ad_p + B/\nu + Cd_p 2\nu$。其中 H 为理论塔板高度；A 为涡流扩散系数；d_p 为填料粒径；B 为分子径向扩散系数；C 为传质因子；ν 为流动相线速度。由此可见固定相的粒径会极大影响色谱柱的柱效，粒径越小柱效越高。并且更小的颗粒度使最高柱效点向更高流速（线速度）方向移动，而且有更宽的线速度范围，所以降低颗粒度不仅提高柱效，同时也提高速度。HPLC 法色谱柱颗粒的粒径一般为3～10μm，以5μm 为主。依据上述理论公式可以估算出填充剂颗粒粒径为5μm 的色谱柱的柱效大约为每米 8 万理论塔板数；而粒径为 3μm 的柱效可达到每米 13 万的理论塔板数。进入20 世纪90 年代后除了质谱等检测器的联用技术给 HPLC 带来巨大发展以外，其本身的技术革新渐入平缓，小粒径填充剂颗粒成为最有可能提高 HPLC 分析效能的突破口。但小粒径填充剂对技术、色谱仪的系统压力以及检测系统的响速度都有较高的要求。2004 年，全球第一台超高压液相色谱（UPLC）问世，UPLC 的出现使 HPLC 发展到一个新阶段，其适用范围不断扩大。

随着 UPLC 技术的不断普及，适用于平台的小颗粒填料色谱柱种类将越来越多样化，以满足不同分析领域的需要。同时，粒径小于 2μm 色谱柱的普及应用促进了液相色谱一系列配套化学试剂的进步。包括溶剂在内的各类试剂将提高质量标准以适用于 UPLC，而所使用的 0. 22μm 滤膜种类也越来越多。

（二）超高效液相色谱的特性

1. 超高效液相色谱装置的特点　UPLC 具有高压力范围，能够使用填充颗粒小于 2μm 的色谱柱，高压力限制达到 9000～20000 psi（600～1400 bar）。同时 UPLC 系统具有 100～500μl 的较低系统死体积，能够减少梯度的滞后时间，加快柱平衡速度，并可以配备自动进样器，许多系统可以安装自动方法开发软件，部分可以配备四元泵。

2. 超高效液相色谱法的优点　UPLC 在 HPLC 的基础上做了技术改进，在使用过程中表现出优于 HPLC 的高分辨率、高灵敏度和高精密度，在高通量分析中具有显著优势。UPLC 方法的主要优点如下。

（1）快速的方法开发与分析　与普通 HPLC 相比能够增加 3～10 倍的通量。短柱能够缩短在方法开发中优化色谱柱与流动相，以及在样品分析中的时间。

（2）高分辨率　通过长柱与小填充颗粒的搭配使用能够使分辨率提高至 3 倍，峰容量提高至 400～800，适合于分析复杂样品。

（3）与其他技术或检测手段联用　高温液相、核壳色谱柱、二维液相技术能够在 UPLC 中应用，或与 UPLC 联合使用。同时 UPLC 能够与多种检测方式例如 UV、MS、ELSD 和 CAD 等联用。

（4）技术环保　使用更短的色谱柱使得流速降低，分析时间加快，从而降低有机溶剂量和样品量。

3. 超高效液相色谱法的限制　UPLC 方法在使用上存在着一定限制，首先仪器价格昂贵，另外尽管 UPLC 的色谱柱发展迅速，但是在反向模式之外仍有一定限制。HPLC 的方法与 UPLC 方法相互转换应用也存在一定的限制性，例如流速范围、样品量和柱温等。另外在不同实验室不同 UPLC 平台进行方法转换时也由于死体积差异、系统差异等限制，尤其体现在高分辨的方法上。

三、分子印迹色谱

（一）概述

分子印迹技术（molecule imprinting technology，MIT）是一种将生物大分子从凝胶转移到固定基质上的技术（图 16－2）。在该过程中合成的具有特异性识别和选择性吸附的聚合物称为分子印迹聚合物（molecularly imprinted polymers，MIPs），它是以某种物质为模板分子，模板分子与单体上的某些功能基团通过共价键或非共价键的作用形成复合物，加入交联剂发生聚合后，将模板分子从聚合物中去除，形成在功能基排列和空间结构上都与模板相匹配的空穴的高聚物。MIPs可以作为高效液相色谱柱的固定相，将分子印迹的高选择性和高效液相的高灵敏度、分析范围宽、分析速率快等优点相结合，应用于手性物质的拆分、药物的检测、植物成分的提取分离、蛋白质的分离与检测等方面。

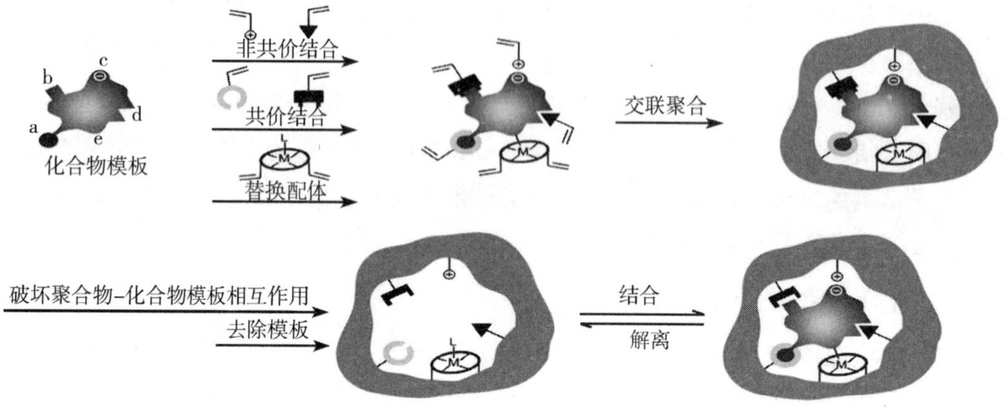

图16-2　分子印迹示意图

（二）分子印迹技术的特点

1. 强选择性和高亲和性　由于聚合物上空穴与模板分子的高度匹配，可以根据不同目的制备不同MIPs，对模板分子保持高度特异的识别性能。

2. 适当的刚性　聚合物在除去模板分子后因具有刚性，仍能保持印迹空穴的空间构型和互补官能团的位置。

3. 一定的柔韧性　MIP的柔韧性能使模板分子与印迹空穴的结合快速地达到动力学平衡。

4. 高度稳定性　MIP具有高度的物理和化学稳定性，耐高温、高压；对很强的机械力及酸、碱和有机溶剂有抵抗作用；能反复使用而不损失其分子记忆效应。

（三）分子印迹技术的分类

根据模板分子和聚合物单体之间作用方式的不同，将分子印迹技术分为以下两类。

1. 共价键法　用含乙烯基的硼酸或二醇及含硼酸酯的硅烷混合物等作为功能单体，通过交联剂聚合形成高分子聚合物，用水解等方法除去印迹分子，得到共价结合型分子印迹聚合物。

2. 非共价键法　常用羧酸类（如甲基丙烯酸、三氟甲基丙烯酸）和杂环弱碱类（如4-乙烯基吡啶、2-乙烯基吡啶、乙烯基咪唑等）等作为功能单体，通过离子作用、氢键、疏水作用、范德华力等形成高分子聚合物。最常用的是离子作用，其次是氢键。

（四）分子印迹色谱在药物分析中的应用

1. 固相萃取　样品的制备通常包括溶剂萃取，而分子印迹技术的出现，使之可以用固相萃取来取代，且可以利用分子印迹聚合物的选择性来富集目标分析物。分子印迹聚合物既可在有机溶剂中使用，又可在水溶液中使用，这使该技术与其他萃取过程相比，更具实用性。

2. 分析检测　分子印迹技术最广泛的应用之一是利用其特异的识别功能来进行混合物的分离分析。近年来，无论是小分子（如药品、碳氢化合物等）或是大分子（如蛋白质、生物样品等），均实现了将分子印迹技术与毛细管电泳、液相等色谱技术的联用以进行分析。

3. 传感器　分子印迹聚合物对印迹分子的高选择性，可以将其作为仿生传感器的分子识别元件，这种分子识别作用可以将信号通过转换器（电阻等）输出，再通过光、电、声等方法转换成可识别信号，定量分析小分子有机化合物。

4. 生物方面的应用　分子印迹聚合物可以识别给定的分子类型，如以吡哆醛为印迹分子制备出分子印迹聚合物，促进氨基酸衍生物的质子转移，模拟酶发挥催化的作用。还可以利用分子印迹聚合物与印迹分子之间的高强度结合和选择性，模拟抗原抗体之间的作用，制备出模拟抗体，在高温、酸碱以及有机溶剂中得到了较好的稳定性，并可以重复使用。

四、整体柱色谱

（一）整体色谱柱的结构和特点

整体柱（monolithic column）又称为棒状柱、连续床层，是一种用有机或无机聚合方法在色谱柱内进行原位聚合的连续床固定相。这种色谱柱制备方法简单，由于使用了聚合方法可以往固定相中引入各种可能的作用基团，有十分多变的灵活性，同时用原位聚合制得的整体色谱柱要比常规装填的色谱柱具有更好的多孔性和渗透性，具有灌注色谱的特点，即色谱柱中既有流动相的流通孔又有便于溶质进行传质的中孔（几十个纳米），因而可以对生物大分子进行快速分离。

1. 结构　整体柱主要为双连续结构和双孔分布结构。双连续结构由相互交联的基质骨架和彼此连通的穿透孔组成，骨架和穿透孔又互相交叉连接成网络。双孔分布是指整体柱中存在两种不同类型、不同大小的孔：一种是微米范围的穿透孔，另一种是骨架表面的纳米范围的骨架孔。

2. 特点

（1）选择性强　整体色谱柱在制作过程中，可通过键合特定的化学基团，增强靶向性；并可通过控制聚合反应的条件优化孔的性状。

（2）柱空间利用率高　整体色谱柱的空间利用率高、柱压低，但比表面积和柱容量较低。

（3）性能较稳定　整体柱合成过程简单，整体结构好，将传统的填料合成与柱装填两步操作合二为一，避免了微球合成、筛选、装填等复杂操作，提高了色谱柱制备的重现性。

（4）传质效率高　溶质在整体柱内传质的主要形式是对流传质而不是缓慢的扩散传质，大大提高了传质效率。即使在高流速情况下，柱效也不会受到影响，甚至可能出现高流速下由于对流增强而使柱效有所增高的情况。

（二）整体色谱柱的种类

1. 按填充材料分类

（1）有机聚合物整体柱　有机聚合物整体柱是将单体混合物及致孔剂注入空柱中，经热、紫外光或 γ 射线引发使单体混合物在柱体内聚合，然后用合适的溶剂除去柱体内的致孔剂和残留的单体而制成。在聚合混合物中加入特定的单体或在聚合后进行化学修饰可改善色谱柱的选择性。这类整体柱因选材广泛、pH 值应用范围宽以及与硅胶整体柱相比制备更简单等优势，近几年得到迅速发展。目前应用比较广泛的主要有分子印迹整体柱、聚丙烯酰胺类整体柱、聚甲基丙烯酸酯类整体柱、聚苯乙烯类整体柱。

（2）硅胶整体柱　硅胶整体柱是将硅氧化物直接烧结在柱内或者用溶胶－凝胶法在柱中反应得到。近十几年发展起来的硅胶整体柱通常利用有机硅，如四甲氧基硅烷和四乙氧基硅烷，在醋酸水溶液中水解，随后在致孔剂（如聚乙二醇）存在下制得具有孔洞结构的整体硅胶柱。硅胶整体柱由于其通孔、中孔结构和骨架尺寸可在一定的范围内独立调节，因而具有高柱效、高通透性和柱容量大的特点，具有良好的应用前景。

2. 按应用分类　将整体柱用于不同的色谱方法，可分为高效液相色谱整体柱、毛细管电色谱整体柱、离子交换整体柱等。

毛细管电色谱整体柱以反相模式成功分离了中性小分子如烷烃同系物、醛和酮和糖类等，中性大分子如苯乙烯聚合物。

离子交换整体柱通常通过涂敷和键合得到离子交换整体柱材料已用于快速分离无机阴、阳离子，有机酸碱和生物大分子等。离子交换整体柱可以作为固相萃取介质用于痕量样品分析前的预富集；与常规富集方法相比，具有有机溶剂用量少、便捷、安全、高效、易实现自动化在线分析等特点。

五、生物色谱

（一）概述

将色谱分离与分子生物医学二者紧密结合起来的分子生物技术的新成果——生物色谱法（biochromatography）是20世纪80年代中后期问世的，是由生命科学与色谱分离技术交叉形成的一种极具发展潜力的新兴色谱技术，采用各种具有生物活性的材料，例如酶、细胞膜、仿生物膜、活细胞、细胞壁等做固定相。其基本原理是具有生物活性的固定相能特异性地结合与人类生命活动有关的各种生物活性物质，拥有于复杂基质中同时筛选、分离、鉴别活性成分的特点。生物色谱可为复杂体系中药物活性成分的分离分析、结构鉴定、质量控制和药理作用机制的研究提供新的技术和手段，在医学和药学研究领域中应用将越来越广泛。

（二）生物色谱的分类

1. 按分析过程分类　用生物材料提取样品可分为离线和在线方式两类。离线方式是将生物材料提取前后的样品分别进行常规的色谱分析，如用肝细胞或其细胞膜作为生物提取的媒介，并比较色谱分析结果，发现并鉴定出与生物材料结合的活性成分。

在线生物提取方式即直接将提取的生物材料如大分子、生物膜、细胞、仿制人工膜等键合于固定相上，复杂基质中的成分与固定相发生亲和与解吸附反应，根据主要成分在色谱上的保留行为筛选出生物标记物。根据采用的不同样品的性质，生物指纹谱的分析又可分为三种类型：微量分析、平衡透析、细胞或目标分子提取。前两者使用的都是半透膜，用于区分不同的活性成分。其与传统的分析生物样品的区别在于，无繁琐冗杂耗时的分离处理过程，能达到快速简便准确的筛选分离鉴定药物中主要活性成分的目的。在线提取的机制制造了一个类似体内生物接触的过程，也称为生物亲和色谱。

2. 按固定相类别分类

（1）分子色谱法 分子色谱法是基于生物大分子的特异性相互作用，分离纯化和测定具有活性的化合物和生化参数，即以酶、受体、DNA、血浆中的运输蛋白和其他具有重要生理功能的生物大分子作为分子生物色谱的配基，分离和分析药物活性成分的色谱方法。

（2）细胞膜色谱法 细胞膜色谱法（cell membrane chromatography，CMC）是以人或动物的活性细胞膜为固定相，是研究药物与细胞膜、膜受体、酶相互作用的色谱技术。细胞膜是生物效应靶点最集中的部位，细胞膜色谱法实质上是一种具有生物活性的亲和色谱方法。

（3）仿生物膜色谱法 仿生物膜色谱法以脂质体、蛋黄卵磷脂、大豆卵磷脂等为固定相配基，能够模拟生物膜的脂质双层结构，可以用来分离酶、蛋白质，研究药物透过生物膜的过程，预测药物的活性参数，或在仿生物膜中嵌入各种配基以实现分离和分析活性成分的色谱方法。

六、多维色谱

传统一维色谱的分析方法由于受到峰容量和样品成分复杂性的限制，对于复杂样品分析或采用较为繁琐的预处理方法，采用选择性的检测器；或选择不同类型的色谱填料、流动相组成；或延长样品分析时间等手段，否则色谱峰的重叠不可避免。因此，建立一种多维分离的方法解决成分复杂、含量不均、干扰严重和组分未知的待测物分析是非常有必要的。

多维分离技术，为采用不同的分离模式，通过在线或离线的方式进行偶联，从而实现对复杂样品的分离。

多维色谱涉及面较广，对专业领域而言，与生物、化学、药学和材料等相关学科相互交叉，联系紧密；对分析样品而言，从如中药中提取的各类小分子化合物到如多肽和蛋白等大分子都有广泛的应用。多维色谱除了气相，液相和毛细管电泳的多维分析技术外，还有如超临界色谱 - 超临界色谱（SFC × SFC）、反相高效液相色谱 - 毛细管电泳、反相高效液相色谱 - 毛细管等电聚焦、LC - GC 和 SFC - GC 等多维技术。

（一）多维色谱的原理

早在 20 世纪 80 年代，Giddings 就建立了多维分离系统的数学模型，并指出在满足以下两个条件：①样品组分必须被两种或两种以上的色谱模式分离，这些分离维应该显示不同的选择性；②经一种模式分离的样品组分不应该在其后续的分离维中被混合下，多维分离系统的峰容量（P）等于各单维分离模式峰容量（P_i）的乘积，即如果联用的 n 维分离模式的峰容量分别为 P_1、P_2、⋯、P_n，则总峰容量为 $P_1 \times P_2 \times \cdots \times P_n$，可见多维色谱系统能够提高分辨率及峰容量。对于同一个样品以二维色谱的中心切割（heartcutting two - dimensional）的原理示意图（图 16 - 3）和全二维或选择性全二维色谱（sLC × LC）（图 16 - 4）为例来说明各自的分离特点和原理。

（二）多维色谱的核心组成

多维色谱分析方法常见的有“中心切割”技术和“全二维切割技术”，主要以八通阀、四通阀和十通阀为代表的接口模式偶联的全二维或多维色谱模式最为常见。多维液相色谱的接口技术主要包括双向环接口技术，止流阀接口技术和真空蒸发接口技术，多维液相色谱常见的部件组成如图 16 - 5 所示。

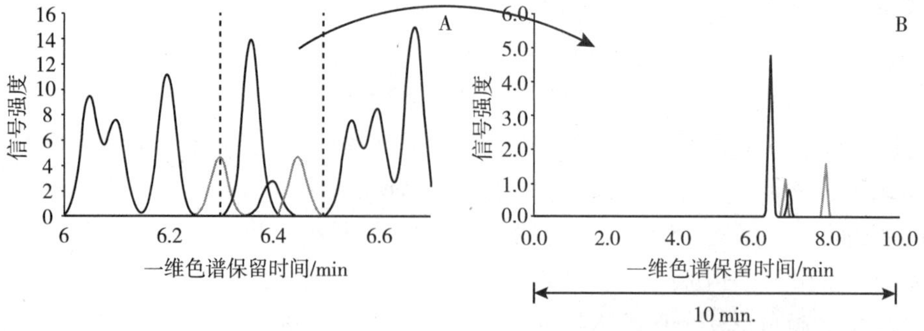

图 16－3　模拟的中心切割二维色谱的分离目标化合物原理示意图

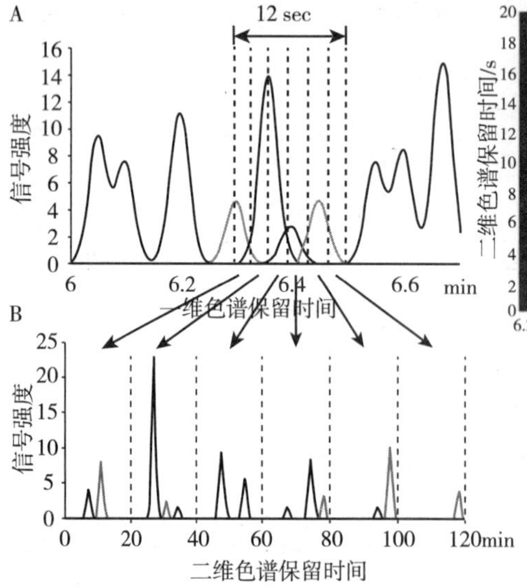

图 16－4　模拟选择性全二维分析同样的目标化合物原理示意图

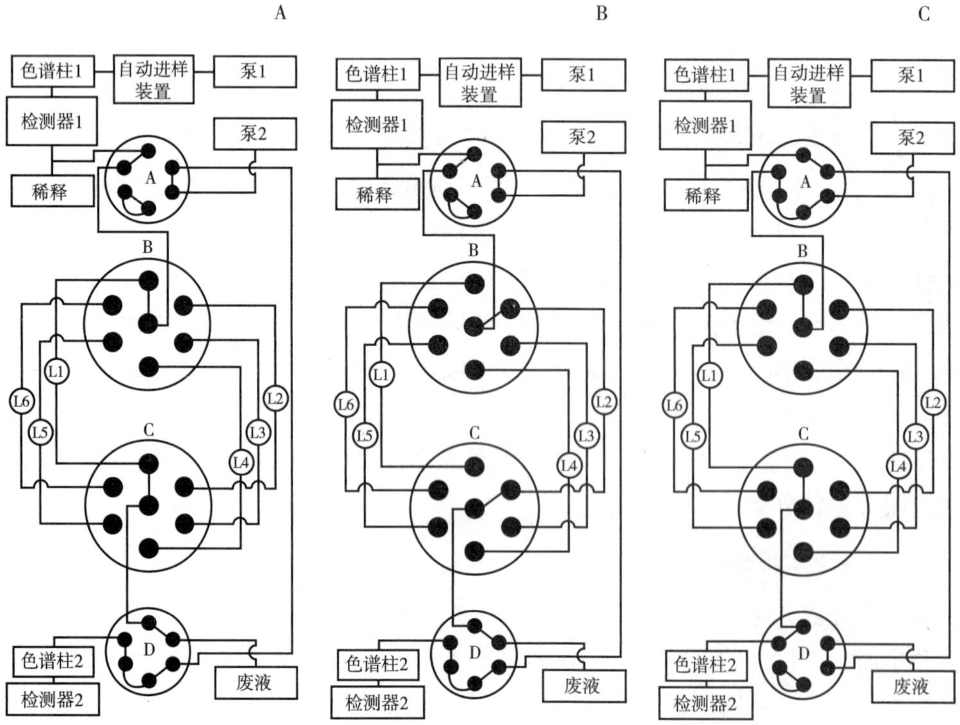

图 16－5　全二维液相色谱的组成和流程示意图

多维气相色谱的热模块和流速控制模块在连接二维色谱柱之间起到至关重要的作用，热模块提供了高的分辨率和减少因柱子之间连接带来的不便，而流速控制模块则起到简单的辅助作用，多维气相色谱常见的部件组成如图 16－6 所示。

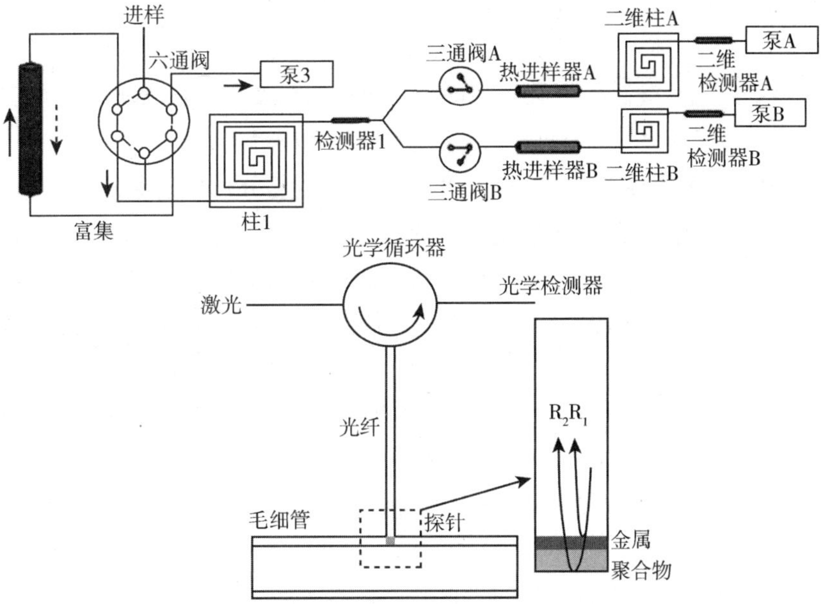

图 16－6　二维微量气相色谱组成和流程示意图图

第二节　色谱－质谱联用技术

一、液相色谱－质谱联用技术

液相色谱－质谱联用（liquid chromatography－mass spectrometry，LC－MS）技术出现于 20 世纪 70 年代，因液相色谱与质谱的真空工作条件匹配的问题，直至 20 世纪 80 年代中后期才因大气压电离技术（atmospheric pressure ionization，API）的逐渐成熟而得到迅速发展，至今已成为一种常规且高度自动化的分析技术，广泛应用于药物分析的各个领域。

1. 液相色谱－质谱接口技术

（1）接口技术的发展　液质联用的接口技术是液质联用技术的关键，接口技术主要沿三个方向发展：液相流动相进入质谱后直接被离子化，例如连续流动快原子轰击技术等；液相流动相雾化后除去溶剂，分析物蒸发后再离子化，例如传送带式和离子束接口等；液相流动相经雾化后形成的小液滴解溶剂化，气相离子化或蒸发后再离子化，例如热喷雾接口（thermal spray）、电喷雾离子化（electrospray ionization，ESI）、大气压化学离子化（atmospheric pressure chemical ionization，APCI）、大气压光电离（Atmospheric pressure photoionization，APPI）等技术，其中 ESI 和 APCI 是目前应用最广泛的接口技术。

（2）常用接口技术的简介

①电喷雾离子化技术（ESI）：电喷雾电离（ESI）通过电场使雾滴带电，生成气相离子后直接进入质谱，是一种浓度型检测器。ESI 适于反向液相色谱与质谱联用，是目前液－质联用中应用最广泛的一种离子化方式。用 ESI 离子源能够形成多电荷离子，扩展了所能检测的分子量范围。

ESI有正离子和负离子两种模式，为了获得尽可能多的化合物信息，可采用正、负离子信号结合的模式。但ESI存在较强的离子抑制的问题。ESI工作时流速越低灵敏度越高，原因是高流速不利于脱溶剂。采用纳升级电喷雾电离（nano - electrospray ionization，nano - ESI）离子源可使流速降低至nl级，分子量分析范围可扩大到30000左右，可用于分析生物大分子。

ESI源适用于中、高极性的化合物，可分析蛋白质、肽类、低聚糖核苷酸、儿茶酚胺、季铵盐，以及含杂原子化合物的物质；不适用于分析非极性的样品。

②大气压化学离子化技术（APCI）：电喷雾电离主要分析较易离子化的化合物，大气压化学电离（APCI）则采用电晕针通过化学反应使分子质子化或电荷转移而实现样品的离子化。相比ESI，APCI更适用于正相液相色谱系统。因为流速过低可能会导致无法电离出足够的离子，或导致质子与样品分子发生反应，降低灵敏度，所以APCI的流速越高其离子化效果越好。

APCI适用于分析超微量的中、低极性的中等分子量化合物，如脂肪酸、邻苯二甲酸，以及含杂原子化合物的物质等，而不适用于热不稳定的或难于气化的极性分子。

③大气压光离子化技术（APPI）：大气压光电离（APPI）源是在APCI源上加了一个紫外灯（或激光），被分析物在气相中吸收由真空 - 紫外光灯发出的光子后放出电子从而离子化。由于紫外灯的照射可使带有共轭双键的化合物选择性电离，所以对特定化合物尤其是强紫外吸收的化合物，如多环芳烃的灵敏度提高。APPI作为一种新的API技术，比较适合非极性或弱极性化合物的电离，扩展了ESI和APCI的应用范围，能分析它们不可准确测定的极端非极性化合物。与ESI及APCI相比，APPI的线性范围更宽，灵敏度相当或更高，离子抑制效应小，由于对磷酸盐的耐受性好，更易于与液相色谱联用。

④电感耦合等离子电离技术（ICP）：ICP - MS是一种将ICP技术和质谱结合在一起的分析仪器。ICP技术是利用在电感线圈上施加强大功率的高频射频信号，在线圈内部形成高温等离子体，并通过气体的推动，保证了等离子体的平衡和持续电离，在ICP - MS中，ICP起到离子源的作用。

LC与ICP - MS的联用由于液相色谱流速与ICP常用的样品导入流速基本相匹配，因此两者连接匹配较容易，具有灵敏度高、干扰少、检出限低、线性范围宽、可进行同位素分析、分析元素范围广等优点。但LC与ICP - MS联用在使用中会存在一定问题，主要为液相色谱分析样品中的有机溶剂、无机盐等会造成的积炭堵塞，产生基线噪音大、检测信号波动，雾化室内壁的黏附等后果。目前针对此问题的解决方法有使用小粒径填料的色谱柱，降低样品基质用量、流动相用量等，以解决以上问题并提高分辨率和选择性。

2. 质谱质量分析器技术

（1）四级杆质量分析器（quadrupole） 四级杆是在交变电场的作用下，使某些符合要求的离子通过四级杆到达检测器。四级杆的主要优势是性能稳定可靠、仪器结构简单、价格便宜，可同时提供优质的定性和定量结果，目前被广泛使用。但四级杆质谱是分辨率在1000左右的低分辨质谱仪，而且质量范围较低。四级杆质量分析器的灵敏度一般比离子阱高1～2个数量级，因此更适合于微量或痕量分析成分的定量分析。

（2）离子阱质量分析器（ion trap） 离子阱首先把离子聚集到阱内，通过改变电参数把阱内离子逐个释放到检测器。离子阱具有多级质谱功能（一般为2～6级），是时间上串联的低分辨质谱仪，对于解析化合物的结构具有明显优势。但是离子阱质谱仪质量准确度和分辨率不及四级杆质量分析器；由于离子捕获时间较长，所以重排反应和离子－分子反应的可能性加大，从而出现非原始化合物。由于离子阱质量分析器的动态范围不高，故离子阱质谱不适合做定量分析。但是，由于离子阱质谱成本低，灵敏度相对较高以及具有多级质谱 MSn 能力，依然适合用做目标化合物的筛选和定性分析，且可实现高通量分析。线性离子阱质谱是对离子阱质谱的一种改善，具有更高的电子捕获能力，且提高了质量分辨率。

（3）轨道离子阱质量分析器（orbitrap）　轨道离子阱质量分析器是21世纪新推出的超高分辨质量分析器。Orbitrap 质量分析器的形状如同纺锤体，仪器工作时产生特殊几何结构的静电场，当离子进入时受到中心电场的引力做圆周轨道运动，同时受到垂直和水平方向作用力而振荡。检测离子振荡产生的感应电势，通过感应电势与质荷比的关系进行质谱分析。优点是日常分析可达到超高分辨率（>100000）和高精度质量数，应用广泛，常规化合物分析和复杂基体中痕量化合物分析例如蛋白质组学、代谢组学等均能进行。

（4）飞行时间质量分析器（time of flight，TOF）　飞行时间质谱是利用具有不同质荷比的离子的飞行速度不同，通过相同的路径到达检测器的时间不同从而获得质量分离。优点是扫描速度快、质谱数据信息量大、分析的质量范围宽、灵敏度和分辨率高，具有准确质量测定的功能，可以准确测定目标化合物的质量数。但仪器较昂贵。

（5）扇形磁场质量分析器（magnetic sector）　扇形磁场质量分析器是高分辨的质量分析器，很适于分析有机化合物。因其价格昂贵，在 GC－MS 联用方面应用不及其他分析器广泛。

（6）复合式串联质谱质量分析器　复合式质谱仪是串联了不同的质量分析器，可以充分发挥各质量分析的优势，实现优势互补。

①三重四级杆质量分析器（triple quadrupole，QqQ）：三重四级杆质谱具有二级质谱 MS/MS 功能，数据信息量大，质量高，给出的化合物的碎片离子等结构信息可满足一般的结构解析功能。与单级四级杆质谱仪相比，专属性更强、选择性和灵敏度更好，定量分析精度高，线性范围宽于四级杆－飞行时间质谱（Q－TOF）和四级杆－线性离子阱质谱（Q－TRAP）。可以采用子离子扫描、母离子扫描及中性丢失扫描所有二级质谱 MS/MS 扫描方式，能一定程度克服背景干扰。

②四级杆－线性离子阱质量分析器（Q－TRAP）：三重四级杆（QqQ）中的最后一级四级杆（Q3）被线性离子阱（LIT）置换即为四级杆－线性离子阱质谱仪。Q－TRAP 可采集到丰富的二级质谱信息，具有子离子扫描（product scan，PROS）、母离子扫描（precursor scan，PRES）、中性丢失扫描（neutral loss scan，NLS）、多反应监测（multiple reaction monitoring，MRM）或选择反应监测（selected reaction monitoring，SRM）等三重四级杆的所有功能，又可在线性离子阱模式下实现多级裂解，全扫描灵敏度可提高数十倍至数百倍，同时离子阱的碰撞效率低、空间电荷效应和定量分析性能较差等缺陷也得到了改进。Q－TRAP 既可定性又可定量，在未知物结构分析、药物及其代谢物定性及定量测定等方面应用广泛。

③四级杆－飞行时间质量分析器（Q－TOF）：三重四级杆（QqQ）中的最后一级四级杆（Q_3）被飞行时间质谱（TOF）置换即为四级杆－线性离子阱质谱仪（Q－TOF）。Q－TOF 兼具高灵敏度的二级质谱 MS/MS 功能和 TOF 的高质量分辨功能，能准确确定母离子和碎片离子的质量。

④四级杆－离子阱－飞行时间质量分析器（Q－IT－TOF）：四级杆－离子阱－飞行时间质谱仪灵敏度高，能给出精确的化合物分子量，同时提供多级裂解的母离子和碎片离子信息，适于定性和定量分析，是鉴定未知化合物并阐明其裂解机制的有力手段。

⑤二维线性离子阱－轨道离子阱质量分析器（LTQ－Orbitrap）：二维线性离子阱－轨道离子阱质量分析器是将能够提供碎片信息的二维线性离子阱与能够提供元素组成的高分辨Orbitrap进行联用，两者通过一个弯曲的双曲面四级杆相连，能够实现高、低分辨双质谱同时分析。具有持久稳定的质量精密度，优越的LC－MS^n性能和超强的小分子分析能力，能够在蛋白组学、代谢组学、复杂样品多残留物筛查等多方面进行应用。

二、气相色谱－质谱联用技术

（一）概述

气相色谱－质谱（gas chromatography－mass spectrometry，GC－MS）联用技术是目前较成熟的色谱－光谱联用技术。它兼有气相色谱法的高速、高分离效能，高灵敏度（可达10^{-9}级）和质谱的高选择性的特点，能使样品的分离、定性及定量成为连续的过程。随着GC－MS联用技术的日益完善，GC－MS法在药物的溶剂残留量测定、中药的农药残留量测定、中药指纹图谱分析、兴奋剂与违禁药物检测等方面已成为常规的、重要的分析手段。GC－MS还可用于复杂体系中微量成分分析，如体内药物分析、药物的杂质检查等。GC－MS联用既可定性，又可定量分析药物，是药品质量控制、安全性评价和新药研发等方面的有效工具。

目前，专用型的GC－MS联用仪已较普及。仪器配制一般由气相色谱部分、质谱部分、真空系统和数据分析系统组成。其中，质谱仪主要由离子源和质量分析器组成。

（二）离子源

气相色谱－质谱联用仪的离子源主要有电子电离（electron impact ionization，EI）源、化学电离（chemical ionization，CI）源和场致电离（field ionization，FI）源。EI源的轰击电子能量较高，对于有机化合物而言会有过大的剩余能量，导致分子离子部分全部碎裂而检测困难，因而被称为硬离子化方法；相对应的是CI及FI被称为软离子化方法。

1. 电子离子源 EI源在气相色谱－质谱联用分析中应用最为广泛，为非选择性电离，其特点是：①可气化的样品均可离子化，应用范围广；②离子化效率高，灵敏度高；③EI谱能提供样品组分的分子量和丰富的结构信息；④EI源电子束的能量一般设为70eV，可产生稳定的离子流，因而可得到稳定的标准质谱图；⑤由于EI源应用广泛，技术成熟，积累了庞大的标准谱库可供检索，对成分的鉴定有很高的参考价值。因此，EI源是GC－MS中最普遍采用的离子源。但因样品要求必须能气化，所以不适用于受热易分解、难挥发的样品。

2. 化学电离源与场致电离源 CI源对于某些电负性较强的化合物的检测选择性好、灵敏度较高；FI源则适合于聚合物和同系物的分子量测定，结合高分辨质谱能给出元素组成，从而得到化合物的分子式，有利于化合物的鉴定。

运用EI、CI及FI时样品必须能气化，热稳定性要好。对于不易挥发及热不稳定样品，可采用场解吸电离（field desorption，FD）即另一种场致电离方法；但FD源与EI、CI相比，其灵敏度低且操作困难。

（三）新技术的应用

1. 样品预处理新技术

（1）固相微萃取技术与顶空固相微萃取技术　固相微萃取（solid－phase microextraction，SPME）技术是在固相萃取的基础上发展起来的新方法。它是一种无溶剂萃取技术，具有快速、样品用量少、重复性好、精密度高、检出限低等优点。顶空固相微萃取（headspace solid－phase microextraction，HS－SPME）技术是组分在三相（水相、气相、涂层）中的平衡过程。目前SPME萃取待测物可与气相色谱、液相色谱等分析分离技术联用，适用于分析挥发性和难挥发性组分。

（2）中空纤维液相微萃取技术　中空纤维液相微萃取（hollow fiber－protected liquid phase microextraction，HF－LPME）技术是以中空纤维为载体的液相微萃取（LPME）技术，是近年发展起来的样品预处理技术。HF－LPME技术几乎不需要有机溶剂，能将样品的采样、萃取和浓缩一步完成，且价格低廉。与SMPE相比，中空纤维为一次性使用，因而可防止待测组分的交叉污染。与悬滴液相微萃取相比，由于使用了中空纤维，增加了萃取过程中萃取滴液的稳定性，避免了有机溶剂挥发造成的不利影响；使样品中的大分子物质等杂质不会污染有机溶剂。HF－LPME技术具有良好的样品净化和抗基质干扰的特性。

2. 分析新技术

（1）气相色谱－串联质谱法　气相色谱－串联质谱（GC－MS/MS）是将GC与串联质谱联用，在GC－MS的基础上又增加了子离子的质谱信息，使该技术的结构解析和定性能力得到增强。在GC－MS的全扫描（SCAN）和选择离子监测（SIM）两种检测方式中，前者的定性准确性较高，而后者的灵敏度较高。GC－MS/MS分析时能够提供一一对应的特征母离子和子离子信息，排除干扰，做到了优势互补，既提高了定量检测的选择性和灵敏度，又保证了定性鉴别的准确性。这种串联质谱技术现已成为复杂体系中对痕量化合物进行定性、定量分析的有力工具。

（2）全二维气相色谱－质谱技术　全二维气相色谱（comprehensive two－dimensional gas chromatography，GC×GC）的原理是由一个调制器串联两根分离原理不同的气相色谱柱。一般柱1的长度较长，柱2长度较短；柱1为非极性的，柱2为极性或手性柱。调制器中的调制管是一个厚膜或冷阱控制的空毛细管。调制器起捕集、聚焦、再传送的作用，是GC×GC技术中的关键部件。GC×GC技术具有大峰容量、高分辨率、高灵敏度、快速分析等优势，是当今分辨率最高的分离技术之一。目前GC×GC的应用范围很广，适于复杂样品的分离分析，已应用于中药和天然药物、毒物和兴奋剂检测分析等领域中，该技术有着广阔的发展前景。

三、毛细管电泳－质谱联用技术

（一）概述

毛细管电泳（CE）具有分离效能高、分析时间快等特点，并且具有高选择性。为了在分析中获得化合物的结构信息以及提高灵敏性，毛细管电泳－质谱联用技术近年来得到广泛的重视。但是，不同于HPLC可以直接与质谱连接，CE的背景电解质中常添加非挥发性选择剂（例如手性选择剂环糊精），很大程度地限制了CE与MS的直接连接，所以一般采用毛细管区带电泳（CZE）与MS联用。而近年来也出现了其他毛细管电泳技术与MS联用的研究，例如 MEKC、CGE 及 CEC。

（二）接口技术

因 CE 的流速要远小于 ESI－MS 的流速，所以使两者的流速一致、扩大接口的兼容性是 CE－MS 联用技术发展的关键技术之一。一般通过增大 CE 流速的补流（make－up flow）方式和采用微型电喷雾（micro－ESI）或纳米电喷雾（nano－ESI）降低 MS 的流速两种手段使 CE 和 MS 联用时的流速趋于一致。常用的接口有无鞘（sheathless）接口、液体结合（liquid junction）接口和同轴鞘流（coaxial sheath flow）接口（图 16－7）。

采用无鞘接口可以提升灵敏度，但是喷雾混合后对灵敏度会有影响。无鞘接口又可分为直接连接喷雾发生器的无鞘接口及液体结合型无鞘接口。对于液体结合型无鞘接口，样品的稀释程度与鞘流接口相似。无鞘接口相比于鞘流接口具有更高的灵敏度，但是其稳定性及通用性却略逊于后者。

同轴鞘流接口是最早的 CE 与 MS 连接的接口技术，也是 CE－ESI－MS 中最常用的接口技术。相比于其他接口技术，鞘流接口的稳定性和通用性更佳，但是由于鞘流液体会对电泳液有所稀释，所以鞘流接口在一定程度上降低了灵敏度。所以，提高灵敏度是鞘流接口的主要研究方向。

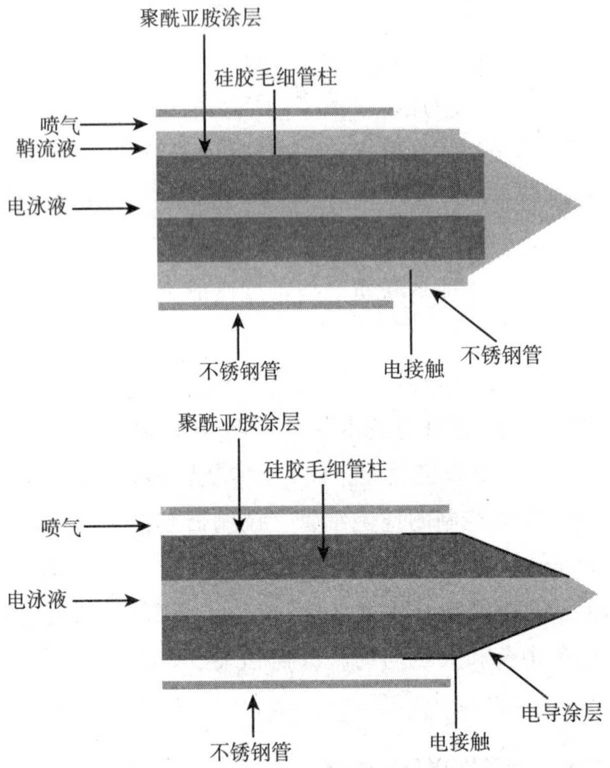

图 16－7　CE－MS 同轴鞘流接口（上）与无鞘接口（下）

与 CE 相连的最常见的 MS 的电离方式是 ESI。因为 ESI 可以直接把样品分子从液相转移到气相，并能够测定分子量较大的样品。但是在某些情况下，例如背景电解质中含有非挥发性成分或对非离子待测物的选择性特别要求时，APCI 或是 APPI 也可作为 CE－MS 的电离方式。而与 CE 相连的质谱仪主要有四级杆质谱仪（Q）、离子阱质谱仪（IT）、傅里叶转换离子回旋加速器共振质谱仪（FT）、飞行时间质谱仪（TOF）等，其中 CE－ESI－TOF－MS 应用最多。

第三节　色谱及色谱－质谱联用技术的应用

一、在药物杂质分析中的应用

（一）药物有关物质的分析

例 16－1　采用 MEEKC 方法分析雷米普利的 8 种有关物质：雷米普利是血管紧张素转换酶的抑制剂，主要用于治疗高血压等疾病。雷米普利中主要含有 8 种有关物质（图 16－8），它们与雷米普利（RM）的结构相似或是互为顺反异构。目前欧洲药典或美国药典中收载的 HPLC 方法仅能检测其中 4 种有关物质（I_A、I_B、I_C及 I_D），而采用 MEEKC 方法则可同时检测雷米普利及 8 种有关物质。

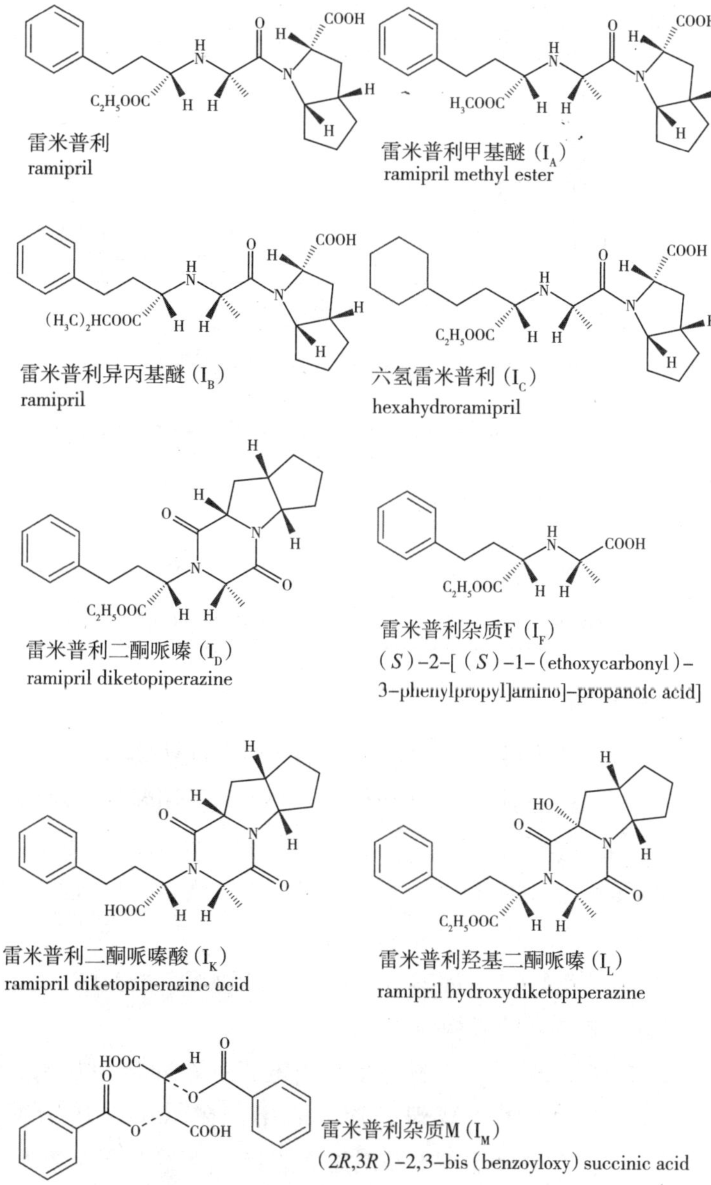

图 16－8　雷米普利及其 8 个杂质成分结构图

1. MEEKC 方法 雷米普利与其 8 种杂质成分的分析采用 Agilent ^{3D}CE 系统、紫外 - 可见光检测器及毛细管柱（L 64.5cm，ID 50μm，OD 375μm）进行，并以氟芬那酸（flufenamic acid）作为内标成分。检测波长为 210nm，水动力进样设定为 10s，压力为 50mbar，进样后再用相同设定进背景电解质（BGE），电泳电压设定为 -26kV（升压时间为 0.2 分钟），温度设定为 17℃。背景电解质为微乳化液，其中含 88.95% 90mmol 磷酸盐缓冲液（pH 2.5）、1.05% 正庚烷及 10.00% 的十二烷基磺酸钠与正丁醇混合液（SDS/*n*BuOH = 1∶2）。

2. 检测结果 由图 16 -9 可见，本方法可以成功分离分析雷米普利（RM）及其 8 种杂质成分，它们的检测限（*LOD*）及定量限（*LOQ*）见表 16 -1。8 种杂质成分的回收率为 96.4% ±7.4% ~103.2% ±6.0%，且 *RSD* 不超过 4.9%。本方法可快速准确地检测雷米普利中的 8 种杂质成分，并可应用于雷米普利制剂的纯度评价。

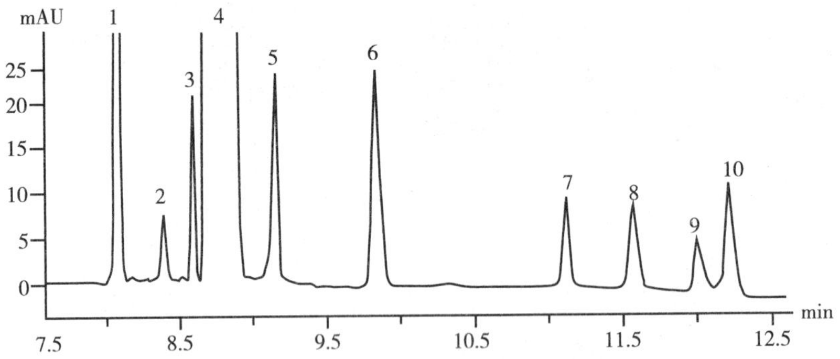

图 16 -9 雷米普利（4）、内标成分（1）及 8 种杂质成分 MEEKC 电泳图

表 16 -1 雷米普利的 8 种杂质成分检测限（*LOD*）与定量限（*LOQ*）

灵敏度 (mg/ml)	I_A	I_B	I_C	I_D	I_F	I_K	I_L	I_M
LOD	0.0010	0.0010	0.0023	0.0005	0.0012	0.0010	0.0020	0.0018
LOQ	0.0020	0.0020	0.0030	0.0012	0.0040	0.0020	0.0040	0.0030

（二）药物手性异构体的分析

例 16 -2 采用新型手性填料柱 HPLC 法拆分 17 种手性药物：手性固定相高效液相色谱法分离 17 种手性药物位置异构体及对映异构体。制备和使用新的手性固定相（CSPs）是目前多领域分析分离手性分子最常用的方法之一。本研究采用简单的步骤制备合成了 IPC4CD - HPS 这一全新的手性固定相，并将其应用于拉贝洛尔、扁桃酸甲酯、1 - 苯基 -2 - 丙醇、吲哚洛尔、氯喹、二氯丙烷、吲达帕胺、吲哚布洛芬、酮洛芬、α - 甲基氨苄、米索前列醇、苯丙氨酸、1 - 苯基 -1 - 丙醇、丙谷胺、异丙嗪、酪氨酸、华法林等芳香化合物的位置异构体及手性药物的对映异构体的分离。

1. 色谱条件 如图 16 -10 所示，制备手性固定相：取固定相 0.8g，混悬于 1，4 - 二氧六环 - 三氯甲烷（2∶1，V/V）混合液 8ml 中，在 400bar 压力下加入不锈钢柱（150mm ×2.1mm，3μm），5 分钟后至 1 小时压力逐渐降为零。流动相为不同比例的甲醇 - 水或乙腈 - 水，如表 16 -2 所示。样品在流动相中的浓度为 0.05 ~0.5mmol/L，进样量为 1 ~10μl。

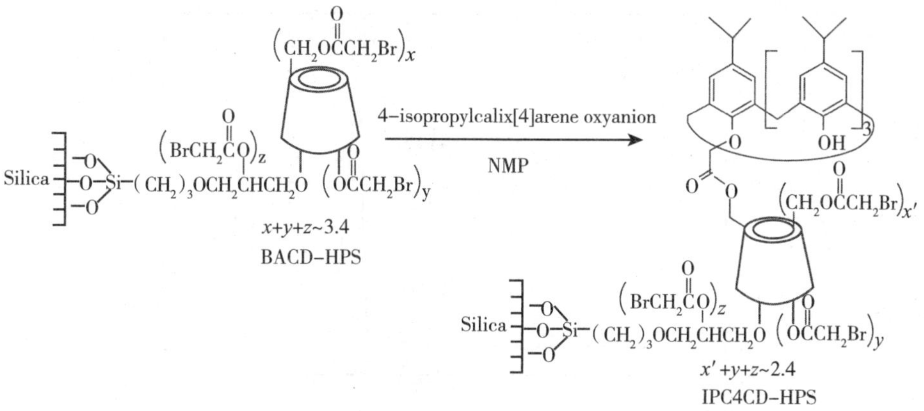

图 16－10　IPC4CD－HPS 的合成途径

2. 结果与讨论　色谱参数计算结果如表 16－2，双取代苯的位置异构体的分离使用甲醇－水为流动相。分离 *o*－、*m*－和 *p*－硝基酚的典型色谱图如图 16－11 所示。所有位置异构体化合物使用 IPC4CD－HPS 填充柱均能很好分离。

手性药物的分离选择甲醇－水或乙腈－水作为流动相，手性化合物分离的典型色谱图如图 16－12 所示。IPC4CD－HPS 含有两个功能基团：4－异丙基环芳烃及 *β*－环糊精，对能与这两个基团结合的手性化合物有广泛的选择性，π－π 作用、偶极相互作用等起到了很重要的作用。

表 16－2 使用 IPC4CD－HPS 填充柱进行典型手性化合物拆分的各项参数

溶质	流动相（v/v）	分离参数		
		保留因子（k_1'）	选择性（α）	分辨率（R_S）
拉贝洛尔	乙腈－水（100∶0）	1.55	1.20	1.03
扁桃酸甲酯	乙腈－水（60∶40）	1.61	3.34	1.66
1－苯基－2－丙醇	乙腈－水（60∶40）	0.45	4.22	5.36
吲哚洛尔	乙腈－水（80∶20）	1.58	1.11	0.87
氯喹	甲醇－水（100∶0）	1.13	2.52	2.53
二氯丙烷	甲醇－水（100∶0）	0.98	2.83	2.20
吲达帕胺	甲醇－水（20∶80）	1.07	3.57	6.54
吲哚布洛芬	甲醇－水（100∶0）	0.59	2.51	3.45
酮洛芬	甲醇－水（100∶0）	1.13	2.24	1.46
α－甲基氨苄	甲醇－水（80∶20）	0.61	1.72	0.92
米索前列醇	甲醇－水（60∶40）	0.78	2.04	1.17
苯丙氨酸	甲醇－水（80∶20）	1.19	2.67	1.27
1－苯基－1－丙醇	甲醇－水（40∶60）	0.82	2.33	4.28
丙谷胺	甲醇－水（100∶0）	1.14	2.16	1.73
异丙嗪	甲醇－水（80∶20）	1.15	1.22	1.25
酪氨酸	甲醇－水（80∶20）	1.29	2.10	1.45
华法林	甲醇－水（100∶0）	1.09	2.23	1.59

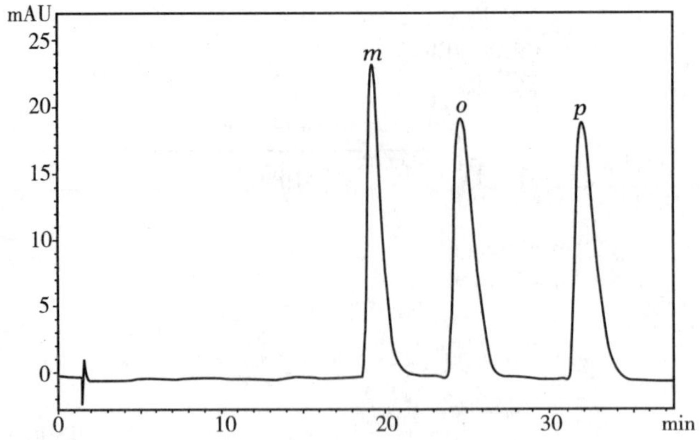

图 16－11　分离 *o*－、*m*－、*p*－硝基酚的典型色谱图

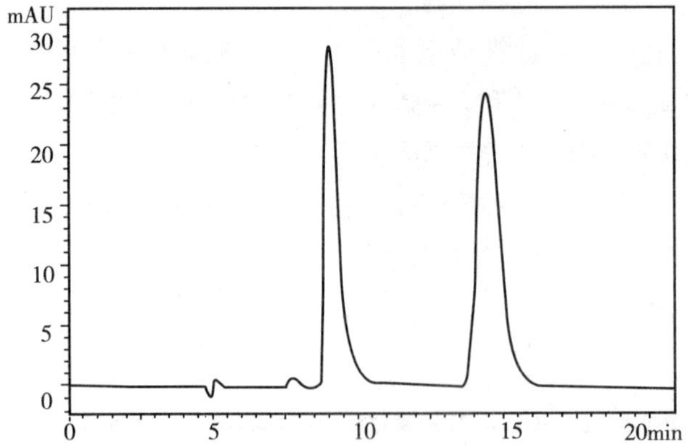

图 16－12　手性化合物（1－苯基－1－丙醇）分离的典型色谱图

（三）药物中农药残留量的检测

例 16－3　加速溶剂萃取辅助基质固相分散－GC/MS 技术测定农药残留量：农药虽因其防虫、驱虫、杀虫作用而在农业生产中广泛使用，但对人体、动物体都有很大危害，中药也能吸收农药而对人体造成威胁。本研究使用加速溶剂萃取辅助基质固相分散技术（ASE/MSPD）处理巴戟天中残留的农药成分，最终萃取物使用 GC－ECD 分析 33 种有机氯农药及 9 种拟除虫菊酯农药的残留量，并进行 GC－MS 验证。

1. 色谱/质谱条件　GC－ECD 中，采用 DB－1701 毛细管柱（30m × 0.32mm，0.25μm）；进样口温度 220℃，检测器温度 300℃；进样体积为 1.0μl，不分流进样；载气为氮气，流速 1.0ml/min；柱升温程序为以 25℃/min 的速度从 120℃升至 180℃，再以 5℃/min的速度升至 220℃，保持 2 分钟，最后以 2℃/min 的速度升至 270℃，保持 20 分钟。三硫磷作为内标，重复测定 3 次。

GC－MS 中，化合物分离采用 HP－5 毛细管柱（30m × 0.32mm，0.25μm）；进样口温度 260℃进样体积为 1.0μl，不分流进样；载气为氦气，流速 1.0ml/min；柱升温程序为 60℃保持 3 分钟，以 20℃/min 升至 200℃，再以 5℃/min 的速度升至 220℃，保持 5 分钟。EI 离子源，全离子扫描模式，m/z 40～400，选择最佳条件，每种分析物在 SIM 下扫描 3～4 种特征离子。

2. 萃取条件　萃取温度 50℃，萃取压力 1500psi（10.3MPa），5 分钟预加热平衡，5 分钟静态萃取，淋洗体积为 60% 池体积，氮气吹扫 60 秒，静态萃取次数 2 次。

3. 结果与讨论　GC－ECD 色谱图及 GC－MS 总离子流图如图 16－13 与图 16－14 所示。方法经验证后应用于 40 批样品的 42 种农药成分测定。ASE/MSPD 与 GC－ECD 相结合可用来测定复杂基质中痕量农药的残留。

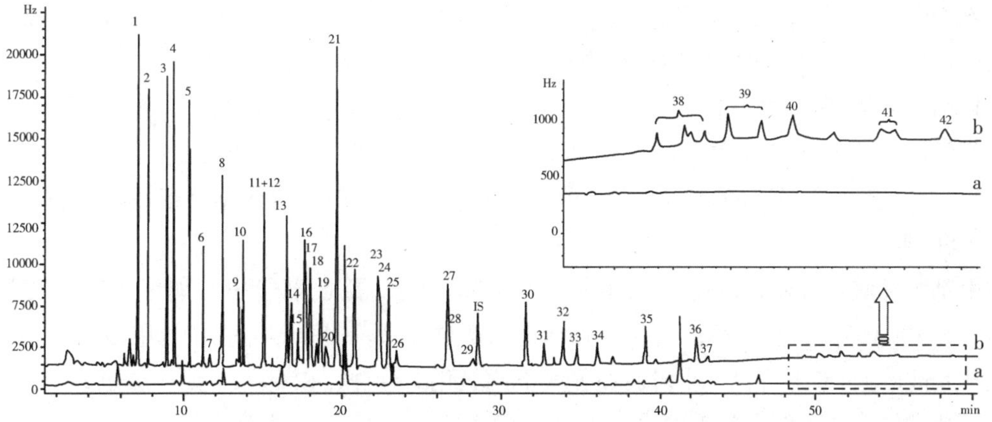

图 16－13　质量控制样品（a）及 42 种农药成分混标（b）的 GC－ECD 色谱图

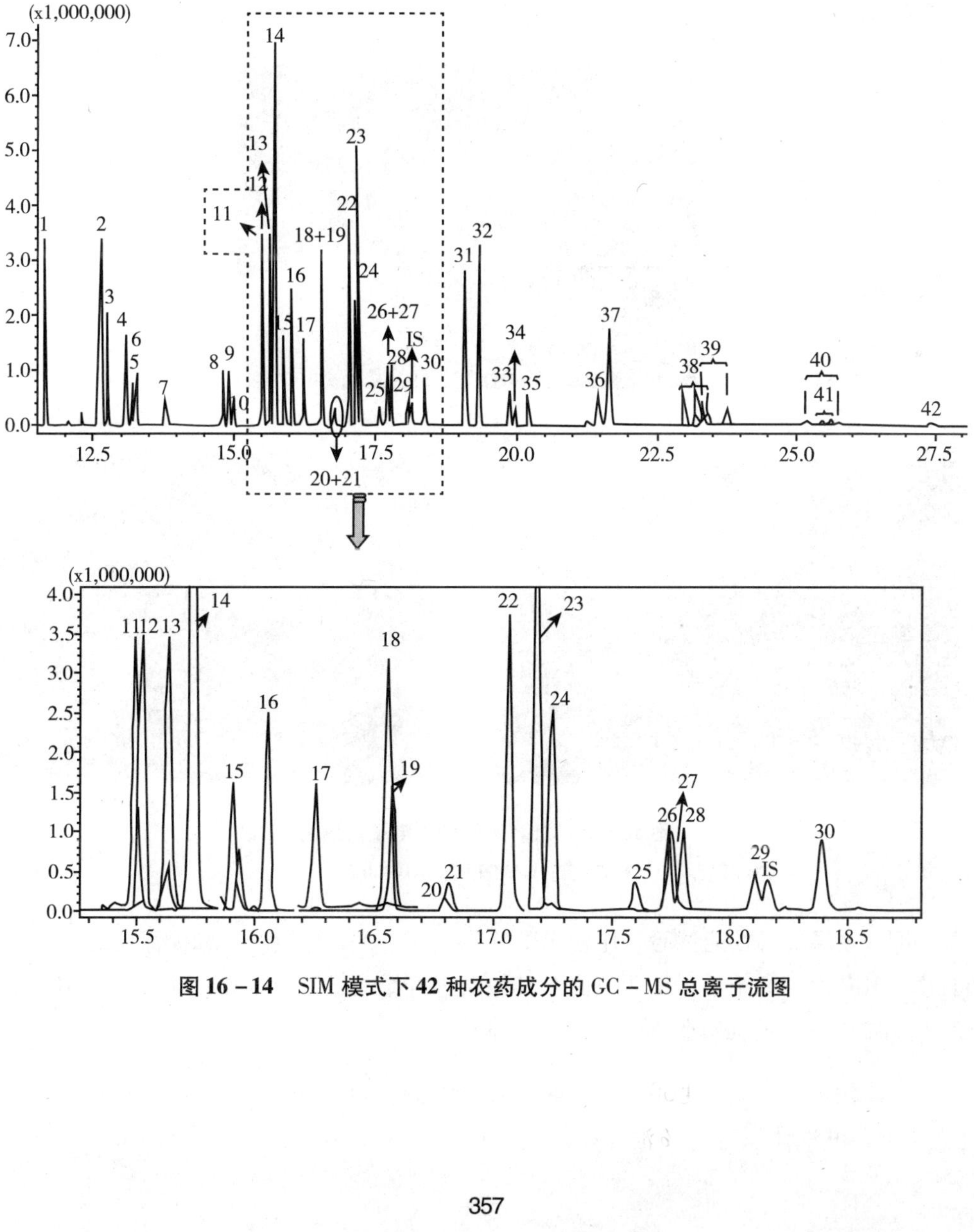

图 16－14　SIM 模式下 42 种农药成分的 GC－MS 总离子流图

二、在生物样品分析中的应用

（一）分子印迹技术在生物样品处理中的应用

例 16－4 分子印迹涂层固相微萃取用于生物基质中咖啡因的选择性萃取：合成的纤维涂层可以直接与 GC－MS 联用，用来跟踪分析生物样品中的咖啡因成分。

1. MIP 涂层纤维的制备 普通纤维剪成 10cm 长，在丙酮中浸泡 30 分钟去除上层保护膜，纤维的末端 3cm 部分在室温下 1mol/L 氢氧化钠溶液中泡 1 小时以去除表层的 Si－O－Si 单元。水洗后浸泡在 1mol/L 盐酸中 30 分钟以中和残留的氢氧化钠并形成硅醇基。水洗后在 60℃烘干。

甲基丙烯酸 2mmol、乙烯基三甲氧基硅烷 5mmol，置玻璃管中，加甲苯－三氯甲烷（2∶1，*V/V*）165μl，使溶解，加入溶有 0.3mmol 咖啡因和 40mg 过氧化苯甲酰的三氯甲烷溶液 0.5ml。在 4℃下孵育 4 小时后在氮气下脱氧化 2 分钟，在 60℃下搅拌加热直至出现浑浊。活化的纤维放入管中。玻璃管置于 60℃油浴中 24 小时。取出纤维后，在超声水浴中用甲醇重复冲洗直到洗液中检测不到咖啡因。最后，将纤维在 180℃烘干，即得（涂层纤维外表结构见图 16－15）。

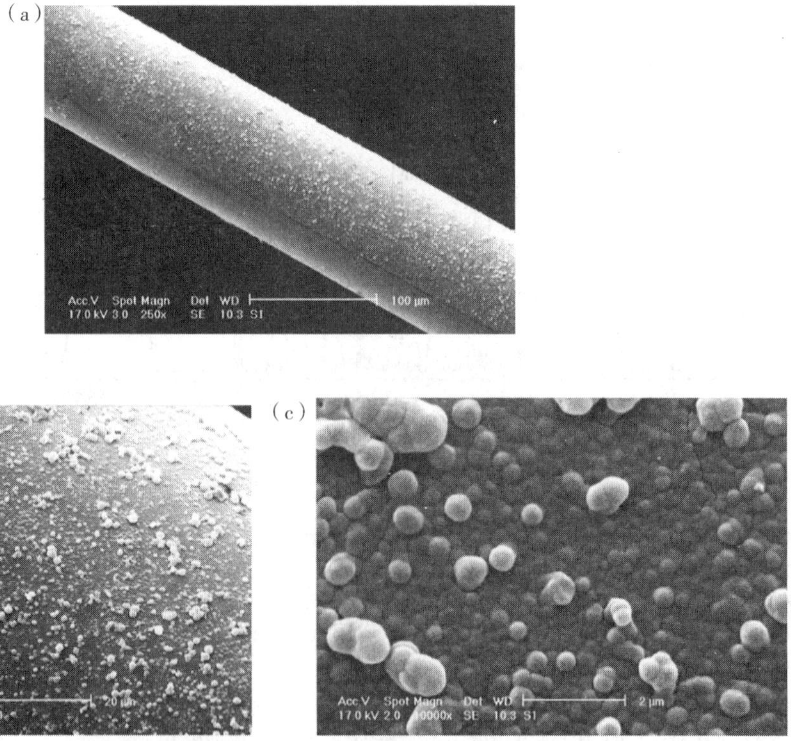

图 16－15 MIP 涂层纤维电子扫描图

a. 250 倍；b. 1000 倍；c. 10000 倍

2. MIP－涂层纤维性能试验 比较 MIP 涂层纤维、NIP 涂层纤维和无涂层纤维对咖啡因的回收率，MIP 涂层纤维显示出明显高于其他两种纤维的效率（图 16－16）。证明分子印迹的空腔对咖啡因分子的强吸收性和显著的印迹涂层。

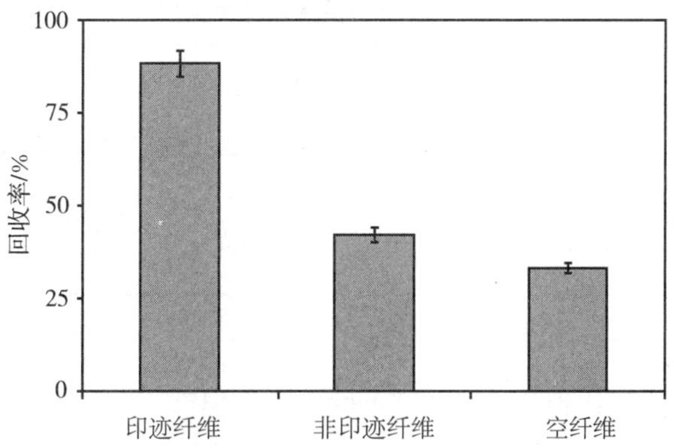

图 16－16　印迹纤维、非印迹纤维、空纤维回收率比较图

3. MIP－涂层纤维分析样品　取健康人空白血浆样品，分为两份，其中一份加入咖啡因 0.50μg/ml，分别用GC－MS 进行检测（色谱总离子流图见图 16－17）。

MIP 涂层纤维 SPME 方法显著增强了对咖啡因的选择性，并能够将其与其他咖啡因类似结构的化合物分开。

由于 MIP 涂层纤维可对模版分子及其结构类似物进行特异性识别，MIP 涂层纤维方法可被应用于血浆样品中咖啡因成分的检测。

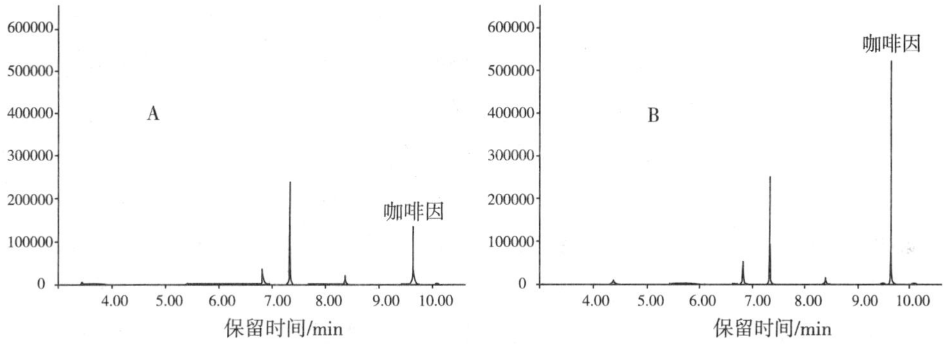

图 16－17　SIM 模式下检测血浆样品中咖啡因总离子色谱图

A. 未加入咖啡因样品；B. 加入 **50**μg/ml 咖啡因样品

（二）整体柱技术在生物样品分析中的应用

例 16－5　采用 C18 键合硅胶整体柱－HPLC 测定尿中厄贝沙坦和氢氯噻嗪：厄贝沙坦（IRB）和氢氯噻嗪（HCT）分别是血管紧张素Ⅱ受体拮抗剂和噻嗪类利尿化合物，用来治疗高血压。通过第二代 C18 键合硅胶整体柱实现 IRB、HCT 和内标物阿戈美拉汀（AGO）的分离。经方法学验证，该方法能够成功地应用于尿液样品中厄贝沙坦和氢氯噻嗪的检测。

1. 色谱条件　色谱柱：Chromolith High Resolution RP－18e（100mm×4.6mm），Fortis C18（100mm×4.6mm，5μm），Chromolith Performance RP－18e（100mm×4.6mm）；初始流动相：乙腈－水－0.025mol/L 磷酸二氢钾溶液（pH6.3）（3∶87∶10，V/V/V）；柱温：40℃；进样量：5μl；检测波长：230nm（190～380nm）；流动相梯度洗脱程序见表16－3。

表 16-3 流动相流速梯度程序

时间（min）	乙腈（%）	缓冲液（%）	流速（ml/min）
0.0~15.0	3→10	10	0.8
15.0~25.0	10→45	10	0.8→1.5（15.0~17.5min） 1.5（17.5~25.0min）
25.0~27.5	45→3	10	1.5→0.8

2. 尿液样品处理 尿液样品离心，取上清液，过滤，稀释后进样。

3. 方法学参数 第二代整体柱（Chromolith HR RP-18e）与第一代整体柱（Chromolith RP-18e）及传统色谱柱（Fortis C_{18}）分离 IRB、HCT 的结果比较见表 16-4。

表 16-4 整体柱与传统色谱柱分离 IRB、HCT 的结果

参数	Chromolith HR RP-18e			Chromolith RP-18e			Fortis C_{18}		
	HCT	IRB	AGO	HCT	IRB	AGO	HCT	IRB	AGO
t_R（min）	7.9	23.0	23.6	7.7	22.4	23.7	15.5	23.7	25.9
RSD（%）	0.11	0.02	0.02	0.65	0.07	0.05	0.40	0.14	0.06
峰容量	30	277	210	22	170	137	36	212	139
T	1.1	1.4	1.5	1.4	1.9	1.6	1.2	1.1	1.1
A_S	1.1	1.4	1.4	1.3	1.7	1.6	1.4	1.1	1.1

方法线性范围 IRB：$1.7\times10^{-5}\sim1.7\times10^{-4}$mol/L；HCT：$1.0\times10^{-6}\sim1.0\times10^{-5}$mol/L。

定量限 IRB：4.9×10^{-6}mol/L；HCT：8.7×10^{-7}mol/L。

检测限 IRB：1.6×10^{-6}mol/L；HCT：2.9×10^{-7}mol/L。

日间和日内 *RSD%* IRB：0.4%~0.6%；HCT：3.4%~4.1%。

4. 结果与讨论 通过第二代 C18 键合硅胶整体柱与流动相和流速双梯度系统的应用，可实现尿中厄贝沙坦（IRB）和氢氯噻嗪（HCT）的分离及同时定量。第二代 C18 键合硅胶柱展示了良好的峰容量，体现了其分离能力以及多功能性。

三、在中药分析中的应用

（一）二维色谱/生物色谱技术在中药活性成分分析中的应用

例 16-6 利用全二维色谱/亲和色谱筛选中药活性成分

1. 样品的制备 分别取干燥苦参根和黄柏皮粗粉（过 40 目筛）各 3g，用 30% 甲醇 30ml 溶解，超声辅助提取（微波压力：800V；超声功率：200W；超声温度：80℃）10 分钟，提取物离心，取上清液 1ml，加 0.005mol/L 氨醋酸盐溶液 10ml，过 0.45μm 滤膜。

2. 细胞膜色谱模型的制备 HepG2 细胞膜悬浮液：将 HepG2 细胞培养在含有 10% 胚胎牛血清的 DMEM 中，细胞在含有 5% CO_2 的 37℃潮湿环境中生长。长成的细胞于 4℃用 0.01mol/L 磷酸盐缓冲液（PBS，pH 7.4）洗三次，并在 110×g 离心 10 分钟，细胞破碎后，将匀浆液在1000×g 离心 10 分钟，取上清液在 4℃ 12000×g 离心 20 分钟，取沉淀用 10ml 的 PBS 使之悬浮后再在 4℃ 12000×g 离心 20 分钟，即得（保存在 5ml 盐水中）。

HepG2 细胞膜固定相（CMSP）：制备好的细胞膜悬浮液在 4℃真空条件下吸附于活性硅胶并搅拌，即得。此 HepG2/CMC 柱需储存于 0.005mol/L 的 PBS 中，4℃保存。

3. 色谱条件 全二维高效液相色谱系统，Agilent1200 系列，接口处配备有两个 500μl

进样环和十通切换阀，每一个从一维中流出的组分先储存在相应的进样环 1 中（图 16－18A），每间隔 2.5 分钟进入二维中的进样环 2（图 16－18B），富集的成分泵入二维的整体柱和质谱检测仪分析。一维中使用单泵，HepG2 CMC 柱（10mm×2mm，5μm），流动相为 0.005mol/L 的氨醋酸盐溶液，流速 0.2ml/min；二维色谱中使用双泵，反相硅胶整体柱（100mm×4.6mm，5μm，Merck），流动相为 0.1% 甲酸水（A）－乙腈（B），梯度洗脱，流速 3.5ml/min。洗脱液分流以 0.4ml/min 进入 TOF－MS 分析。

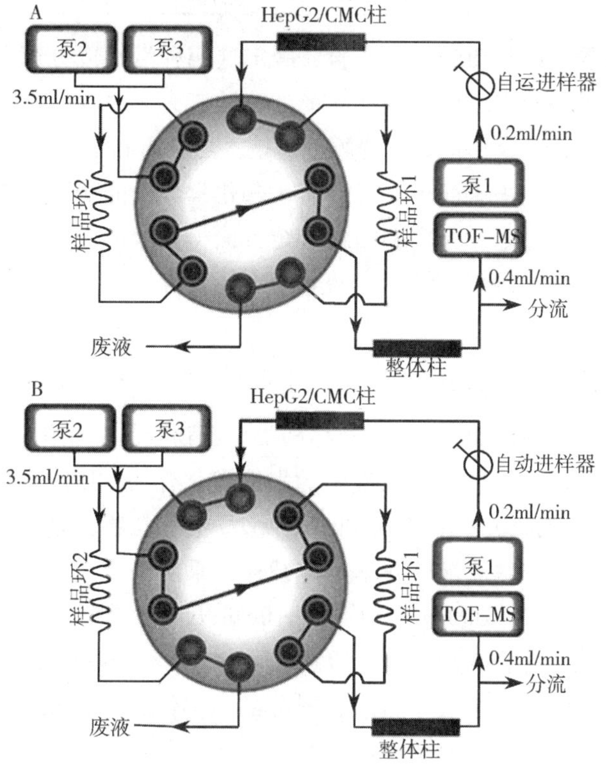

图 16－18　全二维高效液相色谱系统

A. 处于一维色谱富集流份状态时切换阀的位置；B. 样品进入二维分析柱时切换阀的位置

4. 质谱条件　飞行时间质谱（TOF－MS），正离子模式下检测。全扫描质量范围：110～1100amu，N_2流速 10 L/min，干燥气温度：350℃，喷雾器气压 40psi，毛细管电压 4000V，碎裂电压 130V 开始，锥孔电压 60V，八级杆射频电压 250V。

5. 结果与讨论　对全二维细胞膜生物色谱－整体柱－TOF－MS 系统的构建，特别是通过特定药物与细胞膜之间的亲和作用这一原理，对一维生物色谱系统具有很好的选择可靠性靶点和系统的稳定性进行了确认。并将这种全二维的在线系统应用于实际中药中具有特定活性靶点的筛选鉴定。利用一维中细胞膜是生物效应靶点最集中的部位这种新型的具有生物活性的亲和色谱系统，减少了分析的时间；二维中整体柱可实现进样量大，流速快，出峰对称性好的具有高通量分析的特点，也同样减少了时间上的浪费，二维的使用不仅在分离分析有效成分上节省了时间，提高了效率，更通过质谱对流分的解析鉴定，从 28 种具有抗肝癌的药材中找出了黄柏中的小檗碱和延胡索乙素，苦参根中的苦参碱和苦参素，为具有明确靶点作用的中药活性成分（表 16－5）。

表 16-5 TOF-MS 鉴别出的四种活性成分

峰号	结构式	分子式	母离子	分子量		偏差 (ppm)	峰度匹配度 (%)	空间匹配度 (%)	不饱和度	归属
				理论值	检测值					
1	苦参碱	$C_{15}H_{24}N_2O$	$[M+H]^+$	249.1961	249.1958	1.32	98.17	94.19	5	苦参
2	苦参素	$C_{15}H_{24}N_2O_2$	$[M+H]^+$	265.1911	165.1913	-0.93	99.21	97.29	5	
3	延胡索乙素	$C_{21}H_{25}NO_4$	$[M+H]^+$	356.1856	356.1855	0.38	94.03	95.87	10	黄柏
4	小檗碱	$C_{20}H_{17}NO_4$	$[M+H]^+$	335.1230	336.1238	-2.11	99.79	95.73	13	

最终通过竞争性替换以及细胞增生实验，确定这四种活性成分即为潜在的表皮生长因子拮抗剂。本法提供了一套实用可靠快速简捷的方法，为方便今后从大量的中药材中寻找需要的有效活性成分，并且成功地将生物膜色谱技术与液质和全二维色谱有机地结合起来，使得生物色谱法重复性好、快速简单、直接与一些化学成分的药理学参数如活性或结合强度相关，在中药活性成分筛选、分离和结构鉴定方面得到较广泛的应用。其在不久的将来在中药领域的研究，以及在研究药动学、药效学、药物毒性及合理开发新药等领域的应用必将有自己的广阔天地。

（二）毛细管电泳-质谱联用技术在中药活性成分分析中的应用

例 16-7 鞘流接口 CE-MS 检测植物多酚类化合物及其抗氧化活性筛选：毛细管电泳使用鞘流液试剂串联质谱分析植物提取液中的多酚类化合物。植物提取液来源于唇形科植物迷迭香和香蜂草叶，分别包含有 15 种和 13 种多酚类化合物，这些化合物主要包括多酚类、酚酸类和三萜酸类。以鞘流液为化学反应载体，采用氢氘交换在线测定可用于交换的质子，并添加 $DPPH^-$（2，2-diphenyl-1-picrylhydrazyl）到鞘流液中，以此作为一种快速筛选的工具用于研究单体化合物的抗氧化活性。同时，在线与 MS/MS 联用，采用简单的实验设计就能够使得植物提取液中关于抗氧化成分的结构信息得到充分的展现，能够避免昂贵化学标准品的购买和节约在分离单体化合物时时间的消耗。

1. 仪器 Agilent^{3D}CE 毛细管电泳仪，配备氘灯和二极管阵列检测器（190~600nm），安捷伦 Chenstation system 软件用于数据采集和仪器控制；Agilent 6510 Q-TOF 质谱仪，配备 ESI 离子源和 Agilent G1607A 同轴式雾化器。

2. 植物提取液的制备 采用加速溶剂提取器提取。取干燥的叶 1g 和海砂 2g，混匀，混合物置于 11ml 提取容器内，提取前提取容器预热 8 分钟，提取条件为：150℃，1500psi 和 20 分钟静态提取。分别用乙醇和 80% 乙醇水溶液对香蜂叶和迷迭香进行提取，浓缩，冷冻干燥，得到粗提物。粗提物用 50% 乙醇制成 10g/L，并超声助溶 5 分钟，过 0.45μm 尼龙膜以去除不溶性成分，即得。分析时，取滤液加入等体积甲醇。

3. 鞘流液的制备 氘代鞘流液采用氘代水、甲醇和 0.01%（V/V）非氘代的氨水进行配制，以提高离子化效率。用于 DPPH 方法的鞘流液组成：80%（V/V）的 1mmol/L DPPH 的甲醇溶液和 20%（V/V）氨水溶液混合，使得最终的 DPPH 浓度为 0.1mmol/L，氨水浓度为 0.01%（V/V）。鞘流液应临用现配。

4. 电泳-质谱条件 未涂层石英毛细管柱（73cm×50μm）采用 0.1mol/L 氢氧化钠溶液冲洗，然后用水冲洗 10 分钟。在分析不同批样品时用背景电解质冲洗 5 分钟。质谱分析采用电喷雾负离子模式，干燥气为 250℃下的氮气，干燥器流速为 4L/min，喷雾电压为 8psi，碰撞能为 25V；鞘流液流速为 4μl/min，质谱毛细管电压为 3750V，裂解电压为 150V；质量扫描范围为 m/z 70~800，扫描速率 3spectra/s，提取电泳图离子允许误差为 ±100ppm。

5. 结果与讨论

（1）CE－UV 结果 通过研究不同有机溶剂种类、不同 pH（7.5～10）和浓度（0.01～0.05mol/L）的背景电解质溶液（醋酸铵溶液）去优化分离条件，发现在低 pH 条件下不适合分离多酚类成分，在 pH>9.1 的时候分离效果改善不明显，反而会导致样品分析的重现性差。另外，还探讨了添加较低浓度的异丙醇和甲醇（5%～20%，*v/v*）也未能得到满意的结果。最终，发现在 pH 9.1 条件下，含有 0.05mol/L 醋酸铵的背景电解质系统下分析效果最佳。

（2）加入鞘流液的 CE－MS 结果 迷迭香提取液中可以检测到两个主要的成分为鼠尾草酸（carnosic acid）和迷迭香酸（rosmarinic acid），并通过标准品对照指认（表 16－6）。香蜂草提取液中主要成分为迷迭香酸以及一些三萜酸和多酚类成分（表16－7）。

表 16－6 迷迭香提取物中通过 CE－Q－TOF－MS 数据指认的化合物信息

峰序	t_R (min)	化学式	[M－H]$^-$		偏差 (ppm)	可交换 H 数目	结构指认
			实测值	计算值			
1	7.62	$C_{28}H_{34}O_{15}$	609.1812	609.1825	2.13	7	橙皮苷
2	7.78	$C_{20}H_{28}O_3$	315.1948	315.1966	5.71	n. d.	迷迭香二酚
3	8.65	$C_{22}H_{22}O_{11}$	461.1081	461.1089	1.73	5	高车前苷
4	8.91	$C_{17}H_{14}O_6$	313.0716	313.0718	0.64	1	蓟黄素
5	9.04	$C_{16}H_{12}O_5$	283.0599	283.0612	4.59	nd	芫花素
6	9.82	$C_{30}H_{48}O_3$	455.3510	455.3531	4.61	1	三萜酸
7	10.04	$C_{21}H_{30}O_4$	345.2057	345.2071	4.06	1	鼠尾酸甲酯
8	10.08	$C_{20}H_{26}O_4$	329.1751	329.1758	2.13	2	鼠尾草酚
9	10.33	$C_{20}H_{28}O_4$	331.1900	331.1915	4.53	2	鼠尾草酸
10	12.05	$C_9H_{10}O_5$	197.0450	197.0455	2.54	3	丹参素
11	12.42	$C_{18}H_{16}O_8$	359.0754	359.0772	5.01	4	迷迭香酸
12	12.87	$C_{15}H_{10}O_6$	285.0397	285.0405	2.81	3	山柰酚
13	14.21	$C_9H_8O_4$	179.0353	179.0350	－1.68	nd	咖啡酸
14	16.28	$C_{21}H_{18}O_{12}$	461.0701	461.0725	5.21	6	山柰酚葡萄糖醛酸苷
15	18.14	$C_{15}H_{14}O_7$	305.0674	305.0667	－2.29	n. d.	儿茶素

表 16－7 香蜂草提取物中通过 CE－Q－TOF－MS 数据指认的化合物信息

峰序	t_R (min)	化学式	[M－H]$^-$		偏差 (ppm)	可交换 H 数目	结构指认
			实测值	计算值			
1	9.85	$C_{30}H_{46}O_5$	485.3246	485.3272	4.60	3	三萜酸
2	9.85	$C_{39}H_{54}O_{14}$	745.3413	745.3441	3.17	7	未知
3	10.14	$C_{30}H_{48}O_5$	487.3449	487.3429	－4.17	3	三萜酸
4	10.25	$C_{30}H_{48}O_4$	471.3454	471.3480	5.54	2	三萜酸
5	12.44	$C_{24}H_{26}O_{13}$	521.1272	521.1301	5.20	7	迷迭香酸－*O*－hexoside
6	12.85	$C_7H_{12}O_6$	191.0561	191.0561	0.49	4	奎宁酸
7	13.12	$C_9H_{10}O_5$	197.0455	197.0455	0.40	3	丹参素
8	13.66	$C_{18}H_{16}O_8$	359.0762	359.0772	3.04	4	迷迭香酸
9	14.40	$C_9H_8O_3$	163.0405	162.0401	－1.94	1	香豆酸
10	14.75		137.0247	137.0244	－1.97	1	对羟基苯甲酸（I）
11	15.81	$C_9H_8O_4$	179.0351	179.0350	－1.08	2	咖啡酸
12	17.10	$C_7H_6O_3$	137.0252	137.0244	－4.81	1	对羟基苯甲酸（II）
13	17.92	$C_{21}H_{18}O_{12}$	461.0699	461.0725	6.18	6	山柰酚葡糖酸苷

利用氘代试剂（如氘代甲醇和氘水）简单取代正常的鞘流液，采用同样的分离条件，可以得到大部分化合物可氘代交换氢的数量，以便于确认化合物可能的结构，如图 16－19。一些可能结构（如甲氧基的酚类化合物）能够立即被排除。

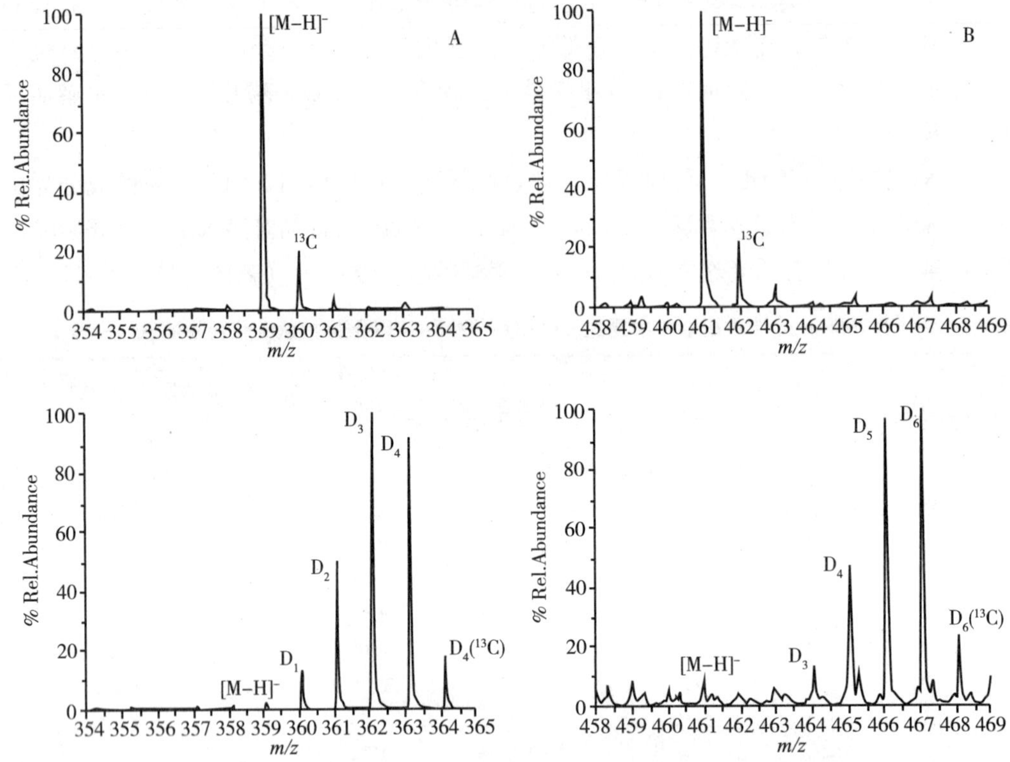

图 16－19　在线氘交换实验对提取液中化合物质谱图的影响

A. 迷迭香提取物中的迷迭香酸；B. 香蜂草提取物中的山柰酚－*O*－葡萄糖醛酸

同样地，研究了在鞘流液中加入 DPPH 去阐释酚类的取代样式，发现对于具有邻位或对位多酚类取代样式（如氧化醌类）通过加入 0.1mmol/L DPPH 就能很容易识别出来，如图 16－20 所示。^{13}C 同位素很容易从质谱图中识别出来，这是因为^{13}C 同位素比例是最大的，反应后^{13}C 能够被保留下来，从而被识别。

应用鞘流化学于 CE－MS 便于分析真实的样品，并消耗少量体积的鞘流液，为CE－MS 分析提供了一个经济环保的辅助分析和指认植物提取液样品中主要的多酚类化合物的方法。

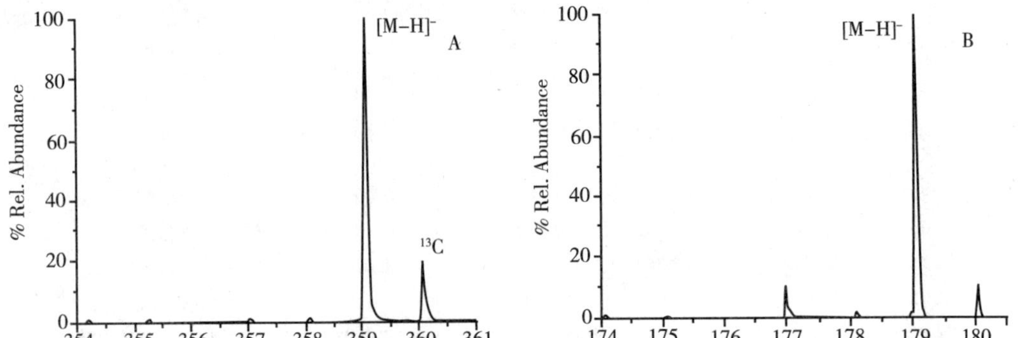

续图

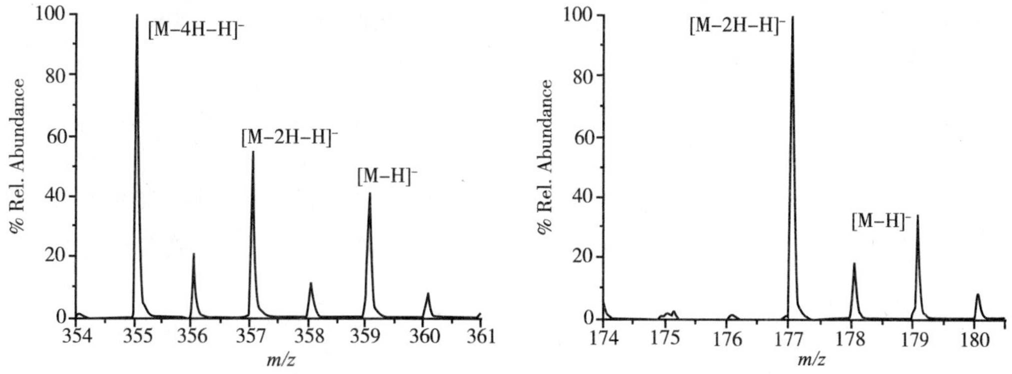

图 16-20　在线 DPPH 反应实验对选择的化合物的影响

A. 迷迭香提取物中的迷迭香酸；B. 香蜂草提取物中的咖啡酸

（三）液相色谱-质谱联用技术在中药代谢物分析中的应用

例 16-8　给予甘草水提物与 9 种单体化合物后大鼠血浆代谢物比较研究

（1）色谱条件　色谱柱：T_3 色谱柱（ID 2.1mm×150mm，3μm）；流动相：0.1%甲酸水溶液(A) -乙腈（B），梯度洗脱：18%→40% A（0~12 分钟），40%→65% A（12~18 分钟），65%→95% A（18~19 分钟），95% A（19~26 分钟）；流速：200μl/min；柱温：40℃。

（2）质谱条件与数据采集　三重四级杆质谱仪，接口为 ESI 电离源，不分流进样，负离子模式检测；鞘气（50 arb）和辅助气（50 arb）为高纯氮气，碰撞气（1.5mTorr）为高纯氩气；喷雾电压 3.5kV；毛细管温度 350℃。

采用分段选择反应检测模式（segmented selected reaction monitoring，SSRM），根据每个分析成分的保留时间来设定各自的扫描时间范围，从而缩短扫描周期并且增加灵敏度。

（3）动物实验及样品前处理　将 SD 大鼠分为 10 组，其中 1 组单次灌胃给药 5g/kg 甘草水提物，另外 9 组分别给予相应等同剂量的 9 种单体成分芹糖甘草苷（LA）、芹糖异甘草苷（ILA）、甘草苷（LQ）、异甘草苷（ILQ）、甘草素（LG）、异甘草素（ILG）、芒柄花素（FOR）、甘草酸（GLY）和甘草香豆素（GCM），9 种成分在 HPLC 图谱中的位置及其含量如图 16-21 所示。分别于给药后 0.03、0.08、0.17、0.33、0.5、1.0、2.0、4.0、8.0、12、24 和 48 小时进行眼眶取血。

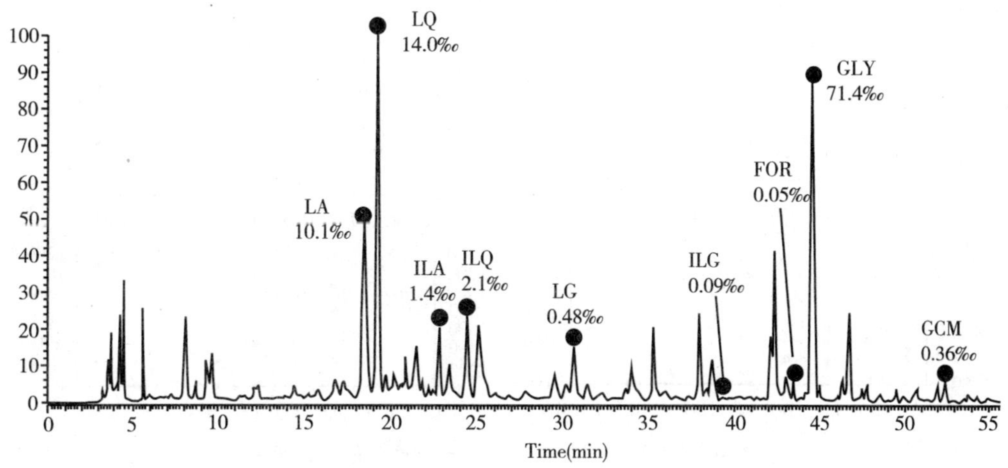

图 16-21　甘草水提物 HPLC-UV 图谱（260nm）

标注的 9 个峰为选择进行单体给药的成分及各自的含量。

样品处理　血液样本立即离心，得血浆样本。150μl 血浆样本中加入 150μl 内标物（紫铆因 -4-*O*-*β*-D-葡萄糖苷，0.1μg/ml）和 300μl 有机相（乙腈-甲醇，1∶1，V/V），2200rpm 离心 1 分钟，水浴超声 5 分钟，2200rpm 离心 1 分钟，4℃ 9000rpm 离心 10 分钟，蒸干，置于 -20℃保存，分析前加入 150μl 甲醇复溶，过 0.22μm 滤膜，进样 5μl 分析。

（4）结果与讨论　本研究完整建立并验证了 LC/MS/MS 方法对甘草提取物及 9 种单体（包括黄酮、查尔酮、异黄酮、皂苷和香豆素类）给药后血浆中原代谢产物的药代动力学进行研究。此方法对于分析物有良好的分离（图 16-22）。

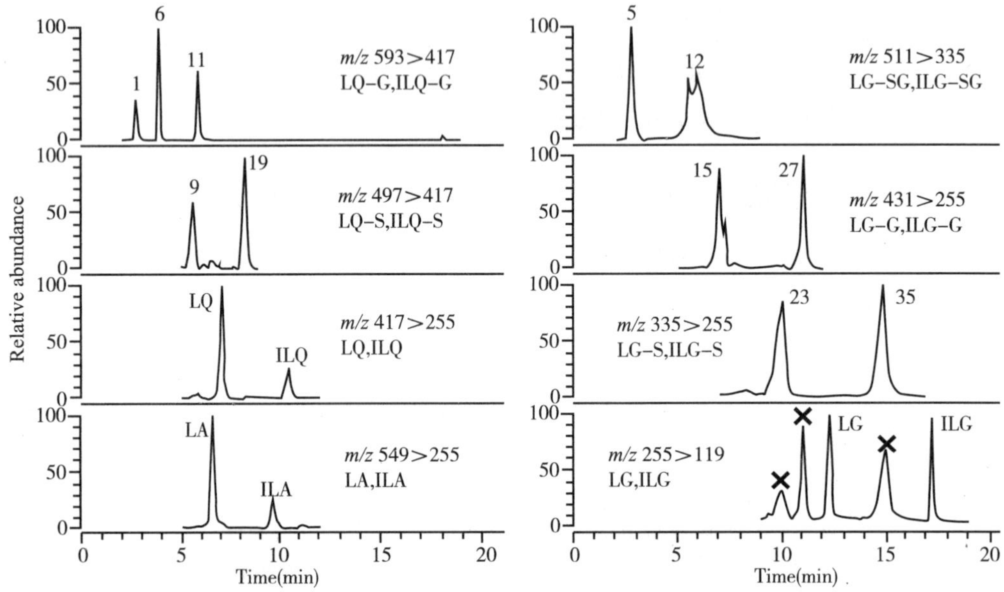

图 16-22　SSRM 模式下黄酮类成分及其代谢物图谱

"S""G""SG"分别代表硫酸盐、葡萄糖苷酸、硫酸葡萄糖苷酸；×表示干扰信号

运用此 LC/MS/MS 方法可以同时对 63 种代谢物进行监测，得到其中 55 种代谢物的药代动力学信息。结果表明不同结构类型的代谢物呈现特征性的药代动力学行为。并且经过甘草水提物与单体成分给药药代动力学参数的比较，证明甘草水提物中多成分的共存可以影响彼此的药代动力学行为，如图 16-23 所示，主要体现在：增加生物利用度、延长成分系统中循环时间、降低潜在毒性、改变代谢物分布。

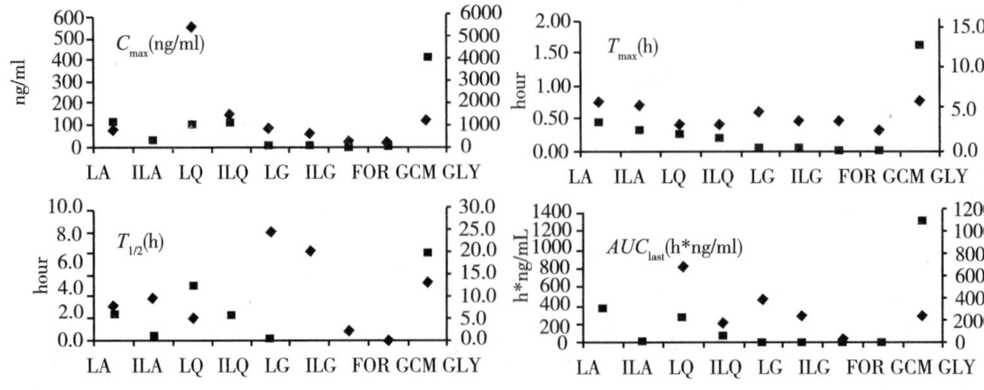

图 16-23　水提物和单体给药后 9 种成分的药代动力学参数差异

例16－9　色谱－质谱测定兔血浆和脑脊液中细辛鼻腔给药后的吸收成分

（1）顶空固相微萃取－气相色谱/质谱联用条件及样品前处理　顶空固相微萃取温度70℃，萃取时间40分钟，250℃解吸附3分钟；色谱柱：Rxi－5MS（30m×0.25mm，0.25μm）毛细管柱；载气为氦气，流速1.2ml/min；进样口温度250℃；分流进样，分流比5∶1；升温程序：初始温度80℃，保持3分钟，以10℃/min升至140℃，20℃/min升至180℃，10℃/min升至210℃，30℃/min升至260℃，保持5分钟。

质谱采用EI模式，离子源温度200℃，电子能量70eV，扫描范围45～450amu，扫描速率0.30秒；接口温度260℃。

样品前处理：血浆或脑脊液样品500μl，加入0.10g NaCl，置于10ml顶空进样瓶中进行进样分析。

（2）液相－质谱联用条件及样品前处理　色谱柱：C_{18}色谱柱（250mm×4.6mm，5μm）；流动相0.1%甲酸水溶液（A）－乙腈（B），梯度洗脱：11%～42% B（0～30分钟），42%～45%B（30～45分钟），455～54%B（45～48分钟），54%～58% B（48～55分钟），58%～60% B（55～60分钟），60%～90%B（60～65分钟），90%～100%B（65～75分钟）；流速：1.0ml/min；柱温：30℃。

离子阱－飞行时间质谱仪，接口为APCI电离源，正离子模式全扫描检测，扫描范围m/z 100～1000（MS^1），m/z 50～1000（MS^2和MS^3）；雾化气体为氮气；检测器电压1.70kV；干燥气压力40.0kPa；接口温度400℃，曲线脱溶剂管温度250℃，加热块温度200℃。

样品前处理：血浆5ml或脑脊液2.5ml，分别加入乙酸乙酯10ml或5ml，涡旋2分钟，3000r/min离心15分钟，取上层有机相，下层混合物再按上述方法萃取一次，合并上层有机相，氮气吹干，以100μl甲醇溶解，HPLC进样5μl。

（3）结果与讨论　细辛乙酸乙酯提取物和细辛粉末分别鼻腔给药后的兔血浆和脑脊液采用HS－SPME－GC－MS和HPLC－APCI－IT－TOF－MS^n法共鉴定出47个挥发性和非挥发性的吸收成分。其中HS－SPME－GC－MS法鉴定出26个（表16－8），HPLC－APCI－IT－TOF－MS^n法鉴定出23个。经文献检索其中33个成分与细辛药理活性相关。

兔血浆中检测到46个吸收成分，包括13个单萜类、10个苯丙素类、4个苯衍生物、2个烷烃类、9个N－烷基酰胺类和8个木酚素类；兔脑脊液中检测到28个吸收成分，包括14个单萜类、5个苯丙素类、4个苯衍生物、2个烷烃类、2个N－烷基酰胺类和1个木酚素类。证明细辛乙酸乙酯提取物和粉末兔鼻腔给药均可以有多类成分吸收入血浆和脑脊液中。

表16－8 HS－SPME－GC－MS法鉴定的26个化合物

编号	保留时间(s)	保留指数	结构指认	提取物组		粉末组	
				血浆	脑脊液	血浆	脑脊液
G1	6.423	944	α－蒎烯	+	+	－	－
G2	6.853	982	桧烯	+	+	－	－
G3	6.902	988	β－蒎烯	+	+	－	－
G4	7.000	993	月桂烯	+	+	－	－
G5	7.170	1012	α－水芹烯	+	+	－	－

续表

编号	保留时间(s)	保留指数	结构指认	提取物组		粉末组	
				血浆	脑脊液	血浆	脑脊液
G5	7.236	1018	3－蒈烯	+	+	－	－
G7	7.421	1035	柠檬烯	+	+	－	－
G8	7.463	1040	桉叶油醇	+	+	－	－
G9	8.031	1096	异松油烯	+	+	－	－
G10	8.675	1158	樟脑	+	+	－	－
G11	8.724	1162	优葛缕酮	+	+	+	+
G12	8.890	1178	*l*－龙脑	+	+	+	+
G13	8.992	1188	4－松油烯醇	+	+	－	－
G14	9.035	1192	对－聚伞花素醇－8	－	+	－	－
G15	9.118	1200	α－松油醇	+	+	－	－
G16	9.179	1206	甲基胡椒酚	+	－	－	－
G17	9.847	1275	3，5－二甲氧基甲苯	+	+	+	+
G18	10.105	1300	黄樟醚	+	+	+	－
G19	10.971	1400	正十四烷	+	+	－	－
G20	11.030	1408	3，4，5－三甲氧基甲苯	+	+	+	+
G21	11.030	1408	甲基丁香油酚	+	+	+	+
G22	11.106	1417	2，3，5－三甲氧基甲苯	+	+	+	+
G23	11.783	1501	正十五烷	+	+	－	－
G24	11.860	1510	细辛醚	+	+	+	－
G25	12.191	1550	3，4－甲二氧基苯丙酮	+	+	－	－
G26	12.268	1560	榄香素	+	+	－	－
总数				25	25	8	6

重点小结

- 色谱及其联用技术
  - 色谱技术
    - 毛细管电泳
      - 分类：毛细管区带电泳（CZE）；胶束电动毛细管电泳（MEKC）；毛细管等电聚焦（CIEF）；毛细管凝胶电泳（CGE）；非水毛细管电泳（NACE）；毛细管电色谱（CEC）；免疫亲和毛细管电泳（IACE）；毛细管等速电泳（CITP）
      - 应用：中药多组分分析
    - 超高效液相色谱
      - 特性：仪器耐高压；填料粒径小于2μm；柱死体积小、平衡快；色谱分辨率高、峰容量大
      - 限制：分离模式仅限于反相色谱；与HPLC相互转换应用的限制
    - 分子印迹色谱
      - 特点：强选择性、高亲和性；高稳定性
      - 分类：共价键法；非共价键法
      - 应用：固相萃取；在线分析；传感器

- 色谱及其联用技术
  - 色谱技术
    - 整体柱
      - 特点：柱空间利用率高；性能稳定；传质效率高
      - 填料类型：有机聚合物整体柱；硅胶整体柱
      - 应用类型：高效液相色谱整体柱；毛细管电色谱整体柱
    - 生物色谱
      - 分析过程：离线与在线；微量分析、平衡透析与细胞或目标分子提取
      - 固定相：分子色谱法、细胞膜色谱法、仿生物膜色谱法
    - 多维色谱
      - 核心组成：中心切割；全二维切割技术
      - 接口技术：双向环；止流阀；真空蒸发
  - 色谱-质谱联用技术
    - 液相色谱-质谱
      - 接口技术：电喷雾离子化（ESI）；大气压化学离子化（APCI）；大气压光离子化（APPI）；电感耦合-等离子电离（ICP）
      - 质量分析器：四级杆（quadrupole）；离子阱（ion trap）；轨道离子阱（orbitrap）；飞行时间（TOF）；扇形磁场（magnetic sector）；复合式串联质量分析器（QqQ、Q-Trap、Q-TOF、Q-IT-TOF、LTQ-Orbitrap）
    - 气相色谱-质谱
      - 离子源：电子离子源（EI）；化学电离（CI）、场致电离（FI）电喷雾离子源（ESI）；大气压化学离子源（APCI）；大气压光离子源（APPI）；电感耦合-等离子电离源（ICP）
      - 样品预处理：固相微萃取（SPME）与顶空固相微萃取（HS-SPME）；中空纤维液相微萃取（HF-LPME）
      - 分析技术：GC-MS/MS；GC × GC-MS
    - 毛细管电泳-质谱
      - 接口技术：微型电喷雾（micro-ESI）、纳米电喷雾（nano-ESI）
      - 接口方式：无鞘（sheathless）接口、液体结合（liquid junction）接口、同轴鞘流（coaxial sheath flow）接口
  - 色谱及其联用技术的应用
    - 在药物杂质分析中的应用
      - 有关物质：药物中多种有关物质分析
      - 手性异构体：数种手性药物对映体分离
      - 农药残留：多种有机氯与拟除虫菊农药检测
    - 在生物样品分析中的应用
      - 分子印迹技术：生物基质中药物萃取
      - 整体柱技术：体液中药物测定
    - 在中药分析中的应用
      - 二维色谱/生物色谱：中药活性成分分析
      - 毛细管电泳-质谱：中药活性成分分析
      - 液相色谱-质谱：体液中中药代谢物分析

（刘国全）

第十七章　其他分析技术的进展与应用

第一节　在线检测技术

一、过程分析

在传统的药物分析领域，大都采用离线方式对制药过程中的原料、中间产物以及最终产物进行分析；因此，从装置上采样到送入实验室分析，所得的数据滞后于生产过程，并不能真实监测和反应在线生产中药物的质量。随着技术的不断进步，以化学计量学为基础并大量采用自动化分析仪器的质量控制的新技术过程分析技术（process analytical technology，PAT）诞生了。该技术通过即时检测分析，可实现对药物生产过程的在线质量跟踪，因而符合“质量源于设计”（quality by design，QbD）的药物质量观的理念。2004 年美国 FDA 颁布了 PAT 的指导性文件，并对 PAT 进行了定义：“一个通过即时测量原料、过程中物料和过程本身的关键质量指标来实现设计、分析和生产控制的系统，目的是确保最终产品的质量。”同时，FDA 把过程分析分为三类：①近线 PAT（at - line），样品从生产线取出，分析在接近生产线的地方进行；②在线 PAT（on - line），样品从生产线取出，分析后可以返回生产线；③线内 PAT（in - line），样品不用取出，直接在生产线上进行分析，可以接触样品分析或是不接触样品进行分析。在线光谱分析和色谱分析，均在一定时间点取样后，对样品进行预处理，进入在线分析仪器后，对测得结果模拟分析并输出模拟信号，DC、APC 系统接收到后转换信号进而调控。

PAT 已贯穿于整个药物制造过程，这也为 QbD 的实施提供了技术保障，已成为药物分析的一个重要研究内容。大多数 PAT 主要关注药物的定性以及药物制造中的过程趋势，用来测定样品的反应活性、稳定性、反应的安全性，或者用来检测药物制造工艺过程，包括活性成分浓度和含量测定、粉末混合均匀度、样品中水分以及溶剂含量测定、提取过程以及包衣厚度测量等。由于技术上的原因，大多数 PAT 目前仍未采用实时和线内检测，而是采用离线或在线的方式检测。

在 PAT 技术中，光谱法仍然是最常用的快速分析手段，紫外、近红外、红外、拉曼光谱都起着极其重要的作用，尤其是在线近红外光谱分析技术在过程控制中扮演十分重要的角色，成为在线分析技术中的领航标（应用示例见表 17 - 1）。在 PAT 中，主要运用到的色谱方法有：GC、HPLC、凝胶渗透色谱和生物色谱分析。近年来，由于 2μm 以下粒径填料的色谱柱被广泛使用，UPLC 成为重要的 PAT。分析速度的大幅度提高，使得色谱技术实现在线监测成为可能。

表 17－1 PAT 技术应用实例

PAT 方法	操作单元	分析内容
NIR 光谱	磨粉	100% 微晶纤维素片和 10% 的托美丁片打粉，监测其粒径和含量
	制粒	非那西丁原料粉粒径；安慰剂颗粒中水分含量和粒径；明胶、聚［1－（2－氧－1－吡咯烷基）plasdone］、K－25、微晶纤维素的水分含量
	制粒、压片、包衣	定量分析吉非贝齐
	黏膜贴薄膜	睾丸素定量分析
	溶液生产	过氧化氢灭菌液
NIR 反射法	原料药鉴别	醋酸麦迪霉素（无晶形、晶体）；左旋酮洛芬
	原料药	7－ACA 定量分析
	原料水分	三水氨苄西林水分含量
	粉末	测定无水乳酸铁中的水分含量
	粉末样品	测定组成
	原料	微晶纤维素粒径
	压片	测定药物片剂的硬度；170mg 咖啡因片定量分析
	沸腾床制粒	粒径测定
	制粒和压片	absorbic acid 制粒和压片的定量分析
	压片和包衣	吉非贝齐鉴别和定性分析；米卡霉素的定量分析
	包装组分鉴别	鉴定 PVC 包膜水泡眼包装和膜厚
	制粒	尼美舒利颗粒定量分析；茶碱湿法制粒终点控制
	片剂的鉴别	鉴别二个和二个以上工厂生产的 Aramis/Besitran，Renitec，Voltarol Restard；来自一个工厂生产的硝苯地平
	胶囊	阿莫西林硬胶囊溶出速率测定
	冻干	10% 蔗糖的水分测定
	水悬浮剂	制剂中非那宗、甘油、乙醇、盐酸利多卡因以及硫代硫酸钠的定量分析
	胶囊	胶囊中活性成分砒舒达诺的鉴别和定量分析
NIR－发射法	压片	有效成分定量分析；84% 对乙酰氨基酚加其他 6 种辅料，定量分析主药
	浆状物、膏状物、块状物的干燥	溶剂监测：水、丙酮、乙酸乙酯、异丙醚、甲醇、四氢呋喃等
	压片和装胶囊	含量均匀度和定量分析
	水悬浮液	组分的定量分析
NIR－反射法和发射法	压片	定量分析美托洛尔缓释颗粒中的主药含量
NIR 发射法拉曼光谱	压片	escitalopram 片活性成分定量分析
NIR 反射法拉曼光谱	制粒	一水茶碱鉴别
NIR 显微镜	制粒和压片	粒径和分布
X－射线粉末衍射法	制粒	制粒过程中晶形变化的监测
FTIR	活性成分	丁螺环酮加氢成 6－羟基丁螺环酮
温度传感器－温升混合器粉的消耗量	制粒	乙酰氨基酚和安替比林制粒终点控制（TPR，温度/粉耗）

续表

PAT 方法	操作单元	分析内容
影像取样（CCD 摄像和高能氙 XE 光照系统）	高切分制粒	测定粒径和形状

二、体内在线分析

体内在线分析技术是指在线实现体内样品的采样、前处理和分析检测，具有省时、省力、精密度好、准确度高等优点。体内在线分析使分析与过程紧密结合起来，为提高过程中的信息量提供了更大潜力。体内在线分析技术的关键在于样品的采集和前处理，生物传感器的出现极大地促进了该技术的发展。生物传感技术因其专一、灵敏、响应快等特点，为体内成分的在线分析提供了一种快速简便的新型检测方法，因而具有广阔的应用前景。许多生物活性物质都可以作为敏感材料，如酶 Lin Bareket、抗体、人工合成的生物分子等，相应的与各种敏感材料结合的传导器也有很多种，如电流测定式、电位测量式、光强测量式等。目前已经有生物传感器商业化的分析装置，如血糖分析仪、免疫分析检测、乙肝和尿糖的干试纸等。生物传感器在体内在线分析中发挥着重要的作用，未来的生物传感器将会更多地和计算机、芯片技术紧密结合，实现检测系统的集成化、一体化。

微透析技术是一种新型的实时连续活体采样技术。20 世纪末到 21 世纪初，微透析技术与灵敏度高，选择性好的现代分析技术的在线联用，并设计开发了商品化的联用设备，真正实现了内源性物质和体内药物的实时、自动化连续测定，省去了繁琐的样品前处理步骤，所得透析液干净，可以直接进行样品分析，有效缩短了取样时间，提高了样品的稳定性，节省时间和节约成本，提高了时间分辨率以准确观察该快速变化，是体内药物分析的重大突破。目前微透析技术已广泛应用于人体和多种实验动物，可同时进行多组织、多位点长时间连续采样，真实反映物质在体内的变化。微透析在医药研究中的应用呈上升趋势，实现了活体动物体液中药物和化学递质的实时、连续、在线的检测。进行微透析在线联用分析时需要综合考虑探针回收率，灌流速度、待测物相对分子量等对探针回收率的影响，以及分析需要的样品体积，待测物的浓度范围，方法的灵敏度和定量限，分析速度等相关影响因素，各因素之间相互联系。

HPLC 是与微透析系统结合的首选分析方法。联用系统包括 HPLC 泵，在线进样器，色谱柱，检测器，及数据处理系统。在线进样器为实现 MD - HPLC 联用的核心部件。传统的六通阀进样需要对样品进行分流，损失部分样品信息。也可采用双六通阀和八通阀进样装置，两者均不需对样品进行分流，无样品信息损失，尤其适用于药物动力学研究，八通阀的进样重现性较双六通阀高。有人构建了微透析与高效液相色谱联用技术平台并成功地将其应用到中药经皮给药的体内药动学与代谢研究中。采用十孔自动进样阀，首先将透析液储存于定量环中，然后借助电动力将其注入色谱柱中。该平台能够依次连续地装载样品，并按照预先设计好的时间间隔注入高效液相色谱分析系统中。能同时连接两台 HPLC 进行工作，同时对 2 只以上实验动物进行考察，该装置精密度、重现性、稳定性均优于离线装置。

色谱柱通常选用毛细管柱和微孔柱，其流速低，死体积少，减少流通池体积避免混合和色散，减少峰展宽。LC 检测器的选择与待测物的性质有关，紫外检测器主要用于药动学研究，电化学检测器主要用于儿茶酚胺类及其他具有氧化还原特性的样品分析，使用荧光检测器则经常需要对样品进行衍生化。Chang 等使用在线 MD - HPLC - UV 对美罗培南在大鼠的体内药代动力学进行了研究。Chaurasia 等采用 MD - HPLC - ECD 同时监测了清醒自由活动大鼠体内单胺类神经递质及其代谢产物的含量变化。Yoshitake 等采用 MD - HPLC - FD 系统，柱后衍生化法在线测定鼠脑中五羟色胺含量。最敏感的检测方法为质谱，Shackman 等采用 cLC - MS 在线测定了对大鼠脑内的乙酰胆碱含量，检测限为 8amol。

高效毛细管电泳法具有微量、高分辨、对手性样品有较高的分离度等特点，CE 的定量灵敏度低的问题可用预浓缩样品或者采用高灵敏度检测器如激光诱导荧光法（LIF）、MS，ECD 等来加强。实现 MD - CE 在线联用的关键在于进样接口，Zhou 等建立 MD - CE - ECD 系统用来进行烟碱的经皮给药的监测，采用碳纤维工作电极和毛细管柱前醋酸纤维素减波装置来避免高压对动物的影响，持续监测尼古丁透皮吸收贴片经皮给药 24 小时内皮内烟碱的浓度，该研究时间分辨率为 10 分钟。Shou 建立了微透析 - 胶束电动色谱 - LIF 在线联用测定鼠脑中多巴胺浓度变化，检测限为 2nmol/L，纹状体多巴胺平均基线浓度为 18nmol/L（$n=12$）。该方法可准确测定纹状体内多巴胺浓度，有效地将给药可卡因后纹状体内多巴胺水平与行为学变化相联系。且电泳图中可检测 60 多种峰，暗示该方法可同时测定其他多种物质体内变化。

和其他取样检测技术相比，微透析与现代分析技术联用在体内各种内源性物质及外源性药物实时检测方面具有明显的优势：能够明显减少取样操作对实验动物正常状态的影响，使得测得的结果最接近所测物质在体内的真实状态；能够实现实时连续取样和实时检测，更能明确所测物质在同一个体体内的变化过程；省去了样本前处理过程；减少了外界操作对样本的影响；并避免了样本的浪费；现代分析技术的高灵敏度保证了检测结果的可信度。当然，由于探针透析膜的限制，该技术在大分子物质、脂溶性物质应用方面还存在一定局限性；此外，微透析技术本身对操作的要求较高、商品探针成本高也是制约该技术在各领域应用的因素。这些都是该技术发展和应用需要解决的问题和以后研究的方向，相信未来该技术在体内在线分析中将会得到更广泛的应用。

第二节　热分析技术

热分析法（thermal analysis，TA）是利用热学原理对物质的物理性能或成分进行分析的总称。根据国际热分析协会对热分析法的定义：热分析是在程序控制温度下，测量物质的物理性质随温度变化的一类技术。所谓“程序控制温度”是指用固定的速率加热或冷却，所谓“物理性质”则包括物质的质量、温度、热焓、尺寸、机械、声学、电学及磁学性质等。热分析法的主要特征有：①试样用量少（0.1 ~ 10mg）；②适用于多种形态的试样（固体、液体或凝胶）；③试样不需要预处理；④操作简便；⑤分析结果受实验条件的影响较大，如试样量和尺寸、温度变化速率、试样所处环境（如氧化性气氛、还原性气氛、惰性气氛及真空等）。

热分析仪主要由温度控制系统、气氛控制系统、测量系统和记录系统构成，依据所测量物理量的不同，设计制造了不同的热分析仪。具有代表性的热分析方法主要有：热重法（TG）、差热分析法（DTA）和差示扫描量热法（DSC），此外还有热膨胀分析法、释出气分析法等。将单功能的热分析仪相互组装，可以变成多功能的综合热分析仪，如 DTA -

TG、DSC－TA、DTA－TG－DTG（微商热重分析）等。TG、DTA和DSC等热分析技术，已广泛应用于中药鉴定、挥发性成分测定、熔点的判断、纯度测定、多晶型分析、差向异构体分析、结晶水与吸附水的确定、药物与辅料相互作用、药物降解过程和稳定性研究等研究中。

一、热重法

热重法（thermogravimetry，TG）是在程序控制温度条件下，测量物质的质量与温度关系的热分析方法。热重分析通常有静态法和动态法两种类型。静态法又称等温热重法，是在恒温下测定物质质量变化与时间的关系；动态法也称非等温热重法，是在程序升温下测定物质质量变化与温度的关系，采用连续升温连续称重的方式，该法简便，易于与其他热分析法组合在一起，实际中采用较多。由TG派生出微商热重法（derivative thermogravimetry，DTG），它是TG曲线对温度（或时间）的一阶导数，TG与DTG测量都主要依靠热天平。TG突出的特点是定量性强，能准确测定物质的质量变化及变化速率，不管引起这种变化是化学的还是物理的。

药品中或多或少都有一定量的水分，存在形式大体上分为游离水（吸附水）、结合水和结晶水，这些水分达到一定量时对某些药品是有害的，必须把它除去。而某些药品中一定水分的存在，对其生理活性起很大的作用，必须把它保存下来。测定药品中水分量有许多方法，热重法因为具有简便、快速、准确、样品用量少等优点，因而作为首选的方法在药品水分含量测定中得到越来越广泛的应用。

以舒他西林对甲苯磺酸盐脱去游离水和结晶水的热重曲线和微商热重曲线（图17－1）为例：T_i为起始温度，即累积质量变化达到热天平可检测的温度；T_f为终止温度，即累积质量变化达到最大值时的温度；T_i-T_f为反应区间，即起始温度与终止温度的温度间隔。TG曲线上质量基本不变部分称为平台，如图17－1左图中的ab。微商热重曲线是表示试样质量变化率与温度或时间的关系曲线。从图17－1右图的TG曲线可知在A点和B点之间基本没有重量变化，即样品是稳定的，样品从B点开始脱水，曲线上出现失重，失重的终点为D，这一脱水反应为：

$$C_{25}H_{30}N_4O_9S_2 \cdot C_7H_8O_3S \cdot 2H_2O \longrightarrow C_{25}H_{30}N_4O_9S_2 \cdot C_7H_8O_3S + 2H_2O$$

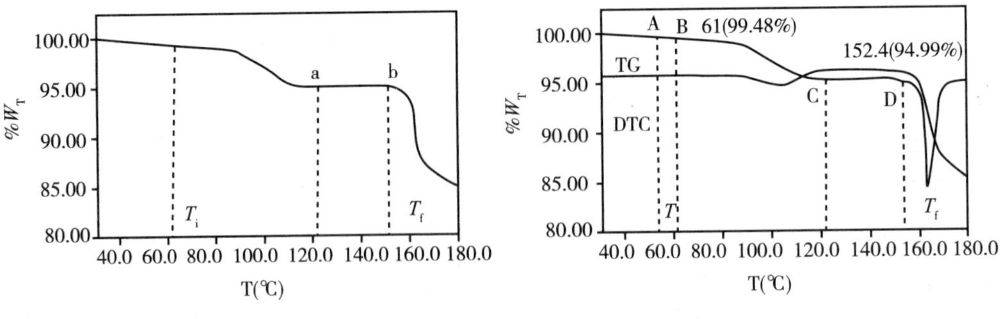

图17－1　舒他西林对甲苯磺酸盐的热重曲线（TG）和微商热重曲线（DTG）

在这一阶段舒他西林对甲苯磺酸盐失去2个水分子。根据热重曲线两平台之间的重量变化可计算出样品的失重百分率（%）为：

$$(W_0 - W_1)/W_0 \times 100\%$$

或，

$$W_0\% - W_1\% = 99.48\% - 94.99\% = 4.49\%$$

式中，W_0为样品的初始重量（mg）；W_1为失重后样品的重量（mg）；$W_0\%$为样品的初始相对重量（%）；$W_1\%$为失重后样品的相对重量（%）。

从以上公式计算出的失重率4.49%，正好是2个水分子在该药物中所占的量比。这一失重过程的温度是从B点61℃开始（起始温度）到D点152.4℃结束（终止温度），温度区间为：152.4℃ -61℃ =91.4℃。在热重曲线上可根据在同温度上失重量的大小或在同一失重量时对应的温度高低来衡量和比较物质的热稳定性。在微商热重曲线上，我们可得到在某一温度下所对应的失重速率和样品的最大失重速率。由于DTG曲线就是TG曲线的一阶导数因而DTG曲线与TG曲线是互相对应的，从DTG曲线又能更灵敏清楚地看到热失重过程的变化，因而通常可利用它来判断分清各平台的分界，另外峰面积与失重量成正比。因此，也可从DTC的峰面积算出失重量。

二、差热分析法

差热分析法（differential thermal analysis，DTA）是在程序控制温度条件下，测量样品与参比物（也称基准物，是在测量温度内不发生任何热效应的物质，如$\alpha - Al_2O_3$）之间的温度差与温度（或时间）关系的一种热分析方法。物质在受热或冷却过程中，当达到某一温度时，往往会发生熔化、凝固、晶型转变、分解、吸附、脱附等物理或化学变化，并伴随有焓的变化，因而产生热效应，其表现为样品与参比物之间的温度差，记录两者温度差与温度或者时间之间的关系曲线即为DTA曲线，差热曲线上的吸热或放热峰可用来表征当温度变化时试样发生的任何物理或化学变化。DTA曲线上峰的个数表示物质发生物理化学变化的次数，峰的大小和方向代表热效应的大小和正负（吸热或放热）。峰的位置表示物质发生变化的转化温度，在相同的测定条件下，许多物质的热谱图具有特征性，从而，可通过与已知的热谱图的比较来鉴别样品的种类。该方法操作简单，不用溶剂，样品用量少，具有快速和图谱易懂等优点；因而在中药鉴别中应用广泛。此外根据峰面积与热量的变化成比例，也用来半定量（或在某些情况下定量）测定反应热。

虎杖是具有活血散瘀、祛风通络、清热利湿、解毒等功效的传统中药材。由于用量较大时有短缺；植物博落回的根经常被混作虎杖使用，然而博落回的根有毒，误用会产生严重的不良后果。虎杖药材和博落回的根在形态上极为相似难以区别，但二者DTA曲线（图17-2）有显著差异，因此可以作为鉴别依据。从图17-2可以看出：不同产地的虎杖药材差热扫描图谱峰型相似，当升温至343℃左右出现第一个相对平缓的放热峰，至461℃左右出现吸热峰，505℃左右有较明显的第二放热峰，两个放热峰峰型差别明显，高度差异大。伪品博落回图谱特征为338℃左右出现第一放热峰，468℃左右出现吸热峰，502℃左右出现第二放热峰，两放热峰间峰型差别明显但是高度相近。由谱线上可见虎杖与其伪品博落回根的差热分析图谱在放热和吸热峰的温度以及峰形均有明显的区别，所以二者的差热分析图谱可以作为虎杖与其伪品博落回根的鉴别依据。

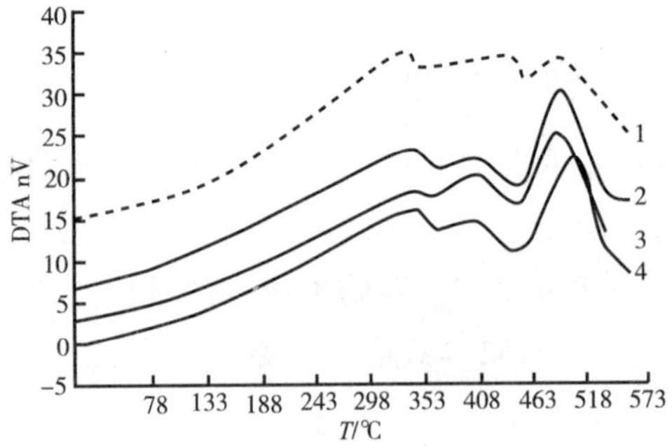

样品	峰顶温度/℃		峰谷温度/℃
	T_1（放热）	T_2（放热）	T_3（放热）
1：伪品博落回	338.5	502.3	468.5
2：浙江临安虎杖	342.3	510.8	460.2
3：江苏宜兴虎杖	343.7	499.5	461.5
4：安徽合肥虎杖	345.6	505.6	462.0

图 17－2　不同产地的虎杖和伪品博落回的 DTA 曲线

三、差示扫描量热法

差示扫描量热法（differential scanning calorimetry，DSC）是保持试样和参比物各自独立加热，当温度以恒定速率上升时，随时保持两者的温度相同，如果试样发生相变或失重，其与参比物之间将产生温度差时，系统提供功率补偿，使两者再度保持平衡。为维持试样与参比物的温度相等所要补偿的功率相当于试样热量的变化。DSC 曲线是差示加热速率与温度关系曲线。由差示扫描量热法得到的分析曲线与差热分析法基本相同，但定量更准确、更可靠。当补偿热量输入到试样时，记录的是吸热变化；反之，补偿热量输入到参比物时，记录的是放热变化。峰面积正比于反应释放或吸收的热量，曲线高度正比于反应速率。DSC 是主要的热分析方法之一，已广泛应用于药物研究过程中对原料药的纯度、晶型、稳定性等方面的质量控制，在药物制剂、生物制品以及中药鉴定等方面。

许多有机化合物包括药品都存在多晶型现象，同一种药物的不同晶型，在体内的溶解和吸收可能不同，从而会对制剂的溶出和释放产生影响。且同一药物的不同晶型在某些条件下会发生转晶现象，从而影响药物的有效性，所以需要一种简单快速准确的方法来鉴别药物的晶型，差示扫描量热法可通过得到的热分析曲线分析一种药物存在几种晶型，各个晶型的熔点、熔融热、熔融过程以及晶型之间是否发生转晶，非常适用于药物多晶型的分析。硫酸奎宁存在 5 个不同晶型，为晶型 O、Ⅰ、Ⅱ、Ⅲ、Ⅳ，对应的 DSC 曲线及相应的熔点、熔融热见图 17－3。从图可见，不同晶型的 DSC 曲线、熔点和熔融热均有明显的差别，因此 DSC 曲线可用于硫酸奎宁不同晶型的鉴定。将晶型Ⅰ、Ⅱ、Ⅲ、Ⅳ分别置于一定温度的干烤箱内，通过 DSC 和热重分析法（TG）联用发现晶型Ⅰ、Ⅱ 会发生固－固转变，亚稳态的Ⅰ$_L$和Ⅱ$_L$转变为稳定的Ⅰ$_H$和Ⅱ$_H$，晶型Ⅲ和Ⅳ发生去溶剂化转变为晶型 O。

样品含有杂质时其熔点会下降，因此差示扫描量热法（DSC）也可用于药物纯度检测。升温速率与称样量是 DSC 法测定纯度的主要影响因素，升温速率过高，会使样品内部的温度分布不均，吸热峰变宽；升温速率过低，DSC 测定的基线波动变大。样品的称样量是影响 DSC 纯度测定的另一个主要因素，称样量会影响样品在坩埚中的厚度、热传导速度及温度梯度等，其均会对 DSC 曲线的分辨率造成影响，因此需要确定合适的供试样品称量范围。此外，保证坩埚中测试样品在一个相对稳定的气氛下进行实验也非常重要。通过考察炉体气氛（静态空气、一定速率的氮气）、升温速率（0.2、0.5、1、2、3、4、5、6、7、8、9、10 K/min）和称样量（2.0～2.2mg、3.0～3.2mg、4.0～4.2mg）3 个因素对差示扫描量热法测定结果的影响，确定差示扫描量热法用于比沙可啶原料药样品纯度的测定的最佳实验条件：升温速率为 2.0 K/min，称样量为 2.0～4.0mg，炉内气体为静态空气。实验结果表明差示扫描量热法测定比沙可啶样品纯度为99.86%，测定结果的相对标准偏差为0.02%（$n=6$），差示扫描量热法测定比沙可啶样品纯度值与HPLC测定结果具有良好的一致性。因此，DSC作为一种新的分析方法可以快速、准确地测定比沙可啶的化学纯度。

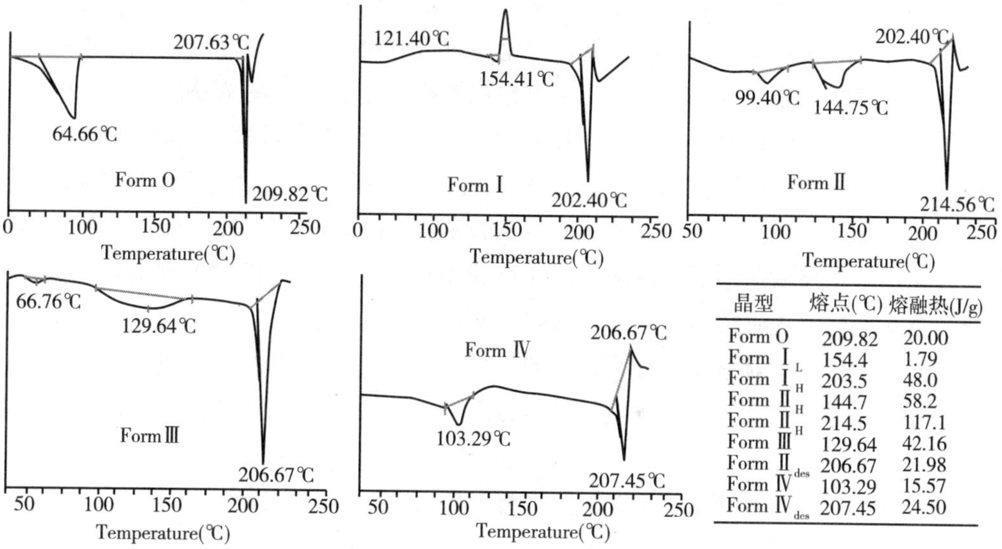

晶型	熔点(℃)	熔融热(J/g)
Form O	209.82	20.00
Form $Ⅰ_L$	154.4	1.79
Form $Ⅰ_H$	203.5	48.0
Form $Ⅱ_H$	144.7	58.2
Form $Ⅱ_H$	214.5	117.1
Form Ⅲ	129.64	42.16
Form $Ⅱ_{des}$	206.67	21.98
Form Ⅳ	103.29	15.57
Form $Ⅳ_{des}$	207.45	24.50

图17－3　不同晶型硫酸奎宁的DSC曲线

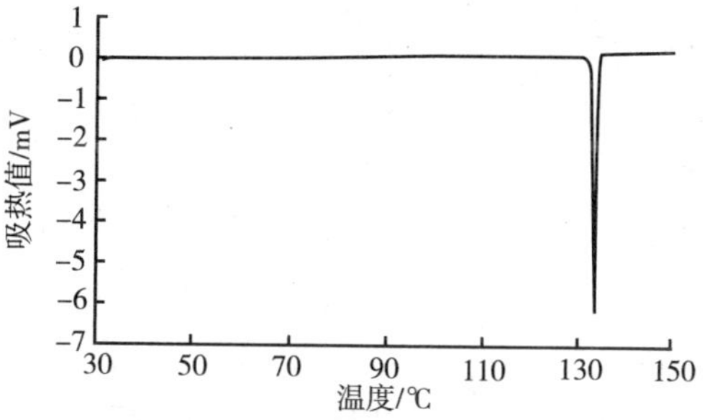

图17－4　比沙可啶的DSC曲线

第三节　X－射线衍射技术

X－射线为波长0.001～10nm的电磁波。X－射线的衍射现象起因于相干散射线的干涉作用。当两个波长相等、相位差固定且振动于同一个平面内的相干散射波沿着同一个方向传播时，在不同的相位差条件下，这两种散射波或者相互加强（同相），或者相互减弱（异相）。这种由于大量原子散射波的叠加、互相干涉而产生最大限度加强的光束叫X－射线的衍射线。X－射线衍射（X－ray diffraction，XRD）是一种通过仪器进行检测的光学分析法，将单色X－射线照到粉晶样品上，若其中一个晶粒的一组面网取向和入射X－射线夹角为θ时，满足衍射条件，则在衍射角2θ处产生衍射。样品中有多个晶粒并满足衍射，通过使用粉晶衍射仪的探测器以一定的角度绕样品旋转，接收到粉晶中不同面网、不同取向的全部衍射线，获得相应的衍射谱图。XRD是研究晶体等原子点阵有关信息的一种分析方法，可以进行物相组成的分析。但存在着灵敏度较低，不能分析非晶样品等问题。X－射线衍射法广泛用于研究药物的微观结构，如晶体结构的测定、多晶性、结晶状态、结晶度、结晶分布、晶胞常数和平均晶粒大小等。

一、粉末X－射线衍射法

使用单色X－射线与晶体粉末或多晶样品进行衍射的分析称为X－射线粉末衍射法或X－射线多晶衍射法。粉末衍射法的样品可以是粉末或各种形式的多晶聚集体，可以使用的样品面很宽，即使是结晶以外的物质，只要在原子排列上有一定的规则性，那么气体、液体和非晶质固体也能作为测定对象。粉末X－射线衍射仪由X－射线发生器、测角仪、检测器和计算机组成。X－射线源一般采用X－射线管，其阳级通常采用金属铜为靶材料，产生K_α线和K_β线，通过薄镍箔后可将其中的K_β线过滤掉，获得K_α线。K_α线照射试样晶体后发生衍射，采用闪烁检测器记录衍射图，由此可获得粉末衍射线的衍射角和衍射强度，通过数据分析可获得有关物质结构的认识，该技术被广泛应用于：①定性分析，晶体结构和化合形态不同的物质，衍射图谱会有明显的差异。因此通过与已有的数据进行比较，就能进行物质的鉴定。②定量分析，待测相的衍射强度与其含量成正比。③结晶性评价（微晶的大小和晶格变形的计算）。④结晶度分析。⑤晶粒大小分析。⑥粉末结构分析。

托伐普坦是一种新型的非肽类选择性抗利尿激素V2受体拮抗剂，用于治疗由充血性心衰、肝硬化以及抗利尿激素分泌异常综合征导致的低钠血症，其结构式见图17－5所示。托伐普坦是一种典型的具有多晶型现象的固体药物，目前已报道的有4种晶型状态Ⅰ～Ⅳ型。其中，Ⅰ型为无水晶型，Ⅱ型为溶剂化物，Ⅲ型为半水合物，Ⅳ型为无定型。四种晶型的粉末X－射线衍射测试图谱见图17－5，从图可见，不同晶型的特征衍射峰位置与强度存在显著差异：Ⅰ型特征峰2θ（°）为4.58、9.22、11.70、12.32、13.50、13.92、14.28、15.30、15.84、16.40、18.58、19.24、20.88、21.60、22.44、23.36；Ⅱ型特征峰2θ（°）为4.62、6.32、9.26、10.50、13.92、15.24、16.92、18.04、18.62、21.82、23.32、28.12、32.94；Ⅲ型特征峰2θ（°）为6.32、10.50、12.24、12.66、13.30、15.22、16.90、18.04、19.18、21.04、22.00、23.22、26.10；而Ⅳ型在18.70°处呈现弥散状单峰，为典型的无定型特征。因此，粉末X－射线衍射测试可用于托伐普坦不同晶型的鉴定。

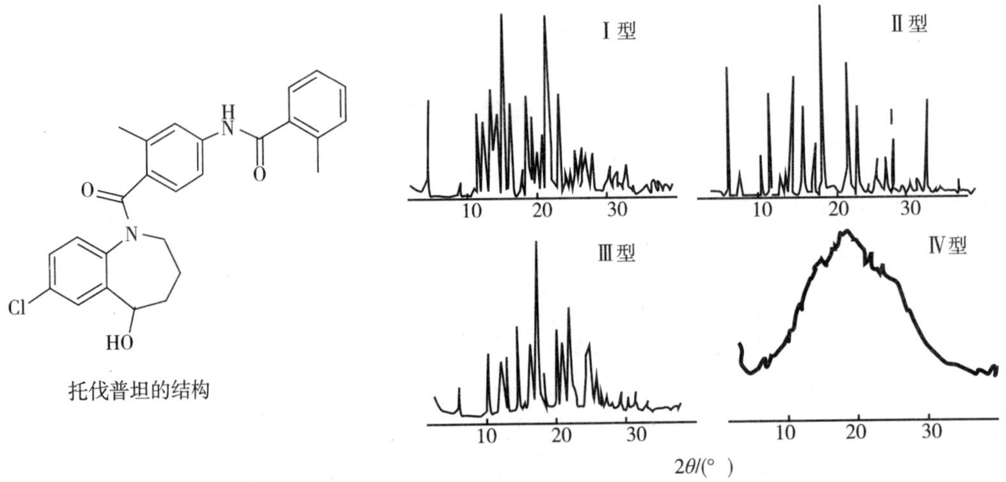

托伐普坦的结构

图17－5　托伐普坦四种晶型的粉末XRD图

由于待测成分X－射线衍射强度与其含量成正比，因此粉末X－射线衍射图也可用于定量分析。黄芩属常用中药材，黄芩苷作为黄芩的有效成分已被ChP收载，其含量作为评价黄芩药材质量的重要指标之一。首先，对黄芩药材和黄芩苷进行粉末 X - 射线衍射测试获得的衍射图谱（图 17 - 6），确定特征峰。选取黄芩苷的五个最强峰 10.251、3.1795、6.029、4.287 和 7.121 Å 作为黄芩药材中黄芩苷的定量分析特征衍射峰值。使用 HPLC 测定 9 份药材中黄芩苷的含量，并将测得的含量与粉末 X - 射线衍射分析中黄芩苷特征峰的相对强度（表 17 - 2）做比较，以 HPLC 含量测定结果为横坐标，以粉末 X - 射线衍射峰强度为纵坐标作图发现，$d = 3.179$Å 衍射峰相对强度与黄芩药材中黄芩苷含量呈现良好的线性关系，线性方程为 $y = 1.0719x - 0.193$ （$r = 0.9956$）。因此，可通过粉末 X - 射线衍射图谱分析方法测定黄芩药材中黄芩苷的含量。

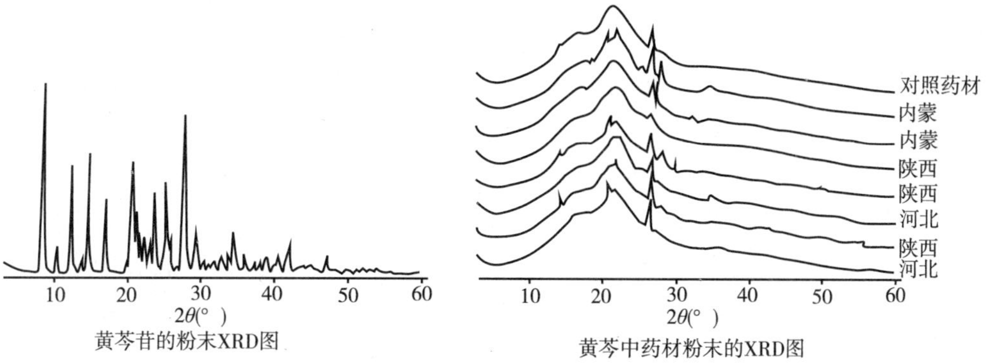

图 17 - 6　黄芩苷及黄芩药材的粉末 XRD 图

表 17 - 2　HPLC 与 PXRD 的黄芩药材种黄芩苷检测数据对比（%）

指标	对照	内蒙古	内蒙古	陕西	陕西	河北	陕西	河北
HPLC/含量（%）	9.9	2.9	2.4	5.7	5.6	14.6	16.3	15.5
PXRD/10.251Å（I/I_0）	10.0	4.2	6.0	5.5	5.1	12.1	17.3	13.0
PXRD/3.179Å（I/I_0）	10.1	3.1	3.0	6.2	4.6	15.9	17.1	16.6
PXRD/6.029Å（I/I_0）	9.1	2.9	3.0	6.1	6.3	15.8	17.6	15.6
PXRD/4.287Å（I/I_0）	9.6	5.4	5.6	7.3	7.0	14.7	19.3	12.3
PXRD/7.121Å（I/I_0）	9.8	5.5	6.1	7.3	9.3	11.5	13.4	12.7

二、单晶 X - 射线衍射法

单晶 X - 射线衍射分析法可以提供一个化合物在晶体中所有原子的精确空间位置，在分子、原子水平上提供完整而精确的物质结构信息，从而了解晶体和分子中原子的化学结合方式、分子的立体构型、构象、化学键类型、键长、键角、分子间距离及配合物的配位数等重要结构化学数据，借助电子云密度函数还可以计算出电子云密度分布图。X - 射线晶体结构分析的过程，从单晶培养开始（需培养尺寸为 0.1 ~ 0.5mm 的方晶），到晶体的挑选与安置，继而使用衍射仪测量衍射数据，再利用各种结构分析和数据拟合方法，进行晶体结构解析与结构精修，最后得到各种晶体结构的几何数据与结构图形等结果。目前使用的衍射仪主要有四圆衍射仪和面探衍射仪两大类，这两类衍射仪的结构基本一致，主要包括光源系统、测角器系统、探测器系统和计算机四部分。X - 射线衍射分析法已可以达到原子分辨率的水平，如研究出氨基酸、核苷酸、单糖分子晶胞大小为

0.5～2.0nm，分子中的原子个数达 100 个。用 X－射线衍射分析法研究生物大分子的立体结构目前已成为活跃的领域，极大促进了结构生物学的发展。

药物的结构确证是药品质量研究中的关键和难点问题，单晶 X－射线衍射作为最可靠的结构鉴定技术已广泛应用于药物结构确证。要进行单晶 X 衍射首先要培养待测样品的晶体，以下以托伐普坦为例进行说明。

单晶制备：根据托伐普坦的理化性质，分别选取甲醇、乙醇、丙酮、*N*，*N*－二甲基甲酰胺（DMF）、乙腈、水作为单晶培养用溶剂；考察不同溶剂、温度、浓度对实验结果的影响，确定托伐普坦的最佳单晶培养方法为：取托伐普坦样品约 5mg，置于洁净玻璃试管中，用适量甲醇－水（3∶1）溶解，使溶液接近饱和状态为宜，置于 25℃恒温条件下放置 9 天，即得无色透明棱柱状晶体。

单晶 X－射线衍射测试：衍射分析所用晶体大小为 0.22mm×0.18mm×0.16mm。获得总衍射点为 17847 个，独立衍射点为 5433 个，可观察点为 4660 个。数据完整度为 98.4%。用直接法（Shelxs 97）解析晶体结构，从图 17－7 中获得全部 32 个非氢原子位置，并使用最小二乘法修正结构参数和判别原子种类，使用几何计算法获得全部氢原子位置，最终可靠因子 $R_1=0.0579$，$wR_2=0.1493$（$w=1/\sigma|F|^2$），$S=1.045$。确定化合物属于单斜晶系，空间群为 $P2_1/n$，晶胞参数：$a=0.76490(10)$ nm，$b=3.7903(6)$ nm，$c=0.84220(13)$ nm，$\alpha=90.00°$，$\beta=108.038(4)°$，$\gamma=90.00°$，晶胞体积 $V=2.3217(6)$ nm^3，晶胞内分子数 $Z=4$。化学计量式为 $C_{26}H_{25}ClN_2O_3$，计算得相对分子质量为 448.93。晶态下分子排列属第二类空间群，故化合物不具有旋光活性，其化学名为（±）－［4－（7－氯－2，3，4，5－四氢－5－羟基－1－苯并氮杂䓬－1－羰基）－3－甲基苯基］－2－甲基苯甲酰胺。单晶结构的分析结果表明：分子内不存在氢键联系；分子间存在氢键联系 $O_1\cdots O_2$（$x-1$，y，z）：0.2769nm；$N_2\cdots O_3$（$x+1/2$，$-y+1/2$，$z+1/2$）：0.2867nm。晶态下分子以氢键作用和范德华力维系其在空间的稳定排列。

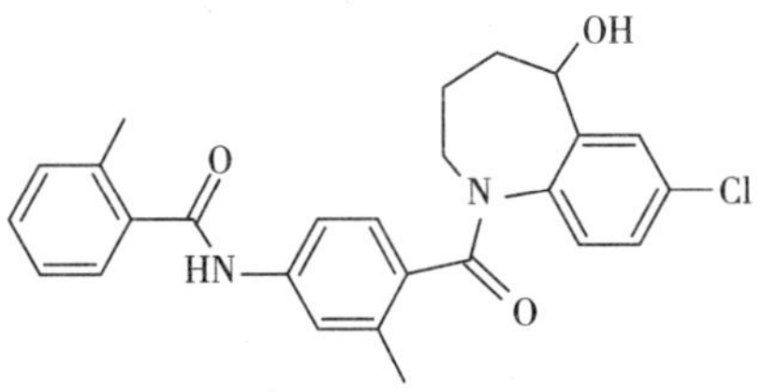

化学结构

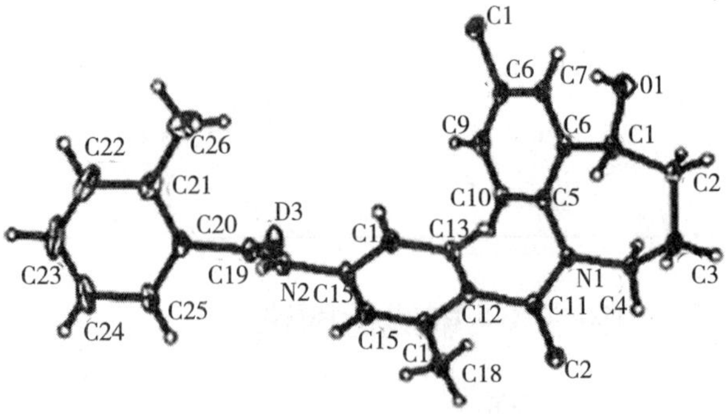

分子立体结构椭球图

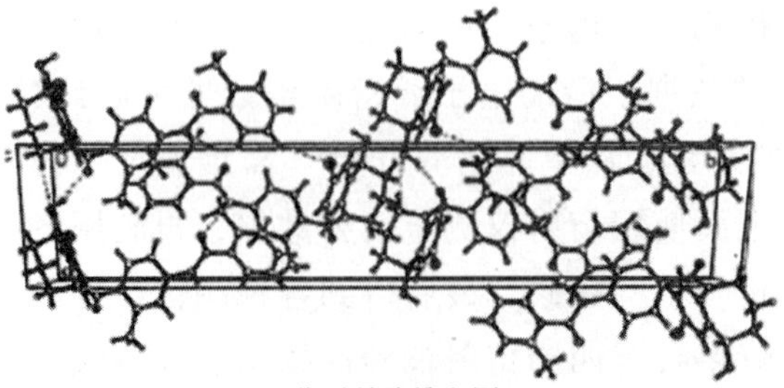

分子晶胞堆积图

图 17－7　托伐普坦单晶 XRD 图

第四节 生物芯片技术

生物芯片（biochip）技术是20世纪90年代初伴随着人类基因组计划的实施而产生的一门新技术，已成为高效、大规模获取相关信息的重要手段。它主要通过微加工和微电子技术在固相基质表面构建微型生物化学分析系统，以实现对细胞、蛋白质、核酸以及其他生物分子等进行准确、快速、高通量检测。目前，生物芯片技术已广泛应用于基因序列分析、疾病诊断、药物研究、微生物检测、农林业生产、食品、环境保护和检测等领域。

一、生物芯片的定义

生物芯片又称生物集成膜片，是分子生物学技术（如核酸测序技术、核酸探针技术等）与计算机技术等相结合而产生的一项分子生物学技术，其本质特征是利用微电子、微机械、化学、物理以及计算机技术，将生命科学研究中的样品检测、分析过程实现连续化、集成化、微型化。芯片上集成了成千上万密集排列的分子微阵列或分析原件，能够在短时间内分析大量的生物分子，快速准确地获取样品中的生物信息，检测效率是传统检测手段的成百上千倍。狭义的生物芯片是将生物分子（寡核苷酸、cDNA、基因组 DNA、多肽、抗原、抗体等）固定于固相介质（硅片、玻璃片、塑料片、凝胶、尼龙膜等）上形成的生物分子点阵，待分析样品中的生物分子与生物芯片的探针分子发生杂交或相互作用后，利用激光共聚焦显微扫描仪对杂交信号进行检测和分析。广义的生物芯片是指能对生物成分或生物分子进行快速并行处理和分析的厘米见方的固体薄型器件。

生物芯片技术通过采用像集成电路制作过程中采用的缩微技术一样，将许多不连续的过程移植，集中到一块几英寸大小的芯片中，使其微型化，从而极大的提高分析速度。生物芯片具有如下优点：①实现分析过程的高度自动化，大大提高分析速度；②减少了样品及化学药品的用量；③有极高的多样品处理能力；④防止污染，有效地排除了外界因素的干扰。

二、生物芯片的制备技术与工作原理

生物芯片的制备主要包括 4 个基本技术环节：芯片微阵列制备、样品制备、生物分子反应及信号的检测与分析。目前，制备芯片主要采用表面化学的方法或组合化学的方法来处理固相基质（如玻璃片或硅片），然后使 DNA 片段或蛋白质分子按特定顺序排列在片基上。生物样品的制备和处理是基因芯片技术的第二个重要环节。生物样品往往是非常复杂的生物分子混合体，除少数特殊样品外，一般不能直接与芯片进行反应，而要将样品进行特定的生物处理，获取其中的蛋白质、DNA、RNA 等信息分子并加以标记，以提高检测灵敏度。第三步是生物分子与芯片进行反应。芯片上生物分子之间的反应是芯片检测关键的一步。通过选择合适的反应条件使生物分子间反应处于最佳状况，减少生物分子之间的错配比率，从而获取最能反映生物本质的信号。基因芯片技术的最后一步就是芯片信号检测和分析。目前最常用的芯片信号检测方法是将芯片置入芯片扫描仪中，通过采集各反应点的荧光强弱和荧光位置，经相关软件分析图像，即可以获得有关生物信息。

三、生物芯片的分类

目前，常见的生物芯片分为三大类：即基因芯片、蛋白质芯片、芯片实验室（lab－on－a－chip）。最近，又出现了细胞芯片、组织芯片、糖芯片以及其他类型生物芯片等。

1. 基因芯片 基因芯片（genechip），又称 DNA 芯片、DNA 微阵列，是基于核酸互补杂交原理研制的，在生物芯片中发展最成熟以及最先进入应用和实现商品化的技术。基因芯片是在固相基质上高度集成的成千上万的呈网格状密集排列的基因探针，待分析样品通过与芯片中已知碱基顺序的 DNA 片段互补杂交，从而确定样品中的核酸序列和性质，因此可用来对基因表达的量及其特性进行分析。目前，比较成熟的产品有检测基因突变的基因芯片和检测基因表达水平的基因表达谱芯片。根据功能基因芯片可分为基因表达谱芯片和 DNA 测序芯片两类。根据基因芯片所用基因探针的类型不同，可分为 cDNA 芯片和寡核苷酸芯片两大类。

2. 蛋白芯片 蛋白质芯片（protein chip）与基因芯片的原理相似，不同之处有二：一是芯片上固定的分子是蛋白质，如抗原或抗体等；二是检测的原理是依据蛋白质与蛋白质、蛋白质与核酸、蛋白质与其他分子的相互作用。蛋白质芯片技术出现较晚，尚处于发展初期，但是发展很快，目前比较成熟的蛋白质芯片有抗原芯片、抗体芯片以及细胞因子芯片等。蛋白质芯片的制备技术主要沿用 cDNA 基因芯片制备技术，即先在细胞中表达蛋白质，经过纯化后再点到玻片等载体上。由于蛋白质在生命活动中是重要的功能性生物大分子，而且随着后基因组时代的到来以及蛋白质组学研究的深入，可以预料，蛋白质芯片将成为生物芯片技术研究和开发的重点和核心，有望发展成为生物芯片技术的主流领域。

3. 芯片实验室 芯片实验室（lab－on－a－chip）是将样品制备、生化反应以及检测分析等过程集约化形成的微型分析系统。现在已有由加热器、微泵、微阀、微留量控制器、微电极、电子化学和电子发光探测器等组成的芯片实验室问世，并出现了将生化反应、样品制备、检测和分析等部分集成的生物芯片。由于技术上的一系列难题，以及应用过程中的复杂性和市场接受程度的限制。目前，真正意义上的芯片实验室进入应用阶段还存在较大的困难。但无论如何，芯片实验室是生物芯片技术中的主流方向之一，是生物芯片技术发展的最终目标。

4. 组织芯片 组织芯片（tissue microarray，TMA）是将成百上千个不同个体的组织标本按预先设计或研究需要排列在一张固相载体上所形成的组织微阵列。组织芯片是一种高通量、多样本的分析工具，它使科研人员能同时对几百甚至上千种正常或疾病发展不同阶段的生理病理状态下的组织样本进行分析，同时针对某一个或多个特定基因及其表达产物进行系统研究。组织芯片技术可以与 DNA、RNA、蛋白质、抗体等研究技术相结合，也可与传统的病理学技术、组织化学及免疫组化技术相结合，在基因、基因转录和蛋白质功能等 3 个层次上进行多维研究。

5. 细胞芯片 细胞芯片（cell microarray）是一种高通量的基因反向转染技术。其首先将不同的 DNA 探针点在玻璃片上，做成 DNA 微阵列芯片，接着用脂质体转染方法处理该 DNA 微阵列芯片，然后在脂质体处理的 DNA 微阵列上培养哺乳动物细胞，点在芯片上的 DNA 在转染试剂的作用下原位转染哺乳动物细胞，在 DNA 微阵列的每一个 DNA 样品点的相同位置形成了转染该 DNA 的细胞集群，细胞因获得了外源 DNA 而获得了新的表型。这样，由 DNA 芯片制成了由不同性状细胞组成的细胞微阵列芯片。细胞芯片可用于药物的高通量筛选和功能验证，确证药物作用靶点，寻找能改变细胞生理状态的基因产物等研究领域。细胞芯片技术的出现不过几年时间，其制备技术和应用尚不如其他类型生物芯片成熟，但可以用于在哺乳动物细胞水平上高通量筛选有可能成为候选先导分子的化合物、蛋白质、寡核苷酸以及 siRNA 等，在功能基因组研究和药物开发等领域具有很大的应用潜力。

6. 糖芯片　糖芯片（carbohydrate microchip）是一种用于糖组学研究的新兴工具。根据芯片上糖的特征，糖芯片可分为单糖芯片、寡糖芯片、多糖芯片和复合糖芯片（含有糖类大分子的微阵列）。根据用途可分为功能糖组学芯片和药物糖组学芯片，前者可用来寻找生物学通路的新线索，后者可以用来筛选新的药物靶标，即能在治疗上增强或抑制糖－蛋白质相互作用的糖模拟物。糖芯片可同时分析空前数量的多糖－蛋白质相互作用，可用于功能糖组学（鉴定蛋白质－多糖相互作用）、药物筛选（筛选新的蛋白质－多糖相互作用抑制剂）、抗体结合特异性分析、细胞黏附检测（鉴定靶多糖）和酶测定（发现糖苷酶特异性抑制剂）以及药物糖组学（确定患者类群）等方面的研究。此外，糖芯片在研究糖－蛋白质相互作用、糖蛋白与其他蛋白相互作用，研究糖结合分子，鉴定受体的糖结合位点以及鉴定微生物和宿主细胞交叉反应性分子标志等方面具有很好的应用前景。

7. 其他类芯片　其他类型芯片有：①电子芯片，一种主动式生物芯片。这种芯片是带有正电荷硅芯片，芯片经热氧化，制成 1mm×1mm 的阵列，每个阵列含有多个微电极，在每个电极上通过氧化硅沉积和蚀刻制备出样品池。将连接链亲和素的琼脂糖覆盖在电极上，在电场作用下生物素标记的探针即可结合在特定电极上。电子芯片最大特点是杂交速度快，可大大缩短分析时间。制备复杂、成本高是其不足。②三维芯片，实质上是一块显微镜载玻片，其上有 10000 个微小聚乙烯酰胺凝胶条，每个凝胶条可用于靶 DNA、RNA 和蛋白质的分析。三维芯片具有其他生物芯片不具有的优点，如凝胶的三维化能装载更多探针分子，增加了检测灵敏性，还可以在芯片上同时进行基因扩增和检测。此外，三维芯片特别适合分析以三维构象形式存在的蛋白质以及基因，可以用于免疫测定以及受体－配体研究和蛋白质表达分析等研究。③流式芯片，在芯片片基上制成格栅状微通道，将设计及合成的特定寡核苷酸探针，结合于微通道内芯片的特定区域。从待测样品中分离 DNA 或 RNA，并对其进行荧光标记，然后，将待检测样品流过芯片，固定的寡核苷酸探针捕获与之互补的核酸分子，采用信号检测系统分析结果。流式芯片可用于高通量分析基因的变化，由于寡核苷酸吸附表面增大，流式芯片可监测稀有基因表达的变化，具有很高的监测灵敏度。流式芯片中的微通道加速了核酸杂交反应，减少了每次检测所需时间，因此检测速度快；由于采用了特殊的共价化学技术将寡核苷酸吸附于微通道内，使每一种流式芯片可反复使用很多次，从而降低了使用成本。

四、生物芯片在药物分析中的应用

肿瘤是目前严重危害人类健康的疾病之一，随着分子遗传学的发展，越来越多的研究表明：肿瘤的发生和发展往往涉及多种异常基因和蛋白，通过检测这些肿瘤相关基因表达和蛋白水平的变化，可以提示肿瘤的发生机制和作为临床诊断标准。目前已有许多商品化的 DNA 微阵列和蛋白芯片被广泛用于检测肿瘤细胞在 mRNA 和蛋白水平上的变化，这不仅为肿瘤的诊断提供了手段，而且为肿瘤的发生机制研究提供了强有力的工具。随着 DNA 芯片和蛋白芯片技术的不断成熟，将会极大促进肿瘤发生机制研究、肿瘤分型和诊断技术的发展。

*p*53 基因为抑癌基因，定位于人类染色体 17q12 - 13.3，20kb，含有 11 个外显子，编码 53kDa 的蛋白。该蛋白可以使细胞停留在 G_1期，也可以启动细胞凋亡程序，因此它能防止机体中有遗传损伤细胞的繁殖，降低肿瘤克隆系出现的危险。一旦发生突变而失活，*p*53 基因可能丧失抑癌功能，而且有可能协同 *ras* 基因，成为癌基因。因此检测该基因对研究肿瘤发生、发展和预后具有重要价值。Wen 等使用寡核苷酸基因芯片鉴定了 108 例卵巢癌肿瘤样本中的 *p*53 基因突变，结果得到 DNA 测序分析的证实，检测准确度达 94%，敏感性达到 92%，同时发现 *p*53 基因突变与患者存活率低相关，表明基因芯片是一种相当有效的突变检测手段。美国 Roswell Park 肿瘤研究所已推出了成型的 *p*53 基因检测芯片，用于检测 *p*53 基因突变与基因多态性。该芯片采用类似叠瓦阵列的方式设计寡核苷酸阵列，只不过在叠瓦阵列增加一条寡核苷酸，该寡核苷酸不含突变位点对应的核苷酸，通过荧光强度反映是否存在基因突变，野生型序列荧光信号最强。上海博星公司也已推出检测突变 *p*53 基因的芯片，可用于检测位于第 157 位、第 175 位、第 245 位、第 248 位、第 249 位、第 273 位和第 282 位等位点的碱基突变，通过对该基因进行长期监控，尽早发现肿瘤的发生。

蛋白质表达芯片也可用于肿瘤标志物的检查，近年来出现的 SELDI - TOF - MS 蛋白质芯片技术，对生物标志物的检测和筛选起了巨大的推动作用。该项技术应用基因芯片的设计理念，把层析、质谱等技术合理应用于蛋白质芯片的检测，其优点是能简便快速地从各种体液和组织中找出新的生物标志物，获得大量的蛋白质分子信息。运用此项技术寻找新的肿瘤标志物，在临床上已广泛应用于膀胱癌、卵巢癌、肺癌、前列腺癌、大肠癌、乳腺癌、鼻咽癌等疾病的早期诊断和检测治疗效果。

现以 SELDI - TOF - MS 蛋白质芯片技术应用于前列腺癌研究为例，说明蛋白质芯片对筛选肿瘤标志物的重要意义。许多研究采用 SELDI - MS 蛋白质芯片分别检测组织、血清、精液、尿液中蛋白质表达变化。在研究正常（N）、前列腺良性增生（BPH）、前列腺上皮内肿瘤（PIN）、前列腺癌（PCA）四种组织细胞提取液的蛋白表达情况时发现，小分子蛋白在 35kDa 之间有 PIN 和 PCA 的高表达，表明蛋白质的改变发生在患病早期阶段，分子质量为 5.66kDa 的蛋白，BPH 细胞有 86% 过表达，而 PIN 只有 22%，PCA 无此蛋白过表达。各型细胞间蛋白表达的差异还出现在细胞内前列腺特异性抗原（PSA）上，PIN 和 PCA 有 56% 呈 PSA 下调表达。单一的蛋白峰还不能用以区分这 4 种细胞，只有联合多个蛋白峰才能区分良性细胞型（N/BPH）和恶性细胞型（PIN/PCA），灵敏度也随之提高。采取血清样本后，经离子交换柱分段分离，点样后经质谱检测发现 PCA 病例有 96% 出现 50.8kDa 蛋白的高表达，健康对照组只有 4%（2/50）出现此蛋白。经 PSA 检测漏检的 11 例 PCA 病例中有 10 例 PSA 水平小于 4 ng/ml，运用蛋白质芯片检测 50.8kDa 蛋白，不但可以提高检出率，而且可以准确区分 PCA 和 BPH，这表明该蛋白对前列腺癌的检测意义重大。

药物的分子表型指纹是药物作用引起机体紊乱的基因调节模型，可在 mRNA 或蛋白质水平上通过基因表达图谱显示出来，不同的疾病标志物已被用于检测治疗和毒性机制。Bartosiewicz 等使用蛋白质芯片分析 β - 萘黄酮引起的小鼠肝脏基因表达的变化而解释其毒性，研究显示，与药物代谢有关的细胞色素 P450 基因之一 CYP1A2 的表达在芯片模式和 Northern 印迹中分别为 5 倍和 10 倍。药物诱导的肝脏毒性可引起显著的发病率和死亡率，是药物开发中需要关注的重要问题。Reilly 等应用高密度芯片研究了给予中毒量对乙酰氨基酚的大鼠肝脏中基因表达的调节，发现编码细胞周期调节蛋白、转录因子 LRG - 21、细胞因子信号转导（SOCS）2 蛋白、血浆酶原活化抑制分子 1（PAI - 1）等多种蛋白的基因表达增加了两倍多，提示它们在增加或阻止进一步肝脏毒性作用中具有潜在的重要性。该研究为更好地了解药物诱导的肝脏损伤的分子基础及其机制以及更加合理的设计药物提供了一个新的方向。

芯片毛细管电泳是微流控芯片的一种，由于具有分析速度快、样品消耗量少等优点，适合做药物和生物类样品的分析。而采用荧光检测提高了检测的灵敏度，更适合于血液、尿样以及其他体液中低浓度药物的分析。另外，采用芯片毛细管电泳荧光检测法的仪器由于其体积小，易于携带，在临床检测、现场分析和体内药物实时监控等领域有非常好的应用前景。

芯片毛细管电泳已经被广泛应用于氨基酸、蛋白质、多肽、核酸等生物样品的分析，但是对于小分子药物的分析相对较少。Wallenborg 等人通过使用激光诱导荧光检测的方法，在玻璃微流控芯片上分离检测了 7 种由 NBD - F 衍生的安非他明类兴奋剂药物，并通过加入 HS - γ - 环糊精和 SDS 进行手性分离，得到了令人满意的结果，其分离图谱见图 17 - 8。

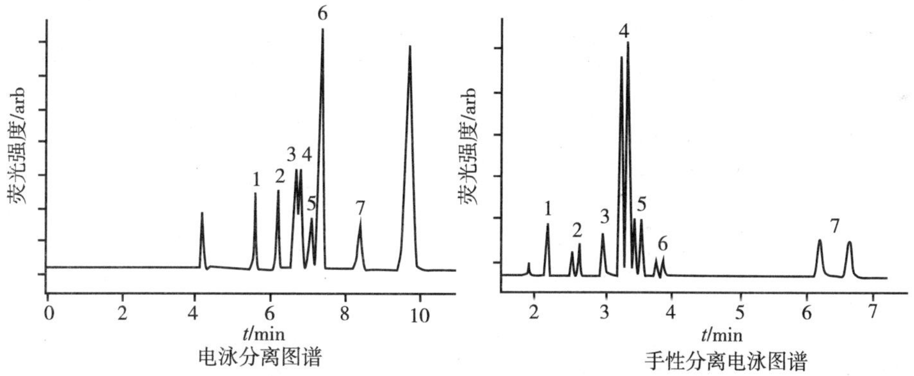

图 17 - 8　7 种安非他明类药物的电泳图

Chiem 等人以激光诱导荧光为检测器的芯片毛细管电泳方法分离药物及药物与抗体的复合物并进行定量。该研究将竞争机制引入到免疫分析中，利用免疫法对低分子量的化合物进行分析，并成功测定了血清样品中治疗哮喘用的药物茶碱的浓度。首先将含有未标记的药物样品和已知数量的荧光标记的药物及药物抗体混合，未标记的药物与标记的药物竞争，导致标记的药物与抗体复合物的峰信号降低，而单个的标记药物峰信号增加。以激光诱导荧光为检测器，在这种芯片上可以分离药物及药物与抗体的复合物并进行定量，在稀释的血清中药物检测限为 1.25 btg/L，分离时间不超过 50 秒。利用免疫芯片电泳不需要进行预浓缩，即可在临床感兴趣的范围（10 ~ 600 btg/L）内对血清氢化可的松进行芯片电泳免疫分析。

重点小结

- 现代分析技术
  - 在线检测技术
    - 过程分析（PAT）
      - 分类：近线PAT（at-line）；在线PAT（on-line）；线内PAT（in-line）
      - 方法：NIR光谱；拉曼光谱；X-射线粉末衍射；FTIR
    - 体内在线分析
      - 采样：微透析技术
      - 前处理：生物传感技术
  - 热分析技术
    - 热重法：热重曲线测定结晶水
    - 差热分析法：热谱图中吸热峰与放热峰鉴别药物
    - 差示扫描量热法：热分析曲线区分药物晶型、测定药物纯度
  - X-射线衍射技术
    - 粉末X-射线衍射：结晶形态分析；粉末结构分析；晶型定量
    - 单晶X-射线衍射
      - 衍射仪：四圆衍射仪；面探衍射仪
      - 应用：药物结构确证与晶型解析
  - 生物芯片技术
    - 特点：分析过程自动化；高速度与高通量分析
    - 制备技术与工作原理：芯片微阵列制备；样品制备；生物样品反应；信号的检测与分析
    - 分类：基因芯片；蛋白芯片；芯片实验室；组织芯片；细胞芯片；糖芯片；其他芯片
    - 应用：肿瘤标志物检查；药物分子表型研究；生物样品中药物定量分析

（狄　斌）

参考文献

[1] 杨勇，贺凯，张保顺，等．荧光光谱分析5种黄连生物碱与蛋白和DNA的作用［J］．第二军医大学学报，2014，35（1）：106－109.

[2] 赵峥嵘，孔丹，刘彦明．流动注射化学发光检测盐酸异丙嗪［J］．化学研究，2015，26（2）：175－178.

[3] 贾建中，吴春燕，李小安，等．近红外光谱法在秦艽提取过程中的应用［J］．药物分析杂志，2013，33（9）：1567－1571.

[4] 边磊，宋敏，杭太俊，等．乙腈辅助电喷雾 LC－MS/MS 法分析头孢克肟中的有关物质［J］．药物分析杂志，2010，30（5）：872－878.

[5] MJ Whitcombe, N. Kirsch, IA Nicholls. Molecular imprinting science and technology: asurvey of the literature for the years 2004－2011 [J]. Mol Recognit, 2014, 27 (6): 297－401.

[6] kopp Thomas, Abdel－Tawab Mona, Khoeiklang Martin, *et al.* Development of a Selective Adsorbing Material for Binding of Pyrrolizidine Alkaloids in Herbal Extracts, Based on Molecular Group Imprinting [J]. Planta Medica, 2019, 85 (13): 1107－1113.

[7] 周思维，邱瑞琪，高彩芳，等．生物色谱用于中药活性成分筛选［J］．中国医药工业杂志，2017，48（12）：1692－1697.

[8] Groskreutz SR, Swenson M M, Secor LB, *et al.* Selective comprehensive multi－dimensional separation for resolution enhancement in high performance liquid chromatography. Part I: Principles and instrumentation [J]. Journal of Chromatography A, 2012, 1228: 31－40.

[9] Yu Haiyan, Xie Tong, Qian Xinhua, *et al.* Characterization of the volatile profile of Chinese rice wine by comprehensive two－dimensional gas chromatography coupled to quadrupole mass spectrometry [J]. Journal of the Science of Food and Agriculture, 2019, 99 (12): 5444－5456.

[10] 张更宇，吴超，邓宇杰．电感耦合等离子体质谱（ICP－MS）联用技术的应用及展望［J］．中国无机分析化学，2016，6（03）：19－26.

[11] You Jiang, Mu－Yi He, Wen－Jing Zhang, *et al.* Recent advances of capillary electrophoresis－ mass spectrometry instrumentation and methodology [J]. Chinese Chemical Letters, 2017, 28 (8): 1640－1652.

[12] Orlandini S, Gotti R, Giannini L, *et al.* Development of a capillary electrophoresis method for the assay of ramipril and its impurities: Anissue of cis－trans isomerization [J]. Journal of Chromatography A, 2011, 1218 (18): 2611－2617.

[13] Chelvi SKT, Zhao J, Chan U, *et al.* Preparation and characterization of 4－iso－propylcalix [4] arene－capped (3－ (2－O－β－cyclodextrin) －2－hydroxypropoxy) propylsilyl －appended silica particles as chiral stationary phase for high － performance liquid chromatography [J]. Journal of Chromatography A, 2014, 1324: 104－108.

[14] Liu HM, Kong WJ, Gong B, *et al.* Rapid analysis of multi－pesticides in Morinda officinalis

by GC – ECD with accelerated solvent extraction assisted matrix solid phase dispersion and positive confirmation by GC – MS [J]. Journal of Chromatography B, 2015, 974: 65 – 74.

[15] Afshin Rajabi Khorrami, Amene Rashidpur. Development of a fiber coating based on molecular sol – gel imprinting technology for selective solid – phase micro extraction of caffeine from human serum and determination by gas chromatography / mass spectrometry [J]. Analytica Chimica Acta, 2012, 727: 20 – 25.

[16] Xiaofei Chen, Yan Cao, Diya Lv, *et al.* Comprehensive two – dimensional HepG2 / cell membrane chromatography / monolithic column / time – of – flight mass spectrometry system for screening anti – tumor components from herbal medicines [J]. Journal of Chromatography A, 2012, 1242: 67 – 74.

[17] Qiao X, Ye M, Xiang C, *et al.* Analytical strategy to reveal the in vivo process of multi – component herbal medicine: a pharmacokinetic study of licorice using liquid chromatography coupled with triple quadrupole mass spectrometry [J]. Journal of Chromatography A, 2012, 1258: 84 – 93.

[18] Li C, Xu F, Xie D M, *et al.* Identification of Absorbed Constituents in the Rabbit Plasma and Cerebrospinal Fluid after Intranasal Administration of Asari Radix et Rhizoma by HS – SPME – GC – MS and HPLC – APCI – IT – TOF – MS^n [J]. Molecules, 2014, 19 (4): 4857 – 4879.

[19] Karan M, Chadha R, Chadha K, *et al.* Identification, characterization and evaluation of crystal forms of quinine sulphate [J]. Pharmacol Pharm, 2012, 3: 129 – 138.

[20] 吕丽娟，陈华，鲁靖睿，等．托伐普坦的晶型研究 [J]. 现代药物与临床，2013，28 (6): 32 ~ 837.